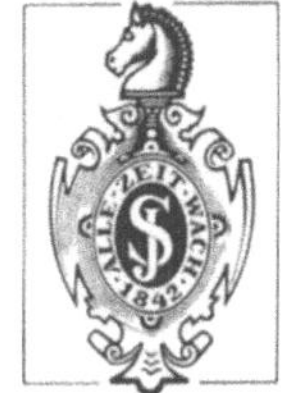

Medizinisch und wirtschaftlich rationale Arzneitherapie

Herausgegeben von Helmut Kewitz

Unter Mitarbeit von

U. Abshagen   H. Coper   E. Fähndrich   I. Falck
R. Gotzen   H. Kaiser   S. Kanowski   D. Kraft
H. Leonhardt   H. Marquardt   D. Michel
B. Müller-Oerlinghausen   R. Nagel   E. Oberdisse
G. Palme   H.-D. Pohle   W. Pribilla   K.-P. Schüren
Th. Schwartzkopff   W. Thimme

Mit 55 Abbildungen, 69 Tabellen
und einem Arzneimittelverzeichnis

Springer-Verlag
Berlin Heidelberg New York 1978

Professor Dr. H. Kewitz
Freie Universität Berlin, Klinikum Steglitz
Institut für Klinische Pharmakologie
Hindenburgdamm 30, 1000 Berlin 45

ISBN-13: 978-3-540-08619-2   e-ISBN-13: 978-3-642-81218-7
DOI: 10.1007/978-3-642-81218-7

Library of Congress Cataloging in Publication Data. Main entry under title:
Medizinisch und wirtschaftlich rationale Arzneitherapie. Includes bibliography
and indexes. 1. Chemotherapy. I. Kewitz, Helmut, 1920- II. Abshagen, Ulrich.
[DNLM: 1. Drug therapy--Congresses. 2. Drugs--Standards--Congresses. WB330
M491 1976-77]RM262.M4   615'.58   78-496

Satz: Elsner & Behrens/Oftersheim

2121/3140-543210

Vorwort und Einführung

Die 26 Kapitel dieses Buches sind aus Fortbildungsvorträgen für Ärzte hervorgegangen, die in den Jahren 1976 und 1977 in Berlin gehalten wurden. Der Gedanke, dieses Buch herauszugeben, entstand anläßlich eines Symposiums über Klinische Pharmakologie, das auf dem Kongreß für ärztliche Fortbildung in Berlin 1976 unter dem gleichen Titel stattfand, den auch dieses Buch erhalten hat.

Dem Titel liegt die Auffassung zugrunde, daß eine wirksame Arzneitherapie zugleich wirtschaftlich vernünftig ist. Jede Mark, die für unwirksame Arzneimittel ausgegeben wird, ist herausgeworfenes Geld. Nur durch den rationalen Einsatz von Arzneimitteln sind wirklich Kosten zu sparen. Die minimalen Preisunterschiede zwischen gleichwertigen Präparaten verschiedener Hersteller werden kaum ins Gewicht fallen.

Entwicklung, Herstellung und Verteilung qualitativ hochwertigster Arzneimittel in so großen Mengen, daß zahllosen Menschen in den verschiedensten Teilen der Welt geholfen werden kann, gehören zu den faszinierenden Leistungen, die Wissenschaft, Technologie und Unternehmergeist in unserer Zeit aufzuweisen haben. Die Fortschritte der medizinischen Wissenschaft sind dadurch in einer bis dahin undenkbaren Weise zum Nutzen der Kranken und zum Nutzen der Allgemeinheit beschleunigt worden. Diese rasante Entwicklung hat allerdings auch Mißstände mit sich gebracht, die zu einem großen Teil auf der unsinnigen Ausweitung des Angebotes durch zahlreiche Präparate beruhen, für die es keine vernünftige Indikation gibt und deren Nutzen zweifelhaft ist. Ohne sachkundige Hilfe kann der Arzt damit nur schwer fertig werden.

Daher ist es unser Bestreben, den niedergelassenen Ärzten und den Studenten durch dieses Buch die Orientierung auf dem Arzneimittelmarkt zu erleichtern. Die vorgeschlagenen therapeutischen Konzepte basieren stets auf der Pathogenese der Krankheiten und der für den therapeutischen Effekt maßgeblichen Wirkungsweise der verschiedenen Arzneimittel. Es werden nur Arzneimittel empfohlen, deren therapeutischer Nutzen nachgewiesen ist. Von den Kombinationspräparaten sind nur solche erwähnt, bei denen die Kombination vorteilhafter ist als die Einzelanwendung der verschiedenen Komponenten. Zu hoffen ist, daß die kürzlich eingeführte Rezeptgebühr pro

Präparat nicht dazu führen wird, daß unzweckmäßige Kombinationspräparate noch beliebter werden.

Bei der Auswahl der Themen wurden erstens die häufig vorkommenden Krankheiten und zweitens die Gebiete berücksichtigt, auf denen kürzlich Fortschritte zu verzeichnen waren. Aber es handelt sich nicht um ein Lehrbuch im üblichen Sinne, denn das müßte lückenlos sein und alle wichtigen Themen behandeln. Hier sind hingegen nur an bestimmten Beispielen die Prinzipien der rationalen und wirtschaftlich vernünftigen Therapie aufgezeigt. Therapieformen, die auf jeden Fall in die Hand von Spezialisten gehören, z. B. Krebsbehandlung, Tuberkulose-Therapie oder die Regulation endokrinologischer Störungen sind in dieser Ausgabe gar nicht oder nicht vollständig berücksichtigt worden.

Das angefügte Arzneimittel-Verzeichnis umfaßt alle in den verschiedenen Kapiteln empfohlenen Arzneimittel. Es vermittelt dem Leser zugleich eine Preisübersicht. Da es in der Praxis mitunter zweckmäßig ist, unter mehreren Präparaten für die gleiche Indikation auswählen zu können, wurden nicht nur die preiswertesten Mittel aufgeführt. Bei Präparaten, die in der Regel längere Zeit eingenommen werden müssen, findet man die größte und nicht die kleinste Originalpackung. Jedoch stellen die Packungsgrößen und die Einzel- und Tagesdosen keine für den Einzelfall verbindlichen Empfehlungen dar. Diese Angaben wurden jeweils so gewählt, daß der Preisvergleich erleichtert wird. Mit den ca. 250 Präparaten, die in der Liste enthalten sind, sollte der größte Teil der Indikationen in der Allgemeinpraxis abgedeckt sein. Das heißt jedoch nicht, daß andere Präparate etwa für überflüssig oder unwirksam gehalten werden.

Als Herausgeber bin ich allen Mitautoren dafür dankbar, daß sie auf meine Anregungen und Wünsche in so kollegialer Form eingegangen sind. Den Mitarbeitern des Institutes für Klinische Pharmakologie danke ich für die verständnisvolle Hilfe bei den Schreibarbeiten und bei der Zusammenstellung des Arzneimittelverzeichnisses. Der Springer-Verlag hat das Buch mit der von ihm gewohnten Sorgfalt ausgestattet und eine übersichtliche Anordnung geschaffen. Geduld und Verständnis des Verlegers haben die Arbeit sehr gefördert.

Berlin, Sommer 1978   Helmut Kewitz

Inhaltsverzeichnis

D. Kraft
**Arzneitherapie bei Osteoporose, Osteomalacie
und Osteodystrophie (Paget)**   169

XX

Mitarbeiterverzeichnis

Priv.-Doz. Dr. Ulrich Abshagen

Institut für Klinische Pharmakologie, Boehringer Mannheim GmbH
Sandhofer Straße 116, 6800 Mannheim 31

Prof. Dr. Helmut Coper

Institut für Neuropsychopharmakologie der Freien Universität Berlin
Nußbaumallee 36, 1000 Berlin 19

Dr. Erdmann Fähndrich

Psychiatrische Klinik, Freie Universität Berlin
Nußbaumallee 36, 1000 Berlin 19

Prof. Dr. Ingeborg Falck

Städtisches Krankenhaus für Chronisch- und Alterskranke Charlottenburg
Sophie-Charlotten-Straße 15, 1000 Berlin 19

Prof. Dr. Reinhard Gotzen

Medizinische Klinik und Poliklinik der Freien Universität Berlin
Klinikum Steglitz
Hindenburgdamm 30, 1000 Berlin 45

Prof. Dr. Hanns Kaiser

I. Medizinische Klinik Westkrankenhaus
8900 Augsburg

Prof. Dr. Siegfried Kanowski

Abteilung für Gerontopsychiatrie der Freien Universität Berlin
Reichsstraße 15, 1000 Berlin 19

Prof. Dr. Helmut Kewitz

Institut für Klinische Pharmakologie der Freien Universität Berlin
Klinikum Steglitz
Hindenburgdamm 30, 1000 Berlin 45

Dr. Dieter Kraft

Medizinische Klinik und Poliklinik der Freien Universität Berlin
Klinikum Steglitz
Hindenburgdamm 30, 1000 Berlin 19

Dr. Helmut Leonhardt

Medizinische Klinik und Poliklinik der Freien Universität Berlin
Klinikum Steglitz
Hindenburgdamm 30, 1000 Berlin 45

Priv.-Doz. Dr. Henning Marquardt

Urologische Klinik und Poliklinik der Freien Universität Berlin
Klinikum Charlottenburg
Spandauer Damm 130, 1000 Berlin 19

Prof. Dr. Dieter Michel

Innere Klinik der Stiftsklinik Augustinum
Stiftsbogen 74, 8000 München 70

Prof. Dr. Bruno Müller-Oerlinghausen

Psychiatrische Klinik, Freie Universität Berlin
Nußbaumallee 36, 1000 Berlin 19

Prof. Dr. Reinhard Nagel

Urologische Klinik und Poliklinik der Freien Universität Berlin
Klinikum Charlottenburg
Spandauer Damm 130, 1000 Berlin 19

Prof. Dr. Eckard Oberdisse

Pharmakologisches Institut der Freien Universität Berlin
Thielallee 69/73, 1000 Berlin 33

Prof. Dr. Gerhard Palme

Städtisches Behring-Krankenhaus, II. Innere Abteilung
Gimpelsteig 3–5, 1000 Berlin 37

Priv.-Doz. Dr. Hans-Dieter Pohle

Städt. Rudolf-Virchow-Krankenhaus, II. Innere Abteilung
Augustenburger Platz 1, 1000 Berlin 65

Prof. Dr. Walter Pribilla

Krankenhaus Moabit, II. Innere Abteilung
Turmstraße 21, 1000 Berlin 21

Prof. Dr. Klaus-Peter Schüren

Medizinische Klinik und Poliklinik der Freien Universität Berlin
Klinikum Steglitz
Hindenburgdamm 30, 1000 Berlin 45

Dr. Thomas Schwartzkopff

Institut für Klinische Pharmakologie der Freien Universität Berlin
Hindenburgdamm 30, 1000 Berlin 45

Prof. Dr. Walter Thimme

Medizinische Klinik und Poliklinik der Freien Universität Berlin
Klinikum Steglitz
Hindenburgdamm 30, 1000 Berlin 45

Die Behandlung des akuten Myokardinfarktes vor der Krankenhausaufnahme

W. Thimme

I. Frühsterblichkeit

Am akuten Myokardinfarkt sterben 50% der Patienten innerhalb der ersten zwei Stunden, noch bevor sie ins Krankenhaus kommen. Eine wesentliche Verbesserung der Überlebenschance beim frischen Herzinfarkt ist also in erster Linie durch eine Herabsetzung der Zahl dieser frühen Todesfälle zu erreichen. Dagegen wird sich die Sterblichkeit im Krankenhaus, soweit funktionsfähige Intensivstationen vorhanden sind, mit ständig anwesendem Arzt, Monitorüberwachung, der Möglichkeit zur Defibrillation und zur Schrittmacherimplantation, nicht mehr wesentlich senken lassen.

Die Todesursache „primäre Herzrhythmusstörungen nach Myokardinfarkt" gibt es auf der Intensivstation praktisch nicht mehr. Bei kardiogenem Schock und Herzruptur ist z. Z. dagegegen noch keine Behandlung möglich. In zwei groß angelegten Studien (Abb. 1), nämlich in Edingburgh und Belfast, wurden praktisch alle Herzinfarkte erfaßt, die dort aufgetreten sind. Es stellte sich heraus, daß 45% der Patienten in der ersten Stunde, 5%

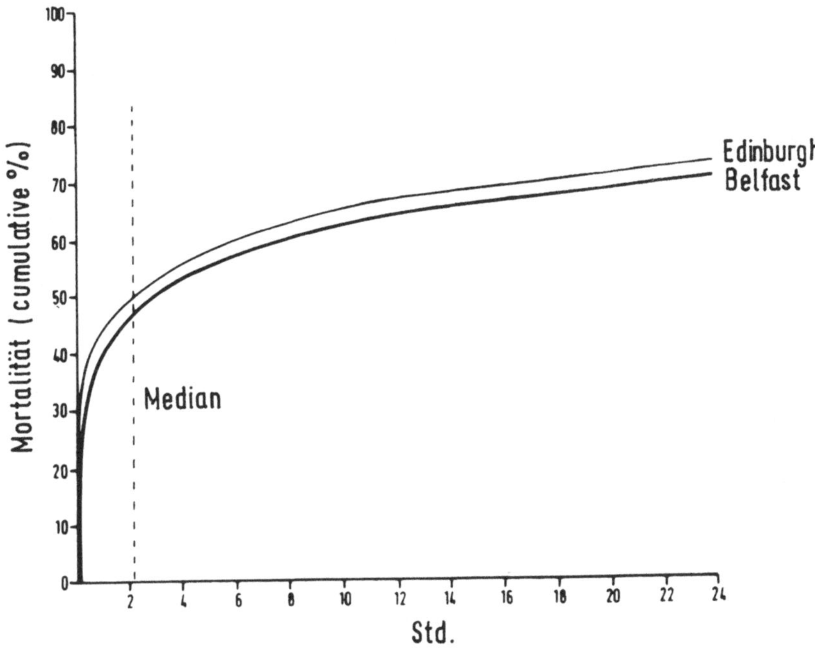

Abb. 1. Todesfälle bei Infarktkranken in Abhängigkeit von der Zeit nach dem akuten Ereignis

in der zweiten, 3% in der dritten, 3% in der vierten und 10% während der nächsten acht Stunden verstarben. Im Verlauf der ersten Tage nimmt die Letalität weiter rasch ab [2]. In der prästationären Phase des akuten Myokardinfarktes ist ein Patient also in besonderer Weise gefährdet. Die richtigen Maßnahmen können lebensrettend sein.

II. Frühdiagnostik

Eine sichere Diagnostik ist in der ersten Phase praktisch unmöglich. Zum Glück sind die therapeutischen und prophylaktischen Maßnahmen so ungefährlich, daß eine exakte Diagnose auch nicht notwendig ist. Auf das EKG kann man sich in der frühen Phase nicht verlassen. Typische EKG-Veränderungen, wie schematisch in Abb. 2 dargestellt, sind erst nach

EKG-Stadium		EKG-Veränderungen	
		typisches Bild	wichtige Merkmale
frischer Infarkt (akutes Stadium)	Stadium 1		1. deutliche ST-Hebung 2. T positiv 3. R klein 4. Q noch klein
	Zwischen-stadium		1. leichte ST-Hebung 2. T spitz-negativ 3. Q groß 4. R klein
alter Infarkt (chronisches Stadium)	Stadium 2		1. T spitz-negativ 2. Q groß 3. R noch klein 4. keine ST-Hebung
	Stadium 3		1. Q noch pathologisch 2. T bereits positiv 3. R normal 4. keine ST-Hebung

Abb. 2

mehreren Stunden zu erwarten. Bei schon primär pathologischen Veränderungen der EKG-Kurve werden sie immer vermißt. Auch die Fermentabläufe führen nicht weiter, denn der Fermentanstieg der CPK ist erst nach etwa 5 bis 6 Stunden nachweisbar (Abb. 3), und zu diesem Zeitpunkt sind 75% der versterbenden Infarkt-Patienten bereits gestorben.

Bei der Differentialdiagnose zwischen Angina pectoris und Myokardinfarkt ist daher der erstbehandelnde Arzt allein auf die Beurteilung der vom Patienten geäußerten Schmerzintensität angewiesen. Dabei wird natürlich die Schmerzbeschreibung des Patienten modifiziert durch seine Ängstlichkeit und Empfindlichkeit, die Perzeption des Arztes durch seine Erfahrung und Einfühlungsbereitschaft. Grundsätzlich sollte man bei allen heftigen Schmerzen in der mittleren Rumpfregion daran denken, den Myokardinfarkt in Erwägung zu ziehen, bevor man andere Diagnosen, wie Gallensteinkolik, Nieren-

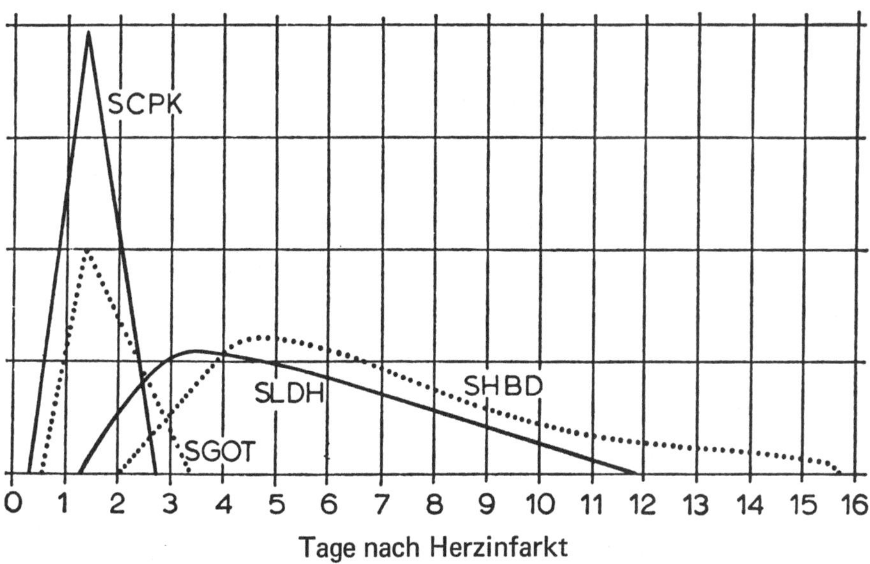

Abb. 3. Zeitlicher Ablauf der Enzymanstiege im Plasma beim Herzinfarkt

steinkolik, Pankreatitis, Magenperforation, Schulter-Arm-Syndrom, Pleuritis, Pleurodynie, Lungenembolie, Pneumothorax, stellt.

Bei der engeren Differentialdiagnose zwischen Angina pectoris und Myocardinfarkt hilft die Gabe von Nitroglycerin weiter. Unter Nitroglycerin nimmt die Herzarbeit ab. Dadurch wird der Sauerstoffverbrauch des Herzens kleiner und das Gleichgewicht zwischen Sauerstoffbedarf und Sauerstoffzufuhr kann wieder hergestellt werden. Der Schmerz läßt nach, falls nur ein reversibles Ungleichgewicht vorlag, wie bei Angina pectoris, und nicht eine irreversible, zur Nekrose führende Schädigung, die natürlich durch diese Mechanismen nicht mehr wesentlich zu beeinflussen ist [3, 4, 8]. Läßt der Schmerz nicht nach, so ist die Einweisung auf eine geeignete Intensivstation erforderlich.

III. Prästationäre Behandlung

Die Behandlung zur Vorbereitung des Transportes hat jetzt drei verschiedene Ziele:

— die Linderung des Schmerzes,
— die Beseitigung oder Verhütung von Rhythmusstörungen,
— eventuell die Verbesserung der Herzleistung.

1. Schmerztherapie

Die Schmerzen müssen mit wirksamen Medikamenten bekämpft werden, in der Regel mit einem Opiat, z. B. mit Pethidin (Dolantin®). 50 mg Dolantin i.m. führen zu einer ausreichenden Schmerzlinderung und rufen keine wesentlichen Veränderungen des Blutdruckes hervor. Gelegentlich wird sogar eine Blutdrucksenkung beobachtet. Es kommt jedoch fast regelmäßig zu Übelkeit oder Erbrechen, so daß andere Präparate, die diese Nebenwirkungen seltener haben, vorzuziehen sind. Pentazocin (Fortral®) ist eine durchaus sinnvolle Alternative. Die intramuskuläre Gabe einer Ampulle mit 30 mg wirkt auf den Blutdruck eher steigernd als senkend. Daher ist Fortral® bei hypertensiven Patienten nicht so günstig, denn die Blutdrucksteigerung bedeutet eine zusätzliche Herzbelastung, die man besser vermeiden sollte. Bei allen anderen Patienten würden wir es wegen des selteneren Auftretens von Übelkeit mindestens für den Transport empfehlen.

Bei Verwendung von Analgetica, die keine Opiate sind, müssen oft sedierende Psychopharmaka, z. B. 5 mg Diazepam intramuskulär gegeben werden, damit der Transport angstfrei vonstatten gehen kann [5, 6, 9, 13].

2. Bekämpfung von Rhythmusstörungen

Die Patienten, die die ersten Stunden nicht überleben, sterben mit großer Wahrscheinlichkeit ganz überwiegend an Herzrhythmusstörungen. Je früher nach einem akuten Ereignis ein Patient mit einem Monitor überwacht werden kann, desto häufiger sieht man bei ihm sowohl bradykarde als auch tachykarde Veränderungen der Herzschlagfolge.

Kammerflimmern und Kammerflattern sind in den ersten Stunden nach einem akuten Myokardinfarkt am häufigsten, wie Beobachtungen zeigen, die auf unserer Myokardinfarkt-Wachstation schon im Jahre 1965 und 1966 gemacht worden sind [11]. Diese Beobachtungen werden von anderen bestätigt.

Pantridge [1], der Erfinder des Notarztwagens, beobachtete bei Patienten, die er in der ersten Stunde nach einem akuten Myokardinfarkt sah, in 34% Bradykardien, in der zweiten Stunde noch 26% Bradykardien. Ventriculäre Extrasystolen waren eher häufiger in der zweiten Stunde, aber das gefährliche Kammerflimmern trat zu 11% in der ersten Stunde und nur noch zu 3% in der zweiten Stunde auf. Auch ventriculäre Tachykardien waren in der ersten Stunde häufiger als in der zweiten.

Wir können also annehmen, daß die Patienten in der frühen Phase ganz wesentlich durch Herzrhythmusstörungen bedroht sind, die behandelt und in vielen Fällen auch beseitigt werden können.

a) Lidocain

Die Ärzte auf den Intensivstationen haben gelernt, daß Lidocain (Xylocain®) ein Präparat von hervorragender Wirksamkeit und geringer Toxicität ist. Es ist immer wieder sehr eindrucksvoll, wenn ein Patient mit ventriculärer Tachykardie und kaum meßbarem Blutdruck nach einer Injektion von 100 mg Lidocain i.v. rasch wieder zu sich kommt und nach einer Übergangsphase mit gehäuften ventriculären Extrasystolen durchgehend reinen Sinusrhythmus zeigt.

Lidocain ist das Antiarrhythmicum der ersten Wahl für die Prophylaxe und Therapie ventriculärer, tachykarder Herzrhythmusstörungen in der frühen Phase nach akutem Myokardinfarkt. Es ist zwar nicht immer, aber doch in 50–60% der Fälle wirksam [7, 12]. Es erhebt sich nun die wichtige Frage, ob es sinnvoll und richtig ist, Lidocain auch prophylaktisch, ohne den Nachweis von Rhythmusstörungen, anzuwenden. Zu dieser

Frage gibt es Studien auf Intensivstationen, die einwandfrei gezeigt haben, daß die Anzahl bedrohlicher Herzrhythmusstörungen deutlich zurückgeht, wenn Lidocain-Prophylaxe betrieben wird. Es gibt zudem eine Studie aus Australien [14], an der etwa 200 praktische Ärzte teilgenommen haben, die im Verlaufe der Jahre 1970 bis 1971 bei insgesamt 269 Patienten mit Verdacht auf Myokardinfarkt vor der Krankenhauseinweisung nach einer Doppelblind-Methodik entweder 300 mg Lidocain i.m. oder ein Placebo-Präparat injizierten. Die Ergebnisse sind folgende: Von 358 Patienten, die Lidocain bekamen, starben 3 (1,7%) in der frühen Phase, aber 27 (10,7%) von 253 Patienten, die kein Lidocain bekommen hatten. Diese Zahlen sind ausreichend groß und werden in der ganzen Welt als eine Bestätigung der Erfahrungen gewertet, die man auf den Intensivstationen gewonnen und möglicherweise in die prästationäre Phase hinaus projizieren kann. Man muß mit großem Nachdruck darauf dringen, daß sich auch in Deutschland die Methode durchsetzt, jedem Patienten, der mit Verdacht auf Myokardinfarkt eingeliefert werden muß, prophylaktisch Lidocain zu injizieren, und zwar 300 mg i.m. – aus dem Deltoideus wird schneller resorbiert als aus dem Glutaeus – und 100 mg i.v., damit die Wirkung auch sofort nach der Injektion einsetzt (Abb. 4). Es ist m.E. sogar die Frage zu diskutieren, ob nicht auch

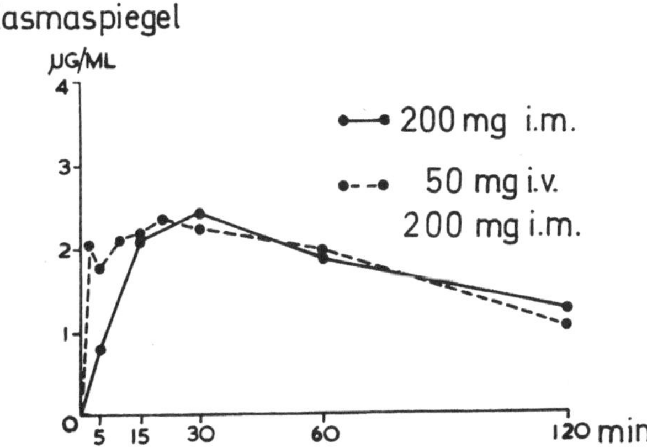

Abb. 4. Plasmaspiegel von Lidocain nach der Injektion von 50 mg i.v. und 200 mg i.m.

sorgfältig geschultes Transportpersonal diese Injektionen durchführen sollte. Einige kleine Einschränkungen sind dabei vielleicht zu beachten. Lidocain sollte bei höhergradigem AV-Block nicht gegeben werden. Solche Zustände sind mit hoher Wahrscheinlichkeit an der langsamen Herzfrequenz zu erkennen, d. h. bei einer Herzfrequenz unter 60 Schlägen/min ist Lidocain nicht angezeigt.

Lidocain hat eine negativ-inotrope Wirkung, d. h. es schränkt die Schlagkraft des Herzens ein, die bis zu einem gewissen Grade mit dem systolischen Blutdruck parallel geht, d. h. bei Blutdruckwerten unter 100 mm Hg soll kein Lidocain gegeben werden. Bei allen anderen Patienten ist die Gabe von 300 mg Lidocain i.m. sowie 100 mg i.v. angezeigt (Abb. 5).

Lidocain:	100 mg. i.v. + 300 mg i.m.
RR >	100 syst
Frequenz >	60 syst

Abb. 5. Indikation für Lidocain beim akuten Herzinfarkt

Gelegentlich wird im Hinblick auf eine Antikoagulantien- oder Streptase-Therapie vor intramuskulären Injektionen bei der Einweisung sogar wegen Infarktverdachtes gewarnt. Es wird auch eingewandt, die Fermentdiagnostik, die im Krankenhaus notwendig wird, werde dadurch gestört. Ich würde dem entgegenhalten, daß eine möglicherweise lebensrettende prophylaktische Maßnahme wichtiger ist als eine 100%ige Diagnostik. Darüber hinaus ist es heute mit Hilfe eines ganz bestimmten spezifischen Isoenzyms, das nur im Herzmuskel vorkommt, möglich, eine Herzmuskelnekrose auch dann zu diagnostizieren, wenn gleichzeitig Zerstörungen der Skelettmuskulatur vorgekommen sind. Bei Gewichtung der Risiken kommt man zu dem Schluß, daß eine antiarrhythmische Prophylaxe während des Transportes wichtiger ist als eine Antikoagulantien-Prophylaxe während der ersten 24 Stunden, und das um so mehr, je früher der Patient in ärztliche Behandlung gelangt.

b) Atropin

Ein weiteres Medikament mit festem Indikationsbereich ist Atropin. Bei Bradykardien unter 60 Schlägen/min werden initial 0,5 mg i.v. verabfolgt (Abb. 6). Der Effekt des

Atropin	0,5 mg i.v.
Frequenz	< 60/min

Abb. 6. Indikation für Atropin
beim akuten Herzinfarkt

Atropins bei Patienten mit Sinusbradykardie ist seit langem bekannt und durch die Erfahrung auf Intensivstationen bestätigt worden [16]. Es scheint, daß die Behandlung der Sinusbradykardie das Auftreten bedrohlicher tachykarder Rhythmusstörungen vermindert. Bradykardien infolge höhergradiger Blockierungen im Bereich des Vorhofes oder des AV-Knotens werden freilich weniger beeinflußt.

Über die Wirkungen von Atropin in der prästationären Behandlungsphase des akuten Myokardinfarktes berichtet eine Autorengruppe aus Columbus/Ohio [15]. Innerhalb eines Jahres wurden in einem Notarztwagen 70 Patienten mit Bradykardien beobachtet. Bei den Patienten, die bradykard waren, aber einen normalen Blutdruck hatten, konnte man mit Atropin zwar die Frequenz steigern, ein wesentlicher Einfluß auf die Mortalität war aber nicht zu erzielen. Auf der anderen Seite war bei Patienten mit einem niedrigen Blutdruck und Bradykardie zwar die Fallzahl sehr gering, die Autoren hatten jedoch den Eindruck, daß Atropin diesen Patienten geholfen hat. Die Mortalität war bei den Patienten, die kein Atropin bekommen hatten, erheblich höher als bei denen, die mit Atropin behandelt worden waren. Unsere Empfehlung lautet daher, bei allen Patienten mit einer Pulsfrequenz unter 60 Schlägen/min 1 bis 2 Ampullen Atropin i.v. zu geben, vor allem bei Patienten mit einem systolischen Blutdruck unter 100 mm Hg.

Patienten mit normaler Herzfrequenz und niedrigem Blutdruck haben eine sehr schlechte Prognose, so daß man sich fragen muß, ob die prästationäre Behandlung bei diesen Patienten überhaupt irgendeinen Einfluß haben kann.

3. Akutes Linksherzversagen

Vielleicht ist es an dieser Stelle angezeigt, noch einige Bemerkungen zur Behandlung der akuten Linksherzinsuffizienz, dem akuten Lungenödem anzufügen, das gelegentlich mit einem akuten Herzinfarkt vergesellschaftet ist. Abb. 7 zeigt, wie die Pathogenese sich aus

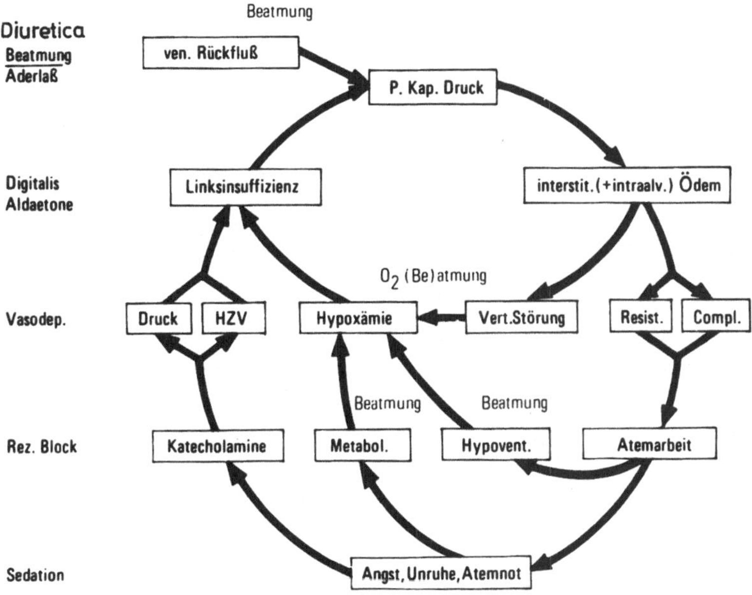

Abb. 7. Circulus vitiosus beim akuten Lungenödem

verschiedenen Kreisen zusammensetzt. Die Linksherzinsuffizienz führt in der Lunge zu einem Anstieg des Capillar-Druckes und zum Wasseraustritt ins Interstitium und in die Alveolen, damit wird die Belüftung von durchbluteten Alveolen vermindert, und es kommt zur Hypoxämie, die ihrerseits die Linksherzinsuffizienz verstärkt. Das Ödem führt aber auch zur Versteifung der Lungen, die die Atemarbeit erhöht, damit den Sauerstoffverbrauch für die Atmung und gleichzeitig die Hypoxämie verstärkt. Die Steigerung der Atemarbeit führt zum subjektiven Gefühl der Atemnot, zu Angst, Unruhe, zur Ausschüttung von Katecholaminen, die Druck- und Herzzeitvolumen steigern und damit die Belastung des Herzens und somit die Linksherzinsuffizienz verstärken. In diese Circuli vitiosi kann man eingreifen. Durch Diuretica, Digitalis-Präparate, Sauerstoffzufuhr, Drucksenkung und Sedation.

IV. Zusammenfassung

Die hier aufgeführten Regeln zur prästationären Behandlung des akuten Myokardinfarktes sind geeignet, das Leben von bedrohten Patienten mit frischem Myokardinfarkt zu retten:

- Schmerztherapie mit Dolantin® oder Fortral® je nach den Blutdruckverhältnissen;
- prophylaktisch Lidocain 300 mg *i.m* und 100 mg *i.v.* bei Pulsfrequenz über 60 Schlägen/min und Blutdruckwerten über 100 mg Hg;
- Atropin bei Pulsfrequenzen unter 60 Schlägen/min, speziell bei niedrigem Blutdruck;
- Behandlung des Lungenödems mit Nitropräparaten, Diuretica, positiv inotropen Substanzen, Antihypertensiva, Sedation und Sauerstoffzufuhr.

V. Schlußbemerkungen

Trotz all dieser Methoden wird man aber an den wesentlichen Anteil der frühen Infarktmortalität nicht herankommen. 50% der Patienten sterben innerhalb der ersten 2 Stunden nach dem akuten Ereignis. Auf der Intensivstation kommen sie erst 4 bis 6 Stunden nach dem Infarkt an. Ähnliche Verhältnisse fanden Tjoe bei einer Untersuchung in New York und Schettler und Nüssel [10] in Heidelberg. Danach dauerte es in New York im Mittel etwa 3 Stunden, in Heidelberg nur 30 Minuten, bis ein Patient, der heftige Schmerzen in der Brust verspürte, sich entschloß, einen Arzt zu rufen. 30 Minuten dauerte es in New York, bis der Arzt erreicht wurde, und weitere 80 Minuten, bis der Arzt den Patienten sah und den Transport veranlaßte, der dann nur 20 Minuten in Anspruch nahm. In Heidelberg war die ganze Phase deutlich kürzer, es dauerte nachts 15 Minuten, am Tage 30 Minuten, bis der Arzt kam. In New York vergingen weitere 70 Minuten, bis die Patienten im Krankenhaus von dem Aufnahmebereich in die eigentliche Intensivstation eingeliefert werden konnten. Hier handelt es sich natürlich um Mittelwerte, in die einzelne, z. T. sehr lange Wartezeiten eingehen. Immerhin wird das Problem dadurch aufgezeigt. Es besteht erstens darin, daß sich der Patient zu spät um Hilfe bemüht, und zweitens darin, daß dem Patienten zu spät Hilfe geleistet wird. Wir müssen durch geeignete Aufklärung dafür sogen, daß sich der Patient bei typischen, heftigen Schmerzen in der Brust rasch in geeignete Behandlung begibt, und diese auch erhält. Das wird in der Regel durch den erstversorgenden Arzt dann am besten gewährleistet, wenn er schon nach dem ersten Verdacht beim Telefonanruf die notfallsmäßige Einweisung in eine Klinik organisiert, dadurch wären wertvolle Minuten gewonnen. Derselbe Appell muß auch an die Aufnahmeärzte der Krankenhäuser gerichtet werden, die sich meist zu lange Gedanken über die Diagnose machen, Fermentbestimmungen und EKG abwarten, bevor sie den Patienten auf die Intensivstation überweisen. Ich schätze, daß sich bei richtiger Verfahrensweise nur bei 30% der Patienten, die mit Infarktverdacht ein Krankenhaus aufsuchen, und bei 50% der Patienten, die wegen Infarktverdacht auf eine medizinische Intensivstation kommen, der Verdacht tatsächlich bestätigen ließe, ein kostspieliges Verfahren, das aber vielen Menschen das Leben retten könnte.

Literatur

1. Adgey, A.A.J., Pantridge, J.F.: Acute phase of myocardial infarction. Circulation, Suppl. III, 96, (1970).
2. Armstrong, A.: Natural history of acute coranary heart attacks. Brit. Heart J. *34,* 67 (1972).
3. Busmann, W. D. et al.: Wirkung von Nitroglycerin beim akuten Myocardinfarkt. Dtsch. Med. Wschr. *101,* 642 (1976).

4. Epstein, S. E. et al.: Acute myocardial infarction in man. Circulation *53*, Suppl. I, 194 (1976).

5. Lal, S. et al.: Cardiovascular und respiratory effects of Morphine and Pentazocine in patients with myocardial infarction. Lancet, 1969, I, 379.

6. Lee, G. et al.: Comparative effects of Morphine, Meperidine and Pentazocine on cardiocirculatory dynamics in patients with acute myocardial infarction. Am. J. Med. *60*, 949 (1976).

7. Lie, K.J. et al.: Lidocain in the prevention of primary ventricular fibrilation. A double-blind randomized study of 212 consecutive patients. New Engl. J. Med. *291*, 1324 (1974).

8. Mantle, J.A. et al.: Isosorbide Dinitrate for the relief of severe heart failure after myocardial infarction. Am. J. Cardiol. *37*, 263 (1976).

9. Meltzer, L.E., Dunning, H.J.: Textbook of Coronary Care. Amsterdam: Experpta Medica 1972.

10. Schettler, G., Nüssel, E.: Neuere Resultate aus der epidemiologischen Herzinfarktforschung in Heidelberg. Dtsch. Med. Wschr. *99*, 2003 (1974).

11. Schroeder, R. et al.: Myocardinfarkt-Wachstation. Ein Bericht über 100 Patienten mit besonderer Berücksichtigung der Rhythmusstörungen. Z. Kreisl-Forsch. *56*, 1 (1967).

12. Scott, D.B, Julian, D.G.: In: Lidocain in the treatment of ventricular arrhythmias. London: Livingstone 1971.

13. Scott, M.E., Orr, R.: Effects of Diamorphine, Methadone, Morphine and Pentazocine in patients with suspected acute myocardial infarction. Lancet 1969, I, 1065.

14. Valentine, P.A.: Lidocaine in the prevention of sudden death in the prehospital phase of acute infarction. New Engl. J. Med. *291*, 1327 (1974).

15. Warren, J.V., Lewis, R.P.: Beneficial effects of Atropine in the pre-hospital phase of coranary care. Am. J. Cardiol. *37*, 68 (1976).

16. Welb, S.W. et al.: Autonomic Disturbance at Onset of acute Myocardial Infarction. Brit. Med. J. 1972 III, 89.

Therapie der Angina pectoris

K.-P. Schüren

I. Pathophysiologische Vorbemerkungen

Das Herz gehört zu den relativ unterperfundierten menschlichen Organen. So werden 300 g Myokard (normales Herzgewicht) von 250–300 ml Blut in der Minute durchströmt. Dies entspricht etwa 5% des Herzzeitvolumens. Im Vergleich dazu beträgt die Durchblutung beider Nieren, die zusammen ebenfalls ca. 300 g wiegen, 1,3–1,4 l/min oder 25% des Herzzeitvolumens. Das 300 g schwere Herz des normalen Erwachsenen verbraucht 30–35 ml Sauerstoff in der Minute. Dagegen liegt der O_2-Verbrauch beider Nieren bei nur 20 ml/min. Das Herz weist also im Vergleich zu den Nieren die niedrigere Durchblutung, gleichzeitig jedoch den höheren Sauerstoffverbrauch auf. Das hat für den Coronarkreislauf eine hohe, für den Nierenkreislauf eine niedrige arterielle Sauerstoffextraktion zur Folge. Sie drückt sich in der unterschiedlichen arterio-organvenösen O_2-Gehaltsdifferenz aus, die für das Herz 10–12 Vol.-%, für die Nieren etwa *1,5* Vol.-% beträgt [10].

Eine Steigerung des myokardialen Sauerstoffverbrauchs, z. B. durch körperliche Belastung, kann fast nur durch eine Zunahme der Coronardurchblutung gedeckt werden. Eine Erhöhung der Sauerstoffausschöpfung ist dagegen kaum mehr möglich. Die Coronarperfusion kann durch Abnahme des coronaren Gefäßwiderstandes um 300–400% gesteigert werden. Dabei wird das Verhältnis von maximal möglicher Durchblutung zur Ruhedurchblutung als Coronarreserve bezeichnet [2].

Bei der coronaren Herzkrankheit, morphologisch nahezu ausnahmslos gekennzeichnet durch eine stenosierende oder obliterierende Coronarsklerose, ist die Coronarreserve eingeschränkt. Die Unfähigkeit, auf Steigerungen des myokardialen Sauerstoffverbrauchs mit einer adäquaten Zunahme der Coronardurchblutung zu reagieren, führt zur Ausbildung einer Myokardischämie, welche vornehmlich die Innenschichten betrifft. Damit korrespondieren das klinische Bild der Angina pectoris sowie charakteristische EKG-Veränderungen mit horizontalen oder deszendierenden ST-Streckensenkungen.

II. Therapeutisches Konzept

Bei der medikamentösen Behandlung ist daher zu berücksichtigen, daß in hypoxischen Myokardzonen bereits die maximal mögliche Weitstellung der zugeordneten Coronargefäße vorliegt. Vorrangige Aufgabe der Pharmakotherapie ist deshalb der Einsatz von Substanzen, die den Sauerstoffverbrauch des Myokards senken und so das Mißverhältnis zwischen O_2-Bedarf und O_2-Angebot beseitigen.

Der Sauerstoffbedarf des Herzens ist hauptsächlich abhängig:

— von der Herzfrequenz,
— von der Contractilität,
— von der myokardialen Wandspannung.

Systolische und diastolische Wandspannung wiederum sind determiniert durch Füllungsdruck bzw. Füllungsvolumen der Herzkammern (Vorlast) sowie durch den system-arteriellen Druck (linksventriculäre Nachlast).

Eine medikamentös bedingte Verminderung des myokardialen Sauerstoffverbrauchs kann demnach erfolgen durch Senkung

— der Herzfrequenz,
— der Kraft und Geschwindigkeit der isometrischen Kontraktion (negative Inotropie),
— des diastolischen Füllungsdrucks und
— des arteriellen Blutdrucks.

1. Organische Nitrate

Die hauptsächliche Wirkung der Nitroverbindungen besteht in einer Relaxation der glatten Gefäßmuskulatur sowohl auf der arteriellen als auch auf der venösen Seite des Kreislaufs.

a) Nitroglycerin

Sublingual verabreichtes Nitroglycerin verursacht eine leichte arterielle Drucksenkung durch Abnahme des peripheren Widerstandes, außerdem eine Senkung des Venentonus mit konsekutiver Verminderung des venösen Rückflusses zum Herzen. Die Zunahme der Venenkapazität führt zu einer Blutumverteilung, die sich über eine Abnahme des intra-thorakalen Blutvolumens in einer Senkung des linksventriculären Füllungsdrucks auswirkt (Abb. 8). Die Folge ist eine Abnahme des enddiastolischen und endsystolischen Ventrikel-volumens. Daraus ergibt sich zusammen mit der arteriellen Drucksenkung eine Verminde-rung der myokardialen Wandspannung (Tabelle 1). Ihr folgt 1. eine Abnahme des myokar-dialen Sauerstoffbedarfs und 2. eine passiv verbesserte Durchblutung der Herzinnenschich-ten, die von der Ischämie stets am stärksten betroffen sind.

Entsprechend der unmittelbaren Nitroglycerinwirkung auf die glatte Gefäßmuskula-tur läßt sich sowohl tierexperimentell als auch am Menschen eine coronardilatierende Wirkung nachweisen. Da die Coronardurchblutung jedoch zusätzlich vom Aortendruck

Tabelle 1. Wirkung von organischen Nitropräparaten

	Ruhe	Belastung
Arterieller Druck	↓	↓
Herzfrequenz	↑	(↑)
Enddiastolischer linker Ventrikeldruck	↓↓	↓↓
Contractilität	(↑)	(↑)

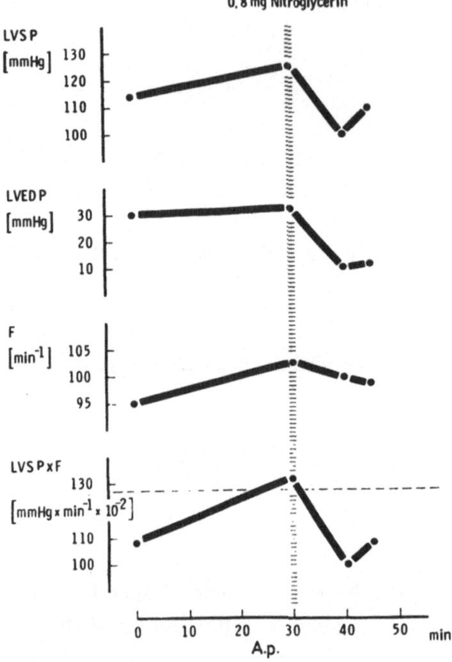

Abb. 8. Der Einfluß von 0,8 mg Nitroglycerin sublingual auf systolischen (LVSP) und enddiastolischen linken Ventrikeldruck (LVEDP) sowie auf Herzfrequenz (F) und das Druck-Frequenzprodukt bei einem Patienten mit fortgeschrittener coronarer Herzerkrankung, der während der diagnostischen Herzkatheteruntersuchung einen Angina pectoris-Anfall (A.P.) erlitt (gestrichelte Senkrechte). Nitroglycerin bewirkt einen raschen Abfall des systolischen und diastolischen linksventriculären Druckes. Das Druck-Frequenzprodukt, welches ein angenähertes Maß für den myokardialen O_2-Verbrauch darstellt, war zum Zeitpunkt des Angina pectoris-Anfalls über den die Angina pectoris auslösenden oberen Grenzwert (gestrichelte horizontale Linie) angestiegen. Nach Nitroglycerin kommt es zu einem deutlichen Abfall dieses Produktes. Die Angina pectoris ist nach wenigen Minuten beseitigt

abhängt, dieser aber unter dem Einfluß von Nitroglycerin absinkt, ist die direkte Gefäßwirkung von keiner oder aber nur von einer unbedeutenden und flüchtigen Zunahme der Coronardurchblutung gefolgt [14, 30]. Für den Menschen unbestätigt sind experimentelle Befunde von Fam und McGregor [4], wonach Nitrokörper spezifisch auf Kollateralen einwirken und bei insgesamt gleichbleibender Coronardurchblutung selektiv die Kollateralperfusion der ischämischen Myokardareale steigern.

Durch 0,4—0,8 mg sublingual appliziertes Nitroglycerin läßt sich der Angina pectoris-Anfall zuverlässig beseitigen (Abb. 8). Bei Gabe unmittelbar vor einer körperlichen Be-

Tabelle 2. Nitroglycerinpräparate[a]

Handelsname	Galenische Zubereitung	Applikationsart	Einzeldosis	Dosis im Ang. pect.-Anfall	Preis pro Monat bei durchschnittl. 2maliger Appl./ Tag DM
Nitrolingual®	Zerbeiß-Kapseln	sublingual	0,8 mg	1 Kps.	9,–
Nitrolingual® „grün" (mite)	Zerbeiß-Kapseln	sublingual	0,2 mg	2–4 Kps.	20,– (40,–)
Nitrolingual® Spray	Spray	oral	0,4 mg	1–2 Hub	3,– (6,–)
Nitrorectal®	Suppositorien	rectal	0,8 mg	1 Supp.	30,–
Nitrangin® liquid	Tropfen	oral	0,1 mg/Trpf.	4–8 Trpf.	3,50 (7,–)
Nitrangin®	Zerbeiß-Kapseln	sublingual	0,8 mg	1 Kps.	10,–
Gilucor® nitro	Zerbeiß-Kapseln	sublingual	0,8 mg	1 Kps.	10,–
Compretten Nitroglycerinum	Compretten	sublingual	0,5 mg	1–2 Compr.	5,– (10,–)

[a] Die in den Tabellen angegebenen Preise beziehen sich auf die Angaben der Roten Liste von 1976.

lastung kann die Belastungstoleranz erhöht und die Schmerzintensität abgeschwächt werden [8].

Der Wirkungseintritt erfolgt nach 1–3 Minuten, die Wirkungsdauer beträgt ca. 30 Minuten.

Von den unterschiedlichen Nitroglycerinpräparaten, die zur Anfallstherapie geeignet sind, erweisen sich Nitrolingual-Sprays und Nitrangin-Tropfen als die preiswertesten Medikamente. Nur unwesentlich teurer sind Nitroglycerin-Compretten, Nitrolingual- und Nitrangin-Kapseln sowie Gilucor nitro. Die einzelnen, zur Anfallskupierung und Anfallsprophylaxe angebotenen Nitroglycerinpräparate sind mit ihren Handelsnamen, der jeweiligen galenischen Zubereitung, Applikationsart, Einzeldosis, Dosis im Angina pectoris-Anfall und Preisvergleich in Tabelle 2 angegeben.

b) Andere organische Nitrate

Andere organische Nitrate, wie Isosorbiddinitrat (ISDN), Pentaerythrityltetranitrat (PETN) oder Pentaerythrityltrinitrat und Triäthanolamintrinitrat sind bei sublingualer Gabe im akuten Angina pectoris-Anfall oder aber zur Anfallsprophylaxe ähnlich wirksam wie Nitroglycerin. Am besten untersucht ist das Isosorbiddinitrat, das sublingual eingenommen einen Wirkungseintritt nach 2–5 Minuten und eine Wirkungsdauer von 60–90 Minuten hat. In enger zeitlicher Korrelation zur klinischen Wirkung finden sich nach 5 mg ISDN sublingual ein deutlicher Abfall des links- und rechtsventriculären Füllungsdrucks sowie eine leichte arterielle Drucksenkung.

c) Enterale Applikation und Abbau der Nitrate

Widersprüchlich sind dagegen Angaben über die Wirksamkeit der organischen Nitrate nach *oraler* Gabe. Nitroglycerin, Isosorbiddinitrat, Pentaerythrityltrinitrat und -tetranitrat werden nach der Resorption und dem Transport durch den Pfortaderkreislauf bereits bei ihrer ersten Leberpassage durch ein Enzym (Glutathion-Reductase) abgebaut: das Nitroglycerin zu Glyceril-Dinitrat, Glyceril-Mononitrat und anorganischem Nitrit, das Isosorbiddinitrat vorwiegend zu 5-Isosorbid-Mononitrat, Pentaerythrityltrinitrat und -tetranitrat zu PE-Mononitraten und PE-Dinitraten, überwiegend aber zu Pentaerythrol [21]. Die durch Einwirken der Glutathion-Reduktase entstehenden Mono- und Dinitrate zeigen nur noch eine geringe Wirkung auf die glatte Gefäßmuskulatur [21]. Die klinische Wirksamkeit beruht also vorwiegend auf dem Anteil, der in der Leber nicht gespalten wird, sondern unverändert an den Wirkungsort gelangt.

Ein klinisch und hämodynamisch sicherer Effekt der organischen Nitrate bei oraler Gabe (Nitrate mit sog. Langzeitwirkung) ist demzufolge nur zu erzielen, wenn entsprechend hohe Einzeldosen verwendet werden und auf diese Weise der mit der ersten Leberpassage kurzfristig einsetzende erhebliche Wirkungsverlust zumindest teilweise ausgeglichen werden kann.

Für Isosorbiddinitrat ist bei oraler Applikation von 20–40 mg die klinische Wirksamkeit nicht nur durch Doppelblindstudien und quantitative Auswertung der ST-Senkungen im Belastungs-EKG hinreichend gesichert [12, 13], sondern zusätzlich auch durch hämodynamische Untersuchungen an Patienten mit coronarer Herzerkrankung und schwerer biventriculärer Herzinsuffizienz belegt [7, 13, 31]. Die Wirkungsdauer von 20–40 mg ISDN per os beträgt nach diesen Untersuchungen 4–5 Stunden (Abb. 9).

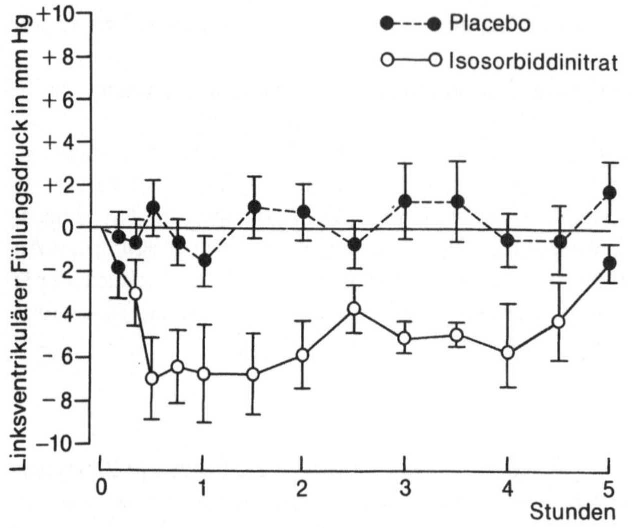

Abb. 9. Veränderungen des linksventriculären Füllungsdruckes nach oraler Applikation von 20 mg Isosorbiddinitrat bei 12 Patienten mit manifester Linksherzinsuffizienz (Mittelwerte und Standardabweichung.). Offene Kreise: signifikant gegenüber dem Basiswert. (Nach Franciosa u. Mitarb. [7])

Schwieriger zu beurteilen ist die Wirkung von oral eingenommenem Pentaerythrityltetranitrat (PETN). Sein hauptsächliches Abbauprodukt Pentaerythrol besitzt keine Gefäßwirkung [21]. Nach Kaltenbach [12] vermindert PETN in einer Dosis von 160 mg per os (2 Tabletten Dilcoran®) dennoch das Ausmaß der ischämischen ST-Senkungen im Belastungs-EKG. Andere Autoren konnten mit Hilfe von Doppelblindstudien keine Wirkung auf die ergometrische Belastungstoleranz oder auf die Häufigkeit und den Schweregrad der Angina pectoris nachweisen.

In Tabelle 3 sind die sublingual und oral applizierten organischen Nitrate mit sog. Langzeitwirkung mit ihren Handelsnamen, ihrer Einzeldosis pro Tablette, der empfohlenen mittleren Tagesdosis und den entsprechenden Preisvergleichen zusammengefaßt.

Ebenfalls gegensätzlich sind die Resultate, die sich mit der therapeutischen Wirksamkeit von oral verabfolgtem Nitroglycerin befassen. Die Einzeldosen von oralem

Tabelle 3. Andere organische Nitratester

Chem. Bezeichnung	Handelsname	Einzeldosis pro Tbl./Kps.	Applikationsart	Mittlere Tagesdosis	Preis pro Monat DM
Isosorbiddinitrat	Isoket®	5 mg	s. l.	6–10 Tbl.	30,– (50,–)
	Sorbidilat®	5 mg	s. l.	6–10 Tbl.	30,– (50,–)
	Corovliss® rapid	5 mg	s. l.	6–10 Tbl.	33,– (52,–)
	Maycor®	5 mg	s. l.	6–10 Tbl.	33,– (52,–)
	Isoket® retard	20 mg	oral	3–4 Tbl.	30,– (40,–)
	Sorbidilat®-Retard	20 mg	oral	3–4 Tbl.	30,– (40,–)
	Corovliss®	20 mg	oral	3–4 Tbl.	33,– (44,–)
	Maycor® retard	20 mg	oral	3–4 Tbl.	30,– (42,–)
Pentaerythrityltetranitrat	Dilcoran® 80	80 mg	oral	2–4 Tbl.	17,– (34,–)
Triaethanolamintrinitrat	Angitrit®	10 mg	oral	2–4 Tbl.	15,– (30,–)

Tabelle 4. Nitroglycerin in „Langzeitform"

Handelsname	Einzeldosis	Empfohlene Dosis	Preis pro Monat DM
Nitrolingual® retard	2,5 mg	2 x 1 Kps.	16,40
Nitrozell® retard	2,5 mg	2–3 x 1 Kps.	18,60 (28,–)
Nitro Mack® Retard	2,5 mg	2–3 x 1 Kps.	19,– (28,50)
Klavikordal®-Retard	2,6 mg	2 x 1 Tbl.	16,50
Sustac®-Retard-mite	2,6 mg	2 x 1 Tbl.	19,–
Sustac®-Retard-forte	6,5 mg	2 x 1 Tbl.	24,60

Nitroglycerin liegen durchweg bei 2,5–2,6 mg; die Einzeldosen von sublingualem Nitroglycerin variieren dagegen zwischen 0,2 und 0,8 mg. Tabelle 4 enthält die derzeit im Handel befindlichen oralen Nitroglycerinpräparate zusammen mit der pro Tablette enthaltenen Dosis, der empfohlenen Tagesdosis und dem Preis. Die offiziell empfohlenen Tagesdosierungen von 2 x 1 Tablette bzw. Kapsel sind unrealistisch, da die Wirkungsdauer der jeweils applizierten Einzeldosis wesentlich kürzer ist. Vielmehr sollte das Dosierungsintervall 4 Stunden nicht überschreiten. Ob sich unter solchen Bedingungen überhaupt ein antianginöser Effekt erzielen läßt, ist nicht hinreichend erwiesen.

Sowohl für orales PETN als auch für orales Nitroglycerin wurden klinische Doppelblindstudien und Analysen der ST-Senkung im Belastungs-EKG als Nachweis der therapeutischen Wirksamkeit herangezogen. Bei Doppelblindstudien werden Angaben des Patienten über Häufigkeit und Stärke der Angina pectoris sowie über den Verbrauch an sublingualem Nitroglycerin bewertet. Sie sind jedoch schwer zu beurteilen, weil der Placeboeffekt mit 30–60% bei Patienten mit coronarer Herzerkrankung hoch ist. Zudem kann die Schmerzempfindung völlig unspezifisch durch endoanaesthetische oder sedative Nebenwirkungen eines Medikamentes beeinflußt werden und auf diese Weise eine antianginöse Wirkung vortäuschen [13].

Die vergleichende Bewertung der ST-Senkung im Belastungs-EKG orientiert sich zwar an einem objektiven, semiquantitativen Parameter, jedoch beeinträchtigen hier große inter- und intraindividuelle Schwankungen nach Applikation der Substanz die Aussage. Außerdem läßt sich die Belastung zwecks Feststellung der Wirkungsdauer nicht beliebig oft wiederholen, da „Trainingseffekte" den ST-Streckenverlauf im EKG verändern können.

Es sind daher weitere objektive Kenngrößen zum Wirksamkeitsnachweis *oral* applizierter organischer Nitrate zu fordern. Geeignet sind hämodynamische Untersuchungen, die Aufschluß über Wirkungsbeginn, Wirkungsmaximum und Wirkungsdauer geben. Diese liegen in ausreichendem Umfang bisher nur für das Isosorbiddinitrat, nicht jedoch für orales Nitroglycerin oder PETN vor. Eine abschließende Beurteilung ist somit für die meisten Nitrokörper mit sog. Langzeitwirkung nicht möglich. Ihr therapeutischer Effekt bleibt für die bisher empfohlenen Einzeldosierungen und Dosierungsintervalle unter Berücksichtigung der widersprüchlichen Ergebnisse ihrer klinischen Prüfungen zweifelhaft.

d) Kombinationspräparate

In Tabelle 5 finden sich die geläufigsten Nitroglycerin-Kombinationspräparate. Sie enthalten neben dem Nitroglycerinanteil von 0,25 bis 0,5 mg pro Tablette zusätzlich an-

Tabelle 5. Kombinationspräparate, die Nitroglycerin enthalten

Handelsname	Enthaltene Substanzen	
Govil®	Nitroglycerin	0,4 mg
	PETN	10 mg
	Nicotinsäure	20 mg
	Barbitursäure	15 mg
	Mandelsäure	40 mg
Myocardon®	Nitroglycerin	0,5 mg
	Papaverin	30 mg
	Barbitursäure	20 mg
	Euphyllin	100 mg
Adenovasin®	Nitroglycerin	0,5 mg
	Atropin sulfur.	0,3 mg
	Adenosin	1 mg
	Papaverin	20 mg
	Barbitursäure	20 mg
	Theophyllin	70 mg
Angiocardyl®	Nitroglycerin	0,25 mg
	Atropinsulfat	0,03 mg
	Barbitursäure	14 mg
	Theobromin	20 mg
Nitroglin®	Nitroglycerin	0,5 mg
	PETN	0,8 mg
	Rutin	10 mg
	Magnesiumcitrat	57 mg

dere Substanzen, wie PETN, Vasodilatatoren, Barbiturate u. a. Von den Herstellern wird die orale Applikationsform empfohlen. Nur bei sublingualer Einnahme kommt jedoch die Akutwirkung des Nitroglycerinanteils voll zur Geltung. Der perorale Weg schließt dagegen den zur Anfallskupierung oder Anfallsprophylaxe erwünschten Soforteffekt aus. − Eine Überlegenheit der Nitroglycerinkombinationspräparate z. B. gegenüber oralem Isosorbiddinitrat ist bisher nicht belegt. Daher läßt sich ein spezieller Indikationsbereich für die in Tabelle 5 angegebenen Medikamente nicht erkennen.

2. β-Receptorenblocker

In zahlreichen klinischen Studien wurde übereinstimmend festgestellt, daß β-Receptorenblocker in der Lage sind, Häufigkeit und Intensität der Angina pectoris zu vermindern und die Arbeitsbelastung signifikant zu steigern [3, 9, 11, 13, 15]. In einer Zusammenstellung von 22 Arbeiten verschiedener Autoren, die insgesamt 466 Patienten mit coronarer Herzerkrankung umfaßt, findet sich eine Beseitigung oder aber eine deutliche Besserung der Angina pectoris in etwa 75% der Fälle [3], erkennbar an einer klaren Steigerung der ergometrischen Belastungsfähigkeit.

a) Wirkungsweise

Die günstige therapeutische Wirkung beruht auf einer Hemmung sympatho-adrenerger Impulse am Herzen, die vornehmlich unter körperlicher Belastung oder auch emotionellem Streß, also Zuständen eines gesteigerten sympathischen Antriebs, zur Geltung kommen.

Die kompetitive Hemmwirkung der β-Blocker gegenüber der β-adrenergen Stimulation [5] führt zu folgenden hämodynamischen Veränderungen (Tabelle 6):

— Senkung der Herzfrequenz,
— negativ inotrope Wirkung mit Abnahme von Kraft und Geschwindigkeit der isometrischen Kontraktion, Verlängerung der Austreibungszeit und Zunahme von enddiastolischem Druck und Volumen des linken Ventrikels.
— Senkung des arteriellen Blutdrucks und demzufolge der linksventriculären Nachlast.

Tabelle 6. Wirkung von β-Receptorenblockern

	Ruhe	Belastung
Arterieller Druck	↓	↓
Herzfrequenz	↓↓	↓↓
Enddiastolischer linker Ventrikeldruck	↑	↑
Contractilität	↓	↓

Im Akutversuch geht die durch i.v. Applikation eines β-Blockers hervorgerufene Abnahme des Herzzeitvolumens mit einer Erhöhung des peripheren arteriellen Widerstandes einher, so daß der Blutdruck nahezu unverändert bleibt. Die periphere Widerstandserhöhung kommt vermutlich reflektorisch als Folge der HZV-Abnahme über eine Stimulation der α-Receptoren zustande. Schließt sich für Patienten mit essentieller Hypertonie eine orale Langzeitbehandlung mit Propranolol in einer Tagesdosis von 160 bis 320 mg an, so nimmt der ursprünglich erhöhte periphere Widerstand stetig ab, obwohl das Ausmaß der HZV-Erniedrigung unverändert bleibt (Abb. 10). Daraus folgt, daß die HZV-Abnahme nach Gabe von β-Receptorenblockern nur vorübergehend von einer Zunahme des peripheren Gefäßwiderstandes begleitet ist. Erst bei chronischer Verabreichung über Wochen ist eine sukzessive Abnahme des arteriellen Gefäßwiderstandes mit entsprechender Blutdrucksenkung zu beobachten [28]. Die Ursache für dieses Verhalten ist nicht geklärt.

Die O_2-sparende Wirkung von Frequenzabnahme, negativer Inotropie und arterieller Blutdrucksenkung wird durch die O_2-konsumierende Wirkung einer vermehrten linksventriculären Wandspannung infolge Zunahme des systolischen und diastolischen Herzvolumens nicht aufgehoben. Als Bilanz resultiert demnach eine Verminderung des myo-

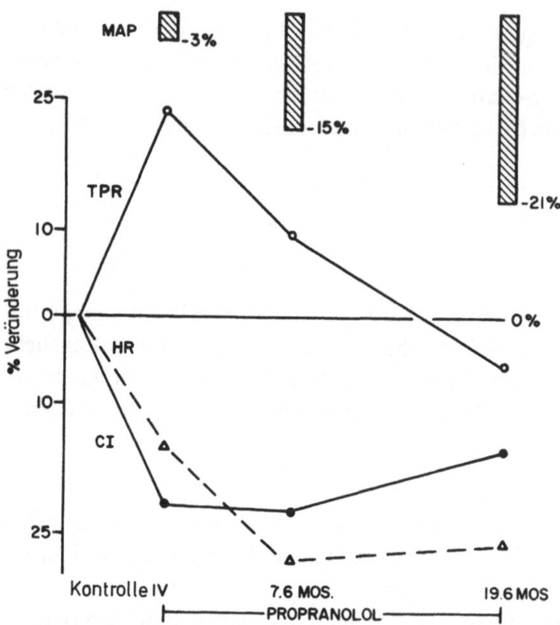

Abb. 10. Hämodynamische Veränderungen nach Propranolol bei 10 Hypertonikern. Angegeben sind: Herzfrequenz (HR), Herzzeitvolumenindex (CI), peripherer Gefäßwiderstand (TPR) und arterieller Mitteldruck (MAP). Nach einmaliger i.v. Injektion von 10 mg Propranolol (IV) deutlicher Abfall des Herzzeitvolumens, Anstieg des peripheren Widerstandes, arterieller Mitteldruck nahezu unverändert. Nach 7,6 Monaten und 19,6 Monaten einer oralen Langzeitbehandlung mit 4mal 40 mg bis 4mal 80 mg Propranolol sukzessive Abnahme des arteriellen Mitteldruckes als Folge eines stetig sinkenden peripheren Gefäßwiderstandes. (Aus Tarazi u. Mitarb. [28])

kardialen Sauerstoffverbrauchs, die sich im Akutversuch sowohl an Coronarkranken als auch an Herzgesunden reproduzierbar nachweisen läßt (Abb. 11) [32].

Die Erniedrigung des myokardialen Sauerstoffverbrauchs durch β-Receptorenblocker geht im Akutversuch mit einer Verminderung der Coronardurchblutung sowie einem Anstieg des coronaren Gefäßwiderstandes einher [3, 32]. Die arterio-coronarvenöse O_2-Gehaltsdifferenz verhält sich individuell sehr variabel und unterliegt keinen gerichteten Änderungen. Aufgrund von Messungen der regionalen Myokarddurchblutung im Tierexperiment finden sich jedoch Hinweise dafür, daß die Zunahme des coronaren Gefäßwiderstandes durch β-Blocker vorwiegend nicht-ischämische Bezirke betrifft; die hypoxischen Myokardareale bleiben infolge der dortigen Anreicherung vasodilatatorischer Metabolite (Adenosin) weitgehend unbeeinflußt.

b) Wirkung bei Daueranwendung

Der Effekt einer *Langzeittherapie* mit β-Blockern auf den Coronarkreislauf ist bisher nicht ausreichend untersucht und läßt sich aus methodischen Gründen nur schwer erfassen. Ein einfaches klinisches Maß für die Steigerung der Arbeitsbelastung bis zum Auftreten der Angina pectoris ist durch die Bildung des Produktes aus Herzfrequenz und systolischem Blutdruck gegeben. Die Belastungstoleranz nimmt unter dem Einfluß von

18

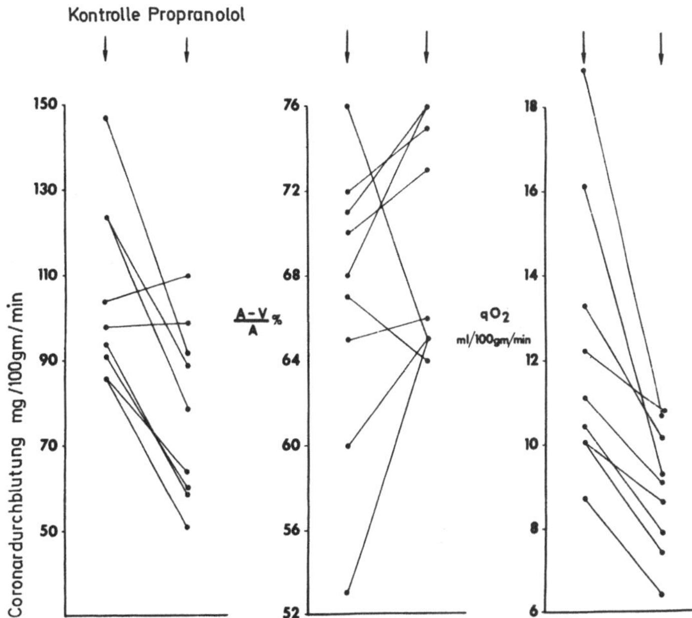

Abb. 11. Wirkung von Propranolol (5 mg i.v.) auf den Coronarkreislauf von Patienten mit Angina pectoris. Propranolol senkt den myokardialen O_2-Verbrauch ($qO2$) und die Coronardurchblutung (Cor. Flow). Die myokardiale O_2-Extraktion ($\frac{A-V}{A}$) nimmt in der Mehrzahl der Fälle zu. (Aus Wolfson u. Mitarb. [32])

β-Receptorenblockern dadurch zu, daß dieses Produkt als angenähertes Maß des myokardialen Sauerstoffverbrauchs erst unter einer stärkeren und längeren Arbeitsbelastung den kritischen, die Angina pectoris auslösenden Grenzwert erreicht.

Verschiedene β-Receptorenblocker haben eine unterschiedliche kardiodepressive Wirkung [18]. So erklären sich die in Tabelle 7 angegebenen unterschiedlichen Tagesdosierungen. Allgemein dient Propranolol als Bezugsmedikament für die Dosierung der

Tabelle 7. Einige β-Receptorenblocker

β-Receptorenblocker (β-Sympatholyticum)	Handelsname	Einzeldosis pro Tbl./Drg.	Mittlere Tagesdosis
Propranolol	Dociton®	10 mg, 40 mg, 80 mg	120−240 mg
Alprenolol	Aptin®	50 mg, 200 mg	250−500 mg
Oxprenolol	Trasicor®	40 mg, 80 mg	60−120 mg
Bupranolol	Betadrenol®	40 mg	80−160 mg
Toliprolol	Doberol®	10 mg, 50 mg	100−250 mg
Sotalol	Sotalex®	160 mg	480−960 mg
Methypranol	Disorat®	10 mg, 20 mg	30− 60 mg
Pindolol	Visken®	5 mg	15− 30 mg
Metoprolol[a]	Beloc®	100 mg	150−300 mg
	Lopresor®	100 mg	150−300 mg
Atenolol[a]	Tenormin®	50 mg	100−200 mg

[a] Sog. cardioselektive β-Receptorenblocker.

anderen im Handel befindlichen β-Blocker. Erhebliche individuelle Schwankungen der biologischen Verfügbarkeit eines einzelnen β-Receptorenblockers, erkennbar an seiner dosisabhängigen Wirkung auf die Herzfrequenz, müssen bei der Festlegung der Tagesdosis für jeden einzelnen Patienten berücksichtigt werden.

c) Nebenwirkungen und Kontraindikationen

Unspezifische Nebenwirkungen einer oralen Dauerbehandlung mit β-Receptorenblockern sind: Übelkeit, Diarrhöen, Schwindel und Müdigkeit.

β-Receptorenblocker sind kontraindiziert bei:

- chronisch obstruktiver Lungenerkrankung (Asthma bronchiale, obstruktive Bronchitis, obstruktives Lungenemphysem): Verstärkung des Obstruktionsgrades mit weiterer Erhöhung des exspiratorischen Atemwegswiderstandes durch Blockade der β_2-Receptoren des Bronchialtraktes;
- manifester Herzinsuffizienz, die durch β-Blocker verstärkt wird; Belastungsinsuffizienz des Herzens, die durch β-Blocker in eine Ruheinsuffizienz überführt werden kann;
- ausgeprägter Sinusbradykardie, sinuauriculärem Block oder höhergradigem AV-Block.
- Patienten mit einer Neigung zu Hypoglykämien sollten ebenfalls nicht mit β-Blockern behandelt werden, da Ausmaß und Häufigkeit von Hypoglykämien bei insulinpflichtigen Diabetikern durch β-Sympatholytica verstärkt werden [18]. Da klinische Kardinalsymptome der Hypoglykämie, Tachykardie und Schwitzen, durch β-Receptorenblocker unterdrückt werden, erhöht sich das diesbezügliche Risiko.

3. Kombination von β-Receptorenblockern mit organischen Nitraten

Organische Nitrate und β-Receptorenblocker senken den myokardialen Sauerstoffverbrauch auf unterschiedliche Weise (Tabelle 8). Die Wirkung der Nitrokörper beruht auf

Tabelle 8. Wirkung der Kombination von Nitraten mit β-Receptorenblockern

	Nitrate	β-Blocker	Kombination
Arterieller Druck	↓	↓	↓
Herzfrequenz	↑	↓↓	↓
Enddiastolischer linker Ventrikeldruck	↓↓	↑	↓
Contractilität	(↑)	↓	(↓)

einer Erhöhung der Venenkapazität mit venösem „pooling". Infolgedessen sinkt der diastolische Volumeneinstrom in die rechte und linke Herzkammer. Die konsekutive Abnahme des systolischen und diastolischen Ventrikelvolumens, des enddiastolischen Kammerdruckes und somit der myokardialen Wandspannung wirkt der durch Betablocker verursachten O_2-konsumierenden Steigerung des Kammervolumens und der linksventriculären Wandspannung entgegen (Abb. 12). Gleichzeitig wird durch β-Blocker die frequenzsteigernde (und fraglich positiv inotrope) Wirkung der organischen Nitrate aufgehoben.

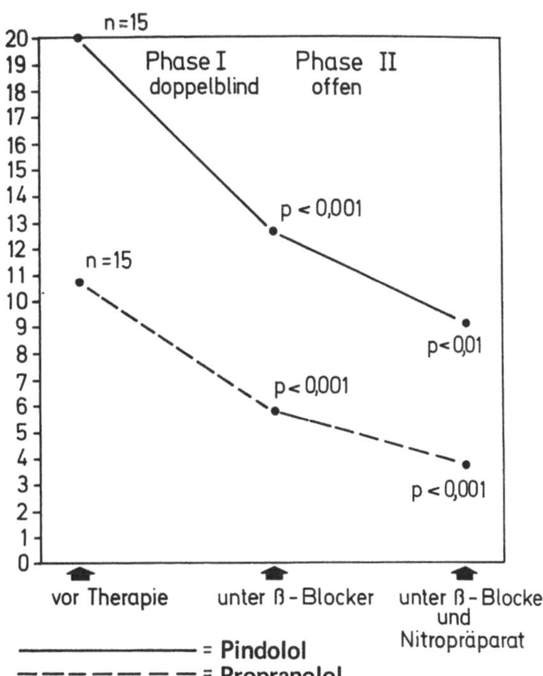

Abb. 12. Häufigkeit der pro Woche auftretenden Angina pectoris-Anfälle vor Behandlung, unter alleiniger Gabe eines β-Receptorenblockers und unter kombinierter Therapie mit Isosorbiddinitrat

Außerdem wird der durch β-Receptorenblocker erhöhte coronare Gefäßwiderstand durch zusätzliche Nitratgabe wieder normalisiert [17, 32].

Daher liegt es nahe, beide Substanzen in der Therapie der Angina pectoris kombiniert anzuwenden. In der Tat läßt sich klinisch ein „Synergismus" zwischen β-Blockern und Nitroglycerin bzw. Isosorbiddinitrat nachweisen [13, 15, 20, 27]. Er äußert sich in einer weiteren klaren Zunahme der Arbeitsbelastung von Coronarkranken im Vergleich zur isolierten Gabe eines Nitrokörpers oder β-Receptorenblockers. In Übereinstimmung hiermit ist das Ausmaß der ST-Streckensenkung im Belastungs-EKG bei einer Kombinationsbehandlung von β-Blockern und organischen Nitraten geringer als bei Verwendung der Einzelsubstanz (Abb. 13) [13].

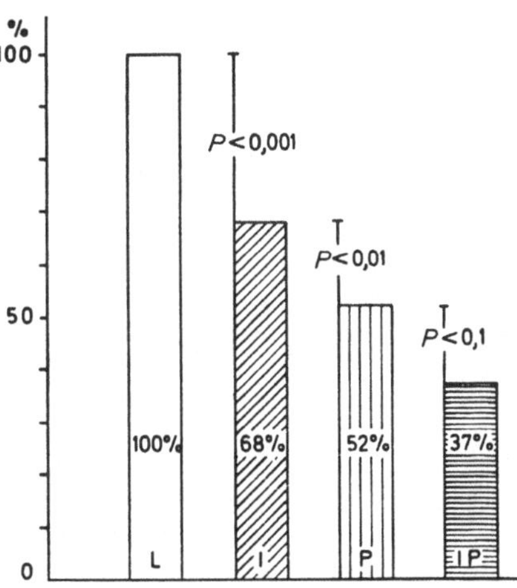

Abb. 13. Einfluß von Isosorbiddinitrat (I), Pindolol (P) und einer Kombination von Isosorbiddinitrat und Pindolol (IP) auf die ST-Streckensenkung im Belastungs-EKG von Angina pectoris-Patienten. ST-Streckensenkung im Belastungs-Leerversuch (L) 100%. Stärkste Reduktion der belastungsbedingten ST-Senkung durch kombinierte Gabe von Isosorbiddinitrat und Pindolol. (Aus Kaltenbach [13])

4. Herzwirksame Glykoside

Die Indikation zur Digitalisierung von Patienten mit coronarer Herzerkrankung ist unbestritten, wenn klinische Zeichen einer manifesten Herzinsuffizienz vorhanden sind. Uneinheitlich wird dagegen der Wert einer Digitalisbehandlung beurteilt, wenn anamnestische und aktuelle klinische Hinweise für eine Herzinsuffizienz fehlen und sich im Rö-Thorax eine normale Herzgröße mit unauffälliger Lungengefäßzeichnung darstellt.

Für die Bewertung des Glykosideffektes unter solchen Bedingungen sind zwei Gesichtspunkte zu berücksichtigen:

1. Bei Patienten mit gesicherter coronarer Herzerkrankung ohne klinische und röntgenologische Zeichen einer Linksherzinsuffizienz liegt stets eine mehr oder weniger ausgeprägte Funktionsstörung des linken Ventrikels vor. Sie äußert sich in einem abnormen Anstieg des enddiastolischen linken Kammerdruckes unter Belastung. Da die Schlagarbeit gleichzeitig nur geringfügig zunimmt, gleich bleibt oder sogar absinkt, resultiert eine Verlagerung der Herzfunktionskurve nach rechts und unten. Diese Verlagerung kann sowohl auf einer hypoxiebedingten Verminderung der linksventriculären Compliance, als auch auf einer Belastungsinsuffizienz des linken Ventrikels beruhen. Eine quantitative Differenzierung ist nicht möglich. Digitalis kann zwar die abnorme Antwort des linken Ventrikels auf Arbeitsbelastungen nicht verhindern, bewirkt jedoch einen vergleichsweise geringeren Anstieg des enddiastolischen linken Ventrikeldruckes sowie eine stärkere Erhöhung der Schlagarbeit und verbessert damit die Pumpfunktion (Abb. 14) [24].

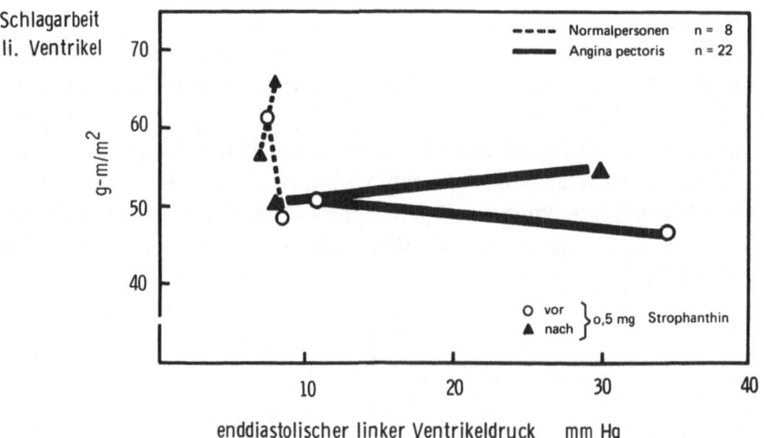

Abb. 14. Der Einfluß von 0,5 mg Strophanthin i.v. auf die linksventriculäre Funktionskurve in Ruhe und unter ergometrischer Belastung bei 8 Normalpersonen und 22 Patienten mit coronarer Herzerkrankung. Normalpersonen reagieren auf die Belastung mit einem deutlichen Anstieg ihrer linksventriculären Schlagarbeit, wohingegen der enddiastolische linke Ventrikeldruck nahezu unverändert bleibt. Strophanthin bewirkt hier eine weitere leichte Zunahme der Schlagarbeit. Der enddiastolische linke Kammerdruck bleibt praktisch unverändert. Patienten mit Angina pectoris reagieren auf die Ergometerbelastung mit einem abnormen Anstieg ihres enddiastolischen linken Ventrikeldruckes. Gleichzeitig weist die Schlagarbeit durchschnittlich eine leicht abfallende Tendenz auf. Nach Strophanthin wird der Belastungspunkt der Herzfunktionskurve vergleichsweise etwas nach links und oben verlagert: die Schlagarbeit steigt geringfügig an, obwohl die enddiastolische Druckerhöhung im linken Ventrikel nicht so ausgeprägt ist wie vor Gabe des Glykosids. (Nach Parker u. Mitarb. [24])

22

2. Der O_2-sparenden Glykosidwirkung durch Verminderung des enddiastolischen linken Ventrikeldruckes steht die O_2-konsumierende Wirkung der positiven Inotropie gegenüber. Welcher Digitaliseffekt – O_2-senkender oder O_2-konsumierender – im Einzelfall überwiegt, ist schwer abzuschätzen. Nähere Aufschlüsse zu dieser Frage setzen Erkenntnisse voraus über

a) den Einfluß einer Digitalisbehandlung auf Häufigkeit und Intensität von Angina pectoris-Anfällen, Veränderungen der ergometrischen Belastungstoleranz und den Verbrauch an Nitroglycerin bei einem definierten Patientengut mit angiographisch gesicherter coronarer Herzerkrankung ohne klinische und röntgenologische Zeichen der Linksherzinsuffizienz;

b) das Verhalten der Coronardurchblutung, des myokardialen Sauerstoffverbrauchs und des Lactatstoffwechsels in Ruhe und unter Belastung vor und nach Digitalis bei eben diesem Krankengut. Solche Untersuchungen liegen nur unvollständig und in methodisch bislang unzureichender Form vor [1, 19, 24] und gestatten keine verbindliche Schlußfolgerung.

Die Indikation zur Dauerdigitalisierung bei Patienten mit coronarer Herzerkrankung ohne Zeichen einer Herzinsuffizienz ist demnach zur Zeit nicht gesichert. So gelten die nachfolgenden Empfehlungen nur unter dem Vorbehalt einer individuell notwendigen klinischen Verlaufsbeobachtung:

— Hat sich im Rahmen einer coronaren Herzerkrankung ein transmuraler Myokardinfarkt ereignet, so ist unabhängig von dem Vorhandensein oder Fehlen einer Angina pectoris-Symptomatik die Dauerbehandlung mit Herzglykosiden indiziert. Untersuchungen von Reindell u. Mitarb. [25] ergaben bei zwei Drittel aller Patienten mit scheinbar folgenlos abgeheiltem Myokardinfarkt eine Belastungsinsuffizienz, die sich in der Mehrzahl der Fälle durch Digitalis beseitigen oder bessern ließ.

— Wird ein Patient mit coronarer Herzerkrankung und Angina pectoris, jedoch ohne vorausgegangenen Myokardinfarkt, ausschließlich mit Nitrokörpern behandelt, so ist bei fehlenden klinischen und röntgenologischen Zeichen einer Linksherzinsuffizienz eine zusätzliche Behandlung mit Digitalis nicht erforderlich.

— Wird ein Patient mit coronarer Herzerkrankung und Angina pectoris ausschließlich oder überwiegend mit β-Receptorenblockern behandelt (z. B. Patienten, die auf organische Nitrate mit erheblichen Nebenwirkungen reagieren), so sollte eine Digitalisierung vorgenommen werden. Die zusätzliche Beeinträchtigung der linksventriculären Funktion nach Applikation von β-Blockern kann durch Digitalis aufgehoben oder zumindest abgeschwächt werden, da die positiv inotrope Glykosidwirkung durch eine Blockade sympatho-adrenerger Impulse am Herzen nicht vermindert wird [26].

5. Calcium-Antagonisten

Nach experimentellen Untersuchungen von Fleckenstein u. Mitarb. [5, 6] hemmen die sog. Calcium-Antagonisten, wie Prenylamin (Segontin®) und Verapamil (Isoptin®) die elektromechanische Koppelung. Der Vorgang der elektromechanischen Koppelung stellt dabei eine Reaktion dar, welche unter Vermittlung von Calciumionen die in den energiereichen Phosphaten (Kreatinphosphat, ATP) gespeicherte Energie für contractile Zwecke nutzbar macht. Die Koppelungsfunktion besteht darin, daß Calciumionen während der Passage des Aktionspotentials aus dem Extracellulärraum bzw. aus membrannahen Calciumdepots in das Innere der Herzmuskelzellen diffundieren und dort den Kontraktionsvorgang durch Spaltung der energiereichen Phosphate katalysieren.

Calcium-Antagonisten und β-Receptorenblocker schränken die ATP-Spaltung und damit die mechanische Spannungsentwicklung ein, indem sie entweder die transmembranöse Calciumdiffusion behindern oder Calciumionen vom Wirkungsort am contractilen System kompetitiv verdrängen [5]. Die Abnahme der Kontraktionskraft durch Calcium-Antagonisten und β-Receptorenblocker führt — vergleichbar einem einfachen Entzug an Calciumionen — regelmäßig zu einem Gehaltszuwachs energiereicher Phosphate in den Herzmuskelfasern. Durch einen Überschuß an Calciumionen wird die behinderte Utilisation von energiereichem Phosphat unverzüglich beseitigt und eine weitgehende Normalisierung des Kontraktionsvorganges ermöglicht [5].

Dadurch, daß Calcium-Antagonisten, ebenso wie β-Receptorenblocker, ausschließlich in die elektromechanische Koppelung eingreifen, wird nur der Tätigkeitsstoffwechsel, nicht aber der oxydative Ruhestoffwechsel des Myokards beeinflußt.

Die Calcium-Antagonisten haben eine negativ-inotrope und eine im Vergleich zu β-Receptorenblockern weniger ausgeprägte negativ-chronotrope Wirkung. Ihr wesentlicher Unterschied zu den β-Sympatholytica besteht aber darin, daß die negative Inotropie der β-Blocker auf einer Hemmung des sympathischen Antriebs beruht. Bei den Calcium-Antagonisten bleiben dagegen adrenerge Reaktionen hinsichtlich des Frequenz- und Kontraktionsverhaltens intakt.

Die elektromechanische Entkoppelung durch Calcium-Antagonisten ist nicht herzmuskelspezifisch. Sie wirkt sich auch auf die glatte Gefäßmuskulatur insbesondere des arteriellen Gefäßsystems aus und verursacht über eine Verminderung des peripheren Gefäßwiderstandes eine arterielle Druckerniedrigung. Deutlich ist darüber hinaus der vasodilatorische Effekt der Calcium-Antagonisten auf das Herzkranzgefäßsystem.

Die coronardilatorische Wirkung stellt ein bedeutsames Unterscheidungsmerkmal der Calcium-Antagonisten zu den β-Receptorenblockern dar. Die Steigerung der Coronardurchblutung nach Gabe von Calcium-Antagonisten wird durch Calciumsalze und Sympathicomimetica nicht aufgehoben, obwohl sich hierdurch die sonstigen kardialen Effekte der Calcium-Antagonisten beseitigen lassen [6].

Die Kombination von coronardilatatorischer und gleichzeitig frequenzsenkender und kontraktionsmindernder Wirkung ist spezifisch für die Calcium-Antagonisten. Sie wird bei keinem β-Receptorenblocker und keinem der klassischen Coronardilatatoren angetroffen.

Auf der Grundlage dieser physiologischen Erkenntnisse wurden Calcium-Antagonisten in großem Umfang in die Pharmakotherapie der coronaren Herzerkrankung eingeführt. Erfolgversprechend schien die Kombination einer direkten Dämpfung des myokardialen Tätigkeitsstoffwechsels, einer coronaren Durchblutungssteigerung sowie einer Senkung von Herzfrequenz und arteriellem Blutdruck.

Folgende Einwände sind dazu geboten:

— Eine coronare Durchblutungssteigerung kann sich negativ auf das Beschwerdebild der Angina pectoris auswirken, sofern keine spezifische Blutumverteilung in Richtung auf die ischämischen Herzinnenschichten stattfindet. Diese ist für keinen Calcium-Antagonisten nachgewiesen. Somit besteht die Gefahr eines „steel"-Effektes wie bei den klassischen Coronardilatatoren (s. u.).

– Eine Dämpfung des myokardialen Arbeitsstoffwechsels geht zwar mit einer Abnahme des O_2-Verbrauches durch Einschränkung der systolischen Kontraktionskraft einher. Die negativ-inotrope Wirkung kann jedoch – den β-Receptorenblockern vergleichbar – zu einer Zunahme der Spannungsarbeit und damit zu einer Steigerung des myokardialen Sauerstoffverbrauchs führen.
– Der Blutdruckabfall kann vor allem bei höherer Dosierung unerwünschte Ausmaße erreichen und damit Coronarperfusion und Sauerstoffversorgung des Herzens verschlechtern.

Tabelle 9. Calcium-Antagonisten

Chemische Bezeichnung	Handelsname	Einzeldosis pro Tbl.	Mittlere Tagesdosis	Preis pro Monat DM
Verapamil	Isoptin®	40 mg, 80 mg	3 x 80 mg	32,–
Prenylamin	Segontin®	60 mg	3 x 60 mg	29,–
Nifedipin	Adalat®	10 mg	3 x 10 mg	60,–
Fendilin	Sensit®	50 mg	3 x 50 mg	38,–

Bei β-Receptorenblockern ist das Verhältnis von Frequenzsenkung, Blutdruckabfall und negativer Inotropie günstiger als bei Calcium-Antagonisten. Calcium-Antagonisten sollten deshalb nur angewendet werden, wenn infolge von Kontraindikationen oder Nebenwirkungen eine Behandlung mit β-Receptorenblockern und/oder organischen Nitraten nicht möglich ist.

Die zweifellos begrenzte therapeutische Bedeutung der Calcium-Antagonisten ist aus der Tatsache abzuleiten, daß sie außerhalb von Deutschland in der Therapie der Angina pectoris keine Verwendung finden. Tabelle 9 enthält die wichtigsten Präparate, die derzeit im Handel sind.

6. Coronardilatatoren

Coronardilatatoren sind Substanzen, die nach i.v. Gabe die Coronardurchblutung sowohl im Tierexperiment als auch beim coronargesunden Menschen kurzfristig um etwa 300 bis 400 % steigern. Die starke coronardilatatorische Wirkung läßt sich zur Bestimmung der Coronarreserve nutzen.

Der klinische Einsatz von Coronardilatatoren ging ursprünglich von der unzutreffenden Annahme aus, daß die Angina pectoris und ihre Ursache, die Myokardhypoxie, durch regionale coronare Gefäßspasmen zusätzlich zu den vorbestehenden sklerotischen Wandveränderungen ausgelöst wird. Diese Annahme hat sich, von wenigen Einzelfällen abgesehen, als falsch erwiesen.

Keiner der in Tabelle 10 aufgeführten Coronardilatatoren ist in der Lage, im akuten Belastungsversuch die Arbeitstoleranz zu steigern oder das Ausmaß ischämischer ST-T-Veränderungen im Belastungs-EKG zu bessern.

Die fehlende klinische Wirkung bei Angina pectoris ist darauf zurückzuführen, daß die Durchblutungssteigerung nicht den ischämischen Myokardbereichen zugute kommt. Hier hat bereits die Hypoxie mit resultierender Zunahme der örtlichen Adenosinkonzentration zu einer maximal möglichen Gefäßerweiterung geführt. Die Gabe eines Coronardilatators kann sogar bewirken, daß durch Abnahme des coronaren Gefäßwiderstandes in den nicht von der Ischämie betroffenen Myokardregionen Blut von den hypoxischen Zonen abgezogen wird. Daß diesem „steel"-Effekt nicht nur theoretische, sondern auch praktische Bedeutung zukommen kann, geht aus kürzlichen Untersuchungen von Tauchert u. Mitarb. [29] hervor, wonach bei 43 von 45 Patienten mit coronarer Herzerkrankung unter oder unmittelbar nach i.v. Injektion von 0,5 mg Dipyridamol pro kg (Persantin®) Angina pectoris auftrat. Die Beschwerden verschwanden bei 40 der 43 Patienten sofort nach anschließender Gabe von 0,24 g Aminophyllin i.v., welches die coronarspezifische Wirkung von Dipyridamol aufhebt.

Tabelle 10. Coronardilatatoren

Chemische Bezeichnung	Handelsname
Carbochromen	Intensain®
Dipyridamol	Persantin®
Hexobendin	Reoxyl®
Oxyfedrin	Ildamen®
Lidoflazin	Clinium®

Mit den Coronardilatatoren werden also Substanzen zur Behandlung der Angina pectoris angeboten, welche im empfohlenen Dosierungsbereich unwirksam und bei hoher Dosierung sogar in der Lage sind, eine akute Myokardischämie auszulösen oder eine bereits vorhandene regionale Hypoxie zu verstärken.

Beim Hund kann durch eine Dauerbehandlung mit Dipyridamol (Persantin®) oder Carbochromen (Intensain®) die Entwicklung von intercoronaren Kollateralen gefördert werden [22, 23]. Daraus ist geschlossen worden, daß eine Langzeittherapie auch beim Coronarkranken eine vermehrte Ausbildung von Kollateralen induzieren könnte. Auf diese Weise wäre eine Besserung der Beschwerden und sogar eine gewisse protektive Wirkung gegen Myokardinfarkte zu erwarten. Jedoch hat sich diese Hoffnung durch Untersuchungen am Menschen bisher nicht bestätigen lassen [23].

7. Körperliches Training

Noch vor wenigen Jahren wurde Patienten mit coronarer Herzerkrankung mit und ohne durchgemachten Myokardinfarkt eine schonende, d. h. inaktive Lebensführung angeraten. Heute muß die gegenteilige Empfehlung als verbindlich angesehen werden: Die Patienten werden unter strenger ärztlicher Anleitung und Überwachung einem systematischen körperlichen Training unterzogen.

In der Tat führt ein tägliches, individuell dosiertes Training bereits nach wenigen Wochen zu einer beträchtlichen Zunahme der Belastungsdauer und -intensität bis zum

Erreichen der Angina pectoris-Schwelle. Körperliches Training verursacht eine Abnahme von Belastungsfrequenz und -blutdruck und senkt somit gleich zwei Größen, welche den myokardialen Sauerstoffverbrauch maßgeblich beeinflussen. Die Steigerung der maximalen Belastungskapazität muß demnach vorwiegend auf eine trainingsbedingte Verminderung des Druck-Frequenzproduktes bezogen werden.

Die an unterschiedlichen Tierspecies belegten Befunde, daß mehrwöchiges Schwimmtraining die Ausbildung von Kollateralen am Herzen fördert, konnte für den Menschen bisher nicht bestätigt werden.

Heute hat das dosierte Langzeittraining neben der Pharmakotherapie als gleichwertiges konservatives Behandlungsprinzip der ischämischen Herzerkrankung zu gelten. So ergänzen sich zwei grundlegend unterschiedliche Therapieformen, die wesentliche Parameter des myokardialen Sauerstoffverbrauchs in Ruhe und insbesondere unter Belastung gleichsinnig verändern.

Häufig ist zu beobachten, daß anhaltendes körperliches Training zumindest langfristig eine Einsparung von organischen Nitraten oder β-Receptorenblockern ermöglicht.

Solche Erkenntnisse haben in letzter Zeit in Deutschland zunehmend die Einrichtung entsprechender Rehabilitationszentren nach sich gezogen. Hier werden unter stationären Bedingungen individuell abgestimmte Trainingsprogramme vornehmlich unter Anwendung der Fahrradergometrie durchgeführt.

Für einen großen Teil von Patienten mit coronarer Herzerkrankung noch besser und zudem kostensparender wäre ein dosiertes physikalisches Training unter *ambulanter* ärztlicher Kontrolle am Wohnort, die den Patienten in seiner häuslichen und alltäglichen Umgebung beläßt. Entsprechende Einrichtungen ließen sich sowohl in Krankenhäusern als auch in zahlreichen Arztpraxen ohne großen apparativen und personellen Aufwand schaffen. Dennoch finden sich in Deutschland bisher nur sporadische Ansätze einer ambulanten Rehabilitation.

Zugleich sollte für das zahlenmäßig außerordentlich umfangreiche Patientengut mit coronarer Herzerkrankung eine drastische Abkehr von den noch immer üblichen Kurverschreibungen erwogen werden. Kuren sind teuer, ein günstiger therapeutischer Einfluß auf dieses Krankengut ist nicht gesichert und auch theoretisch kaum vorstellbar. Hier liegen zukünftig wichtige Ansätze für eine rationellere Gestaltung der Langzeittherapie von Patienten mit coronarer Herzerkrankung.

8. Beeinflussung von Risikofaktoren

Pharmakotherapie und körperliches Training sind die wesentlichen Säulen einer symptomatisch ausgerichteten, konservativen Angina pectoris-Therapie (Abb. 15). Sie können ihre volle Wirksamkeit auf lange Sicht jedoch nur auf der Grundlage einer zusätzlich kausal orientierten Behandlung entfalten, die mit Hilfe diätetischer und/oder medikamentöser Maßnahmen eine Beeinflussung von Risikofaktoren der coronaren Herzerkrankung zum Ziel hat. Solche Risikofaktoren sind die arterielle Hypertonie, der Diabetes mellitus, die Hyperlipidämie und die Hyperurikämie. Von erheblicher Bedeutung ist darüber hinaus für Raucher der vollständige Nicotinentzug, außerdem für Übergewichtige eine gezielte Gewichtsreduktion.

In diesem Sinne erfordert die umfassende Behandlung der coronaren Herzerkrankung von jedem Patienten ein hohes Maß an Einsicht, Zuverlässigkeit und Willensstärke. Die

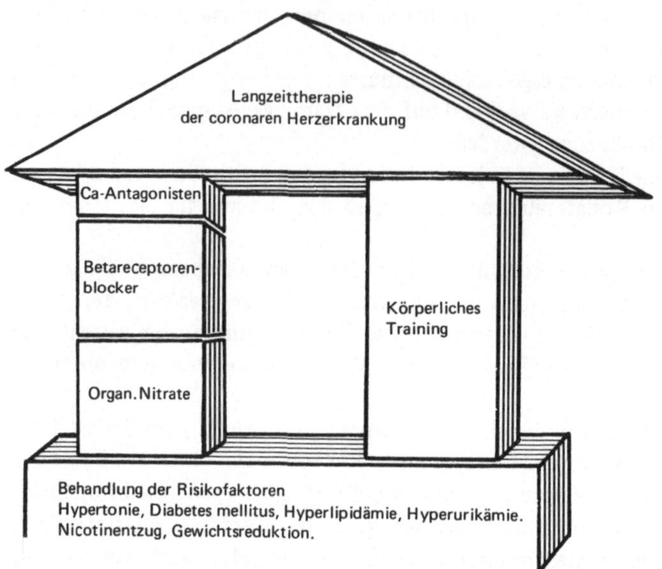

Abb. 15. Schematische Darstellung konservativer Behandlungsmaßnahmen der coronaren Herzerkrankung. Die Basistherapie besteht in einer Ausschaltung etwaiger Risikofaktoren. Darüber hinaus umfaßt die Behandlung dann den Einsatz der eigentlichen Coronartherapeutica sowie die Durchführung eines dosierten körperlichen Trainings

Aufgabe herkömmlicher Lebens- und Ernährungsgewohnheiten ist oftmals nur unter großer Selbstüberwindung möglich. Die Kranken benötigen daher eine intensive Führung durch den behandelnden Arzt sowie Verständnis und Unterstützung durch die Familie. Nur so eröffnet sich die Chance, auf die stets ernste Prognose der Erkrankung langfristig günstig einzuwirken.

Literatur

1. Blain, J.M., Eddleman, E.E., Siegel, A., Bing, R.J.: Studies on myocardial metabolism: The effect of lanatosid-C on the metabolism of the human heart. J. Clin. Invest. *35*, 314 (1956).
2. Bretschneider, H.J.: Aktuelle Probleme der Koronardurchblutung und des Myokardstoffwechsels. Ärztl. Fortbild. Regensburger Kolloqu. *15*, 1 (1967).
3. Elliott, W.C., Stone, J.M.: Beta-adrenergic blocking agents for the treatment of angina pectoris. Progr. Cardiovasc. Dis. *12*, 83 (1969).
4. Fam, W.M., MacGregor, M.: Effect of coronary vasodilator drugs on retrograde flow in areas of chronic myocardial ischemia. Circulat. Res. *15*, 355 (1964).
5. Fleckenstein, A., Döring, H.J., Kammermeier, H.: Einfluß von Beta-rezeptorenblockern und verwandten Substanzen auf Erregung, Kontraktion und Energiestoffwechsel der Myokardfaser. Klin. Wschr. *46*, 343 (1968).
6. Fleckenstein, A., Kammermeier, H., Döring, H.J., Freund, J.J.: Zum Wirkungsmechanismus neuartiger Koronardilatatoren mit gleichzeitig Sauerstoff-einsparenden Myokardeffekten, Prenylamin und Iproveratril. Z. Kreisl.-Forsch. *56*, 716 (1967).
7. Franciosa, A., Mikulic, E., Cohn, J.N., Jose, E., Fabie, A.: Hemodynamic effects of orally administered isosorbide dinitrate in patients with congestive heart failure. Circulation *50*, 1020 (1974).

8. Frick, M.H., Balcon, R., Cross, D., Sowton, E.: Hemodynamic effects of nitroglycerin in patients with angina pectoris studied by an atrial pacing method. Circulation *37*, 160 (1968).

9. Grant, R.H.E.: Multicenter trial of propranolol in angina pectoris. Am. J. Cardiol. *18*, 361 (1966).

10. Haddy, F.J.: Physiology and pharmacology of the coronary circulation and myocardium, particularly in relation to coronary artery disease. Am. J. Med. *47*, 274 (1969)

11. Hamer, J., Sowton, E.: Effects of propranolol on exercise tolerance in angina pectoris. Am. J. Cardiol. *18*, 354 (1966).

12. Kaltenbach, M., Tiedemann, I., Schellhorn, W.: Studies on the therapeutic activity of five different longacting nitro-derivates on angina pectoris. In: Coronary Heart Disease. M. Kaltenbach, P. Lichtlen, G.C. Friesinger (eds.). Stuttgart: Thieme 1973.

13. Kaltenbach, M.: Konservative Therapie der koronaren Herzkrankheit. Dtsch. med. Wschr. *101*, 208 (1976).

14. Knoebel, S., McHenry, P.L., Roberts, D., Stein, L.: Myocardial blood flow in man measured by a coincidence counting system and a single bolus of rubidium chloride. Effect of nitroglycerine. Circulation *37*, 932 (1968).

15. Krebs, R.: Pharmakologie antianginös wirksamer Substanzen, Ärztl. Praxis *28*, 730 (1976).

16. Lichtlen, P., Albert, H., Spiegel, M.: Zur Wirkung der Beta-Rezeptoren-Blockade bei Koronarinsuffizienz. Z. Kreisl.-Forsch. *59*, 207 (1970).

17. Lichtlen, P.: Zur Therapie der Angina pectoris in heutiger Sicht. Z. Kreisl.-Forsch. *61*, 193 (1972).

18. Lydtin, H.: Behandlung der coronaren Herzkrankheit mit β-Rezeptorenblockern. Internist *13*, 373 (1972).

19. Malmborg, R.O.: A clinical and hemodynamic analysis of factors limiting the cardiac performance in patientes with coronary heart disease. Acta med. Scand. *177* (Suppl. 426) (1965).

20. Nager, F.: Die medikamentöse Behandlung der Angina pectoris. In: Koronare Herzkrankheit (H.P. Gurtner, Hrsg.), S. 29, Basel — Stuttgart: Schwabe 1972.

21. Needleman, Ph.: Biotransformation of organic nitrates. In: Organic Nitrates (Ph. Needleman, ed.), p. 57. Berlin—Heidelberg—New York: Springer 1975.

22. Neuhaus, G.A., Lerche, D., Seki, J.: Ergebnisse einer kontrollierten Verlaufsbeobachtung unter oraler Langzeitbehandlung mit Persantin. Z. Kreisl.-Forsch. *52*, 164 (1963).

23. Neuhaus, G.A.: Was ist gesichert in der Therapie der Coronarerkrankungen? Internist *11*, 423 (1970).

24. Parker, J.O., West, R.O., Ledwich, J.R., Di Giorgi, S.: The effect of acute digitalization on the hemodynamic response to exercise in coronary artery disease. Circulation *40*, 453 (1969).

25. Reindell, H., König, K., Hoffmann, G.: Die Belastungsinsuffizienz des Herzens, Diagnostik und Behandlung. Forum. Cardiol. *9*, (1965).

27. Russek, H.I.: Propranolol and isosorbide dinitrate synergism in angina pectoris. Am. J. Cardiol. *21*, 44 (1968).

28. Tarazi, R.C., Dustan, H.P.: Beta adrenergic blockade in hypertension. Am. J. Cardiol. *29*, 633 (1972).

29. Tauchert, M., Behrenbeck, D.W., Hötzel, J., Hilger, H.H.: Ein neuer pharmakologischer Test zur Diagnose der Koronarinsuffizienz. Dtsch. med. Wschr. *101*, 35 (1976).

30. Weisse, A.D., Regan, T.J.: The current status of nitrites in the treatment of coronary artery disease. Progr. Cardiovasc. Dis. *12*, 72 (1969).

31. Wolf, R., Beck, O.A., Krämer, K.D., Hochrein, H.: Hämodynamische Untersuchungen über die Langzeit-Nitratwirkung bei Patienten mit koronarer Herzkrankheit. Dtsch. med. Wschr. *100*, 735 (1975).

32. Wolfson, S., Heinle, R.A., Herman, M.V., Kemp, H.G., Sullivan, J.M., Gorlin, R.: Propranolol and angina pectoris. Am. J. Cardiol. *18*, 345 (1966).

Hochdruck-Behandlung

R. Gotzen

Eine arterielle Hypertonie kann zustande kommen durch eine Zunahme des Herzzeitvolumens, durch eine Erhöhung des peripheren Strömungswiderstandes und durch eine Kombination beider Vorgänge. Die *Entstehungsmechanismen* der arteriellen Hypertonie sind bei den meisten klinischen Hochdruckformen noch weitgehend ungeklärt. Neben Erbanlage und Umweltfaktoren werden das Renin-Angiotensin-Aldosteron-System, eine gesteigerte Sympathicus-Aktivität und Veränderungen im Natrium-Haushalt als mögliche pathogenetische Faktoren angesehen.

Nach rein ätiologischen Gesichtspunkten unterscheidet man zwischen einer primären und einer sekundären Hypertonie (Tabelle 11). Bei der sekundären Hypertonie ist die Ursache des Hochdrucks bekannt, bei der primären oder essentiellen Hypertonie nicht. Zu den sekundären Hypertonien gehören die renalen, renovasculären, die endokrinen und die kardiovasculären Hypertonien. Die essentielle Hypertonie macht etwa 75%, die sekundäre Hypertonie etwa 25% aller Hypertonien aus.

Tabelle 11. Einteilung der chronischen arteriellen Hypertonie nach der Ursache

I. Primäre oder essentielle Hypertonie	~ 75%
II. Sekundäre bzw. symptomatische Hypertonien	
1) renal-parenchymatös	~ 15%
a) beidseitig	
b) fakultativ einseitig	
2) renovasculär	~ 5%
3) endokrin	~ 2–3%
(Phäochromocytom, Conn- und Cushing-Syndrom)	
4) kardiovasculär	~ 1–2%
(Aortenisthmusstenose)	

I. Therapeutische Prinzipien der Hochdruckbehandlung

1. Blutdrucksenkung durch operative Ausschaltung der vermuteten Hochdruckursache und
2. Blutdrucksenkung durch Dauerbehandlung mit Arzneimitteln.

Eine operative Hochdruckbehandlung ist nur ausnahmsweise möglich, z. B. beim Vorliegen einer Nierenarterienstenose, bei einseitig kleiner Niere, bei Aortenisthmusstenose und bei den endokrinen Hypertonien (Phäochromocytom, primärer Aldosteronismus,

Cushing-Syndrom). Bei etwa 90—95% aller Hypertoniker, d. h. allen Patienten mit essentieller Hypertonie und den Patienten mit sekundärer Hypertonie, bei denen eine Operation nicht möglich oder erfolgreich ist, muß eine symptomatische Behandlung durchgeführt werden.

Ziel der Hochdruckbehandlung ist die Blutdrucknormalisierung bzw. Senkung des Blutdrucks auf Werte, die der durchschnittlichen Altersnorm entsprechen, damit die durch den erhöhten Blutdruck hervorgerufenen Komplikationen und Folgekrankheiten am Herzen und Gefäßsystem verhindert oder wenigstens vermindert werden (Abb. 16). Bei Patienten mit malignen und schweren Hypertonien ist die Verbesserung der Lebenserwartung durch eine konsequente und effektive antihypertensive Therapie seit längerer Zeit bewiesen. Neuerdings konnte außerdem gezeigt werden, daß die medikamentöse drucksenkende Dauertherapie auch bei Patienten mit leichterer Hypertonie die hochdruckbedingten Komplikationen wesentlich vermindert (Abb. 17). *Symptomatische Hochdruckbehandlung ist eine Dauertherapie mit langfristiger Zielsetzung.* Sie erfordert eine permanente Überwachung und Führung des Patienten. *Sie ist nicht auf die Verordnung von Medikamenten beschränkt.*

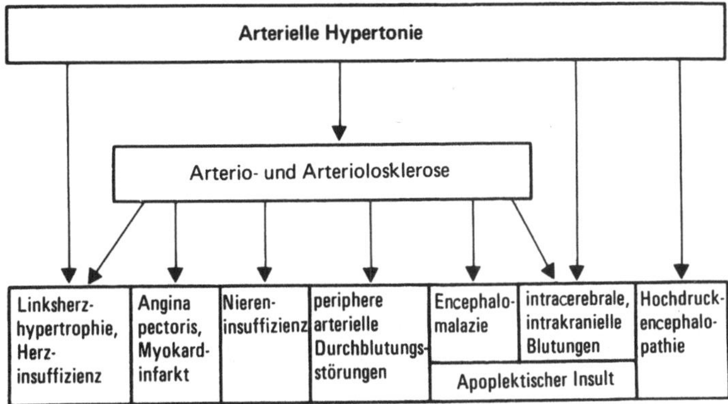

Abb. 16. Komplikationen und Folgekrankheiten der arteriellen Hypertonie

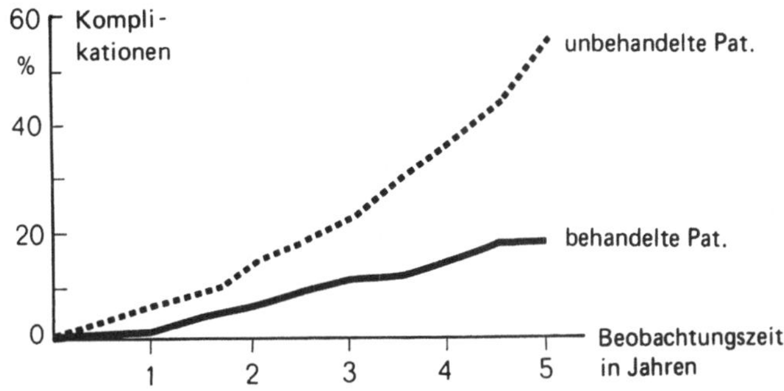

Abb. 17. Kumulative Häufigkeit von Komplikationen bei 194 unbehandelten und 186 behandelten Hochdruckpatienten in 5 Jahren (Veterans Administrations Cooper-Study)

II. Indikationen

Es ergeben sich nach Ausschluß der operablen Hochdruckformen die folgenden *Indikationen für eine symptomatische Hochdruckbehandlung* (Tabelle 12):

1. jede permante Erhöhung des Blutdrucks,
2. labile Hypertonien mit zusätzlichen Risikofaktoren.

Tabelle 12. Indikationen zur Hochdruckbehandlung

---

1. Jede permanente Erhöhung des diastol. RR (diastol. RR > 90 mm Hg bei Pat. unter 50 Jahren, diastol. RR > 95 mm Hg bei Pat. über 50 Jahren).

2. Labile Hypertonien mit zusätzlichen Risikofaktoren (erbliche Belastung, Adipositas, Diabetes mellitus, Hyperlipidämie, Herzerkrankung, Nierenerkrankung).

Kontraindikationen der antihypertensiven Therapie gibt es praktisch nicht. Jedoch sollte der Blutdruck in der Regel langsam gesenkt werden. Das gilt besonders bei Patienten mit fortgeschrittener Arteriosklerose und Stenosen der größeren Arterien, damit eine Minderperfusion der betroffenen Organe, z. B. des Gehirns vermieden wird. Eine rasche Blutdrucksenkung hat beim chronischen Hochdruck ohnehin keine Berechtigung. Anders ist es beim krisenhaften Blutdruckanstieg, der so schnell wie möglich durch Therapie beseitigt werden muß.

Zur *Hochdruckbehandlung* gehören *antihypertensive Pharmaka, Gewichtsreduktion* bei Übergewichtigen und *eingeschränkte Kochsalzzufuhr* auf etwa 6 bis 8 g/Tag, d. h. stark gesalzene Speisen meiden und am Tisch kein Nachsalzen. Eine streng kochsalzfreie Diät ist als Dauerkost nicht zumutbar und auch nicht notwendig. Jedoch sind Pfeffer, Paprika und Curry durchaus erlaubt.

Mitunter können Ovulationshemmer einen Hochdruck auslösen oder verschlimmern; sie müssen ggf. abgesetzt werden. Da Hochdruck häufig keine oder nur geringfügige Symptome hervorruft und die Behandlung in der Regel lebenslang erforderlich ist, ist es ganz besonders wichtig, daß die Arzneimittel gut verträglich sind und bequem eingenommen werden können, damit die Behandlung nicht belastender wird als die Krankheit.

III. Pharmakotherapie des Hochdruckes

Für die *Pharmakotherapie des Hochdruckes* kommen drei Gruppen von Arzneimitteln in Frage (Tabelle 13); Diuretica, Sympatholytica und Antisympathotonica sowie peripher an der glatten Gefäßmuskulatur angreifende Gefäß-Dilatantien.

1. β-Receptorenblocker (β-Sympatholytika)

Die β-Receptorenblocker sind in den letzten Jahren sehr erfolgreich in der Hochdruckbehandlung angewandt worden (Tabelle 14). Der blutdrucksenkende Wirkungsmechanismus

Tabelle 13. Arzneimittel für die Pharmakotherapie des Hochdruckes

Antihypertensive Substanzen	Angriffspunkte	Tägliche Dosis
1. Betareceptorenblocker	**zentrale und periphere β-Receptoren**	je nach Substanz unterschiedlich
2. Saluretica	**Natriumhaushalt**	je nach Substanz unterschiedlich
3. Vasodilatatoren	glatte Gefäßmuskulatur	Dihydralazin: 20 bis 100 mg
4. Rauwolfiaalkaloide	peripherer und zentraler Sympathicus	0,1 bis 0,5 mg
5. Alpha-Methyldopa	peripherer und zentraler Sympathicus	0,5 bis 2,5 g
6. Clonidin	**zentrale α-Receptoren**	0,15 bis 3,0 mg
7. Guanethidin	peripherer Sympathicus	10 bis 150 mg

Tabelle 14. β-Blocker (Auswahl)

Freiname	Handelsname	Antihypertensive Tagesdosis (mg)
Alprenolol	**Aptin®**	3 x 20 − 3 x 120
Atenolol	**Tenormin®**	1 x 100 − 1 x 200
Metoprolol	**Beloc®, Lopresor®**	2 x 50 − 2 x 150
Oxprenolol	**Trasicor®**	3 x 20 − 2 x 160
Pindolol	**Visken®**	3 x 5 − 3 x 10
Propranolol	**Dociton®**	3 x 20 − 2 x 160
Timolol	**Temserin®**	2 x 5 − 3 x 20

ist noch ungeklärt. Diskutiert werden eine Beeinflussung der β-Receptoren, eine Abnahme der Reninsekretion und neuerdings auch β-Receptoren im ZNS. Hämodynamisch kommt es bei chronischer Anwendung von β-Blockern in der Regel zu einer Abnahme des Herzzeitvolumens bei fehlender oder abgeschwächter gegenregulatorischer Erhöhung des Strömungswiderstandes. Der Blutdruck wird im Stehen und Liegen in gleichem Ausmaß gesenkt. Die durchschnittlichen Tagesdosen liegen in der Hochdruckbehandlung wesentlich höher als bei anderen Indikationen, z. B. bei Herzrhythmusstörungen und Angina pectoris. Die antihypertensive Wirkung geht häufig der peripheren β-blockierenden Wirkung nicht parallel. Die erforderliche Dosis muß individuell ermittelt werden. β-Blocker sind in der Regel besser verträglich als andere Antihypertensiva. Gelegentlich treten Diarrhoen, Schlafstörungen und ein Bronchospasmus auf. Wesentlich ist das Fehlen orthostatischer Störungen.

Zu den *Kontraindikationen der β-Blockade* gehören: Herzinsuffizienz, AV-Block, Sinusbradykardie und Asthma bronchiale.

β-Blocker wirken besonders günstig bei Patienten unter 50 Jahren mit leichterer Hypertonie bei normalen bzw. erhöhten Plasma-Renin-Werten. Bei älteren Patienten ist die Gefahr der Herzinsuffizienz infolge der negativ-inotropen und -chronotropen Wirkung zu beachten. Bei Diabetikern, die Insulin spritzen oder Sulfonylharnstoffderivate einnehmen, besonders beim Glibenclamid (Euglucon®) kann die Neigung zur Hypoglykämie verstärkt werden. Andererseits werden die Symptome der Hypoglykämie, Tachykardie, Schwitzen und Unruhe, die der Patient als Warnsignale kennt, durch die Blockade der β-Receptoren verschleiert, d. h. die Hypoglykämie kann gefährlich werden.

Durch Kombination mit Saluretica und/oder Vasodilatoren kann die blutdrucksenkende Wirkung erheblich gesteigert werden.

2. Saluretica

Saluretica führen bei Daueranwendung zur Gefäßdilatation und Verminderung des peripheren Gefäßwiderstandes. Für die Langzeittherapie des Hochdruckes sind die mittellang und lang wirkenden Benzothiadiazin-Saluretica besser geeignet als die kurz und stark wirkenden Schleifendiuretica (Furosemid[1] und Etacrynsäure[2]). Trotz der verschiedenen gewichtsmäßigen Dosierung der einzelnen Präparate sind eindeutige Unterschiede in bezug auf die blutdrucksenkende Wirkung und Nebenwirkungen bisher nicht bewiesen (Tabelle 15).

Tabelle 15. Sulfonamid-Saluretica

Präparate (Auswahl)	Wirkungsdauer (Std)	Tagesdosis[a] (mg)	Nebenwirkungen
Lasix	kurz (2–6)	40	Hypokaliämie,
Brinaldix	mittellang (6–20)	10–20	Störung der
Esidrix		25	Glucosetoleranz,
Baycaron		25	Hyperurikämie
Saltucin		5–10	
Hygroton	lang (48–72)	50	

[a] Durchschnittliche Dosis in der Hochdruckbehandlung.

Häufigste *Nebenwirkungen dieser Saluretica* sind: eine Hypokaliämie, eine Verminderung der Glucose-Toleranz (diabetogene Wirkung) und eine Hyperurikämie. Die Harnsäure im Plasma steigt bei bis zu 50% der Behandelten innerhalb von 10 Tagen auf Werte > 7 mg/100 ml, bei entsprechender Veranlagung kann sogar ein akuter Gichtanfall ausgelöst werden. Neuerdings wurden vereinzelt auch Hyperlipidämien festgestellt.

Die Hypokaliämie kann zur Obstipation und vor allem bei gleichzeitiger Digitalisierung zu gefährlichen Herzrhythmusstörungen führen. Kalium-Verluste sind bei eingeschränkter Natrium-Zufuhr geringer, weil Kalium im Austausch gegen Natrium ausgeschieden wird. Da Laxantien ebenfalls zu Kaliumverlusten führen, muß deren gleichzeitige Anwendung stark eingeschränkt werden. Eine kaliumreiche Kost, d. h. mehr als 100 mval/Tag durch reichliche Zufuhr von Gemüse und Obst (100 ml Orangensaft ~6 bis 8, 1 Banane ~15 mval Kalium) ist dringend zu empfehlen. Falls dies nicht ausreicht, muß außerdem ein Kalium-Salz verordnet werden. Bei schwer beeinflußbaren

---

1 Lasix®.
2 Hydromedin®.

Hypokaliämien sowie bei Vorliegen eines Aldosteronismus ist die Anwendung von kalium-
sparenden Saluretica, wie Spironolacton[1], Triamteren[2] oder Amilorid[3], angezeigt. Bei eingeschränkter Nierenfunktion ist jedoch Vorsicht am Platze, weil es zur bedrohlichen
Hyperkaliämie (> 7 mval/l) kommen kann. Außerordentlich selten führen Thiadiacid-
Diuretica auch mal zu Thrombopenie und Leukopenie.

3. Vasodilatatoren

Vasodilatatoren führen über eine direkte Beeinflussung der glatten Gefäßmuskulatur zu einer
Abnahme des peripheren Strömungswiderstandes. Reflektorisch kommt es zu einer Zunahme der Herzfrequenz und des Herzzeitvolumens, wodurch die blutdrucksenkende Wirkung abgeschwächt und Nebenwirkungen wie Tachykardie bzw. eine Neigung zur Angina
pectoris ausgelöst werden können. Aus diesen Gründen werden Vasodilatatoren in der
Dauerbehandlung des Hochdrucks ausschließlich in Kombination mit anderen Antihypertensiva, vor allem β-Blocker oder Reserpin angewandt. Der Vasodilatator Dihydralazin[4]
(Tabelle 16) wird in durchschnittlichen Tagesdosen von 20 bis 100 mg, verteilt auf 2 bis 3
Einzeldosen, gegeben. Bei Tagesdosen von mehr als 200 mg, die bei alleiniger Anwendung
notwendig wären, kann als Nebenwirkung eine rheumatoide Arthritis oder sogar ein Lupus
erythematodes dissiminatus auftreten.

Tabelle 16

Substanz	Präparate (Auswahl)	Tagesdosis (mg)	Nebenwirkungen (wichtige)
Dihydralazin	Nepresol®	20–100 (2–3 Einzeldosen)	Tachykardie Kopfschmerzen Nausea
Reserpin	Sedaraupin® Serpasil®	0,1–0,5 (1–2 Einzeldosen)	Sedation Depression Wasserretention

4. Antisympathotonica

a) Rauwolfia-Alkaloide

Reserpin ist das in Deutschland am häufigsten angewendete und gleichzeitig das preis-
werteste Hochdruckmittel (Tabelle 16). In den anglo-amerikanischen Ländern wird es nur
bei 20 bis 30% der Hochdruckkranken verordnet, bei uns dagegen bei 80 bis 90%.

---

1 Aldactone®, Osyrol®.
2 Jatropur®.
3 Arumil®.
4 Nepresol®.

Reserpin bewirkt bei chronischer Anwendung eine Abnahme des peripheren Widerstandes infolge der Verminderung des Sympathicotonus, die durch eine partielle Entleerung der Noradrenalin speichernden Grana in den Nervenendigungen des Sympathicus und den adrenergen Neuronen des Gehirns zustande kommt. Die Wiederauffüllung der Grana mit Noradrenalin erfolgt mit einer Halbwertszeit von 10 Tagen nach Absetzen der Medikation, so daß Dosisänderungen in kurzen Zeitabständen wenig sinnvoll sind. Die erforderlichen Dosen liegen zwischen 0,1 mg und 0,5 mg pro Tag und müssen individuell ausprobiert werden.

Nebenwirkungen: Anfangs tritt meistens eine deutlich sedative Wirkung auf, die im Laufe von mehreren Wochen allmählich nachläßt. Bekannt ist die Auslösung oder Verstärkung von depressiven Verstimmungen, die besonders bei Frauen im Klimakterium eine Rolle spielen und mitunter sogar die Suicidgefährdung bei solchen Patienten verschlimmern.

Wegen der Neigung zur Wasserretention ist die gleichzeitige Gabe eines Diureticums zweckmäßig.

Berichte, nach denen Reserpin bei Frauen in der Menopause zu einem 2- bis 4fach größeren Brustkrebsrisiko führen, sind inzwischen widerlegt worden.

Bei vielen Patienten kommt es unter der Behandlung mit Antisympathotonica zu einer Behinderung der Nasenatmung infolge Schleimhautschwellung.

Das Überwiegen der parasympathischen Innervation am Magen-Darm-Trakt führt zu Durchfallsneigung und begünstigt die Entstehung von peptischen Ulcera.

b) α-Methyldopa (Aldometil®, Sembrina®, Presinol®)

α-Methyldopa ist eine gefälschte Vorstufe für die Synthese von Noradrenalin und führt zur Bildung eines falschen Überträgerstoffes mit geringerer Wirkungsstärke. Die Resorption beträgt 50%, die Wirkung tritt erst nach mehreren Stunden ein.

Die Blutdrucksenkung beruht hämodynamisch überwiegend auf einer Verminderung des peripheren Widerstands. Sie ist im Stehen stärker ausgeprägt als im Liegen.

Die Nierenfunktion wird nicht eingeschränkt. Die Tagesdosis beträgt 0,5 g (2 Tabletten) bis 2,5 g (10 Tabletten) verteilt auf mehrere Einzeldosen.

Die Plasmahalbwertszeit beträgt 5 bis 6 Stunden. Die *Nebenwirkungen* sind zum Teil ähnlich wie beim Reserpin: Auch hier verliert sich die Sedation im Laufe einiger Wochen, die Auslösung von Depressionen kommt seltener vor, eine gewisse Retention von Wasser ist die Regel, daher wird die gleichzeitige Anwendung eines Diureticums, z. B. Chlorthalidon (Hygroton®, jeden zweiten Tag 50 bis 100 mg) empfohlen. Wegen der Gefahr orthostatischer Störungen soll die Behandlung einschleichend mit niedrigen Dosen begonnen werden. Da α-Methyldopa zu 95% renal ausgeschieden wird, reichen bei eingeschränkter Nierenfunktion kleinere Dosen aus.

In seltenen Fällen löst α-Methyldopa eine Hämolyse aus, die durch Weglassen des Mittels rasch behoben werden kann, die sich aber beim Kreuztest, wie er vor Bluttransfusionen durchgeführt wird, störend auswirkt.

c) Clonidin (Catapresan®)

Clonidin (Tabelle 17) stimuliert die sympathischen α-Receptoren und bewirkt aufgrund seines zentralen Angriffspunktes in der Medulla oblongata eine Abnahme des peripheren

Tabelle 17

Substanz	Präparate (Auswahl)	Wirkungsablauf (peroral)		Tagesdosis	Nebenwirkungen (wichtige)
		Beginn	Dauer		
α-Methyldopa	**Presinol®** **Sembrina®** **Aldometil®**	2 Stunden	10–15 Stunden	0,5–2,5 g (3 Einzeldosen)	Sedation Orthostase-R. Wasserretention
Clonidin	**Catapresan®**	20–30 Minuten	3–6 Stunden	0,15–1,5 mg (3–4 Einzeldosen)	Sedation Orthostase-R.
Guanethidin	**Ismelin®**	2–3 Tage	Tage bis Wochen (!)	10–150 mg (– 200) 1–2 Einzeldosen	Orthostase-R. (!) Diarrhoen Ejaculationsstörungen

Widerstands. Die Nierenfunktion bleibt unbeeinflußt. Die Tagesdosen liegen zwischen 0,15 und 1,5 mg. Die Wirkungsdauer beträgt 6 bis 8 Stunden, daher müssen 3 bis 4 Einzeldosen gegeben werden. Als Nebenwirkung ist auch hier die anfängliche Sedation zu nennen. Die Mundtrockenheit kann so stark werden, daß die Behandlung abgebrochen werden muß. Über Orthostasereaktionen wird seltener geklagt.

Zu warnen ist vor dem plötzlichen Absetzen von Clonidin, z. B. vor Operationen, weil eine krisenhafte Blutdrucksteigerung auftreten kann. Zur Behandlung dieser Komplikation ist die gleichzeitige Anwendung von α- und β-Receptoren-Blockern notwendig. Im Gegensatz zu Reserpin fördert Clonidin die Magensäure-Sekretion nicht, sondern setzt sie sogar herab. Daher ist Clonidin bei Ulcuspatienten besser geeignet als Reserpin.

Da es keine Depression hervorruft, ist Clonidin auch bei Patienten, die dafür disponiert sind, dem Reserpin und dem α-Methyldopa vorzuziehen.

d) Guanethidin (Ismelin®)

Guanethidin (Tabelle 17) gehört zu den am stärksten wirksamen blutdrucksenkenden Substanzen mit den schwersten und häufigsten Nebenwirkungen. Die Blutdrucksenkung ist im Stehen wesentlich stärker ausgeprägt als im Liegen. Renaler Plasma-Fluß und Glomerulumfiltrat nehmen vor allem bei aufrechter Körperhaltung ab. Die Wirkung beruht auf einer Hemmung der Depolarisation an den Nervenendigungen des Sympathicus und einer Noradrenalin-Verarmung der Speichergrana, wie beim Reserpin. Die Wirkung tritt bei oraler Gabe nach 2 bis 3 Tagen ein und hält Tage, eventuell Wochen an. Die Behandlung muß deshalb mit niedrigen Dosen (10 mg) begonnen werden, und Dosissteigerungen sollten nur in größeren Zeitabständen (1- bis 2wöchige Perioden) erfolgen. Wegen der Gefahr ganz erheblicher Orthostasereaktionen sollte Guanethidin erst angewandt werden, wenn andere Antihypertensiva nicht ausreichend wirksam sind. Vor der alleinigen Verordnung von Guanethidin ist abzuraten.

Die *Auswahl der antihypertensiven Pharmaka* erfolgt nach einer Reihenfolge, die bestimmt ist von der Schwere und Behandelbarkeit der Hypertonie, durch das Ausmaß der Nebenwirkungen und durch den Preis der Arzneimittel.

Für die Praxis ist folgendes Vorgehen zu empfehlen:

Bei leichteren Hypertonien kann zunächst der Versuch einer Monotherapie mit einem Salureticum oder β-Blocker gemacht werden (Tabelle 18).

Tabelle 18

Grad der Hypertonie	Substanzen	Präparate (Auswahl)	Durchschnittliche Tagesdosis	~Kosten / Tag
labile und leichte Hypertonie	Saluretica	Esidrix®	25 mg (1 Tbl.)	0,30–0,50 DM
		Baycaron®	25 mg (1 Tbl.)	
		Hygroton®	50 mg (jeden 2. Tag 1 Tbl. à 100 mg)	
	β-Blocker	Dociton®	60–320 mg	0,60–2,50 DM
		Aptin®	60–320 mg	
		Trasicor®	60–320 mg	
		Visken®	15– 30 mg	
		Tenormin®	100–200 mg	
		Beloc®, Lopresor®	100–300 mg	
		Temserin®	10– 60 mg	

Unter den Saluretica verdienen die mittellang bis lang wirkenden den Vorzug, weil sie weniger häufig verabreicht werden müssen und ihre Verordnung auch wirtschaftlicher ist. Bei Verwendung von Esidrix®, Baycaron® oder Hygroton® ist nur 1 Tablette täglich oder jeden 2. Tag erforderlich. Die Behandlungskosten sind niedrig, wie der Tabelle 18 zu entnehmen ist. Dabei erfolgte die Berechnung auf der Basis der durchschnittlichen Tagesdosis.

Saluretica haben allerdings bei alleiniger Anwendung eine so schwache blutdrucksenkende Wirkung, daß sie nur bei wenigen Hypertonie-Patienten erfolgreich eingesetzt werden können.

Alternativ ist bei leichten Hypertonien eine Monotherapie mit β-Blockern möglich. β-Blocker eignen sich aus den bereits angesprochenen Gründen vorzugsweise für jüngere Hypertoniker. Ihr Hauptvorteil ist die ausgezeichnete Verträglichkeit, was gerade bei der Behandlung der meist subjektiv völlig beschwerdefreien Patienten mit leichteren Hypertonien entscheidend sein kann. Die Behandlungskosten sind allerdings vergleichsweise hoch. Zur Ermittlung der individuellen Dosis werden β-Blocker in langsam steigender Dosierung verabreicht. Praktisch läßt sich folgendermaßen vorgehen: Bei Verwendung von beispielsweise Dociton gibt man zunächst 60 mg/Tag verteilt auf 2 bis 3 Einzeldosen und erhöht die Dosis bei ungenügendem Effekt anschließend stufenweise auf 160 bis 320 mg/Tag. Analog ist das Vorgehen bei allen anderen β-Blockern. Wenn nach einer 6- bis 8wöchigen Behandlungszeit keine Blutdrucknormalisierung eingetreten ist, empfiehlt sich die zusätzliche Gabe von Diuretica oder Dihydralazin und nicht eine weitere Dosissteigerung.

IV. Kombinationstherapie

Bei zwei Dritteln aller Hypertoniker führt eine Monotherapie *nicht zum Ziel*. In diesen Fällen sollten Antihypertensiva mit unterschiedlichen Angriffspunkten kombiniert angewandt werden (Tabelle 19).

Tabelle 19

Grad der Hypertonie	Substanzen	Präparate (Auswahl)	Durchschnittliche Tagesdosis		~Kosten / Tag
leichte und mittelschwere Hypertonie	Sal. + Rauwolfia	Darebon®	1/4–1/2	Tbl.	0,15–0,90 DM
		Modenol®	2–3	Tbl.	
		Nortensin®	1/2–1	Drg.	
		Repicin®	2–3	Tbl.	
		Briserin®	2–2	Drg.	
	Sal. + β-Blocker	Komb.-Präparat noch nicht im Handel[a]			

[a] Inzwischen sind die Kombinationspräparate Transitensin, Torrat® und Moducrin® im Handel; weitere feste Kombinationspräparate sind in Kürze erhältlich.

Die Vorteile der Kombinationstherapie sind:

Wirkungssteigerung durch Addition oder Potenzierung und Reduzierung der Nebenwirkungen durch entgegengesetzte kardiovasculäre und renale Wirkungen sowie durch Dosisverminderung der einzelnen Komponenten. Darüber hinaus ist eine Kombinationsbehandlung im Vergleich zur Monotherapie häufig auch preisgünstiger. Saluretica lassen sich in besonders vorteilhafter Weise mit allen anderen Antihypertensiva zusammen geben. Die Kombination von Saluretica mit Rauwolfia-Alkaloiden hat sich in der Hochdruckbehandlung sehr bewährt. Handelspräparate wie Darebon®, Modenol®, Nortensin®, Repicin® oder Briserin®, welches zusätzlich noch eine geringe, wohl kaum wirksame Dosis des α-Receptoren-Blockers Dihydroergocristin enthält, erfordern die Einnahme nur kleiner Medikamentenmengen. Die Kosten für diese Behandlung sind, wie aus Tabelle 19 ersichtlich, gering. Anstelle von Rauwolfia-Alkaloiden, die nicht selten durch Sedation und Neigung zur Depression die Lebensweise der Patienten stärker beeinträchtigen, können β-Blocker gegeben werden.

Führt diese Behandlung nicht zu einer befriedigenden Blutdrucksenkung, kann man alternativ zu diesen Zweifach-Kombinationen noch einen Vasodilatator, meistens Dihydralazin, hinzufügen (Tabelle 20).

Handelspräparate der Dreifach-Kombination von Saluretica mit Rauwolfia und Dihydralazin sind Adelphan-Esidrix® bzw. Elfanex®, die bei der Behandlung mittelschwerer und schwerer Hypertonien in einer durchschnittlichen Tagesdosis von 3mal 1 Tablette gegeben werden. Statt Rauwolfia-Alkaloiden können wiederum in dieser Dreifach-Kombination Beta-Blocker eingesetzt werden. Bei der Auswahl der Pharmaka bzw. Pharmaka-Kombinationen sollte bei gleicher Wirksamkeit zunächst die beste subjektive Verträglichkeit und dann erst der Preis den Ausschlag geben.

Mit den bisher genannten Substanzen ist bei etwa 65 bis 80% aller Hypertoniker eine zufriedenstellende Behandlung möglich (Tabelle 21 zeigt die Wirksamkeit der medika-

Tabelle 20

Grad der Hypertonie	Substanzen	Präparate (Auswahl)	Durchschnittliche Tagesdosis	~Kosten/Tag
mittelschwere und schwere Hypertonie	Sal. + Rauwolfia + Dihydralazin	Adelphan-Esidrix® Elfanex®	3 x 1 Tbl. 3 x 1 Tbl.	0,90 DM
	Sal. + β-Blocker + Dihydralazin	Komb.-Präparat noch nicht im Handel		

Tabelle 21. Pharmakotherapie der Hypertonie (Reihenfolge und Wirksamkeit)

β-Blocker	30–40%
Saluretica	50–60%
Vasodilatatoren	60–80%
Saluretika	10–20%
Rauwolfia	40–50%
Vasodilatatoren	50–65%
Saluretika	10–20%
Methyldopa	60–70%
Clonidin	75–90%
Guanethidin	90–95%

Tabelle 22

Grad der Hypertonie	Substanzen	Präparate (Auswahl)	Durchschnittliche Tagesdosis	~Kosten/Tag
mittelschwere und schwere Hypertonie	Methyldopa	Presinol® Sembrina®	3–4 x 1 Tbl. (à 250 mg)	1,30–1,75 DM
	Sal. + Methyldopa	Sali-Presinol® Sembrina-Saltucin®	3–4 x 1 Tbl. 3–4 x 1 Drg.	1,60–2,10 DM
	Clonidin	Catapresan®	3–4 x 1 Tbl. (à 0,15 mg)	1,10–1,50 DM
	Sal. + Clonidin	Combipresan®	3 x 1 Drg.	1,05 DM
	Guanethidin (*nur* in Komb. mit Sal.	Ismelin®	3–6 x 1 Tbl. 3–6 x 1 Tbl. (à 10 mg)	0,60–1,20 DM 0,60–1,20 DM

mentösen Hochdrucktherapie nach vorliegenden Literaturangaben). Bei den restlichen Patienten ist es erforderlich, die zwar stärker wirksamen, aber auch schlechter verträglichen Substanzen wie α-Methyldopa (Handelspräparate u. a. Presinol® und Sembrina®)

oder Clonidin (Handelspräparat Catapresan®), beide in Kombination mit einem Salureticum, zu verabreichen (Tabelle 22). Dabei können diese Substanzen frei kombiniert oder in Form fester Kombinationspräparate zur Anwendung kommen. Wenn auch diese Kombinationen nicht ausreichen, sollte man schließlich auf Guanethidin (Ismelin®) übergehen bzw. die bisherige Medikation damit kombinieren. Wegen der möglichen gefährlichen Nebenwirkungen muß dringend davon abgeraten werden, Guanethidin allein des niedrigen Preises wegen bereits früher einzusetzen.

Literatur

Arnold, O.H.: Therapie der arteriellen Hypertonie. Berlin-Heidelberg-New York: Springer 1970.
Bock, K.D.: Hochdruck. Stuttgart: Thieme 1976.
Jahnecke, J.: Fortschritte in der Behandlung der Hypertonie. Therapiewoche *20*, 2236 (1974).
Lydtin, H.: Die Bedeutung der β-Blocker für die Hochdruckbehandlung. Med. Welt *26*, 1487 (1975).
Siegenthaler, W., Würsten, D., Vetter, W., Beckerhoff, R., Siegenthaler, G.: Die Behandlung der essentiellen Hypertonie. Schweiz. med. Wschr. *104*, 937 (1974).
Veterans Administration cooperative study group on antihypertensive agents: Part II. Effects of treatment on morbidity in hypertension. J. Amer. med. Ass. *213*, 1143 (1970).

Die medikamentöse Behandlung der Herzinsuffizienz

H. Kewitz

I. Einleitung

Unter den therapeutischen Themen der Gegenwart ist die Behandlung der Herzkrankheiten mit Digitalisglykosiden das bedeutsamste, denn

— Digitalisglykoside sind die am häufigsten verordneten Arzneimittel;
— richtig angewendet, gehören Digitalisglykoside zu den therapeutisch wertvollsten Arzneimitteln;
— die Zahl der Menschen, deren Befinden über viele Jahre von einer kunstgerecht durchgeführten Digitalis-Therapie abhängt, ist so groß wie bei keinem anderen Arzneimittel;
— die therapeutische Breite der Digitalisglykoside ist ungewöhnlich gering;
— die Digitalisglykoside haben, abgesehen von den Cytostatica, die meisten Nebenwirkungen;
— der Anteil der bedrohlichen und tödlichen Nebenwirkungen ist größer als bei vielen anderen Arzneimitteln.

Für die Digitalis-Glykoside gibt es bisher keinen Ersatz, und wir sind auch heute noch auf die natürlichen Quellen, die Blätter des roten und des weißen Fingerhutes (Digitalis purpurea und lanata) angewiesen. Die wesentlichen modernen Fortschritte beruhen erstens auf der Reindarstellung der Glykoside, so daß sie nach Gewicht statt nach biologischen Einheiten und daher genauer dosiert werden können als früher und auch keine störenden Begleitstoffe enthalten und zweitens auf der zuverlässigen quantitativen Bestimmung der Konzentrationen im Gewebe und vor allem im Blut. Die Therapie der Herzinsuffizienz ist aufgrund dieser Fortschritte zuverlässiger und risikoärmer geworden, d. h. der Nutzen ist gestiegen.

II. Pathogenetische Vorbemerkungen

Eine Verminderung des normalen Herzzeitvolumens infolge verminderter Pumpleistung des Herzens wird als *Stauungsherzinsuffizienz* bezeichnet.

Der Zustand ist dadurch gekennzeichnet, daß während der Systole weniger als die normalen 50% des enddiastolischen Füllungsvolumens in die Arterien weiterbefördert werden, so daß am Ende der Systole ein größeres Restvolumen im Herzen verbleibt. Dadurch wird bei gleichbleibendem Angebot auf der venösen Seite das enddiastolische Volumen vergrößert, und es kommt zu einer Dilatation (Abb. 18).

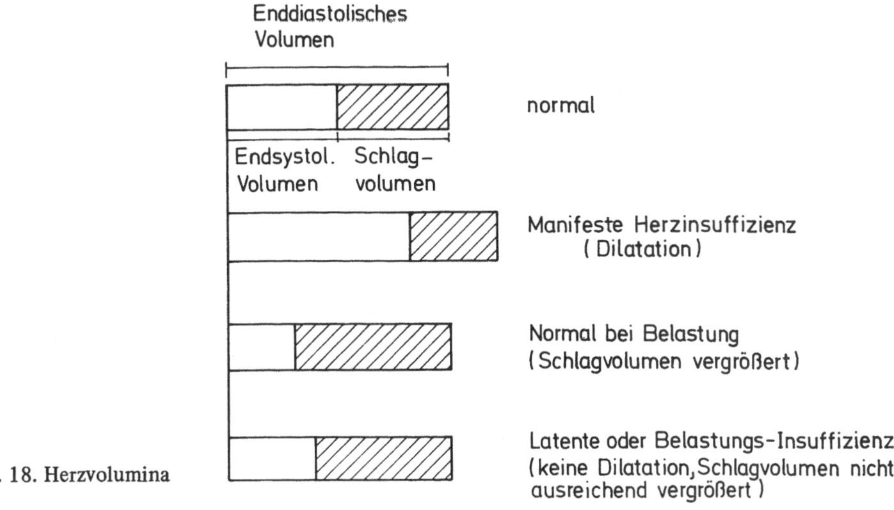

Abb. 18. Herzvolumina

Dagegen sprechen wir von einer *latenten oder Belastungsherzinsuffizienz*, wenn zwar keine Herzdilatation vorhanden ist, aber die Contractilität des Herzens bei erhöhten Anforderungen nicht ausreichend gesteigert werden kann. Hier ist die normalerweise durch Erhöhung der Aktivität des Sympathicus herbeigeführte Contractilitätssteigerung ungenügend, weil das Myokard nicht die Kraft entwickeln kann, die notwendig ist, um mit der Systole wesentlich mehr als den in Ruhe üblichen Anteil des enddiastolischen Volumens auszuwerfen, also das Schlagvolumen zu vergrößern ohne Vergrößerung der enddiastolischen Füllung.

Für die Therapie der manifesten wie der latenten Herzinsuffizienz kommt es darauf an, die Contractilität des Myokards zu verbessern, d. h. die Systole zu verstärken und zu beschleunigen.

Bevor wir uns den Digitalis-Glykosiden zuwenden, den wichtigsten Mitteln, die die Contractilität steigern und therapeutisch angewendet werden, ist zu fragen, wodurch die Verminderung der Kontraktionskraft bedingt ist, ob es bei manchen Formen vielleicht auch eine kausale Therapie, eventuell sogar eine Prophylaxe gibt.

III. Kausale Therapie der Insuffizienz durch Arzneimittel oder durch Vitamin B_1-Mangel

Eine kausale Therapie gibt es bei der durch Arzneimittel ausgelösten Herzmuskelinsuffizienz, denn die Heilung ist durch Weglassen des schädlichen Mittels möglich.

Zu den Arzneimitteln, die eine Myokardinsuffizienz hervorrufen können, gehören die Hemmstoffe der adrenergen β-Receptoren, z. B. Dociton®, Visken®, Trasicor®, die Ca^{++}-Antagonisten, z. B. Isoptin®, Adalat®, Sensit®, die tricyclischen Antidepressiva und einige Antiarrhythmica. Da die Sympathicuserregung des Herzens ausschließlich über adrenerge Beta-Receptoren zustandekommt, können Beta-Receptorenblocker den physiologischen Anpassungsmechanismus an erhöhte Belastungen unterdrücken und auf diese Weise eine Herzinsuffizienz auslösen. Daher sind Beta-Receptorenblocker bei manifester Herzinsuffizienz nur angezeigt, wenn vorher die Kompensation mit Digitalis gelungen ist; bei latenter Insuffizienz muß gleichzeitig eine Digitalis-Behandlung durchgeführt werden.

Die Ca^{++}-Antagonisten hemmen den Ca^{++}-Einwärtsstrom in die Myokardzelle, der während des Aktionspotentials vor sich geht und die Kontraktion auslöst (Elektromechanische Kopplung). Durch Verminderung der Konzentration der freien Ca^{++}-Ionen in der Zelle nimmt die Kontraktionskraft ab. Bei eingeschränkter Herzleistung sind Ca^{++}-Antagonisten daher kontraindiziert und bei verminderter Leistungsreserve müssen gleichzeitig Digitalisglykoside gegeben werden.

Die Mechanismen über die die Antiarrhythmica Chinidin, Procainamid, Ajmalin und die tricyclischen Antidepressiva am Herzen negativ inotrop wirken, sind nicht geklärt.

Bei der durch Vitamin B_1-Mangel bedingten Myokardiopathie sind nicht Digitalisglykoside angezeigt, sondern Aneurin. Als kausale Behandlung genügen 50 mg Aneurin Hydrochlorid einmal täglich oral.

IV. Prophylaxe der Herzinsuffizienz

Eine medikamentöse Prophylaxe der Myokardinsuffizienz mit Digitalis-Glykosiden ist nicht möglich, hingegen zählt die indirekte Prophylaxe durch rechtzeitige Behandlung der Krankheiten, die zur Herzinsuffizienz führen, zu den wichtigsten Aufgaben der modernen Medizin.

An erster Stelle ist der Hochdruck zu nennen. Die dauernde Druckbelastung des linken Ventrikels führt zur Muskelhypertrophie, bei der zwar für lange Zeit das Herz voll leistungsfähig bleibt, aber nur so lange, bis die Myokardzellen so stark hypertrophiert sind, daß sie nicht mehr ausreichend mit Sauerstoff und Nährstoffen versorgt werden können.

Eine möglichst frühzeitig eingeleitete antihypertensive Dauertherapie ist die wirksamste Prophylaxe gegen die Herzinsuffizienz beim Hochdruckkranken.

Eine chronische Linksüberlastung führt im Laufe der Zeit zur relativen Coronarinsuffizienz und dadurch zum Untergang von Herzmuskelgewebe. Die Coronarinsuffizienz kann also zum Herzinfarkt oder zu kleinen herdförmigen Nekrosen, d. h. zur Myokardfibrose (Myodegeneratio cordis) führen.

Wenn die Coronarinsuffizienz so weit fortgeschritten ist, daß Angina pectoris-Anfälle auftreten, muß die Anfallshäufigkeit soweit wie möglich herabgesetzt werden, da bei jedem Angina pectoris-Anfall Myokardfasern geschädigt werden, oder zugrundegehen können, und der zunehmende Verlust von contractilem Gewebe die Ursache einer Herzinsuffizienz sein kann. Die Bekämpfung der Angina pectoris ist deshalb auch eine Prophylaxe der Herzinsuffizienz.

Am suffizienten Herzen mit Coronarinsuffizienz läßt sich mit Digitalis-Glykosiden nicht immer eine günstige Wirkung erzielen. Manchmal können unter Digitalis-Glykosiden die Anfälle sogar häufiger werden, weil die stärkere Contractilität den Sauerstoff-Bedarf erhöht. Am insuffizienten Herzen dagegen wird durch Digitalis-Glykoside die Dilatation beseitigt und damit der Sauerstoff-Bedarf vermindert. Im Zweifelsfall kommt es darauf an, auszuprobieren, ob die Schwere und Häufigkeit der Anfälle unter Digitalis-Glykosiden zu- oder abnimmt.

Während Hochdruck und Coronarsklerose heute zu den häufigsten Ursachen der Myokardinsuffizienz zählen, sind die Klappenfehler zahlenmäßig in den Hintergrund getreten. Hier hat sich die antibiotische Behandlung der Streptokokkeninfekte und damit die Verhütung des akuten rheumatischen Fiebers offensichtlich günstig ausgewirkt.

Ähnlich wie die arterielle Hypertension im großen Kreislauf zur Dauerbelastung des linken Ventrikels führt, kommt es bei dauernder Widerstandserhöhung im kleinen Kreislauf zur Hypertrophie des rechten Ventrikels und schließlich zur Überlastung und Dilatation.

Eine der Ursachen des Cor pulmonale ist die reflektorische Kontraktion der Lungengefäße durch chronische alveoläre Hypoventilation bei den obstruktiven Lungenerkrankungen. Daher kann die Insuffizienz des rechten Ventrikels durch eine Therapie der chronischen Bronchitis, der Emphysembronchitis und des chronischen Asthmas aufgehalten werden. Dazu gehört der Einsatz von Sekretolytica, adrenergen β-Receptoren-Stimulantien, Theophyllin, Glucocorticoiden und Antibiotica, um die Luftwege für eine möglichst gute Belüftung der Alveolen freizuhalten.

V. Klinische Wirkungen der Digitalis-Glykoside

Hauptangriffspunkt der Digitalis-Glykoside ist das Herz, daher sind diese Arzneimittel unentbehrlich für die Behandlung aller Schweregrade der Herzinsuffizienz, von der Ruheinsuffizienz bis zur geringfügigen Leistungseinbuße, vom Lungenödem bis zur Nykturie. Eine genaue differentialdiagnostische Abklärung über die Ursache der Herzinsuffizienz ist für die Einleitung der Therapie in aller Regel entbehrlich.

Die therapeutische Wirksamkeit beruht in erster Linie auf der positiv inotropen Wirkung am Herzen, d. h. der *Steigerung der Contractilität, unabhängig vom Dehnungsgrad des Myokards.*

Die systolische Kontraktion wird unter Digitalis stärker und kürzer, die Diastole relativ länger. Diese positiv inotrope Wirkung ist für die Steigerung des Schlag- und Zeitvolumens, für die Verlangsamung der Herzfrequenz, für die Abnahme des erhöhten Venendrucks, für die Verkleinerung des Herzens, für die Verminderung des Blutvolumens und für die Ausschwemmung der Ödeme verantwortlich.

Außerdem verlängert Digitalis die Refraktärzeit im AV-Knoten und die Überleitung im His'schen Bündel, steigert die Erregbarkeit des Vagus, und in hohen Dosen bewirkt es

Tabelle 23. Indikationen für Digitalis-Glykoside

---

1. Rechtsherzinsuffizienz
   Linksherzinsuffizienz
   Biventriculäre Herzinsuffizienz
2. Tachyarrhythmia absoluta (Vorhofflimmern, Vorhofflattern)
3. Paroxysmale supraventriculäre Tachykardie
4. Latente oder Belastungsherzinsuffizienz
5. Eventuell bei der Anwendung negativ inotroper Pharmaka

Vorsicht bei: Myocarditis – Hyperthyreose – Hypothyreose.
Keine Wirkung bei Pericarditis exsudativa oder constrictiva.

eine Herabsetzung der Reizschwelle, begünstigt also die heterotope Erregungsbildung. Diese Wirkungen sind bei der Digitalis-Intoxikation für die Rhythmusstörung verantwortlich, deren bedrohliche Formen das Kammerflimmern oder der totale AV-Block mit Synkopen oder Asystolie darstellen.

Die Verlängerung der Refraktärzeit im AV-Knoten und die Verlängerung der Überleitung haben auch therapeutisch eine gewisse Bedeutung bei der Tachyarrhythmia absoluta (Tabelle 23). Dabei sind zur Herabsetzung der Kammerfrequenz bei Vorhofflimmern Dosen und Plasmakonzentrationen erforderlich, die an der oberen Grenze der Verträglichkeit liegen.

VI. Kriterien der therapeutischen Wirksamkeit von Digitalis

Bei der Flimmerarrhythmie sind das Verschwinden des Pulsdefizits, d. h. der frustranen Kontraktionen und die Senkung der Kammerfrequenz die klassischen Zeichen der Wirksamkeit von Digitalis-Glykosiden.

Bei anderen Formen der Herzinsuffizienz gehen Cyanose, Atemnot und Tachykardie zurück, und das Ausschwemmen der Ödeme kann am vermehrten Harnvolumen und an der Abnahme des Körpergewichts gemessen werden. Der Abfall des zentralen Venendrucks ist am Rückgang der Stauung der Halsvenen zu sehen, und im Röntgenbild ist die Verkleinerung der Herzsilhouette ein Zeichen für die Beseitigung der Dilatation. Das EKG zeigt eine Verlängerung von PQ, eine muldenförmige Senkung der ST-Strecke und eine Verkürzung der QT-Zeit. Diese EKG-Veränderungen dürfen nicht etwa als Zeichen einer Intoxikation gedeutet werden. Sie sind zu erwartende und völlig normale Indizien der therapeutischen Digitaliswirkung.

Auch in modernen Lehrbüchern steht, daß Digitoxin z. B. die Herzfrequenz stärker herabsetze als Digoxin oder Strophanthin, und daß die verschiedenen herzwirksamen Glykoside bei den verschiedenen Klappenfehlern spezifisch eingesetzt werden könnten. Es gibt jedoch keine plausiblen Befunde, die diese Auffassung stützen könnten. *Die Herzwirksamkeit aller Glykoside ist gleich.*

Zum Beispiel gibt es kein Glykosid, das speziell für die Aorteninsuffizienz geeignet ist, weil es die hierbei hämodynamisch günstige, erhöhte Herzfrequenz weniger stark herabsetzen würde.

Ebenso steht für die Mitralstenose kein spezielles Glykosid mit herausragend bradykardisierender Wirkung zur Verfügung, das bei der Mitralstenose allein durch eine Verlängerung der Diastole zu einer besseren Füllung des linken Ventrikels führt und erst recht beim Vorhofflimmern bevorzugt die hämodynamisch ungünstige Kammertachykardie beseitigen würde.

Vielmehr hängt der therapeutische Effekt allein von einer geschickten Dosierung ab und nicht von der Art des Glykosids. Eine geringere Dosis ist angemessen, wenn keine Bradykardie erwünscht ist (Aorteninsuffizienz), und an der oberen Grenze der Verträglichkeit liegende Dosen, wenn die Bradykardie notwendig ist (Mitralstenose).

Wie beim Gesunden, so ist auch beim Patienten mit latenter Herzinsuffizienz die Beurteilung der therapeutischen Wirksamkeit von Digitalis-Glykosiden aufgrund objektiver klinischer Kriterien nur schwer möglich. Beim Gesunden kommt es trotz positiv inotroper Wirkung nicht zur Erhöhung des Herzzeitvolumens, weil reaktiv der periphere

Widerstand etwas ansteigt. Bei latenter Herzinsuffizienz müssen die Angaben des Patienten über bessere Belastbarkeit, weniger Atemnot beim Treppensteigen, eventuell besseren Schlaf zur Beurteilung herangezogen werden. Im wesentlichen beschränkt sich der Arzt jedoch darauf, die Zeichen einer etwaigen Überdosierung rechtzeitig zu erkennen. Dazu dienen in erster Linie wenige gezielte Fragen nach Appetitlosigkeit, Übelkeit und anderen Störungen der Verdauung, die Feststellung der Pulsfrequenz und ein EKG. Eine Pulsfrequenz unter 60, Extrasystolen, oder eine PQ-Zeit über 0,2 Sekunden müssen zur Dosisreduktion veranlassen.

Bei der Myocarditis ist Digitalis wenig wirksam. Hier ist bei der Dosierung große Vorsicht angebracht, weil das geschädigte Myokard leicht mit Rhythmusstörungen reagieren kann.

Bei der Hyperthyreose sind verhältnismäßig hohe Dosen erforderlich, um in den Bereich der therapeutisch wirksamen Blutspiegel zu gelangen. Ob dies an einer Verschlechterung der Resorption oder einer Beschleunigung der Elimination liegt, ist nicht geklärt. Umgekehrt muß beim Myxödem vorsichtig dosiert, d. h. die Dosis sorgfältig ausprobiert werden, weil schon nach kleinen Dosen toxische Effekte auftreten können.

Bei allen Zuständen, die mit Hypoxie und Acidose (Asthma, chronische Bronchitis, septischer Schock, diabetische Ketoacidose) einhergehen, ist mit einer Steigerung der Digitalisempfindlichkeit zu rechnen, die vermutlich durch den bei Acidose auftretenden Anstieg der freien Ca^{++}-Ionen bedingt ist. Das könnte der Grund dafür sein, daß Patienten mit chronischem Cor pulmonale als besonders anfällig für Digitalis-Intoxikation gelten. Bei solchen Patienten kann durch eine akute Exacerbation der chronischen Bronchitis plötzlich die bis dahin gut vertragene Digitalis-Dosis zu Rhythmusstörungen führen.

Ähnliche Mechanismen können bei der Mitralstenose durch eine plötzliche Tachykardie ausgelöst werden, die zu einer Verminderung der Füllung des linken Ventrikels und damit des Schlag- und des Minuten-Volumens führt. Folge der sich daraus ergebenden Lungenstauung ist die Acidose, und darauf beruht dann die Steigerung der Digitalisempfindlichkeit. Obwohl Hemmstoffe der adrenergen β-Receptoren negativ inotrop wirken, können sie mitunter bei der Mitralstenose in kleinen Dosen eingesetzt werden, um hämodynamisch ungünstige Tachykardien zu verhindern.

Umgekehrt verhält es sich mit der Aorteninsuffizienz, wo sich eine gewisse Tachykardie hämodynamisch günstig auswirkt. Hier sind β-Receptorenblöcker möglichst zu vermeiden.

Schließlich muß bei der Mitralstenose mit Vorhofflimmern überlegt werden, ob eine Antikoagulantien-Behandlung mit Marcumar® einzuleiten ist. Immerhin kommt es bei etwa 30% dieser Patienten zu Embolien in verschiedenen Organen, darunter auch im Gehirn. Spätestens beim Auftreten der ersten passageren Bewußtlosigkeit oder Hämaturie muß der Entschluß zur Marcumaranwendung gefaßt werden, denn der nächste Embolus kann durch Verschluß einer größeren Hirnarterie zum Tode führen.

VII. Wirkungsweise der herzwirksamen Glykoside

Die Glykoside hemmen die Membran-ATPase, die an der Myokardzelle den Auswärtstransport von Na^+- und den Einwärtsstrom von K^+-Ionen bewerkstelligt. Sie steigern gleichzeitig, vermutlich in engem Zusammenhang mit der Hemmung der ATPase, die Konzentration der freien Ca^{++}-Ionen in der Myokardzelle. Die genaue Sequenz der Vorgänge ist noch nicht bekannt, aber es erscheint gerechtfertigt, die Membran-ATPase als den primären Reaktions- und Wirkungsort der Digitalis-Glykoside anzusehen. Diese Hypothese macht verständlich, daß die Digitalisempfindlichkeit des Herzens bei Hypokaliämie und bei Hypercalciämie gesteigert, bei Hyperkaliämie dagegen vermindert ist. Damit steht im Einklang, daß Digitalisintoxikationen durch Erniedrigung des Serum K^+ provoziert werden können, z. B. bei chronischer Anwendung von Diuretica, Abführmitteln oder Glucocorticoiden.

VIII. Auswahl der Digitalis-Präparate

Da alle herzwirksamen Glykoside den gleichen Effekt haben, kann eine Auswahl unter den vielen verschiedenen Präparaten nicht aufgrund verschiedener Wirkungsqualitäten erfolgen, sondern ausschließlich aufgrund der galenischen Zubereitung, der biologischen Verfügbarkeit und der Eliminationsgeschwindigkeit.

In der Roten Liste von 1976 sind 317 sog. Cardiaca verzeichnet. Die meisten sind völlig unzweckmäßige Mischpräparate, und nur 36 (das sind 12%) enthalten als alleinigen wirksamen Bestandteil ein herzwirksames Glykosid. Bei 17 Präparaten handelt es sich um Digoxin oder eines seiner Derivate, bei 9 Präparaten um Digitoxin, bei 3 Präparaten um Proscillaridin, bei 6 Präparaten um Strophanthin und bei einigen um Peruvosid. Die erste Forderung, die heute an ein Glykosid-Präparat zu stellen ist, lautet: das Glykosid muß in chemisch hoch gereinigter Form vorliegen. Die Anwendung von Pflanzenextrakten mit zahlreichen Begleitstoffen in wechselnder Zusammensetzung, nach Mäuse- oder Froscheinheiten dosiert, gehört endgültig der Vergangenheit an. Wer solche Präparate heute noch verordnet, muß sich fragen, ob er die Regeln ärztlicher Kunst beachtet, d. h. seine Patienten vor unnötigen Schäden bewahrt.

Zweitens dürfen herzwirksame Glykoside nicht in feststehender Kombination mit anderen wirksamen Mitteln verordnet werden, denn es ist notwendig, die Dosierung der Glykoside jederzeit den aktuellen Gegebenheiten anzupassen, z. B. einer passageren oder permanenten Verminderung der Nierenfunktion, einem Absinken des Serum-K^+, einer erhöhten körperlichen Belastung oder einer interkurrenten anderen Krankheit oder Operation.

In Kombinationspräparaten ist Digitalis vorsichtshalber häufig unterdosiert. Die Verordnung herzwirksamer Glykoside in Form von Kombinationspräparaten zeigt, daß die Indikation fehlt.

Drittens gibt es außer den herzwirksamen Glykosiden keine Pflanzenstoffe, Spurenelemente, Vitamine (außer B_1-Mangel) oder Wuchsstoffe, die eine therapeutisch brauchbare positv inotrope Wirkung besitzen. Auch die Flavonoide aus Crataegus haben diese Wirkung nicht.

IX. Biologische Verfügbarkeit und Abklingquote bei herzwirksamen Glykosiden

Mit herzwirksamen Glykosiden, die zu weniger als 50% resorbiert werden, ist eine kunstgerechte Behandlung kaum möglich, weil bei so geringen Resorptionsquoten die biologische Streuung größer ist als die therapeutische Breite. Aus diesem Grunde wird auch bei derartigen Präparaten meist unterdosiert. Zu diesen oral schlecht resorbierten Glykosiden gehören das g- und das k-Strophanthin mit einer Resorptionsquote von ca. 1% und neben anderen auch das Proscillaridin mit einer mittleren Resorptionsquote von 30%.

So bleiben von den über 300 registrierten Herzpräparaten nur 32 übrig, die für die Therapie geeignet sind, das sind die Digoxin- und Digitoxin-Präparate für die orale und intravenöse Anwendung und das Strophanthin für die i.v. Injektion.

Beginnen wir die Besprechung mit dem zuletzt genannten Strophanthin. Es hat bei der intravenösen Injektion zwei Vorteile: die Wirkung tritt schneller ein als beim Digoxin oder Digitoxin, d. h. sie ist innerhalb von Minuten voll ausgeprägt, und die Wirkung hält kürzer an, denn die Abklingquote beträgt 40% in 24 Stunden. Aufgrund der kurzen Wirkungsdauer ist die Wirkung besser steuerbar als bei Glykosiden mit längerer Wirkung. Jedoch ist dieser Vorteil trügerisch, denn Strophanthin wird überwiegend mit dem Harn ausgeschieden, d. h. die Nierenfunktion hat einen großen Einfluß auf die Wirkungsdauer. Aber gerade bei den Patienten, bei denen die gute Steuerbarkeit ein Vorteil wäre, ist die Nierenfunktion häufig gestört, nämlich bei Patienten in akuten Notfallsituationen.

Bei anurischen Patienten ist die Halbwertszeit von Strophanthin genauso lang wie die von Digoxin oder Digitoxin: sie beträgt 6 Tage.

Meistens ist Digoxin auch in Notfallsituationen zweckmäßiger als Strophanthin, vor allem auch deshalb, weil die Pharmakokinetik besser untersucht und den Ärzten besser bekannt ist. Ein vertrautes und häufig angewendetes Medikament bietet in der Regel mehr Sicherheit als eines, das nur selten gebraucht wird.

Manche älteren Ärzte wenden Strophanthin auch heute noch kurmäßig über Wochen oder Monate an. Soweit nur eine vorübergehende Behandlung notwendig ist, wäre dagegen nichts einzuwenden. Die Injektion ist bei älteren, vergeßlichen Patienten sicherer als die Verordnung von Tabletten. Jedoch genügt die häufig geübte zweimal wöchentliche Injektion nur unter der Voraussetzung, daß eine starke Einschränkung der Nierenfunktion vorliegt. Bei normaler Nierenfunktion muß täglich 1/4 mg gegeben werden, um bei der Abklingquote von 40% pro Tag einen wirksamen Spiegel zu erreichen.

Unter den 17 Präparaten, die Digoxin oder eines der Derivate enthalten, sollte der Arzt eines auswählen und sich mit dessen Eigenschaften vertraut machen. Vorhandene Wirkungsunterschiede beruhen lediglich auf Unterschieden in der Pharmakokinetik. Die pharmakodynamische Wirkung ist bei allen herzwirksamen Glykosiden die gleiche.

Die größten Unterschiede ergeben sich bei der biologischen Verfügbarkeit, dem Anteil von der applizierten Dosis, der schließlich den Wirkungsort erreicht. Der entscheidende Faktor für die biologische Verfügbarkeit von Digoxin ist die Art der galenischen Zubereitung. Deshalb ist es wichtig, einzelne Präparate zu kennen. Grundsätzlich wird Digoxin aus einer Lösung besser resorbiert als aus Tabletten oder Dragees. Dennoch muß von der Verordnung von Digoxin- oder Digitoxin-Tropfen abgeraten werden, weil der Patient bei der Einnahme zu leicht Dosierungsfehler machen kann.

Zäpfchen sind für die Digitalis-Anwendung ebenfalls unzweckmäßig, weil Digitalis-Glykoside auf der Rectalschleimhaut schlecht vertragen werden und durch örtliche Reizung auch eine Defäkation auslösen können. Außerdem werden die Glykoside von der Rectalschleimhaut ungleichmäßig resorbiert, so daß die Dosierung recht unzuverlässig ist.

Am besten hat sich die Anwendung von Tabletten bewährt. Sie sollten sich teilen lassen, damit eine möglichst genaue individuelle Dosierung vorgenommen werden kann. Wie schon erwähnt, ist die biologische Verfügbarkeit bei jedem Präparat etwas anders und daher ist es unzweckmäßig, im Laufe der Therapie das Präparat zu wechseln. Dafür gibt es auch gar keinen Grund, denn die geringfügig bessere Resorption des einen Präparates gegenüber einem anderen, die zur Zeit bei der Werbung stark herausgestellt wird, bietet in der Praxis überhaupt keinen Vorteil. Der Arzt braucht nur zu wissen, daß es Unterschiede in der Resorption gibt, z. B. daß Digoxin aus Lanicor®-Tabletten zu 60%, Beta-Acetyl-Digoxin aus Novodigal®-Tabletten zu 80% und Beta-Methyldigoxin aus Lanitop®-Tabletten zu 90% resorbiert wird. Bei der praktischen Durchführung der Therapie sind diese drei Präparate gleich und genauso gut, wie die Digoxin-Präparate anderer Firmen. Die biologische Verfügbarkeit muß nur untersucht und bekannt sein, und die Hersteller müssen die Gewähr für eine gleichbleibende stabile galenische Zubereitung bieten.

Beim Digitoxin spielen Unterschiede in der biologischen Verfügbarkeit eine viel geringere Rolle, denn Digitoxin wird vollständig, d. h. zu mehr als 90% resorbiert und Präparate mit geringerer Resorptionsquote sind bisher nicht bekannt geworden.

Bei der Ausscheidungsgeschwindigkeit und der Abklingquote liegen die Verhältnisse anders als bei der Resorption. Hier gibt es zwischen α- oder β-Acetyldigoxin und Digoxin keine Unterschiede, weil das acetylierte Digoxin schon im Darm und bei der ersten Passage durch die Leber desacetyliert wird und im Organismus ausschließlich Digoxin vorliegt.

Beim β-Methyl-Digoxin dagegen handelt es sich um einen Äther und nicht um einen Ester, wie bei den Acetylderivaten. Ester werden im Körper leicht gespalten, während Äther viel stabiler sind und biologisch nur langsam abgebaut werden. Daher hat Beta-Methyldigoxin mit 2,3 Tagen eine etwas längere Serumhalbwertszeit als Digoxin mit 1,55 Tagen. Aber auch diese geringen Unterschiede in der Halbwertszeit sind nicht sehr bedeutsam, dennoch erfordern sie zusammen mit der höheren Resorptionsquote von Beta-Methyldigoxin eine geringere Dosierung.

Eine wesentlich längere Halbwertszeit sehen wir dagegen beim Digitoxin. Sie beträgt 7 Tage. Aus diesem Grunde klingt die Wirkung erheblich langsamer ab, und als Erhaltungsdosis ist pro Tag nur 1/10 der Vollwirkdosis erforderlich.

X. Dosierung der verschiedenen Glykoside

Resorption und Ausscheidung sind die beiden Faktoren, von denen die Höhe der täglichen Erhaltungsdosis abhängig ist. Sie beträgt nach weitgehender Übereinstimmung der Kardiologen beim Lanicor® pro Tag 0,375 mg oral und 0,25 mg i.v., beim Novodigal® 0,3 mg oral, beim Lanitop® 0,2 mg oral, beim Digitoxin 0,1 mg oral oder i.v. und beim Strophanthin 0,25 mg i.v. Mit diesen Dosen kann die Therapie außer beim Digitoxin, auch eingeleitet werden. Die volle Wirkung ist in ca. 7 Tagen erreicht. Höhere Anfangsdosen,

z. B. für 2 Tage das Doppelte, sind nur bei manifester Herzinsuffizienz notwendig, und die i.v. Injektion ist nur in Notfallsituationen, beim akuten Herzversagen, z. B. beim Lungenödem, mit 2 x 0,5 mg Digoxin i.v. am ersten Tag und 2 x 0,25 mg i.v. am zweiten Tag erforderlich.

Tabelle 24. Durchschnittliche orale Erhaltungsdosen pro Tag

Digoxin	0,375 mg	(1 1/2 Tablette)
β-Acetyl-Digoxin	0,3 mg	(1 1/2 Tablette)
β-Methyl-Digoxin	0,2 mg	(2 Tabletten)
Digitoxin	0,1 mg	(1 Tablette)

Kleinere Dosen bei:
- eingeschränkter Nierenfunktion (Serum-Kreatinin > 1 mg/100 ml)
- vermindertem Serum K (Diuretica, Abführmittel, Glucocorticoide)
- hohem Alter (> 70 Jahre)
- geringem Körpergewicht (< 50 kg)
- Hypoxie, Acidose

Selbstverständlich muß die Dosis von Digoxin bei i.v. Verabfolgung um 40% kleiner sein als die orale Dosis eines Digoxin-Präparates, das nur zu 60% resorbiert wird, wie beim Lanicor® und den meisten anderen Digoxin-Präparaten.

Die Vollwirkdosis von Digoxin, Beta-Methyldigoxin und Digitoxin, d. h. die errechnete Menge, die im „steady state" zur Erreichung einer optimalen Wirksamkeit im Organismus vorhanden sein soll, liegt je nach der individuellen Empfindlichkeit zwischen 1,2 und 2,2 mg, die von Strophanthin zwischen 0,6 und 0,9 mg.

Die Vollwirkdosis ist bei niedrigem Serum K^+ kleiner, weil beim K^+-Mangel mehr Receptoren für die Bindung und Wirkung von Digitalisglykosiden zur Verfügung stehen, d. h. K^+-Ionen und Glykoside konkurrieren um die gleichen Receptoren an der Membran-ATPase. Daher ist die Glykosidempfindlichkeit bei niedriger K^+-Ionen-Konzentration größer als bei normaler K^+-Konzentration.

Bei eingeschränkter Nierenfunktion ist in besonderem Maße die Vollwirkdosis von Digoxin und von Beta-Methyldigoxin und besonders ausgeprägt von Strophanthin mit kleineren Dosen zu erreichen und aufrechtzuerhalten als beim Nierengesunden. Die Dosis muß also dem Grad der Nierenfunktionseinschränkung angepaßt werden, weil vom Digoxin 85%, vom Beta-Methyl-Digoxin 75%, und vom Strophanthin mehr als 90% über die Niere ausgeschieden werden.

Beim Digitoxin werden dagegen nur 60% mit dem Harn ausgeschieden, die Eliminationshalbwertszeit ist sehr lang, und bei eingeschränkter Nierenfunktion wird kompensatorisch die Ausscheidung über Leber und Galle in den Darm verstärkt. Daher braucht die Digitoxin-Dosis bei eingeschränkter Nierenfunktion nicht wesentlich vermindert zu werden. Der Vorteil des Digoxins gegenüber Digitoxin, die schnellere Ausscheidung, fällt also bei eingeschränkter Nierenfunktion weg. Bei völliger Anurie haben Digoxin, Digitoxin und Strophanthin die gleiche Halbwertszeit, nämlich 6 Tage. Daher erscheint es bei Niereninsuffizienz vernünftig, Digitoxin anzuwenden. Digitoxin ist wegen der kleineren Erhaltungsdosis, die nur 0,1 mg oder 7 bis 10% der Vollwirkdosis beträgt, auch bei manchen anderen Patienten vorteilhafter als Digoxin.

Das gilt besonders für alte Menschen, bei denen es vorkommt, daß sie aus Vergeßlichkeit die Tagesdosis mitunter zweimal oder gar nicht einnehmen. Beim Digitoxin führen derartige Einnahmefehler zu einer unwesentlichen Veränderung des Vollwirkspiegels, beim Digoxin dagegen kann eine Verdoppelung der Tagesdosis zur Intoxikation führen.

Selbstverständlich ist es bei diesen Arzneimitteln, die langsam ausgeschieden werden, nicht nötig und nicht sinnvoll, die Tagesdosis auf mehrere Einzelgaben zu verteilen. Das ist nur in der Einleitungsphase beim Digitoxin erforderlich. Hier beträgt die Initialdosis in den ersten zwei Tagen 4 x 0,1 mg. Eine Einleitung der Therapie mit der Erhaltungsdosis von 0,1 mg täglich kommt beim Digitoxin nicht in Frage, weil es ca. drei Wochen dauern würde, bis der notwendige Vollwirkspiegel erreicht werden kann.

Da Intoxikationen durch Digitoxin nicht häufiger vorkommen als durch Digoxin und nicht schwerer verlaufen, ist in der praktischen Anwendung bei der Mehrzahl der Patienten kein wesentlicher Vorteil von Digoxin gegenüber Digitoxin zu erkennen. Da Digitoxin mit 6 bis 14 Pfennig für die Tagesdosis halb so teuer ist wie Digoxin, das 15 bis 36 Pfennig kostet, wären pro Tag und Patient mindestens 10 Pfennig zu sparen, d. h. bei ~10 Millionen Patienten in der Bundesrepublik 1 Million DM pro Tag und 365 Millionen pro Jahr.

XI. Diuretica in der Herzbehandlung (Tabelle 25)

Die zusätzliche Verschreibung von Diuretica bei der Digitalisbehandlung ist außerordentlich weit verbreitet und bei zahlreichen Patienten nicht nur überflüssig, sondern sogar schädlich, denn die K^+-Verluste führen zu erhöhter Digitalisempfindlichkeit und damit zu erhöhter Gefährdung durch eine Intoxikation. Damit soll nicht gesagt werden, daß Diuretica generell bei der Herzbehandlung gefährlich seien, bei manchen Patienten sind sie unentbehrlich und lebensrettend.

Tabelle 25. Diuretica in der Herztherapie

1. Akutes Lungenödem: 40 bis 80 mg Furosemid i.v.
2. Anfangsbehandlung der manifesten Herzinsuffizienz: 25 mg Mefrusid/Tag oral, 5 bis 10 Tage
3. Dauerbehandlung bei mit Digitalis nicht kompensierbarer Herzinsuffizienz: 50 bis 100 mg Chlorthalidon jeden 2. Tag oral

1. Furosemid

Beim Lungenödem kann die sofortige intravenöse Gabe von 40 bis 80 mg des kurz (3 bis 4 Stunden) und drastisch wirkenden Schleifendiureticums Furosemid (Lasix®) lebensrettend sein. Schleifendiuretica hemmen im aufsteigenden Ast der Henleschen Schleife die Chlorid-Resorption. Da Chlorid Natrium bindet, und dieses Wasser festhält, kommt es zu einer gewaltigen Steigerung des Harnvolumens, maximal auf das 30 bis 40fache.

Aber noch bevor sich die Diuresesteigerung auswirkt, tritt zunächst eine Zunahme der Kapazität des Venensystems ein. Dadurch sinkt das venöse Angebot und der enddiastolische Druck im linken Ventrikel fällt ab.

Ein ähnliches Ergebnis läßt sich übrigens beim Lungenödem mit der sublingualen Anwendung von 1,5 bis 2,0 mg Nitroglycerin (3 bis 4 Kapseln) erzielen, das zusätzlich auch die „after-load" des Herzens, d. h. den peripheren Widerstand vermindert. Diese Entlastung des überanstrengten Herzens führt im allgemeinen zu einer akuten Besserung des bedrohlichen Zustandes und verschafft dem Arzt genügend Zeit, die weiteren Maßnahmen in Ruhe einzuleiten.

2. Thiacid-Diuretica

Auf der entgegengesetzten Seite des Spektrums der Krankheiten mit verminderter Herzleistung liegt die latente Herzinsuffizienz. Hier sind Diuretica stets überflüssig, es sei denn, sie werden zur Behandlung eines als Grundleiden vorliegenden Hochdrucks benötigt.

Die Diuretica finden erst dann einen Angriffspunkt, wenn die durch eine verminderte Herzleistung hervorgerufene Minderperfusion der Niere zum sekundären Hyperaldosteronismus, d. h. zur Na^+- und Wasserretention geführt hat. Der Hyperaldosteronismus geht jedoch mit der Besserung der Herzleistung wieder zurück, so daß die Anwendung der Diuretica nur in den ersten 3 bis 4, manchmal 10 Tagen bis zur Kompensation der manifesten Herzinsuffizienz gerechtfertigt erscheint. Dazu benötigt man keine so stark wirkenden Diuretica wie Furosemid (Lasix®) oder Etacrynsäure (Hydromedin®), sondern eher die länger wirkenden Thiacid-Diuretica, die im distalen Nierentubulus die Na^+-Resorption hemmen und dadurch das Harnvolumen höchstens auf das 10-fache steigern, also nicht so starke Wirkungen hervorrufen können wie die Schleifendiuretica. Die Diurese sollte bei diesen Patienten so eingestellt werden, daß die Mehrausscheidung von Wasser pro Tag etwa 500 ml (1/2 kg Gewichtsabnahme) beträgt. Bei Patienten, bei denen mit Digitalis keine vollständige Kompensation erreicht werden kann, müssen Diuretica zur begleitenden Dauerbehandlung eingesetzt werden, denn der sekundäre Hyperaldosteronismus verschlimmert die Salz- und Wasserretention, vergrößert das Extracellulärvolumen und damit die Belastung des Herzens.

Am besten verwendet man dazu ein mittellang wirkendes oder ein lang wirkendes Diureticum, weil es dadurch zu weniger ausgeprägten Schwankungen des Wasser- und Mineralhaushaltes kommt als nach der kurzen und drastischen Wirkung von Schleifendiuretica. Die tägliche Gabe von 25 bis 50 mg Hydrochlorothiacid (Esidrix®) oder 25 mg Mefrusid (Baycaron®) oder jeden 2. Tag, je nach Schwere des Zustandes, 50 bis 100 mg des lang wirkenden Chlorthalidons (Hygroton®), reicht in der Regel aus.

Diuretica führen bei der Daueranwendung zur Gefäßerweiterung und dadurch zur Verminderung des peripheren Widerstandes. Dadurch wird reflektorisch die Herzfrequenz etwas gesteigert, ein Effekt, der bei der Aorteninsuffizienz günstig ist, bei der Mitralstenose dagegen hämodynamisch unerwünschte Auswirkungen hat. Bei der Mitralstenose wird die Langzeitbehandlung mit Diuretica somit nach Möglichkeit zu vermeiden sein, bei der Aorteninsuffizienz wird man sich hingegen leichter dazu entschließen.

3. K$^+$-Ionen-Substitution

Bei jeder Dauertherapie mit Diuretica kommt es zu K$^+$-Verlusten, die ausgeglichen werden müssen, weil die Patienten unter Muskelschwäche, Müdigkeit und Darmträgheit leiden, und weil die Gefahr der Digitalisintoxikation steigt. Die Mehrausscheidung von K$^+$-Ionen beruht auf der genuinen Wirkung der Diuretica, der Hemmung der Rückresorption von Na$^+$-Ionen. Dadurch ist die Na$^+$-Konzentration des Harnes im distalen Tubulus erhöht. Hier findet der physiologische Austausch von extracellulärem Natrium gegen intracelluläres Kalium statt.

Der Kaliumverlust läßt sich also durch Verminderung der Natrium-Konzentration im Harn bremsen und diese kann durch verminderte Zufuhr von Natrium mit der Kost erreicht werden. Hohe Natriumzufuhr mindert die diuretische Wirkung der Thiacide und verstärkt die Kaliumverluste, und geringe Natrium-Zufuhr verstärkt die diuretische Wirkung und vermindert die Kaliumausscheidung.

Für die Diätberatung des Patienten heißt das: Salzstreuer vom Tisch, keine gepökelten oder geräucherten Fleischwaren, keine stark gesalzenen Käsesorten, keine Na-reichen (bicarbonathaltigen) Mineralwasser (Tabelle 26).

Tabelle 26. Kostempfehlung bei Diuretica-Therapie

Empfohlen	*Zu vermeiden*
Kartoffeln	Salzstreuer
Obst und Obstsaft	gepökelte und geräucherte Fleischwaren
Gemüse und Gemüsesaft	stark gesalzenen Käse
Backobst	Bicarbonat- und Natrium-haltige Mineralwasser
Bananen u. a. Südfrüchte	Salzmandeln, Salzgebäck

Außerdem ist dem Patienten eine Kost mit reichlich Kalium zu empfehlen, also Kartoffeln als Hauptkohlenhydratquelle und nicht Reis oder Nudeln und reichlich Gemüse und Obst. Backobst ist meistens ganz beliebt, und es hat den Vorteil, daß es gleichzeitig die Obstipation verhindert. Die Verordnung von kaliumhaltigen Medikamenten muß auf Ausnahmen beschränkt bleiben. Jedoch hat es keinen Sinn, Präparate mit wenigen mval Kalium oder Kombinationen aus Diureticum und einigen mval Kalium zu verordnen, denn die übliche Kost enthält im Durchschnitt 100 mval Kalium (8 g KCl). Es muß schon ein Präparat verordnet werden, das größere Mengen Kalium enthält, z. B. Kaliumgranulat Dr. Rebholz mit 11,4 mval/10 g oder Kalinor®-Brausetabletten mit 40 mval. Jedoch ist dringend davor zu warnen, K$^+$-Präparate ohne vorherige Bestimmung des K$^+$-Plasmaspiegels zu verordnen. Wenn die K$^+$-Erhöhung im Plasma 7 mval/l übersteigt, was besonders bei eingeschränkter Nierenfunktion und zusätzlicher Kaliumgabe vorkommen kann, ist die Gefahr des plötzlichen Herzstillstandes gegeben.

4. Kombination von Thiaciden mit K$^+$-sparenden Diuretica

Selbstverständlich lassen sich die Kaliumverluste auch durch die Kombination eines Thiacid-Diureticums mit einem K$^+$-sparenden Diureticum vermeiden. Als K$^+$-sparende

Diuretica kommen Spironolacton (Aldactone®, Osyrol®), Triamteren (Jatropur®) oder Amilorid (Arumil®) in Frage. Sie bewirken eine verhältnismäßig schwache Diurese, maximal bis etwa zur Verdoppelung des Harnvolumens und hemmen nicht nur die Natriumrückresorption, sondern auch die Sekretion von Kalium im distalen Nierentubulus. Am preisgünstigsten ist z. Zt. eine Kombination von Amilorid mit Hydrochlorothiacid, die unter dem Warenzeichen Moduretik® im Handel ist.

5. Positiv inotrope Wirkung von Spironolacton

Spironolacton hat auch eine gewisse positiv inotrope Wirkung am Herzen (Aldactone®, Osyrol®), aber eine Anwendung aufgrund dieser Eigenschaft kommt nur in den Fällen in Frage, in denen die Insuffizienz mit Digitalis allein nicht kompensiert werden kann.

Die Dosen, die zuverlässig die Kontraktionskraft steigern, liegen zwischen 200 und 500 mg pro Tag. Die Wirkung tritt mit einer Latenzzeit von 2 bis 3 Tagen ein und ist allein, ohne Digitalis, nicht ausreichend, um bei schwerer Herzinsuffizienz eine Kompensation herbeizuführen.

XII. Nebenwirkungen und Intoxikationen durch Digitalis-Glykoside

Digitalis-Glykoside gehören zu den Arzneimitteln, die am häufigsten zu Nebenwirkungen führen und bei denen der Anteil der bedrohlichen Intoxikationen besonders hoch ist. Das liegt erstens daran, daß ihre therapeutische Breite, d. h. der Abstand von der therapeutisch wirksamen Dosis bis zur toxischen Dosis, sehr gering ist, und zweitens an den großen individuellen Unterschieden in der Empfindlichkeit gegenüber Digitalis-Glykosiden. Daher ist bei jeder Einstellung und bei jeder Überwachung sorgfältig auf die Zeichen einer Intoxikation zu achten und bei der Dosierung zu berücksichtigen, unter welchen Bedingungen die Empfindlichkeit erhöht ist oder Intoxikationen besonders häufig vorkommen.

Wir wissen, daß *Intoxikationen bei eingeschränkter Nierenfunktion, bei Untergewicht und bei Kaliummangel häufiger sind.*

Bei über 70jährigen beträgt die Serum-Halbwertszeit von Digoxin z. B. durchschnittlich 3 Tage und ist damit doppelt so lang wie bei Nierengesunden im mittleren Erwachsenenalter. Wahrscheinlich spielt die im Alter nachlassende Nierenfunktion eine große Rolle.

Kaliumverluste sind häufig durch chronischen Abführmittelgebrauch bedingt, der bei Frauen erheblich weiter verbreitet ist als bei Männern. Der Gebrauch von Abführmitteln vollzieht sich meistens ohne ärztliche Verordnung, aber die Einnahme von *Diuretica* und von *Glucocorticoiden,* die ebenfalls die Kalium-Ausscheidung steigern, erfolgt auf ärztliche Anweisung, so daß in diesen Fällen von vornherein bei der Dosierung darauf Rücksicht genommen werden kann.

Ein erheblicher Fortschritt bei der Eindämmung der Nebenwirkungen von Digitalis-Glykosiden wurde durch die Radioimmunbestimmung der Plasmaspiegel erzielt. Die Nebenwirkungshäufigkeit ist dadurch auf die Hälfte, von ca. 12% auf 6% herabgesetzt worden. Das Verfahren ist jetzt soweit entwickelt und verfeinert, daß die Werte innerhalb einer Stunde vorliegen können.

Der therapeutische Bereich liegt beim Digoxin zwischen 0,7 und 1,6 ng/ml. Bei darüberliegenden Werten und entsprechenden klinischen Zeichen ist eine Intoxikation als sehr wahrscheinlich anzusehen. Jedoch kommen eindeutige Intoxikationen auch bei Digoxinwerten im Plasma vor, die im therapeutischen Bereich liegen. In diesen Fällen nehmen wir an, daß die Empfindlichkeit für Digoxin gesteigert ist und sehr häufig findet man einen herabgesetzten Serum-Kalium-Wert. Beim Verdacht auf Überdosierungserscheinungen müssen zur Klärung des ursächlichen Zusammenhangs mit der Digitalisbehandlung folgende Befunde erhoben werden:

1. Subjektive Klagen über:

Appetitlosigkeit (80%), Übelkeit (80%) und Erbrechen (40%), Bauchschmerzen (65%), Durchfall (40%);
Sehstörungen z. B. in Form von Doppelkonturen, Kornblumen, Gelbsehen, Rotsehen, eingeschränktes Gesichtsfeld, plötzliche Amaurose;
Müdigkeit und Schwäche besonders nach K^+-Verlust.

2. Objektive Befunde am Herzen (Tabelle 27)

Bradykardie (40–50%), PQ-Zeit $>$ als 0,2 Sekunden oder höhergradiger AV-Block;
ventriculäre Extrasystolen, Bigeminie (gekoppelte Extrasystolen), supraventriculäre Tachykardie, besonders charakteristisch mit AV-Block;
ventriculäre Tachykardie (sehr gefährlich, weil Vorstufe des Kammerflatterns oder Kammerflimmerns).

Tabelle 27

Bei Verdacht auf Digitalis-Intoxikation sind folgende Parameter wichtig:	
Subjektive Klagen:	Magen-Darm-Störungen, Sehstörungen
Objektive Befunde am Herzen:	Frequenz, Rhythmusstörungen, EKG
Digitalisspiegel im Blut:	Therapeutischer Bereich: Digoxin 0,7 bis 1,6 μg/ml, Digitoxin 10 bis 25 μg/ml
Serum-Kalium:	Normalbereich 3,8 bis 5,0 mval/l bei Hypokaliämie sind Intoxikationen auch mit therapeutischen Digitalisspiegeln möglich
Alter:	bei $>$ 70 Jahren Digitalisempfindlichkeit meistens erhöht
Gewicht:	$<$ 50 kg, Empfindlichkeit meistens erhöht
Andere Arzneimittel:	β-Blocker, Ca-Antagonisten, Phenhydan®, tricyclische Antidepressiva, Antiarrhythmica, Diuretica, Abführmittel, Glucocorticoide

3. Digitalis-Glykosidspiegel im Blut

4. Serum-Kreatinin

5. Serum-Kalium

6. Körpergewicht und Lebensalter ($<$ 50 kg; $>$ 70 Jahre)

Aufgrund dieser Befunde kann der Verdacht auf eine Digitalis-Intoxikation im allgemeinen eindeutig erhärtet oder abgewiesen werden. Meistens genügt bei der Intoxikation, auch bei den bedrohlichen Rhythmusstörungen, eine Einnahmepause von 2–3 Tagen, deren Länge nach Kenntnis des Digoxin- oder Digitoxinspiegels unter Berücksichtigung der Abklingquote genauer festgelegt werden kann. Beim Digitoxin oder bei eingeschränkter Nierenfunktion muß die Pause selbstverständlich auf 7 Tage verlängert werden. Es empfiehlt sich jedoch, bei schweren digitalisbedingten Rhythmusstörungen, insbesondere bei Kammer-Extrasystolie oder Kammertachykardie die Einweisung in eine Klinik vorzunehmen, damit eine Monitorüberwachung erfolgen kann.

Beim Auftreten eines totalen AV-Blocks ist vorübergehend ein Schrittmacher ererforderlich. Beim Kammerflimmern ist unverzüglich die elektrische Defibrillation zu versuchen oder eine Herzmassage durchzuführen. Vor der Defibrillation sind 100 mg Lidocain oder 250 mg Phenytoin sehr langsam i.v. zu injizieren.

Vor der Injektion von Kalium-Chlorid ohne Serum-K$^+$-Bestimmung muß dringend gewarnt werden, weil der Block dadurch verstärkt wird, auch wenn eine Hypokaliämie vorliegt. Die intravenöse Substitution von Kalium muß in der Klinik erfolgen mit höchstens 0,5 mval/min (0,3% KCl in 5% Glucose, nicht mehr als 1,5 l/24 Std). Die gleiche Gefahr, nämlich die Verschlechterung der AV-Überleitung ist mit der Gabe von Chinidin, Procainamid, Ajmalin oder Aprindin verknüpft.

Die Digitalisintoxikation wird sich wegen der geringen therapeutischen Breite der Glykoside und der erheblichen individuellen Unterschiede in der Digitalisempfindlichkeit auch in Zukunft nicht vermeiden lassen. Durch sorgfältige Überwachung der Patienten und genauere Kenntnis der Intoxikationszeichen und der Bedingungen, unter denen eine gesteigerte Empfindlichkeit vorkommt, muß es gelingen, das Risiko erheblich zu mindern, mit dem die Anwendung dieser wertvollen Arzneimittel heute noch belastet ist.

Zum Schluß ist ein Effekt der Digitalisglykoside zu erwähnen, der gelegentlich bei alten Männern nach langer Anwendung auftritt, eine Gynäkomastie. Dieser Effekt hat eine völlig andere Bedeutung als die oben beschriebenen Symptome der Intoxikation. Die Gynäkomastie ist Ausdruck einer gewissen oestrogenen Wirkung, die im Laufe der Zeit Folgen hat, wenn kein Testosteron mehr vorhanden ist. Die Schwellung der Brust ist störend und manchmal auch erheblich schmerzhaft, aber nicht gefährlich.

Vielleicht wird es der Forschung gelingen, bald eine synthetische Verbindung zu entwickeln, die am Herzen genauso positiv inotrop wirkt wie Digitalis, aber eine größere therapeutische Breite besitzt.

Literatur

Augsberger, A.: Quantitatives zur Therapie mit Herzglykosiden II. Klin. Wschr. *32*, 945 (1954).
Bass, E. U.: Funktionelle intestinale Ischämie. Dtsch. med. Wschr. *100*, 764 (1975).
Beck, O.A., Krämer, K.D., Hochrein, H.: Verlauf einer suicidalen Digoxin-Intoxikation mit Hyperkaliämie. Dtsch. med. Wschr. *99*, 756 (1974).
Bodem, G., Wirth, K., Ochs, H.: Die biologische Verfügbarkeit von Digoxin. Inn. Med, *2*, 110 (1975).
Brian, F.R.: Drugs acting on the cardiovascular system. In: Myler's Side effects of drugs (M.N.G. Duker, ed.), vol. VIII, Amsterdam-Oxford: Excerpta Medica 1977.
Bussmann, W.-D., Kober, G., Kaltenbach, M.: Digitaliswirkung am insuffizienten Herzen. Dtsch. med. Wschr. *100*, 2265 (1975).

Butler, V.P., Lindenbaum, J.: Serum Digitalis measurements in the assessment of Digitalis Resistance and Sensitivity. Am. J. Med. *58*, 460 (1975).

Grosse-Brockhoff, F., Grabensee, B., Hausamen, T.U.: Glykosidbehandlung in Klinik und Praxis. Verh. Dtsch. Ges. Inn. Med., 83. Kongreß, Wiesbaden 1977, 57. München: Bergmann Verlag.

Joubert, P., Kroening, B., Weintraub, M.: Serial serum digoxin concentrations and quantitative electrographic changes. Clin. Pharmacol. Ther. *18*, 757 (1975).

Kewitz, H.: Erhebungen über die Arzneitherapie in der Klinik. Verh. Dtsch. Ges. Inn. Med., 83. Kongreß, Wiesbaden 1977, 1487. München: Bergmann Verlag.

Koch-Weser, J.: Mechanism of digitalis action on the heart. New Engl. J. Med. *277*, 417 (1967).

Michel, D.: Altersdifferente Glykosidwirkungen, Toleranzgruppen und Erkennung nicht erwünschter Nebenwirkungen. In: Physiologische und pharmakologische Grundlagen der Therapie (K. Hierholzer, N. Rietbrock, Hrsg.). Erlangen: Verlag Dr. Straube 1977.

Moe, G.K., Farah, A.E.: Digitalis and Allied Cardiac Glycosides. In: The Pharmacological Basis of Therapeutics (L.S. Goodman, A. Gilman, eds). New York: Macmillan 1975.

Pabst, K.: Behandlung des Cor pulmonale. Dtsch. med. Wschr. *100*, 766 (1975).

Rietbrock, N., Kuhlmann, J., Vöhringer, H.-F.: Pharmakokinetik von Herzglykosiden und klinische Konsequenzen. In: Physiologische und pharmakologische Grundlagen der Therapie (K. Hierholzer, N. Rietbrock, Hrsg.). Erlangen: Verlag Dr. Straube 1977.

Ruiz-Torres, A.: Änderungen der Glykosidtoleranz durch hormonelle Faktoren. Verh. Dtsch. Ges. Inn. Med., 83. Kongreß, Wiesbaden 1977, 91. München: Bergmann Verlag.

Smith, T.W.: Digitalis Toxicity: Epidemiology and Clinical Use of serum concentration measurements. Am. J. Med. *58*, 470 (1975).

Stolte, H., Lustenberger, N., Schurek, H.-J.: Zur Differentialtherapie mit Diuretika bei akuten und chronischen Erkrankungen. In: Physiologische und pharmakologische Grundlagen der Therapie (K. Hierholzer, N. Rietbrock, Hrsg.). Erlangen: Verlag Dr. Straube 1977.

Vöhringer, H.-F., Rietbrock, N., Spurny, P., Kuhlmann, J., Hampel, H., Baethke, R.: Disposition of Digitoxin in renal failure. Clin. Pharmacol. Ther. *19*, 387 (1976).

Vöhringer, H.-F., Rietbrock, N.: Metabolism and Excretion of Digitoxin in Man. Clin. Pharmacol. Ther. *16*, 976 (1974).

Wollheim, E.: Zur Problematik der Herzinsuffizienz. Münch. med. Wschr. *106*, 625 (1964).

Behandlung der Rhythmusstörungen des Herzens

H. Kewitz

Vorbemerkungen

Voraussetzung für eine zielgerichtete Therapie ist die genaue Analyse der Rhythmusstörung. Es ist falsch, eine der fixen Kombinationen aus verschiedenen Antiarrhythmica zu verordnen, die in großer Zahl angeboten werden. Durchweg sind die einzelnen Partner in diesen Kombinationen unterdosiert, denn die Kombination wirksamer Mengen kann zu unvorhersehbaren, gefährlichen Wirkungen führen.

Bevor Arzneimittel zur Behandlung von Rhythmusstörungen eingesetzt werden, ist zu prüfen:

- ob die Serum-Kaliumwerte zwischen 4,5 und 5,5 mval/l liegen, d. h. normal sind;
- ob eine Digitalisierung angezeigt ist;
- ob eine Digitalisüberdosierung vorliegen könnte, denn
    - Hypokaliämie begünstigt die heterotope Erregungsbildung, d. h. die Extrasystolie;
    - Hyperkaliämie hemmt die Erregungsleitung und kann bei Werten >7 mval/l leicht zum Herzstillstand führen;
    - Digitalis-Glykoside können bei Überdosierung, insbesondere bei gleichzeitiger Hypokaliämie alle Formen von Rhythmusstörungen verursachen, und es wird leicht vergessen, daß sie die häufigste Ursache von Herzrhythmusstörungen darstellen.
- Durch Digitalisierung können Rhythmusstörungen beseitigt werden, die infolge oder in Begleitung einer Herzinsuffizienz auftreten.

I. Kausale Therapie

Eine kausale Therapie ist nur bei Rhythmusstörungen möglich, die durch Arzneimittel oder Gifte hervorgerufen wurden, indem diese Mittel abgesetzt werden und ihre Elimination aus dem Körper beschleunigt wird.

Folgende Arzneimittel können zu Rhythmusstörungen führen:

- Digitalis-Glykoside sind die häufigste Ursache von Rhythmusstörungen. Sie verursachen vagotrop bedingte Bradycardie, AV-Block, heterotope Reizbildung infolge Umwandlung von Arbeitsmyokard in Schrittmacherfasern mit diastolischer Depolarisation. Digitalis-Glykoside können jede Form von Rhythmusstörungen imitieren, daher ist bei jedem Patienten, der Digitalis erhält und Rhythmusstörungen aufweist, die Dosierung zu überprüfen, Serum-Kalium, Serum-Kreatinin und der Digitalisblutspiegel zu bestimmen.

Therapie: Dosis reduzieren, eventuell Kalium-Substitution, in schweren Fällen muß vorübergehend mit Diphenylhydantoin oder β-Blockern oder Verapamil behandelt oder sogar ein Schrittmacher gelegt werden.

- *Chinidin* kann AV-Block, ventriculäre Extrasystolie, Kammerflimmern, Asystolie erzeugen, auch schon bei Dosierungen, die noch im therapeutischen Bereich zu liegen scheinen, daher sind Blutspiegelbestimmungen anzuraten.

- *Parasympathicomimetica* verzögern die diastolische Depolarisation der Schrittmacher (Bradykardie): Carbachol (Doryl®), Pilocarpin, Cholinesterasehemmstoffe (Prostigmin®, Ubretid®, Mestinon®, Eserin, Alkylphosphate wie DFP, E 605, Mintacol®), Muscarin bei der Fliegenpilzvergiftung.

Therapie: Atropin, bei Alkylphosphaten auch Toxogonin®.

- *Opiate* führen infolge vagotroper Wirkung manchmal zu Übelkeit und Erbrechen, und manchmal auch zu Bradykardie mit Blutdruckabfall, besonders wenn sie bei akutem Herzinfarkt angewendet werden. In diesen Fällen kann 0,5 mg Atropin i.v. lebensrettend sein.
- *Parasympatholytica,* z. B. Atropin, Akineton®, Cogentinol® sowie Botulinustoxin rufen Tachykardie hervor.
- *Sympathicomimetica* beschleunigen die diastolische Depolarisation der Schrittmacher und führen daher zu Tachykardie (z. B. Adrenalin, Isoprenalin [Aludrin®], Orciprenalin [Alupent®], Terbutalin [Bricanyl®], Ephedrin). In Verbindung mit einer Halothan-Narkose besteht die Gefahr, daß eine polytope, supraventriculäre oder ventriculäre Extrasystolie hervorgerufen wird. Dagegen sind β-Blocker wirksame Antidote.
- Adrenerge β-Receptorenblocker, z. B. Propranolol (Dociton®), seltener Pindolol (Visken®), führen zur Verminderung der Herzfrequenz, manchmal zu starker Bradykardie und zum AV-Block und sogar zur Asystolie. Wirksames und alleiniges Antidot ist 1 mg Atropin i.v.
- Ca-Antagonisten, z. B. Verapamil (Isoptin®) oder Nifedipin (Adalat®) können ebenfalls zu Bradykardie und bei i.v. Anwendung zum AV-Block führen. In diesem Fall ist ein β-Sympathomimeticum als Antidot zu verabfolgen (z. B. 0,25 mg Orciprenalin [Alupent®]).
- *Tricyclische Antidepressiva* hemmen die Aufnahme (Wiederaufnahme) von Noradrenalin in die Speichergrana der präsynaptischen Nervenendigung und verstärken dadurch die Wirkung der durch Sympathicuserregung oder aus dem Nebennierenmark ins Blut abgegebenen oder exogen zugeführten Sympathomimetica.
- Coffein und Theophyllin (auch in den vielen abgewandelten Formen) rufen durch **Hemmung der Phosphodiesterase eine Anreicherung von cyclischem $3', 5'$-AMP hervor.** Dadurch kann ebenfalls Tachykardie, eine positiv inotrope Wirkung und eine Extrasystolie hervorgerufen werden.
- *Nicotin:* Rauchen führt infolge der erregenden Wirkung auf vegetative Ganglien zur Stimulation des Sympathicus und zur Adrenalinfreisetzung aus dem Nebennierenmark.
- *Thyroxin* verursacht Tachykardie und kann Vorhofflimmern auslösen.

II. Symptomatische Therapie mit Antiarrhythmica

A. Indikationen

Für die Anwendung von Antiarrhythmica gibt es folgende Indikationen:

— die Beseitigung von Rhythmusstörungen;
— die Prophylaxe gegen Rhythmusstörungen bei Krankheiten, die häufig mit Rhythmus-störungen einhergehen, z. B. Herzinfarkt;
— die Prophylaxe nach der Konversion;
— die Hemmung der AV-Überleitung zur Herabsetzung der Kammerfrequenz bei Vorhof-flimmern oder -flattern falls keine Konversion zu erreichen ist.

B. Therapeutisches Konzept bei Störungen der Erregungsbildung

Die Auswahl der Antiarrhythmica für die verschiedenen Indikationen erfolgt aufgrund klinischer Erfahrungen, und häufig muß im Einzelfall erprobt werden, welches Mittel für den betreffenden Patienten geeignet ist. Die Einführung von Chinidin als Antiarrhythmicum ist Wenckebach zu verdanken, der 1912 von einem Übersee-Kaufmann auf die prompte antiarrhythmische Wirkung von Chinidin aufmerksam gemacht wurde, der das Mittel zur Malariabehandlung einnahm.

Mit Ausnahme der Digitalisglykoside haben alle Antiarrhythmica, auch Chinidin starke lokalanaesthetische Wirkungen, d. h. sie erhöhen die Schwelle für die Auslösung des Aktionspotentials und verlängern die Refraktärzeit, sie verbessern also den für das Herz spezifischen, physiologischen Schutzmechanismus gegen nicht zeitgerecht einfallende Erregungen (Abb. 19).

Die strukturelle Ähnlichkeit vieler Antiarrhythmica mit den klassischen Lokal-anaesthetica geht aus den in der Abb. 20 dargestellten Strukturfomeln hervor. Aus-nahmen sind Chinidin, Ajmalin und Phenytoin, die lokalanaesthetisch wirken, obwohl sie ganz anders strukturiert sind.

Bei den β-Receptorenblockern kommt außerdem eine spezifische Wirkung hinzu, näm-lich die Verzögerung der diastolischen Depolarisation in Schrittmacherfasern. Dadurch wird die Herzfrequenz langsamer. Über diesen Mechanismus kann auch die Erregungs-bildung in sekundären Schrittmachern gehemmt und eventuell deren passagerer Vorrang vor dem Sinusknoten ausgeschaltet werden.

Die meisten Antiarrhythmica verschlechtern die Kontraktionskraft des Herzens, z. B. β-Receptorenblocker, Ca-Antagonisten, Chinidin, Procainamid und Ajmalin. In der Regel spielt diese Wirkung erst bei den höheren Dosen eine Rolle, es sei denn, daß eine Herz-muskelinsuffizienz vorliegt. Dann kann die negativ inotrope Wirkung auch schon bei der therapeutischen Dosierung ins Gewicht fallen. Ob die positiv inotrope Wirkung von Digitalisglykosiden ausreicht, den negativ inotropen Effekt der Antiarrhythmica zu kompensieren, wird von den Gegebenheiten des Einzelfalles abhängen. Andere Mittel gibt es für diese Indikation jedenfalls nicht.

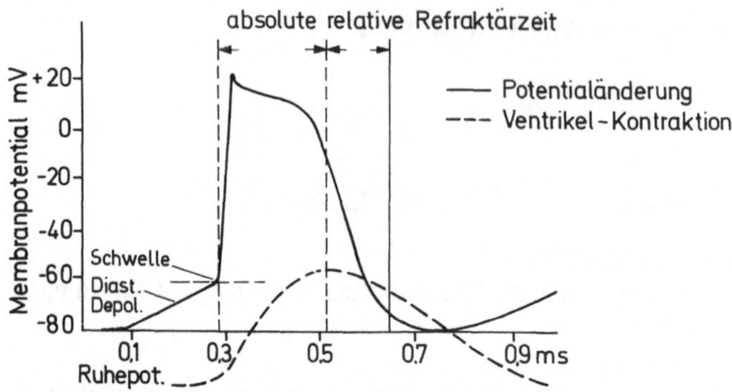

Abb. 19. Schematische Darstellung der Änderungen des Membranpotentials einer Schrittmacherzelle und des Kontraktionsablaufes im Herzen.

1. Ruhepotential ist ein K^+-Diffusionspotential. Bei Hypokaliämie ist es höher, die Erregbarkeit und damit die Gefahr der heterotopen Reizbildung gesteigert, bei Hyperkaliämie ist das Ruhepotential geringer, die Erregungsleitung gestört, und schließlich folgt Unerregbarkeit.

2. Die Steilheit der diastolischen Depolarisation bestimmt die Frequenz. Die Depolarisation unterliegt dem Einluß des Sympathicus, der sie beschleunigt, und des Vagus, der sie verlangsamt. Hier greifen Digitalis-Glykoside verlangsamend, Atropin beschleunigend, β-Sympathomimetica beschleunigend, β-Blocker verlangsamend und Edrophonium (Tensilon®), ein Cholinesterasehemmstoff, verlangsamend ein. Bei Hypokaliämie schnellere Depolarisation, heterotope Reizbildung begünstigt. Bei Hyperkaliämie zunehmende Verlangsamung der Depolarisation bis zum Stillstand.

3. **Die Höhe des Schwellenpotentials ist auch von der Ca^{++}-Konzentration an der Außenseite** abhängig: Hypercalciämie erhöht die Schwelle, vermindert also die Erregbarkeit und Hypocalciämie erniedrigt die Schwelle, erhöht somit die Erregbarkeit. Lokalanaesthetica (Antiarrhythmica) und **Digitalis-Glykoside wirken synergistisch mit Ca^{++}, erhöhen also die Schwelle und vermindern dadurch die Erregbarkeit und führen zur Verlangsamung der Herzfrequenz.**

4. Im Gegensatz zu dem sehr kurzen Aktionspotential im Nerven und in den Skelettmuskelfasern dauert das Aktionspotential im Herzen fast so lange, bis die Kontraktion abgeklungen ist. Während des Aktionspotentials ist die Membran für 200 ms absolut und für weitere 100 ms relativ unerregbar. Diese lange Refraktärzeit schützt das Herz vor dem Tetanus und gewährleistet eine geordnete Erregungsfolge. Rhythmusstörungen können auftreten, wenn die Refraktärphase umgangen oder das Aktionspotential und damit auch die Refraktärzeit verkürzt wird, z. B. infolge beschleunigter Repolarisation durch Störung des Na^+- oder Ca^{++}-Einwärtsstromes während des Plateaus. Ca^{++}, Lokalanesthetica oder Stoffe mit lokalanaesthetischer Wirkung wie Chinidin und Phenytoin wirken dem entgegen, d. h. sie verlängern die Refraktärzeit, und verbessern den Schutz gegen heterotop gebildete Erregungen.

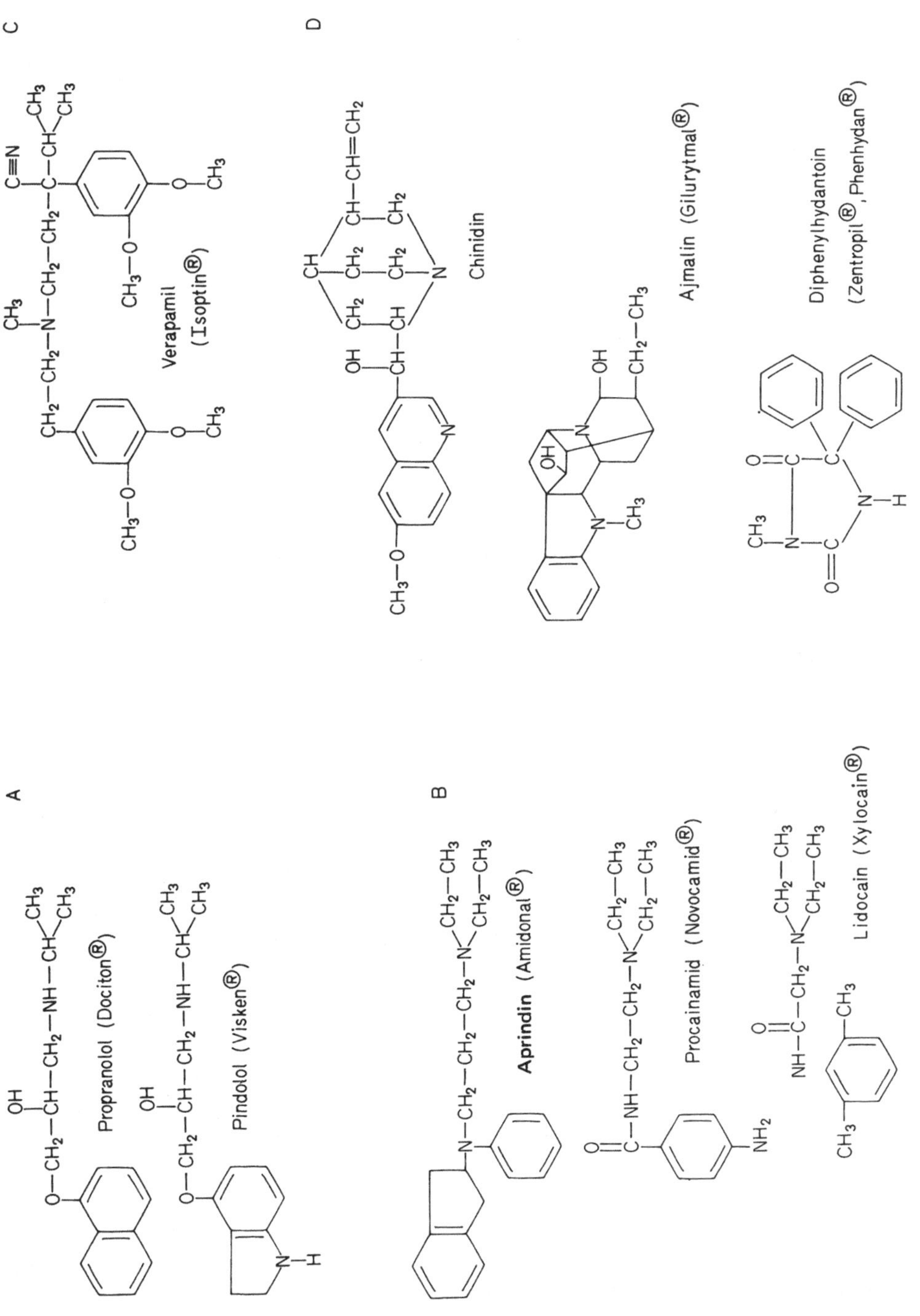

Abb. 20. (A) β-Receptorenblocker (sie tragen die gleiche Seitenkette wie β-Sympathomimetika und haben strukturell Ähnlichkeit mit den Lokalanaesthetica sowie mit Verapamil). (B) Lokalanaesthetica. (C) Ca-Antagonist. (D) Andere Antiarrhythmica (auch diese besitzen lokalanaesthetische Wirkungen, obwohl sie nicht als Lokalanaesthetica verwendet werden und völlig anders strukturiert sind als die unter 1. bis 3. dargestellten Mittel)

1. Sinustachykardie

Diese Rhythmusstörung kann vorkommen bei:

– krankhaft gesteigertem Sympathicotonus,
– krankem Sinusknoten (bei ischämischer Herzkrankheit),
– emotioneller Erregung (Wut, Examen, Lampenfieber),
– Thyreotoxikose,
– Thalliumvergiftung,
– Botulismus.

In allen Fällen sind β-Receptorenblocker prompt wirksam, z. B. 3 x 40 oder 3 x 80 mg Propranolol (Dociton®) oral oder 15 mg Pindolol (Visken®) einmal morgens, reicht für den ganzen Tag.

2. Supraventriculäre paroxysmale Tachycardie

Die paroxysmale supraventriculäre Tachycardie (150–180/min) ist meistens harmlos. Anfälle von kürzerer Dauer bis zu einigen Stunden bedürfen keiner Therapie. Eine Behandlung ist notwendig, wenn die Anfälle tagelang anhalten oder subjektiv unangenehm empfunden werden.

a) Vagusstimulierung

Durch 1/2 Minute schmerzhaften Druck auf die Augen (nicht Hornhaut abschieben oder Linse luxieren) oder Druck auf die Carotisgabel, rechts oder beiderseitig, oder durch Valsalva-Versuch, oder durch Auslösen von Brechreiz können die Anfälle mitunter beendet werden.

Medikamentös kommt zur Vagusstimulation nur der sehr kurz für einige Minuten wirkende Cholinesterasehemmstoff Edrophonium (Tensilon®) in Frage, der in Deutschland nicht im Handel ist.

b) Verapamil (Isoptin®)

5–15 mg Verapamil (Isoptin®) i.v. unter EKG-Kontrolle führt bei 90% der Patienten während der Injektion zum Sinusrhythmus. Die Konversion kann durch gleichzeitige Vagusstimulierung erheblich gefördert werden.

Das Auftreten eines AV-Blockes ist bei der i.v. Injektion von Verapamil nicht mit Sicherheit auszuschließen und manchmal durch kräftigen Schlag auf das Sternum schnell zu beheben. Sonst muß sofort Herzmassage einsetzen. Intrakardial (4. oder 5. Intercostalraum li.) kann 0,1 mg Adrenalin, d. h. 1 ml der 1:10 verdünnten offizinellen Lösung oder 0,5 mg Alupent® gegeben werden, denn zwischen Verapamil und β-Sympathomimetica besteht ein kompetiver Antagonismus.

Verapamil kann aber auch oral gegeben werden, und zwar in der Dosierung von 3 x 80 mg/tgl. Diese Anwendung ist in erster Linie für die Prophylaxe gegen Anfälle von paroxysmaler Tachykardie geeignet, aber gleichzeitig wird der bestehende Anfall schneller beendet. Die orale Anwendung ist die Methode der Wahl, wenn kein EKG zur Verfügung steht und eine Injektion daher nicht in Frage kommt.

α) Wirkungsweise

Verapamil gehört zur Gruppe der sog. Calcium-Antagonisten. Diese Stoffe hemmen den Ca^{++}-Einwärtstransport während des Aktionspotentials. Die Verminderung der Ca^{++}-Ionen-Konzentration in der Zelle führt zu geringerer ATPase-Aktivierung und damit geringerer Energiefreisetzung am contractilen Apparat, so daß die elektromechanische Koppelung schlechter wird und die Kontraktionen abgeschwächt sind (negativ inotrope Wirkung). Darauf beruht auch die Anwendung bei der Angina pectoris.

Ob die lokalanaesthetische und die darauf beruhende antiarrhythmische Wirkung direkt mit dem Ca^{++}-Antagonismus zusammenhängt ist nicht geklärt. Mit der Ca^{++}-antagonistischen Wirkung und Hemmung der elektromechanischen Koppelung können auch die Gefäßerweiterung und der Blutdruckabfall erklärt werden, welche die Grundlagen für die Anwendung bei krisenhaftem Blutdruckanstieg darstellen.

Als Antagonist hilft bei längerem Andauern der Hypotonie 10 mg Effortil® i.m. oder 10 mg Novadral® i.m.

β) Halbwertszeit

Die Halbwertszeit von Verapamil beträgt 1–2 Stunden. Da der Effekt von β-Receptorenblocker potenziert werden kann, dürfen diese nicht früher als nach 20 Stunden (10 Halbwertszeiten) angewendet werden.

γ) Kontraindikationen

— Frischer Myokardinfarkt,
— AV-Überleitungsstörungen,
— manifeste Herzinsuffizienz (vorher digitalisieren).

c) β-Receptorenblocker

β-Blocker sind mit etwa gleichgroßer Zuverlässigkeit wirksam wie Verapamil. Die Dosis beträgt z. B. 1–5 mg Propranolol (Dociton®) i.v. oder 0,1–0,4 mg Pindolol (Visken®) i.v., ebenfalls unter EKG-Kontrolle.

Beachte, daß anders als beim Verapamil bei AV-Block oder Herzstillstand kein β-Sympathomimeticum (Adrenalin, Alupent®) verwendet werden kann, sondern nur Atropin 0,5 mg i.v. oder intrakardial. β-Blocker dürfen nicht unmittelbar vor oder nach Verapamil angewendet werden.

Propranolol und Pindolol werden bei oraler Anwendung gut resorbiert. Propranolol hat eine kurze Halbwertszeit im Blut von 2–3 Stunden, Pindolol eine wesentlich längere von ca. 4–6 Stunden. Da Pindolol außerdem eine große therapeutische Breite hat, ist es möglich, die gesamte Tagesdosis von 15 mg z. B. morgens auf einmal zu geben.

α) Wirkungsweise

— Kompetitiver Antagonismus an den adrenergen β-Receptoren. Dieser Effekt ist für einen Teil der antiarrhythmischen Wirksamkeit verantwortlich, denn über β-Receptoren beschleunigt der Sympathicus die langsame diastolische Depolarisation der Schrittmacherfasern und erhöht dadurch die Frequenz der Erregungswellen in den Schrittmacherzellen.
— Membran-stabilisierende, lokalanaesthetische Wirkung.
— Negativ inotrope Wirkung. Über adrenerge β-Receptoren wird in der Membran das Enzym Adenylcyclase aktiviert und dadurch vermehrt der „second messengers", das cyclische $3',5'$-Adenosinmonophosphat gebildet. Diese Substanz aktiviert durch Phosphorylierung verschiedene Enzyme. Darunter ist auch die Phosphorylase, durch deren Aktivität der Abbau von Glykogen und die Bereitstellung von Glucose zur Energiegewinnung eingeleitet wird.

β) Kontraindikationen

— AV-Überleitungsstörungen,
— manifeste Herzinsuffizienz oder Cor pulmonale (voher digitalisieren),
— Bronchialasthma (β-Blocker können Bronchospasmus auslösen),
— metabolische Acidose.

γ) Besonderheiten einzelner Präparate

Pindolol ist in einer wesentlich geringeren Dosis wirksam als Propranolol, und es wirkt wesentlich länger als Propranol, so daß die gesamte Tagesdosis auf einmal gegeben werden kann.

Beim *Practolol* sind nach Daueranwendung (3 Wochen bis zu mehreren Monaten) *Hyperkeratosen* der Haut, z. T. psoriasisähnlich, z. T. als Hornplatten an Händen und Füßen beschrieben worden. In einer Reihe dieser Fälle trat gleichzeitig Xerophthalmie auf mit *Hornhautulceration* (auch Perforation) und bei einigen zusätzlich *Hörverlust*. Einige Patienten hatten eine sklerosierende Peritonitis, und auch Perikarditis und Pleuritis wurden beschrieben. Das Mittel ist daher vom Markt zurückgezogen worden.

d) Prävention von paroxysmaler Tachykardie

Wie beim Verapamil kann mit oraler Anwendung von β-Blockern für einige Wochen das Auftreten von paroxysmaler Tachycardie verhindert werden: 3 x 20 bis 40 mg Dociton® oder 3 x 5 mg Visken®.

3. Vorhofflimmern (350–600 Schläge/min) und Vorhofflattern (250–300 Schläge/min)

Meistens ist Vorhofflattern und Vorhofflimmern durch eine Vorhofdilatation bei *Mitralfehlern, durch Myokardfibrose* oder durch *Hyperthyreose* bedingt.

Diese Rhythmusstörungen beruhen auf einer multifokalen heterotopen Reizbildung bei inhomogener Erregungsausbreitung im Vorhof. Daher ist es das Ziel der Behandlung, möglichst die Reizbildung in den heterotopen Zentren zu hemmen und dadurch den Sinusrhythmus wiederherzustellen, oder falls dies nicht gelingt, durch Verlängerung der AV-Überleitung die Kammerfrequenz niedrig zu halten.

a) Digoxin

Digitalisierung bewirkt eine Verstärkung und Beschleunigung der systolischen Kontraktionen der Kammern und eine Verlängerung der Refraktärzeit im AV-Knoten und im Hisschen Bündel. Dadurch wird die Frequenz der Kammern gesenkt und die diastolische Füllung sowie die Entleerung in der Systole verbessert, die Herzarbeit wird ökonomischer. Für diese Indikation müssen die Glykoside verhältnismäßig hoch dosiert, d. h. es muß sorgfältig die obere Grenze der Verträglichkeit ausprobiert werden. Vorhofflattern kann durch Digitalis-Glykoside in -flimmern überführt werden, weil Glykoside infolge ihrer vagotropen Wirkung die Refraktärzeit der Vorhofmuskulatur verkürzen. Flattern ist hämodynamisch ungünstiger als Flimmern, wenn eine feste Relation von Vorhof- zu Kammerfrequenz besteht. Durch eine Verbesserung der AV-Überleitung, z. B. bei Sympathicuserregung infolge körperlicher Anstrengung oder psychischer Erregung, kann die Kammerfrequenz sprunghaft ganz erheblich ansteigen, weil nun jede Vorhoferregung übertragen wird und die Kammerfrequenz plötzlich auf über 200 Schläge/min heraufschnellt. Dadurch wird die Herzarbeit sehr unökonomisch und die Perfusion der Organe verschlechtert.

b) Verapamil oder β-Receptorenblocker

Mit 5–10 mg Verapamil i.v. unter EKG-Kontrolle oder mit β-Blockern kann versucht werden, die heterotope Reizbildung zu hemmen und den Sinusrhythmus herzustellen. Auch die orale Anwendung kann erfolgreich sein. Es ist ratsam, zwei Wochen vorher eine Marcumar®-Behandlung einzuleiten. In dieser Zeit werden alte Thromben organisiert und die Bildung frischer Thromben im Vorhof wird verhindert. So kann die Gefahr der Hirnembolie herabgesetzt werden, die zwar bei Vorhofflimmern immer vorhanden ist, sich aber besonders erhöht, wenn die Vorhöfe sich wieder regelgerecht kontrahieren.

Zur vorbeugenden Dauerbehandlung ist für längere Zeit entweder täglich 3 x 80 mg Verapamil oder 3 x 0,2–0,4 g Chinidinsulfat zu empfehlen.

c) Chinidin

Wenn mit Verapamil oder β-Blockern kein Sinusrhythmus zu erzielen ist, gelingt dies manchmal mit *8- bis 10mal* 0,2 g *Chinidinsulfat* im Abstand von zwei Stunden oral. Diese Dosis kann für 3 Tage gegeben werden.

α) Wirkungsweise

— Verlängert die Refraktärzeit;
— erhöht das Schwellenpotential für die Auslösung des Aktionspotentials, den raschen Na$^+$-Einwärtsstrom;
— verlängert die AV-Überleitung durch Hemmung des Na$^+$-Einstroms (geringere Anstiegssteilheit der Spitzenentladung);
— verlangsamt die diastolische Depolarisation in Schrittmacherfasern;
— verschlechtert die Kontraktionskraft des Herzens bei Plasma-Konzentration $> 6\ \mu g/ml$;
— wirkt anticholinergisch, daher ist Vagusreizung z. B. durch Bulbusdruck oder Druck auf Carotisgabel nach Chinidingabe unwirksam.

β) Dosis und Blutspiegel

Der wirksame Blutspiegel liegt zwischen 3 und 6 $\mu g/ml$. Bei höherer Konzentration ist die negativ inotrope Wirkung durch Myokardschädigung zu befürchten. Diese wirksamen Konzentrationen sind meistens durch Gabe von 6mal 0,2 g zu erreichen, aber nicht immer. Sehr selten ist diese Dosis zu niedrig, häufiger ist sie zu hoch, schon die Hälfte, 3mal 0,2 g kann ausreichen. Daher ist die Bestimmung des Blutspiegels ratsam. Die Halbwertszeit beträgt etwa 3 Stunden.

γ) Zeichen der Überdosierung

Zeichen der Überdosierung sind:
— Durchfall, Schwindel, Ohrensausen, Sehstörungen,
— Blutdruckabfall, PQ $> 0,2$ sec, QRS $> 0,125$ sec (häufige EKG-Kontrolle erforderlich),
— Kammertachykardie, Kammerflimmern, Asystolie,
— Myokardschädigung mit heterotoper Reizbildung.

δ) Nebenwirkungen

Allergischer Hautausschlag kommt häufig vor. Allergie-bedingte Hämolyse ist selten. Es kann sogar zur Anaphylaxie kommen, angefangen vom Glottisödem, Bronchospasmus bis zum ausgeprägten Schock. Chinidin gehört auch zu den Stoffen, die auf allergischer oder auf toxischer Grundlage eine Cytopenie des Blutes auslösen können, also zu Agranulocytose, Thrombocytopenie oder aplastischer Anämie führen.

ϵ) Kontraindikationen

Kontraindikationen sind:
— AV-Block,
— Digitalis-Überdosierung,
— frischer Myokardinfarkt,
— bakterielle Endokarditis.

4. Ventriculäre Extrasystolie und Kammertachykardie

Diese Rhythmusstörungen sind stets Ausdruck einer schweren Myokardschädigung, z. B. Myokarditis oder Myokardfibrose. Sie treten insbesondere beim frischen Myokardinfarkt auf und können *Vorboten des tödlichen Kammerflatterns oder Kammerflimmerns* sein. Daher ist jede Kammertachykardie so schnell wie möglich zu beseitigen.

a) Lidocain (Xylocain®)

Beim frischen Myokardinfarkt mit Kammerrhythmusstörungen ist die Gabe von 50–100 mg Lidocain langsam i.v. vor dem Transport ins Krankenhaus dringend zu empfehlen (5 bis 10 ml 1%ige Lösung ohne Adrenalin oder Noradrenalinzusatz). Die therapeutische Wirkung tritt sofort ein, die Erfolgsquote beträgt ca 90%. Eine orale Anwendung von Lidocain kommt wegen der Spaltung in der Leber nicht in Frage. Eventuell können 300 mg i.m. gegeben werden. Die Halbwertszeit im Blut beträgt 1 bis 2 Stunden. Der Effekt hält ca. 1 Stunde an und kann durch i.v. Infusion mit 2 bis 4 mg/min aufrechterhalten werden. Falls bei der Kammertachykardie mit Lidocain kein Erfolg erzielt wird, muß eine Elektrokardioversion durchgeführt werden.

In jedem Falle ist jedoch *nach einer Kammertachykardie eine Langzeittherapie mit Procainamid, Ajmalin, Chinidin, Verapamil oder Aprindin* notwendig.

α) Wirkungsweise

Lidocain erhöht die Reizschwelle für die Auslösung des Spitzenpotentials, es hemmt also die Erregungsbildung und im Gegensatz zu anderen Antiarrhythmica nicht die AV-Überleitung und ist daher bei Vorhofflimmern und Vorhofflattern ungeeignet.

β) Überdosierung

Die Anwendung von Lidocain ist in der Regel gefahrlos. Bei zu hoher Dosis kommt es zum Blutdruckabfall infolge Dilatation der Arteriolen. Durch die zentral erregende Wirkung können generalisierte Krämpfe ausgelöst werden. Als Antikonvulsiva sind 10 mg Valium i.v. oder 0,5 g Hexobarbital (Evipan®) i.v. oder 0,5 g Thiopental (Trapanal®) i.v. geeignet.

(Barbiturate sollten nicht in die Ellenbogenvene gespritzt werden, weil die versehentliche Injektion in die Arterie nicht mit Sicherheit vermieden werden kann und infolge der Endothelschädigung ein Arterienspasmus eintritt, der die Amputation notwendig macht).

b) Procainamid (Novocamid®)

Für die orale Dauertherapie ist Lidocain nicht geeignet, daher wird die Behandlung häufig mit 1 bis 4 g (4 x 1 bis 4 Dragees/Tag) Procainamid (Novocamid®) oral fortgesetzt. Die Resporption ist gut, nach 60 Minuten ist der Maximal-Plasmaspiegel zu erwarten. Die Spaltung in der Leber erfolgt viel langsamer als beim Lidocain, daher kann Procainamid oral gegeben werden und Lidocain nicht. Die Halbwertszeit im Blut beträgt auch nur

2,5 bis 4,5 Stunden, so daß die Wirkungsdauer nicht immer ausreicht, um die Nachtstunden zu überbrücken.

α) Wirkungsweise

Procainamid wirkt so wie Lidocain, aber zusätzlich hat es eine chinidinartige Wirkung, d. h. es verlängert der Refraktärzeit und größere Dosen blockieren die Überleitung und setzen die Kontraktionskraft herab. Wie beim Chinidin kommt es zur Verbreiterung von QRS und zur Verlängerung von PQ.

Procainamid greift bevorzugt am Ventrikel an, weniger am Vorhof. Bei i.v. Injektion kann der Blutdruck stark abfallen, daher ist es für die parenterale Anwendung nicht geeignet. Procainamid führt bei der Daueranwendung mitunter zu rheumatoider Arthritis oder sogar zum Lupus erythematodes dissiminatus, die nach Absetzen in Wochen oder Monaten abklingen. Dennoch ist diese Nebenwirkung ein so erheblicher Nachteil, daß Procainamid nur selten eingesetzt wird, zumal auch die kurze Wirkungsdauer sehr ins Gewicht fällt.

c) Ajmalin (Gilurytmal®) und Prajmalin (Neo-Gilurytmal®)

Wenn Xylocain nicht ausreichend wirksam ist, kann Ajmalin, ein Nebenalkaloid aus Rauwolfia serpentina, angewendet werden. 2 ml = 50 mg i.m. oder i.v. werden mehrfach im Abstand von mehreren Stunden unter EKG-Kontrolle injiziert. Bei oraler Gabe wird Ajmalin schlecht und unzuverlässig resorbiert. Meistens werden 3–4 x 1 Tablette à 20 mg von Neo-Gilurytmal® verwendet. Neo-Gilurytmal® ist das mit einem Propylrest substituierte Ajmalin, das wesentlich besser resorbiert wird.

α) Wirkungsweise

Die Wirkungen von Ajmalin entsprechen etwa denen des Chinidins.

β) Kontraindikationen

– Überleitungsstörungen,
– Adams-Stokes-Anfälle,
– manifeste Herzinsuffizienz (vorher digitalisieren),
– Autoimmunkrankheiten.

d) Phenytoin (Zentropil®, Epanutin®, Phenhydan®)

α) Wirkungsweise

Phenytoin, eigentlich ein Antiepilepticum, wird vor allem bei Digitalis-induzierten Rhythmusstörungen eingesetzt, falls in solchen Fällen das Absetzen des Glykosids nicht ausreichen sollte, denn Phenytoin steigert die Reaktion, die durch Digitalis gehemmt wird, nämlich den Auswärtsstrom von Na^+ und den Einwärtsstrom von K^+. Die durch Digitalis blockierte Membran-ATPase wird durch Phenytoin aktiviert. Daher ist die Spezifität der Wirkung bei der Digitalisüberdosierung zu verstehen. Der Vorteil gegenüber Chinidin oder Procainamid ist auch darin zu sehen, daß Phenytoin die Erregungsleitung nicht blockiert und die bei der Digitalisintoxikation vorliegende Verlängerung der PQ-Zeit nicht verstärkt. Eine Herabsetzung der Erregungsleitung tritt erst bei toxischen Dosen von Phenytoin auf.

β) Indikation

Bei supraventriculären Arrhythmien ist Phenytoin unwirksam, bei Kammerextrasystolie ist es den anderen Mitteln unterlegen, so daß die Digitalisintoxikation das Hauptindikationsgebiet darstellt.

γ) Dosierung

Man gibt gewöhnlich 100 mg i.v. und wiederholt diese Injektion nach 5 bis 10 Minuten mehrmals, bis der Erfolg eintritt. Mehr als 500 mg sollten im Laufe von 2 Stunden nicht gegeben werden und die i.v. Tagesdosis sollte nicht mehr als 10 mg/kg KG betragen. Man geht dann auf eine orale Erhaltungstherapie über mit 4 x 100 mg. Der wirksame Blutspiegel liegt zwischen 10 und 20 μg/ml. In Fällen, in denen es auf eine zuverlässige Wirkung ankommt, muß der Blutspiegel bestimmt und die Dosierung danach eingestellt werden. Unterhalb 10 μg/ml ist keine Wirkung zu erwarten, oberhalb 20 μg/ml treten Nebenwirkungen auf. Die Halbwertszeit im Blut beträgt 15–35 Stunden und ist individuell stark variierend.

δ) Nebenwirkungen

Die bei der Dauertherapie auftretenden Nebenwirkungen, Gingivahyperplasie, Hirsutismus, Osteomalacie und megalocytäre Anämie, spielen hier keine Rolle, weil nur eine kurzfristige Anwendung während der akuten Phase der Digitalisintoxikation in Frage kommt.

Dabei stehen Ataxie, Nystagmus, Schwindel und Sehstörungen als zentral ausgelöste, und Blutdruckabfall oder Herzstillstand bei zu rascher i.v. Injektion als peripher ausgelöste Symptome im Vordergrund.

Durch Hemmung der Insulinabgabe aus den β-Zellen kann es zur Hyperglykämie und Glucosurie kommen.

Allergische Reaktionen sind nicht selten, sie können sich ausnahmsweise auch als lebensgefährliches Stevens-Johnson-Syndrom oder als Lupus erythematodes äußern.

Agranulocytose, Thrombocytopenie oder aplastische Anämie kommen vor.

Hierbei handelt es sich um ein neues Antiarrhythmicum, das in manchen Fällen, vor allem bei Kammerarrhythmien, noch wirksam ist, wenn andere Mittel versagen. Aprindin hat verglichen mit Chinidin oder Procainamid eine lange Halbwertszeit im Blut von 20 Stunden. Daher braucht pro Tag nur eine Dosis von 50—150 mg gegeben zu werden.

— Die parenterale Gabe darf nur in der Klinik erfolgen.

Die Wirkungsweise entspricht der anderer Lokalanaesthetica, und es kommen etwa die gleichen Nebenwirkungen vor, wie Tremor, Schwindel, bei höheren Dosen auch Seh- und Sprachstörungen, Schlaflosigkeit, Ataxie und sogar Krämpfe. In den ersten Tagen können psychische Veränderungen, vorwiegend euphorischer Prägung, auftreten, die im Laufe von 2 Wochen abklingen. Am Herzen kann es zu verlängerter Überleitung und zum AV-Block kommen. Überleitungsstörungen stellen eine Kontraindikation dar.

Während der Behandlung mit Aprindin dürfen keine größeren Eingriffe in Lokalanaesthesie vorgenommen werden, weil sich die Effekte von Aprindin und von Lokalanaesthetica addieren.

Aprindin kann zur *Agranulocytose* führen. Meistens trat sie bisher in den ersten Wochen auf. Sie entwickelt sich nicht schlagartig und ist daher durch ständige Blutbildkontrollen, anfänglich wöchentlich, später in größeren Abständen, zu entdecken. Die Agranulocytose bildet sich nach Absetzen zurück, vorausgesetzt, daß sie rechtzeitig erkannt wird.

Außerdem ist das Auftreten einer hepatitisähnlichen Leberschädigung beschrieben worden, die nach Absetzen rasch reversibel ist.

5. Kammerflattern, Kammerflimmern, Asystolie

Bei diesen Zuständen ist die sofortige Herzmassage und künstliche Beatmung durchzuführen und keine Zeit zu verlieren mit untauglichen medikamentösen Maßnahmen. Wenn möglich, ist die elektrische Kardioversion vorzuziehen.

6. Störungen der Erregungsleitung

Bei anhaltender Bradykardie infolge Kammereigenrhythmus mit ungenügendem Herzzeitvolumen, bei Adams-Stokes-Anfällen und bei fortgeschrittenem AV-Block ist die Behandlung mit β-Sympathomimetica oder Atropin zur Verbesserung der Überleitung zu unzuverlässig und daher ein elektrischer Schrittmacher angezeigt.

Ein Schenkelblock bedarf keiner speziellen Therapie, weil das geringfügige Nachhinken einer Kammer keine hämodynamischen Auswirkungen hat.

Literatur

Barth, N., Muscholl, E.: The effects of the Tricyclic Antidepressants Desipramine, Doxepin and Iprindole on the Isolated Perfused Rabbit Heart. Naunyn-Schmiedeberg's Arch. Pharmacol. *284*, 215 (1974).

Barth, N., Manns, M., Muscholl, E.: Arrhythmias and Inhibition of Noradrenaline Uptake Caused by Tricyclic Antidepressants and Chlorpromazine on the Isolated Perfused Rabbit Heart. Naunyn-Schmiedeberg's Arch. Pharmacol. *288*, 215 (1975).

Barth, N., Muscholl, E.: Die Rolle adrenerger Mechanismen bei der Entstehung von Arrhythmien nach Einnahme trizyklischer Antidepressiva. Dtsch. med. Wschr. *101*, 88 (1976).

Bass, O., Friedemann, M.: Ein Beitrag zum antiarrhythmischen Wirkungsmechanismus von Verapamil (Isoptin®). Schweiz. med. Wschr. *101*, 792 (1971).

Bigger, J.T., Schmidt, D.H., Kutt, H.: Relationship between the plasma level of Diphenylhydantoin sodium and its cardiac antiarrhythmic effects. Circulation *38*, 363 (1968).

Brandes, J.W., Schmitz-Moormann, P., Lehmann, F.-G., Martini, G.A.: Gelbsucht nach Aprindin. Dtsch. med. Wschr. *101*, 111 (1976).

Breithardt, G., Seipel, L.: Schwere Nebenwirkungen bei Kombination von Aprindin und Lokalanaesthetika. Dtsch. med. Wschr. *101*, 387 (1976).

Bussmann, W.-D., Müller, E., Kaltenbach, M.: Wirkung von Prajmaliumbitartrat auf die ventrikuläre Dauerextrasystolie im Vergleich mit Procainamid. Dtsch. med. Wschr. *101*, 228 (1976).

Collaborative Group, Phenytoin after recovery from Myocardial infarction. Lancet (1971) II, 1055–1057.

Dolder, A., Halter, J., Nager, F.: Schrittmacherimplantation bei bradykarder Herzinsuffizienz. Dtsch. med. Wschr. *100*, 2070 (1975).

Dreifus, L.S., Watanabe, Y.: Current status of Phenytoin (Diphenylhydantoin). Am. Heart J. *80*, 709 (1970).

Gerlach, D., Lüllmann, H., Schaefer, J.: Besondere Problematik antiarrhythmischer Therapie am Beispiel einer tachykarden Herzrhythmusstörung mit atrioventrikulärer Dissoziation. Dtsch. med. Wschr. *100*, 1810 (1975).

Haas, H., Busch, E.: Vergleichende Untersuchungen der Wirkung von α-Isopropyl-α-[(N-methyl-N-homoveratryl)-γ-aminopropyl]-3,4-dimethoxyphenylacetonitril, seiner Derivate sowie einiger anderer Coronardilatatoren und β-Rezeptor-affiner Substanzen. Arzneimittelforschung *17*, 257 (1967).

Medical Letter: Prophylactic use of Lidocaine in myocardial infarction *18*, Nr. 1, 1 (1976).

Medical Letter: Treatment of Cardiac Arrhythmias. *16*, Nr. 25, 101 (1974).

Schley, G.: Zur Pathophysiologie des Kammerflimmerns. Dtsch. med. Wschr. *100*, 771 (1975).

Schwartz, M.L., Webb, N.C., Covino, B. G., Finck, E.M., Haider, B.: Comparative Antiarrhythmic Effects of i.v. Administered Lidocaine and Procainamide and Orally Administered Quinidine. Am. J. Cardiol. *26*, 520 (1970).

Seipel, L., Breithardt, G., Loogen, F.: Therapie des Sinusknotensyndroms. Dtsch. med. Wschr. *101*, 176 (1976).

Singh, B.N., Vaughan Williams, E.M.,: A fourth class of antidysrhythmic action? Effect of Verapamil on Ouabain toxicity, on atrial and ventricular intracellular potentials, and on other features of cardiac function. Cardiovasc. Res. *6*, 109 (1972).

Theisen, K., Jahrmärker, H.: Re-entry-Mechanismus ventrikulärer Tachykardien bei inhomogener Repolarisation. Dtsch. med. Wschr. *100*, 1141 (1975).

Ueda, C.T., Hirschfeld, D.S., Scheinmann, M.M., Rowland, M., Williamson, B.J., Dzindzio, B.S.: Disposition kinetics of Quinidine. Clin. Pharmacol. Ther. *19*, 30 (1976).

Gesichertes in der Therapie der chronischen arteriellen peripheren Durchblutungsstörungen

U. Abshagen

I. Ätiologie und Pathogenese

Mehr als 90% der organisch bedingten Gefäßleiden beruhen auf degenerativen Veränderungen der Arterienwand, die im Zusammenwirken mit thrombotischen Ereignissen das Bild der Arteriosklerose ausmachen. Ätiologie und Pathogenese der Arteriosklerose sind bisher nicht vollständig aufgeklärt, so daß ein arzneitherapeutisches Konzept zur Vorbeugung oder zur Beseitigung der Gefäßveränderungen bisher nicht bzw. nur unzureichend entwickelt werden konnte.

Aus prospektiven Studien ließen sich in den letzten Jahren Unterschiede in der Epidemiologie der cerebralen, der coronaren und der peripheren Durchblutungsstörungen erkennen. Als ätiologisch gesicherte Risikofaktoren für die beschleunigte Entwicklung der Arteriosklerose in den Arterien der unteren Extremitäten gelten der Diabetes mellitus, die Hypertonie und das Zigarettenrauchen (Abb. 21). Die Rolle der Hyperlipidämie ist hierbei noch fraglich, anders als bei den Coronararterien, wo die Hypercholesterinämie als gesicherter Risikofaktor erkannt wurde. Übergewicht, sofern es nicht mit Diabetes oder Hypertonie vergesellschaftet ist, scheint für die peripheren Arterien kein Risikofaktor zu sein. Bei den Cerebralgefäßen gelten Hypertonie und Diabetes mellitus als gesicherte Risikofaktoren, nicht dagegen Zigarettenrauchen und Hyperlipoproteinämien. Die Rolle hormoneller Faktoren und der Streß sind noch Gegenstand der Diskussion.

Epidemiologisch gesicherte Risikofaktoren bei:	
peripheren	zentralen Durchblutungsstörungen
Diabetes mellitus	Hypertonie
Hypertonie	Diabetes mellitus
Zigarettenrauchen	–

Abb. 21

II. Pathophysiologische Mechanismen

Die klinischen Auswirkungen eines Arterienverschlusses hängen bekanntlich von der Geschwindigkeit seiner Entwicklung ab. Wir befassen uns hier nur mit den chronischen Durchblutungsstörungen und deren medikamentöser Behandlung.

Chronische arterielle Durchblutungsstörungen sind charakterisiert durch hämodynamisch wirksame Stenosierungen, d. h. Einengungen des Gefäßquerschnittes um mehr als 70 bis 80%. Es kann sich aber auch um vollständige Gefäßverschlüsse handeln, die durch Kollateralen überbrückt sind.

Der Abfall des poststenotischen arteriellen Mitteldruckes ist dabei im wesentlichen eine Funktion des kollateralen Widerstandes. Dieser wird bei gegebener Zahl, Weite und Länge der Kollateralen in Organen mit hoher Eigenregulation, z. B. in der Muskulatur, weitgehend dem Bedarf entsprechend spontan variiert. Als Regulative dienen dabei druckabhängige Mechanismen — sog. Bayliss-Effekt- und Nutritionsreflexe, die über eine bei Sauerstoffmangel entstehende Anhäufung saurer Stoffwechselprodukte zu einer maximalen Vasodilatation führen können. Im Gegensatz dazu verfügt die Haut nur über beschränkte Autoregulationsmechanismen und wird hinsichtlich ihrer Durchblutung mehr von nervalen Einflüssen, insbesondere vom Sympathicotonus, beeinflußt. In erster Linie hängt das Schicksal eines poststenotischen Versorgungsgebietes jedoch von Anzahl und Beschaffenheit der verfügbaren Kollateralen ab. Der adäquate Reiz zur Kollateralenentwicklung ist dabei die Blutstromgeschwindigkeit, genauer, vermutlich die hiervon abhängigen auf die Gefäßwand treffenden Scherkräfte.

III. Therapeutisches Ziel

Das therapeutische Ziel in der Behandlung peripherer arterieller Durchblutungsstörungen ist es, das poststenotische Areal ausreichend mit Blut zu versorgen. Dies kann entweder durch Erhöhung der Durchblutung oder durch Senkung des Sauerstoff- und Nährstoffbedarfs erreicht werden. Die Erhöhung des Blutangebotes wäre möglich durch eine Steigerung der Blutstromgeschwindigkeit, die zur Induktion des Kollateralen-Wachstums führen soll. Als Ansatzpunkte kommen nach dem Hagen-Poiseulleschen Gesetz in Frage:

$$I = \frac{\pi\, r^4}{8\eta l}\, \Delta p$$

I:	Stromstärke (V/t)
r:	Radius
Δp:	Druckdifferenz
l:	Länge
η	Viscosität

Abb. 22. Hagen-Poiseullesches Gesetz

Die Zunahme des Gefäßradius r, wovon rein rechnerisch der stärkste Effekt erwartet werden sollte, die Vergrößerung des prä-poststenotischen Druckgradienten Δp und die Verminderung der Viscosität η des Blutes. Die Länge der Stenose bzw. der Kollateralen l ist dagegen einer konservativen Beeinflussung entzogen.

IV. Therapeutische Prinzipien

1. Senkung der Viscosität

Die Viscosität des Blutes ist abhängig von Quantität und Qualität seiner corpusculären und plasmatischen Bestandteile sowie deren Relation zueinander, im einzelnen also vom Hämatokrit, den Bluteiweißen — insbesondere dem Fibrinogengehalt — und dem Formverhalten der roten Blutkörperchen und der Blutplättchen.

Eine Senkung der Viscosität ist prinzipiell durch jede zur Hämodilution führende Maßnahme möglich. Gegenüber einfachen Elektrolytlösungen hat die Infusion nieder-

Angriffspunkt	Medikamente	Blutdruckverhalten bei suffizientem Herzen
an der glatten Muskelzelle	Papaverin	↓
	ATP	
	z. B. Triadenyl®	i. a. → i. v. ↓
	Nucleosid-Nucleotid-Gemische	i.a. → i. v. ↓
	z. B. Laevadosin®	
	Nicotinsäurepräparate	↓
	z. B. Ronicol®, Niconacid® usw.	
	Butalaminhydrochlorid	→
	z. B. Adrevil®	
	Naftidrofuryl	→
	z. B. Dusodril®	
	Kälberblutextrakt	→
	z. B. Actihaemyl®	
an der Gefäß-innervation	α-Rezeptorenblocker	↓(↑)
	z. B. Regitin®, Priscol® usw.	
	β-Rezeptorenstimulantien	↓(↑)
	z. B. Vasculat®, Dilatol® usw.	
	Reserpin	↓
	z. B. Serpasil®	
	Raubasin	→
	z. B. Lamuran®	
am Gefäßinhalt	Dextrane	↑
	z. B. Rheomacrodex®	
	Pentoxifyllin	→
	z. B. Trental®	
	Defibrinogenierung	→
	z. B. Arwin®	
	z. B. Streptase®	
	Antikoagulantien	
	Coumarinderivate: z. B. Marcumar®	→
	Thrombocytenaggregationshemmer:	→
	z. B. Colfarit®, Persantin®	

Abb. 23

molekularer Dextrane (Rheomacrodex®) den Vorteil einer intensiveren und längeren Wirkungsdauer, der jedoch mit einer Volumenbelastung des Kreislaufs erkauft wird. Hierdurch verbietet sich die Anwendung dieses Prinzips weitgehend bei Herzinsuffizienz, Hypertonie und Niereninsuffizienz — also Leiden, die häufig bei einer generalisierten Arteriosklerose anzutreffen sind.

Eine Viscositätsabnahme über eine Senkung des Plasma-Fibrinogenspiegels kann ferner durch subcutane Injektionen eines fibrinogenspaltenden Enzyms aus den Drüsensekreten einer malaysischen Grubenotter erzielt werden (Arwin®). Diese Therapie ist jedoch an exakte tägliche Fibrinogenbestimmungen gebunden, somit in der Praxis kaum durchführbar und in letzter Zeit zunehmend mit Komplikationen behaftet. In praxi durchführbar ist dagegen der Versuch einer Viscositätssenkung mit Pentoxifyllin (Trental®), das in vitro in hyperosmolarem Milieu eine erhöhte Verformbarkeit der roten Blutkörperchen, vermutlich infolge Erhöhung ihres Gehaltes an cyclischem AMP bewirkt. Diese Eigenschaft könnte für die Mikrozirkulation in minderdurchbluteten Arealen von Bedeutung sein, wo bei Hypoxie hyperosmolare, saure Verhältnisse anzutreffen sind. Es erscheint allerdings fraglich, ob die bei den in-vitro-Untersuchungen verwendeten Bedingungen für in vivo-Verhältnisse repräsentativ sind. Dennoch ist nach klinischen Studien eine gewisse therapeutische Wirksamkeit der Substanz anzunehmen, die sich nach Doppelblindstudien an Parametern wie Gehstrecke, Hyperämiezeit, Hauttemperatur, Ruheschmerz oder Paraesthesien ablesen läßt. Ob dies durch die rheologischen Effekte der Substanz bedingt ist, ist ungeklärt. Rein rechnerisch wird sich jedenfalls die durch Senkung der Viscosität entsprechend dem Hagen-Poiseulleschen Gesetz erzielbare rheologische Wirkung in bescheidenen Grenzen halten.

Der Vollständigkeit halber sei schließlich auf die Hemmung der Thrombocyten-Adhaesivität durch Acetylsalicylsäure (Colfarit®), Dipyridamol (Persantin®) und andere Stoffe hingewiesen, da die Bildung von Mikrowandthromben aus Plättchenaggregaten bei der Entstehung der Arteriosklerose eine wichtige Rolle spielt. Eine Wertung dieser Therapie erfolgt an anderer Stelle. Auf eine systemische Antikoagulation wird später noch eingegangen.

2. Erhöhung des prästenotischen Druckes

Da die Höhe des prä-poststenotischen Druckgradienten vornehmlich vom poststenotischen Widerstand abhängt, sind Maßnahmen zur Erhöhung des Systemdruckes durch Gabe z. B. von Sympathicomimetica, wie Depot-Novadral® o. ä., oder von Mineralocorticoiden, z. B. Astonin®-H, ohne Bedeutung und scheiden als Behandlungsprinzipien weitgehend aus. Dagegen ist die Konstanthaltung des arteriellen Systemdruckes bei gleichzeitiger Gabe von vasodilatierenden Substanzen unabdingbare Voraussetzung für deren etwaigen therapeutischen Erfolg. In all den Fällen, wo eine der peripheren Vasodilatation adäquate Steigerung des Herzzeitvolumens zur Konstanthaltung des prästenotischen Druckes nicht möglich ist, bedeutet dies daher die Forderung zur Digitalisierung.

3. Senkung des poststenotischen Druckes

Da der Gefäßradius in der 4. Potenz in die Poiseullesche Gleichung eingeht, war es naheliegend, durch gefäßerweiternde Mittel den prä-poststenotischen Druckgradienten zu erhöhen und damit die Blutstromgeschwindigkeit zu beschleunigen. Das Problem dieser
Therapie liegt dabei weitgehend in der Selektivität der erzeugten Vasodilatation. Eine
systematische Vasodilatation birgt nämlich die Gefahr der vermehrten Durchblutung gesunder,
reagibler Gefäßprovinzen auf Kosten der poststenotischen Areale. Von daher verbietet
sich der systemische Einsatz vieler Substanzen, z. B. des an der glatten Muskelzelle angreifenden Papaverins und seiner Derivate oder der α-sympathicolytischen Stoffe, wie
Regitin®, Priscol®, Ilidar®, sowie der β-sympathicomimetischen Stoffe, wie Vasculat®
oder Dilatol®. Sämtliche können zu einem mehr oder minder ausgeprägten Abfall des
Systemdruckes und damit zur Verkleinerung des prä-poststenotischen Druckgradienten
führen. Dagegen vermag nach systemischer Gabe anderer vasoaktiver Präparate, wie z. B.
von Naftidrofuryl (Dusodril®), Butalaminhydrochlorid (Adrevil®), dem Rauwolfia-
Nebenalkaloid Raubasin (Lamuran®) oder des Kälberblutextraktes Actihaemyl® in üb-
licher Dosierung ein suffizientes Herz über eine Steigerung des Herzzeitvolumens zumindest ein Absinken des Systemdruckes zu verhindern. Das aufgrund theoretischer Überlegungen gefürchtete Steal-Phänomen, d. h. eine Minder- statt Mehrdurchblutung im poststenotischen Bereich durch generalisierte Vasodilatation mit Abfall des Systemdruckes,
scheint bei diesen Präparaten seltener zu sein als zunächst befürchtet, wenngleich in
Einzelfällen immer damit gerechnet werden muß. Wenn auch das therapeutische Risiko
dieser Substanzen gering zu sein scheint, steht jedoch der zweifelsfreie Nachweis ihres
Nutzens trotz zahlreicher Mitteilungen bis heute aus.

Das Problem der poststenotischen Selektivität der Vasodilatation glaubte man durch
direkte Applikation in die Versorgungsarterie der minderdurchbluteten Extremität lösen
zu können. Die hierbei infundierten vasodilatierenden Substanzen sollen eine so kurze
biologische Halbwertszeit aufweisen, daß sie bereits während der arteriellen Perfusion der
Extremität abgebaut und in nicht mehr aktiver Form in den Systemkreislauf zurückge-
langen. Derartige Pharmaka sind z. B. ATP (Triadenyl®) oder das Nucleosid-Nucleotid-
Gemisch Laevadosin®. Schon wegen der Applikationsart dürfte diese Therapieform für
die Praxis aber kaum eine Bedeutung haben. Zudem ist selbst hierbei eine Blutverteilung
zu Gunsten der noch relativ gut versorgten poststenotischen Areale und zu Ungunsten der
schlecht durchbluteten „letzten Wiesen" zu befürchten. Letztere haben ja aufgrund
nutritiver Reflexe ihr Gefäßbett schon maximal weit gestellt, während erstere dies erst
unter dem Reiz des Vasodilatans tun. Bei dem erzwungenen poststenotischen Druckabfall
kann dies zur Umleitung des Blutes in die weniger gefährdeten Regionen führen. Daraus
geht hervor, daß es kaum möglich sein dürfte, schlecht versorgte Gebiete mit Hilfe von
solchen Vasodilatantien besser zu durchbluten, die auf alle poststenotischen Gefäße gleichartig wirken. Eine gewisse selektive Mehrdurchblutung scheint dagegen im Bereich der
acralen Hautbezirke möglich, die, wie eingangs erwähnt, weniger einer Autoregulation als
vielmehr sympathischen vasoconstrictorischen Impulsen unterliegen. Hier vermag eine
medikamentöse (z. B. Raubasin) oder operative Sympathicolyse eine halbwegs selektive
Dilatation zu erzielen. Die durch Nicotinsäurepräparate (Niconacid®, Ronicol®,
Complamin® usw.) bewirkte Mehrdurchblutung von Hautgefäßen ist dagegen zum einen
wegen ihrer kurzen Dauer nur von beschränktem Wert und verbietet sich zum anderen
durch die immer wieder beobachteten schweren Abfälle des Systemdruckes.

4. Senkung des Sauerstoffbedarfes

Im Gegensatz zu den teilweise ungelösten Problemen der Selektivität der erwünschten
Mehrdurchblutung unter dem Einfluß von Vasodilatantien verspricht die aktive Übungs-
behandlung eine physiologischere Regulation. Der Wert der aktiven physikalischen
Therapie ist durch viele Untersuchungen eindrucksvoll belegt. Allerdings scheint dem
positiven Effekt nicht, wie ursprünglich angenommen, eine Dilatation der Kollateralen zu
Grunde zu liegen. Vielmehr kommt es zu einer besseren Durchblutung schlecht versorgter
Areale durch eine günstigere poststenotische Blutverteilung. Trainierte Muskeln vermögen
nämlich über Adaptationsmechanismen ihren Wirkungsgrad zu steigern, d. h. ihren Sauerstoffbedarf bei gleicher Leistung zu senken. Bei gleichbleibendem Blutangebot steht somit
relativ mehr für die „letzten Wiesen" zur Verfügung. Zur Verminderung des Bedarfes trägt
außerdem die Erlernung einer ökonomischeren Gehweise während des Trainings bei.

Es sei an dieser Stelle nur angefügt, daß offenbar mittlerweile auch der Industrie klar
geworden ist, daß eine wirksame Therapie chronischer arterieller Durchblutungsstörungen
kaum über eine Steigerung des Blutangebotes zu erreichen ist — sofern man von den bescheidenen Möglichkeiten durch Senkung der Viscosität absieht —, sondern, ähnlich wie
bei der Therapie der Angina pectoris, die Senkung des Sauerstoffbedarfes zum Ziele haben
muß. Angesichts der Problematik einer ungezielten Vasodilatation hat sich die Werbung
denn auch erstaunlich schnell auf diesen Tatbestand eingestellt, und so werden viele der
ursprünglich als Vasodilatantien angepriesenen Produkte jetzt als „Stoffwechselaktiva-
toren" u. ä. bezeichnet. Die therapeutische Relevanz der einzelnen beschriebenen Stoff-
wechseleffekte ist z. Z. jedoch noch weitgehend unklar und spekulativ.

V. Kriterien zur Beurteilung des therapeutischen Erfolges

Nach der Darstellung der therapeutischen Prinzipien soll kurz auf die Kriterien der Beurteilung des therapeutischen Erfolges eingegangen werden. Der Nachweis einer pharmakodynamischen Wirksamkeit der besprochenen Medikamente kann mit verschiedenen
Methoden, wie Oscillographie, Plethysmographie, Thermographie, Rheographie, Ultra-
schall-Doppler-Verfahren, Isotopen-Clearance, Bestimmung metabolischer Größen, z. B.
$AVDO_2$ oder des Lactat-Pyruvatquotienten etc., erbracht werden. Auf eine Methoden-
kritik muß an dieser Stelle verzichtet werden. Bei allen obengenannten Pharmaka sind mit
einer oder mehreren dieser Methoden positive Resultate berichtet worden. Dies besagt jedoch nur wenig über den tatsächlichen therapeutischen Wert. Entscheidend sind Ergebnisse
randomisierter Doppelblindstudien, die klinische Kriterien, wie Verlängerung der Gehstrecke, Verschwinden trophischer Störungen und Ähnliches unter definierten Eingangs-
und Ausgangsbedingungen zum Bewertungsmaßstab haben.

VI. Therapieempfehlungen

Eine auf dieser Grundlage basierende Empfehlung für eine konservative Therapie der
chronischen peripheren arteriellen Durchblutungsstörungen hat nach den Stadien dieser

Stadium I	Stadium II	Stadium III	Stadium IV
	Ambulant		Stationär
		Behandlung von Risikofaktoren	
	Aktive Bewegungstherapie	–	–
	Viscositätssenkung	Viscositätssenkung	Viscositätssenkung
	Antikoagulantien	Vasodilatantien	Vasodilatantien
		i. a. Infusion kurz- wirkender Vasodilat.	i. a. Infusion kurz- wirkender Vasodilat.
	Vasodilatantien (Digitalisierung)	(Digitalisierung)	(Digitalisierung)
	OP-Indikation?	OP-Indikation?	Sympathicolytica zur Verbesserung der Hautdurchblutung Lokalbehandlung der Gangrän OP-Indikation?

Abb. 24. Therapeutische Prinzipien bei chronischen peripheren arteriellen Durchblutungsstörungen

Erkrankung differenziert zu erfolgen. Für alle Stadien gilt als Basis die Ausschaltung von Risikofaktoren, wobei der Erfolg im Beginn der Erkrankung verständlicherweise wesentlich höher zu veranschlagen ist als bei fortgeschrittenem Leiden. Im symptomlosen Stadium I nach Fontaine ist die Therapie der Wahl die aktive Bewegungstherapie. Auch im Stadium II, der Claudicatio intermittens, steht die aktive Bewegungstherapie unbestritten an erster Stelle. Sie kann je nach Verschlußtyp unterschiedlich durchgeführt werden, wobei in der Regel täglich zweimal 15 bis 20 Minuten trainiert werden soll. Die Trainingsintensität sollte bis dicht unter die Schmerzschwelle führen, diese keinesfalls erreichen. Dazu ist allerdings ein wöchentliches oder zweiwöchentliches Austesten der individuellen Belastungsgrenze erforderlich. Wichtig ist das kontinuierliche Training, da bei Unterbrechung der Erfolg innerhalb kurzer Zeit rapide wieder abnimmt. Eine wichtige ärztliche Aufgabe besteht daher in der richtigen Anleitung und permanenten Motivation des Patienten.

Kann eine Bewegungstherapie nicht durchgeführt werden, z. B. bei Bestehen von Kontraindikationen, kommt als weiteres therapeutisches Prinzip der Versuch einer Viscositätssenkung, z. B. mit Pentoxifyllin, in Betracht. Bei rasch progredientem Krankheitsverlauf, der den Verdacht rezidivierender thrombotischer Ereignisse nahelegt, gehört eine Antikoagulation mit Cumarinpräparaten zu den gesicherten pharmakotherapeutischen Prinzipien. Die Progredienz der obliterierenden Arteriosklerose wird unter dieser Behandlung vermindert, und vollständige Verschlüsse bereits stenosierter Arterien treten seltener auf als ohne Antikoagulantien. Die notwendige Langzeitbehandlung scheitert allerdings häufig an gleichzeitig bestehenden Kontraindikationen, unzuverlässiger Medikamenteneinnahme oder unzureichender Therapiekontrolle.

Von den vasoaktiven Substanzen können allenfalls solche angewendet werden, die nicht zum Absinken des Systemdruckes führen – wenngleich ihr therapeutischer Nutzen nicht als gesichert bezeichnet werden kann. Bei Bestehen manifester oder latenter Herzinsuffizienz muß digitalisiert werden. Führt die durch Vasodilatation erzwungene hyperdyname Herzkreislauf-Gegenregulation zu pectanginösen Beschwerden oder treten unter der Therapie Schmerzen in der erkrankten Extremität auf, die als Ausdruck eines Steal-Phänomens gedeutet werden müssen, muß die Therapie abgesetzt werden.

Stadium III (Ruheschmerz) und Stadium IV (Gangrän) bedürfen klinischer Behandlung. Eine aktive Bewegungstherapie ist hier weitgehend kontraindiziert. Medikamentös kann unter strikter Beachtung etwaiger Nebenwirkungen ein Versuch mit intraarteriellen Infusionen von kurz wirkenden Vasodilatantien gemacht werden. Außerdem kommt die Senkung der Blutviscosität durch Infusionen mit niedermolekularen Dextranen, sofern keine Kontraindikationen bestehen, oder mittels Pentoxifyllin in Frage. Im Stadium IV gesellt sich dazu natürlich noch die lokale Behandlung der trophischen Störungen. Bei rasch progredientem Stadium II, immer bei dem Stadium III oder IV, ist die Operationsindikation zu erwägen.

Insgesamt steht bei der Betrachtung des Therapieschemas für den Arzt in der ambulanten Praxis zahlenmäßig also bei weitem die Bekämpfung der Risikofaktoren und die aktive Bewegungstherapie im Vordergrund. Dies kontrastiert allerdings scharf mit den tatsächlichen Verhältnissen und der Verschreibungshäufigkeit durchblutungsfördernder Medikamente. Vom Standpunkt der Wirtschaftlichkeit her ist dies kaum zu vertreten, wenn man die hohen Kosten ungerechtfertigter derartiger Verschreibungen vergleicht mit der oft fraglichen Effektivität und dies dem geringen finanziellen Aufwand für Diät, Einstellung eines Hochdrucks, einer vom Patienten selbst durchführbaren physikalischen Therapie und der Einsparung von Kosten durch Verzicht auf Nicotin gegenüberstellt.

Literatur

10. Angiologisches Symposium des Frankfurter Arbeitskreises für Angiologie und Grenzgebiete. Med. Welt *26* (N.F.) Sonderheft (1975).

Bötticher, R.: Klinische Erfahrungen mit dem neuen Gefäßaktivator Dusodril. Med. Klin. *66*, 1571 (1971).

Bopp, J.: Zur Therapie arterieller Durchblutungsstörungen der unteren Extremitäten. Fortschr. Med. *12*, 725 (1976).

Buzzi, A.: Modifications of Muscle Blood Flow produced by Pentoxifylline in Peripherial Arterial Occlusive Disease. Pharmatherapeutica *1*, No. 4, 234 (1976).

Cauwenberge, H. van: Ergebnisse eines Doppelblindversuches mit Butalaminhydrochlorid bei Patienten mit arteriellen Durchblutungsstörungen der unteren Extremitäten. Fortschr. Med. *14*, 749 (1975).

Coffman, J.D.: Failure of Vasodilator Drugs in Arteriosclerosis Obliterans. Ann. intern. Med. *76*, 35 (1972).

Ehrly, A.M.: Verbesserung der Fließeigenschaften des Blutes. Vasa, Zeitschr. f. Gefäßkrankheiten, Suppl. 1, 1973.

Elert, O.: Beeinflussung des Energiestoffwechsels der minder durchbluteten Extremitätenmuskulatur durch Naftidrofuryl-Hydrogenoxalat. Therapiewoche *23*, 3947 (1976).

Grigoleit, H.G.: The Effect of Pentocifylline on Red Cell Flecibility in Healthy Subjects after Administration of „Trental” 400, Pharmatherapeutica *1*, No. 4, 241 (1976).

Heidrich, H.: Grundlagen und Prinzipien der konservativen Therapien chronisch-arterieller Durchblutungsstörungen. Der Internist *9*, 378 (1971).

Heidrich, H.: Klinische und tierexperimentelle Untersuchungen zur hämodynamischen Wirkungsweise von Naftidrofuryl. Arzneimittel-Forsch. *22*, 1001 (1972).

Heidrich, H.: Praxis der Behandlung peripher-arterieller Durchblutungsstörungen aus internistischer Sicht. Z. ärztl. Fortbild *9*, 10 (1972).

Heidrich, H.: Vasodilatantien bei peripher-arterieller Verschlußkrankheit mit Koronarinsuffizienz, Herzinfarkt und Herzschrittmacher. Med. Welt *25*, 1161 (1974).

Hess, H.: Medikamentöse Verbesserung der Fließeigenschaften des Blutes. Fortschr. Med. *17*, 743 (1973).

Keller, H.: Zur Behandlung chronischer arterieller Durchblutungsstörungen. Münch. med. Wschr. *43*, 1399 (1976).

Mörl, H.: Die chronische arterielle Verschlußkrankheit. Deutsches Ärzteblatt *15*, 1005 (1977).

Nitsche, W.: Ätiologie und Pathogenese peripherer arterieller Verschlußkrankheiten Med. Welt *23*, Heft 39, 1325 (1972).

Nobbe, F.: Epidemiologie, Ätiologie und Pathogenese der arteriellen Verschlußkrankheiten. Dtsch. med. J. *10*, 285 (1967).

Pentoxityllin Colloquium, Wien − Kongreßband 1975. Der prak. Arzt − Österr. Monatsschr. f. allgem. Med.

Ratschow, R.: Über eine konservative Therapie arterieller Verschlußkrankheiten mit Naftidrofuryl-Hydrogenoxalat. Münch. med. Wschr. *36*, 1131−1134 (1976).

Schubotz, R.: Double-Blind Trial of Pentoxifylline in Diabetics with Peripherial Vascular Disorders. Pharmatherapeutica *1*, No. 3, 172 (1976).

Thromboseprophylaxe mit Acetylsalicylsäure

Th. Schwartzkopff

I. Hemmung der Thrombocytenaggregation als therapeutisches Prinzip

Acetylsalicylsäure (Colfarit®, Aspirin®) hat neben seiner schmerzstillenden, entzündungshemmenden und fiebersenkenden Wirkung eine weitere Eigenschaft, die erst seit etwa 10 Jahren bekannt ist und die darin besteht, die Funktion der Thrombocyten zu hemmen. Diese Hemmung stellt eine neuartige Möglichkeit der Thromboseprophylaxe dar, denn Thrombocyten können die Bildung von arteriellen aber auch von venösen Thrombosen einleiten, indem sie aggregieren, d. h. miteinander verklumpen.

Arzneimittel, die diese hemmende Wirkung besitzen, werden deshalb als Thrombocytenaggregationshemmer bezeichnet und müssen von den traditionellen Antikoagulantien, die am plasmatischen Gerinnungssystem angreifen, unterschieden werden. Gegenüber den Antikoagulantien haben sie den Vorteil, daß sie die Blutungsgefahr nicht erhöhen, weshalb die sonst notwendigen Laborkontrollen nicht erforderlich sind.

Die therapeutische Wirksamkeit der Aggregationshemmer ist trotz einer Fülle von verheißungsvollen klinischen Studien und Tierexperimenten bislang nur in wenigen Fällen eindeutig belegt. Von praktischer Bedeutung ist ihre Anwendung gegenwärtig nur für die Thromboseprophylaxe nach chirurgischen Eingriffen.

1. Aggregationshemmung in vitro

Die Hemmung der Thrombocytenaggregation wurde bei in vitro-Untersuchungen gefunden, die auf einen einfachen Test zurückgehen, den der britische Pharmakologe Gustav Born (1963) ausgearbeitet hat. Dieser Test erlaubt es, das Ausmaß und die Geschwindigkeit der Thrombocytenverklumpung zu messen, die sich durch den Zusatz von ADP oder Kollagen zu thrombocytenreichem Plasma auslösen läßt.

Obgleich es zahlreiche Verbindungen gibt, die in vitro die Thrombocytenfunktion hemmen, wurden die meisten klinischen Untersuchungen mit Acetylsalicylsäure durchgeführt. Aber auch Dipyridamol, das unter dem Warenzeichen Persantin® als Coronartherapeuticum empfohlen wurde, und Sulfinpyrazon, ein unter dem Namen Anturano® gehandeltes Uricosuricum, beeinflussen das Verhalten der Thrombocyten und werden deshalb zur Zeit auf ihre thromboprotektive Wirkung hin getestet.

2. Thrombocytenfunktion bei der Thromboseentstehung

In vivo aggregieren Thrombocyten an den Stellen, an denen die Gefäßwand lädiert ist und bilden dadurch einen Thrombocytenthrombus. Während der Aggregation können sie das plasmatische Gerinnungssystem aktivieren, so daß ein stabiler, aus Thrombocyten und Fibrin bestehender Mikothrombus entsteht. Diese beiden Thrombocytenfunktionen, die Aggregation und die Aktivierung der Fibrinbildung, können durch die Einnahme von Acetylsalicylsäure gehemmt werden.

a) Arterielle Thrombosen

Bei der arteriellen Thrombogenese wird der initiale Prozeß durch Anlagerung der Thrombocyten an atherosklerotisch veränderte Endothelien eingeleitet. Hier kann die Wirksamkeit einer Prophylaxe mit Aggregationshemmern, etwa bei Coronararterienverschlüssen oder bei Hirnarterienverschlüssen, noch nicht eindeutig beurteilt werden. Aufgrund mehrerer klinischer Studien könnte es jedoch sein, daß diese Prophylaxe für einen Teil von Risikopatienten von Nutzen ist. Einen wesentlichen Beitrag zu diesem Thema erhofft man sich von den Ergebnissen mehrerer multizentrischer Studien größeren Ausmaßes, die gegenwärtig in den USA und Kanada laufen und die in den nächsten Jahren abgeschlossen sein werden.

b) Venöse Thrombosen

Der Nutzen einer Anwendung von Aggregationshemmern zur Prophylaxe venöser Thrombosen wurde bis vor wenigen Jahren als fraglich angesehen, da die Beteiligung der Blutplättchen an der Entstehung venöser Thromben unklar war. Diese Thromben bestehen überwiegend aus Fibrin und roten Blutkörperchen, so daß von vielen die traditionelle Meinung vertreten wurde, allein die verlangsamte Blutströmung sowie die Aktivierung des Gerinnungssystems seien von Bedeutung.

Diese Ansicht kann heute nicht mehr aufrecht erhalten werden, denn verschiedene neuere Untersuchungen weisen auf eine wesentliche Mitbeteiligung der Thrombocyten an der venösen Thrombogenese hin. So konnte z. B. mit Hilfe mikroskopischer Untersuchungen gezeigt werden, daß kleine Areale von Plättchenaggregaten im Ursprung des Thrombus zu sehen sind. Demnach scheint die Aggregation von Thrombocyten am Anfang der venösen Thromboseentstehung beteiligt zu sein. In anderen Studien wurde nachgewiesen, daß die Aggregationstendenz, wie auch die Fähigkeit das Koagulationssystem zu aktivieren, während der postoperativen Phase deutlich gesteigert sind. Vor allem aber sprechen die Erfolge mit Acetylsalicylsäure zur Prophylaxe venöser Thrombosen nach Operationen für eine Beteiligung der Thrombocyten.

II. Nachweis und Häufigkeit postoperativer venöser Thrombosen

Die entscheidenden Erkenntnisse auf dem Gebiet der postoperativen Thromboseentstehung sind der Einführung einer neuen Methode zu verdanken, die es ermöglicht,

Beinvenenthrombosen zweifelsfrei zu erkennen. Es handelt sich um den Radiojod-fibrinogen-Test, bei dem präoperativ radioaktiv markiertes Fibrinogen injiziert wird, das im Fall der Thromboseentstehung zu Fibrin ausfällt, so daß die Thrombose aufgrund der Anhäufung von Radioaktivität diagnostiziert werden kann. Drei neue Erkenntnisse sind der Anwendung dieses Testes zu verdanken:

1. Die Häufigkeit von tiefen Beinvenenthrombosen ist wesentlich größer als bislang aufgrund der klinischen Diagnostik angenommen wurde. Sie beträgt bei allgemein-chirurgischen Patienten etwa 30% und nach größeren chirurgischen Eingriffen an der Hüfte ungefähr 70%.
2. Etwa die Hälfte dieser Thrombosen entsteht während der Operation oder wenige Stunden danach. Eine Prophylaxe ist also nur sinnvoll, wenn damit vor der Operation begonnen wird.
3. Die zweifellos aus anderen Gründen nützliche Frühmobilisierung und physikalische Therapie reduzieren diese Thrombosen nur minimal. Sie sind daher zur optimalen Thromboseprophylaxe allein nicht ausreichend.

III. Klinische Beobachtungen zur Thromboseprophylaxe mit Acetylsalicylsäure

1. Klinisch diagnostizierte venöse Thrombosen nach Operationen

In vier großen klinischen Studien (Tabelle 28), die mit Acetylsalicylsäure durchgeführt wurden, wurde das Auftreten tiefer Beinvenenthrombosen ausschließlich aufgrund der klinischen Symptome diagnostiziert. Dabei betrug die Verminderung der Thrombosehäufigkeit mehr als 50%. Dies allein wäre noch kein ausreichender Beweis einer erfolg-

Tabelle 28. Anwendung von Acetylsalicylsäure zur Prophylaxe klinisch diagnostizierter Beinvenenthrombosen und Lungenembolien

Autoren	Op.	Doppel-blind	Rando-misiert	Behandlung	n	TVT	Lungen-embolien Nicht tödlich	Töd-lich
Zeckert et al. (1976)	Hüftop. nach Trauma	+	+	Placebo 1,5 g ASS	120 120	14,1% 5,8%	11,6% 2,5%	6,6% 0,8%
Hey et al. (1973)	Hüftop.	–	–	Kontrollen 1,5 g ASS	160 159	8,7% 3,1%	3,15% 1,2%	5% –
Jennings et al. (1976)	totaler Hüftersatz	–	–	1,2 g ASS	528	6,4%	1,3%	–
Loew et al. (1974)	Allgemein-chirurgie	+	+	Placebo 1,5 g ASS	527 510	2,5% 1,0%	3,2% 0,8%	1,3% 0,4%

ASS = Acetylsalicylsäure. TVT = Tiefe Beinvenenthrombose.

reichen Thromboseprophylaxe, da nicht ausgeschlossen werden kann, daß die Symptome der Thrombose nach Acetylsalicylsäure deshalb seltener auftraten, weil Acetylsalicylsäure analgetisch und antiphlogistisch wirkt, d. h. die klinischen Hauptsymptome der Thrombose unterdrückt, obwohl ein Thrombus entstanden sein könnte.

2. Lungenembolien nach Operationen

Mehr Beweiskraft hat eine dieser Studien (Zeckert et al., 1976) in der die erhebliche Verminderung von tödlichen Lungenembolien bei Operationen am Hüftgelenk nach Schenkelhalsfraktur gezeigt wurde. Bei diesen Patienten ist das Thromboserisiko am höchsten, denn ohne Prophylaxe sterben etwa 5 bis 10 von hundert Operierten an einer Lungenembolie. Zwei weitere Untersuchungen nach Operationen am Hüftgelenk (Hey et al., 1973; Jennings et al., 1976) ergaben ähnliche Resultate, haben jedoch methodische Mängel, so daß sie allein nur einen hinweisenden Charakter haben. In der weder doppelblind noch randomisiert durchgeführten Studie von Hey wurde bei 159 Patienten mit täglich 1,5 g Acetylsalicylsäure keine einzige tödliche Lungenembolie gefunden. Bei der Untersuchung von Jennings verzichtete man wegen der hohen Embolierate in der Hüftchirurgie völlig auf eine Placebogruppe und konnte bei 528 Patienten, die mit täglich 1,2 g Acetylsalicylsäure behandelt wurden, ebenfalls keine tödliche Lungenembolie nachweisen.

Bei anderen chirurgischen Eingriffen ist dieses Risiko wesentlich geringer, denn es sterben nur 1 bis 2 allenfalls 5 von tausend Operierten an einer Lungenembolie. Daher glauben viele, eine generelle medikamentöse Thromboseprophylaxe bei über Vierzigjährigen sei nicht erforderlich. Hinzu kommt, daß der Begriff Thromboseprophylaxe immer noch von vielen in heute nicht mehr zutreffender Weise mit der Gefahr der Blutung in Verbindung gebracht wird.

3. Objektiv nachgewiesene Beinvenenthrombosen nach Operationen

In zwei weiteren randomisiert, aber nicht doppelblind durchgeführten Studien (Renney et al., 1976; Clagett et al., 1975) wurde eine Abnahme der Thrombosefrequenz bei allgemein-chirurgischen Patienten mit Hilfe des Fibrinogen-Testes gezeigt (Tabelle 29). Danach ist die Einnahme von mindestens 1,3 g Acetylsalicylsäure ebenso wirksam, wie die Kombination von 1 g Acetylsalicylsäure mit 0,1 g Dipyridamol. Die niedrigere Dosierung von 0,6 g Acetylsalicylsäure allein (B.M.R.C.) hatte keinen Einfluß auf die Thrombosehäufigkeit.

4. Bewertung der Ergebnisse

Es gibt noch etwa sechs weitere Studien, von denen je die Hälfte für oder gegen die Anwendung von Acetylsalicylsäure zu sprechen scheinen, die aber methodische Unzugänglichkeiten aufweisen und deshalb nicht aussagekräftig sind. Aber auch die beiden erstgenannten Studien (Renney et al., 1976, Clagett et al., 1975) sind nicht frei von methodischen Mängeln. Sie sind zwar randomisiert, d. h. die Patienten wurden streng zufällig einer der beiden Gruppen zugeteilt, aber sie erfolgten nicht doppelblind. Somit wußte der Unter-

Tabelle 29. Wirksamkeit von Acetylsalicylsäure bei der Prophylaxe postoperativer Beinvenenthrombosen (Diagnostik: ^{125}J-Fibrinogen-Test)

Autoren	Op.	Doppel-blind	Rando-misiert	Behandlung	n	TVT
Clagett et al. (1975)	Allgemein-chirurgie	–	+	Kontrollen	49	20,4%
				1,3 g ASS	56	6,1%
Renney et al. (1976)	Allgemein-chirurgie	–	+	Kontrollen	75	28%
				1 g ASS + 0,1 g Dipyridamol	85	14%
B. M. R. C. (1972)	Allgemein-chirurgie	+	+	Placebo	150	22%
				0,6 g ASS	153	27,5%

ASS = Acetylsalicylsäure. TVT = Tiefe Beinvenenthrombose.

sucher, welche Patienten Acetylsalicylsäure erhielten und welche nicht, und es ist nicht ausgeschlossen, daß die Auswertung des Fibrinogen-Testes hierdurch verfälscht wurde. Demnach haben auch diese beiden Untersuchungen nur einen hinweisenden Charakter. Bei der abschließenden Besprechung der hier gezeigten Studien mit Acetylsalicylsäure kann festgestellt werden, daß es nur eine Untersuchung gibt, die nach den strengen methodischen Regeln durchgeführt wurde, die obligat sind, um zu einer sicheren Aussage zu gelangen. Die anderen sind allein nicht beweiskräftig, dennoch bestärken sie die Feststellung, daß Acetylsalicylsäure die Häufigkeit tödlicher Lungenembolien und tiefer Beinvenenthrombosen deutlich senken kann und es erscheint daher gerechtfertigt, diese Substanz zur Thromboseprophylaxe in der Chirurgie anzuwenden.

IV. Thromboseprophylaxe mit der Heparin-Minidosierung

Acetylsalicylsäure ist der seit kurzem propagierten Prophylaxe mit Minidosen Heparin etwa ebenbürtig. Bei dieser Prophylaxe werden, beginnend zwei Stunden vor der Operation, 5000 Einheiten Heparin alle acht Stunden s.c. injiziert. Wie unlängst an etwa 4000 Patienten gezeigt wurde (Kakkar et al., 1975), läßt sich das Auftreten von Thrombosen, die mit dem Fibrinogen-Test nachweisbar sind, durch diese Behandlung von 25% auf 8% der Patienten reduzieren. Tödliche Lungenembolien wurden sogar um 80% vermindert.

Es stehen somit zwei verschiedene Formen der Thromboseprophylaxe zur Verfügung, wobei zur Zeit nicht zu entscheiden ist, ob eine der anderen überlegen ist. Beide sind nicht mit der Gefahr ernster Blutungen verbunden und erfordern keine ständige Laborüberwachung. Allerdings führen Minidosen Heparin häufiger zu Wundhämatomen, die aber in der Regel keine Unterbrechung der Therapie erfordern.

Bei der Wahl wird man berücksichtigen müssen, ob die orale Einnahme von Acetylsalicylsäure postoperativ möglich ist oder ob Kontraindikationen, z. B. eine Ulcusanamnese, vorliegen. Beim Heparin wird zu entscheiden sein, ob geringgradig verstärkte Wundhämatome zu akzeptieren sind bzw. ob eine dreimalige subcutane Injektion täglich vertreten werden kann.

V. Unwirksamkeit von Acetylsalicylsäure bei manifester tiefer Beinvenenthrombose

Angesichts der Erfolge mit Thrombocytenaggregationshemmern zur postoperativen Thromboseprophylaxe muß allerdings davor gewarnt werden, die Indikation für diese Stoffe unberechtigt und unkritisch zu erweitern. So gibt es keinen Anhaltspunkt dafür, daß Aggregationshemmer bei manifester tiefer Beinvenenthrombose oder nach Lungenembolie indiziert sind. In diesen Fällen darf auf die bewährte Therapie mit Antikoagulantien auf keinen Fall verzichtet werden.

Weiter ist zu betonen, daß die Wirksamkeit der Aggregationshemmer bei der venösen Thromboseprophylaxe ausschließlich nach Operationen hinreichend belegt ist. Ihre sinnvolle Anwendung zur Prophylaxe venöser Thrombosen anderer Genese ist theoretisch denkbar aber nicht erwiesen und sollte deshalb nur in Ausnahmefällen erwogen werden.

Nach neueren Untersuchungen scheint die kombinierte Anwendung von Minidosen Heparin und Diphydroergotamin (Dihydergot®) die Thrombosefrequenz bei hüftchirurgischen Patienten stärker zu senken als die Gabe von Heparin allein (Stammatakis et al. In: Postoperative Thromboembolie-Prophylaxe, A.W. Pabst und G. Maurer (Hrsg.), S. 109, Stuttgart: Schattauer 1977). Als Ursache hierfür wird die zusätzliche Erhöhung der Strömungsgeschwindigkeit des Blutes in den tiefen Beinvenen angesehen. Ob diese kombinierte Form der Thromboseprophylaxe derjenigen mit Acetylsalicylsäure bei hüftchirurgischen Patienten überlegen ist, kann noch nicht beurteilt werden, da vergleichende Untersuchungen nicht vorliegen. Es muß jedoch in diesem Zusammenhang darauf hingewiesen werden, daß wegen des häufigeren Auftretens von Wundhämatomen und der damit verbundenen Gefahr der Knocheninfektion von vielen Chirurgen Minidosen Heparin bei hüftchirurgischen Operationen abgelehnt werden.

Auch bei allgemeinchirurgischen Patienten zeigte sich unlängst eine bessere thromboprotektive Wirkung von Minidosen Heparin kombiniert mit Diphydroergotamin im Vergleich zur alleinigen Gabe von Heparin (G. Buttermann sowie K. Koppenhagen et al. In: Postoperative Thromboembolie-Prophylaxe, A. W. Pabst und G. Maurer (Hrsg.), S. 75 und S. 95, Stuttgart: Schattauer 1977). Methodische Mängel zwischen den einzelnen Versuchsreihen lassen es jedoch zum gegenwärtigen Zeitpunkt verfrüht erscheinen, ein abschließendes Urteil darüber abzugeben, ob diese kombinierte Form der Thromboseprophylaxe in nennenswerter Weise der alleinigen Applikation von Acetylsalicylsäure oder Minidosen Heparin überlegen ist.

Literatur

Born, G.V.R., Cross, M.J.: The aggregation of blood platelets. J. Physiol. *168*, 178 (1963).

British Medical Research Council: Effect of aspirin on postoperative venous thrombosis. Lancet *1972 II*, 441.

Clagett, G.P., Schneider, P., Rosoff, C.B. et al.: The influence of aspirin on postoperative platelet kinetics and venous thrombosis. Surgery *77*, 61 (1975).

Hey, D., Heinrich, D., Burkhardt, H.: Zur Prophylaxe thromboembolischer Komplikationen bei großen Hüftgelenkseingriffen. Münch. med. Wschr. *115*, 1967 (1973).

Jennings, J.J., Harris, W.H., Sarmiento, A.: A clinical evaluation of aspirin prophylaxis of thromboembolic disease after total hip arthroplasty. J. Bone Joint Surg. *58* A 7, 926 (1976).

Kakkar, V.V.: Prevention of fatal postoperative pulmonory embolism by low doses of heparin. Lancet *45*, 1975.

Loew, D.: Die deutsche multizentrische Doppelblindstudie zur Prüfung der Thromboseprophylaxe mit ASS. Med. Welt *27*, 1374 (1976).

Renney, J.T.G., O'Sullivan, E.F., Burke, P.F.: Prevention of postoperative deep vein thrombosis with dipyridamol and aspirin. Brit. med. J. *1976 I*, 992.

Zeckert, F., Kohn, P., Vormittag, E.: Eine randomisierte Studie über die postoperative Thromboseprophylaxe mit Acetylsalicylsäure. Med. Welt *27*, 1372 (1976).

Die medikamentöse Therapie der chronisch obstruktiven Lungenkrankheiten

H. Kewitz

I. Vorbemerkungen

Die subjektiven Leiden der Kranken mit chronisch obstruktiven Lungenkrankheiten werden oft unterschätzt, obwohl es klar sein müßte, daß die Symptome, Husten und Auswurf sowie die ständige Luftnot, außerordentlich quälend sein können und daher unsere volle ärztliche Zuwendung verdienen. Andererseits nimmt aber auch die Häufigkeit dieser Krankheit zu, und bei den Ursachen der Frühinvalidität rangieren sie inzwischen in der Spitzengruppe.

Die Arzneitherapie ist problematisch und von Unsicherheit gekennzeichnet. Das spiegelt sich in der ungeheuren Zahl von über 570 Präparaten wider, die Antibiotica ausgenommen, die für die Behandlung angeboten werden, und deren Zusammensetzung die Konzeptionslosigkeit ihrer Erfinder wiedergibt.

Welchen Nutzen z. B. ein Präparat haben sollte, das pro dosi für den Erwachsenen von jedem darin enthaltenen Mittel nur 1/20 der minimal wirksamen Menge enthält, nämlich 4,5 mg Codein, 2,5 mg Noscapin und 1,25 mg Papaverin, bleibt unerfindlich. Davon müßte man eine Originalpackung austrinken, um überhaupt eine Wirkung zu verspüren. Beispiele für die widersinnige Kombination einer hustenstillenden Komponente mit Expektorantien oder dem, was man dafür hält, sind in der Roten Liste dutzendweise zu finden.

Im krassen Gegensatz zu diesem aus der Vergangenheit übernommenen Mißstand des Arzneimittelmarkts steht die Tatsache, daß für eine rationale Therapie der chronisch obstruktiven Lungenkrankheiten nur verhältnismäßig wenige Arzneimittel benötigt werden.

Wesentlich ist, daß diese Therapie
a) *ständig durchgeführt* und
b) *dem Wechsel des klinischen Zustandes angepaßt wird.*

Auch dagegen wird allzuoft verstoßen. Die Patienten wissen ein Lied davon zu singen, wie viele überflüssige Beruhigungsmittel, Psychopharmaka, Kräuterzubereitungen, Mischpräparate und auch Corticoide ihnen über Jahre unverändert zugemutet werden. Der Entschluß, ein Mittel abzusetzen, scheint heute generell schwieriger zu fallen, als ein zusätzliches Mittel zu verordnen.

II. Therapeutisches Konzept

Zu den wichtigsten Mitursachen der chronischen Bronchitis gehört das Zigarettenrauchen. *Daher muß als erstes das Rauchen eingestellt werden,* wenn die Arzneitherapie Erfolg haben soll.

Ziel der Therapie ist die Verminderung oder Beseitigung der Obstruktion der Atemwege, damit die Belüftung der Alveolen verbessert, die Exspiration wieder erleichtert und die Überblähung der Lunge reduziert wird.

Dazu dienen in allererster Linie zwei Maßnahmen:

1. die Förderung der Expektoration;
2. die Beseitigung des Bronchospasmus.

Die zusätzliche Verordnung von Prednisolon beschränkt sich auf die Fälle, bei denen die anhaltende entzündliche Schleimhautschwellung eine Indikation dafür darstellt.

Chemotherapeutica, und zwar nach speziellen Gesichtspunkten ausgewählte, kommen nur in den Phasen in Frage, in denen zusätzlich eine bakterielle Infektion vorliegt.

Mit diesen wenigen pharmakologischen Prinzipien, häufig im Verein mit Atemgymnastik und Inhalationstherapie, gelingt es in vielen Fällen, das Siechtum aufzuhalten. An dessen Ende steht das chronische Cor pulmonale, das durch den Hochdruck im Pulmonalkreislauf bedingt ist, der durch die Kontraktion der Lungengefäße zustande kommt, die eine Reaktion auf die Unterbelüftung der Alveolen darstellt.

Es verdient besonders betont zu werden, daß *hustenstillende Mittel,* wie sie in vielen Mischpräparaten enthalten sind, *bei der chronisch obstruktiven Lungenkrankheit generell kontraindiziert* sind, weil sie das Abhusten von Schleim unterdrücken und somit einen der beiden wesentlichen Mechanismen zur Beseitigung der Obstruktion hemmen. Sie fördern vielmehr die Sekretstauung und damit das Angehen der bakteriellen Infektion.

Tabelle 30. Wirkungsprinzipien

1. Förderung der Expektoration
2. Bronchodilatation
3. Hemmung der Entzündung und der allergischen Reaktion
4. Chemotherapie bei bakterieller Infektion
Keine Hustenstillung durch Antitussiva

III. Verwendete Arzneimittel

A. Expektorantien

Die effektivste Hustentherapie bei der chronischen Bronchitis und beim chronischen Asthma, die zugleich eine wirksame Vorbeugung gegen Bronchospasmus und Infektion darstellt, besteht in der Beseitigung der Sekretstauung durch Verflüssigen des zähen

Schleims, der dann leichter mit dem Flimmerstrom nach außen befördert und besser abgehustet werden kann.

Nicht immer wird dabei beachtet, daß für diese Verflüssigung genügend Wasser vorhanden sein muß, d. h. keine Exsikkose vorliegen darf. Da Patienten mit Atemnot mitunter stark schwitzen und eventuell wenig essen und trinken, müssen sie zum Trinken aufgefordert werden. Falls sie stärker ausgetrocknet sind, ist sogar die parenterale Flüssigkeitszufuhr zu erwägen. Die Inhalation von Wasser wird von manchen angenehm empfunden, aber das Volumen, das inhaliert werden kann, ist relativ klein und wird von der Schleimhaut rasch resorbiert, so daß auf diese Weise nicht sehr viel Wasser zugeführt werden kann.

In dieser Phase können sich Diuretica nachteilig auswirken, denn sie fördern die Exsikkose und erschweren dadurch die Verflüssigung des Schleims.

Tabelle 31. Expektorantien

---

1. Kaliumjodid 8%, 3 x 1 bis 2 Eßlöffel
2. Bromhexin (Bisolvon®), 3 x 2 Tabl. zu 8 mg
3. N-Acetyl-cystein (Mucolyticum „Lappe"®) 4 x 1,0 ml zur Inhalation
4. Carboxy-methyl-cystein (Transbronchin®) 3 x 2 Kapseln zu 375 mg

Für genügende Wasseraufnahme sorgen und keine Diuretica verordnen ohne zwingenden Grund

---

1. Kaliumjodid

a) Dosierung

Das vielerorts verpönte Kaliumjodid hat sich als das wirksamste Expektorans erwiesen, es muß nur in ausreichender Menge gegeben werden, d. h. grammweise und nicht in Milligramm. Am billigsten und am einfachsten ist die Verordnung von 8%iger Lösung (Kal. jodatum 20,0, Aqua ad 250,0). Man gibt davon 3mal einen Eßlöffel täglich. Wenn das Sputum nach 2 bis 3 Tagen nicht deutlich vermehrt ist und nicht besser abgehustet werden kann, muß die Dosis verdoppelt werden.

Nicht jeder Kranke benötigt ständig und regelmäßig Kaliumjodid. Manche brauchen es nur an zwei Tagen, andere an drei oder vier Tagen in der Woche. Die Verordnung muß dem jeweiligen Zustand angepaßt werden.

Der Mechanismus, über den die Expektoration zustande kommt, ist nicht geklärt. Man weiß nur, daß Schleim- und Speicheldrüsen, ähnlich wie die Schilddrüse, Jodid spezifisch aufnehmen und mit ihrem Sekret abgeben.

b) Nebenwirkungen

Einer der größten Nachteile von Kaliumjodid ist sein *scheußlicher Geschmack,* der auch nach Absetzen noch einige Tage anhält. Dennoch schätzen viele Patienten den nützlichen Effekt und sind daher bereit, den bitteren Geschmack in Kauf zu nehmen. Wegen gelegentlich auftretender Magenunverträglichkeit ist die Einnahme nach dem Essen zu empfehlen. Mitunter (< 1%) tritt anfangs eine schmerzhafte Schwellung der Speicheldrüsen auf, die nach Absetzen rasch verschwindet. Man kann dann nach einigen Tagen mit kleinen Dosen, z. B. einmal ein Teelöffel, erneut beginnen, und langsam von Tag zu Tag die Dosis steigern, bis die Expektoration in Gang kommt. Gewöhnlich bleibt die Speicheldrüsenschwellung nun aus.

Nach längerer Anwendung über Wochen oder Monate stellt sich manchmal eine *Jod-Acne* (< 1%) ein, mit den üblichen Prädilektionsstellen, Nasolabialfalten, Stirn, Rücken und vordere Schweißrinne. Diese auch kosmetisch störende Nebenwirkung kann zum Absetzen zwingen.

Die bekannte Jod-Allergie tritt nicht so häufig auf, wie vielfach vermutet wird, nämlich nur bei 1 bis 2% der Behandelten. Sie kann zu jedem Zeitpunkt der Behandlung in Erscheinung treten und äußert sich vielgestaltig als Jodschnupfen, Urticaria oder Exanthem. Ausnahmsweise sind auch hämorrhagische Exantheme beobachtet worden. Obwohl die Allergie stets in wenigen Tagen abklingt, ist der weitere Einsatz von Jod selbstverständlich untersagt.

Eine Hemmung der Schilddrüsenfunktion kann ausnahmsweise auftreten. Die durch Jodid inducierte Hyperthyreose (Jod-Basedow) stellt eine außergewöhnliche Rarität dar. Jedoch darf Jodid beim Vorliegen von Hypothyreose oder Hyperthyreose nicht gegeben werden.

2. Bromhexin (Bisolvon®)

Als Alternative zum Kaliumjodid kann Bromhexin angewendet werden. Hierbei handelt es sich um ein bromhaltiges aromatisches tertiäres Amin, das über eine Vermehrung entsprechender Enzyme in den sezernierenden Schleimhautzellen zur Auflösung der Mucopolysaccharide führen soll, die die Matrix des Schleimes darstellen. Damit soll eine Viscositätsminderung verbunden sein.

Bromhexin ist nicht bei allen Patienten wirksam. Die erforderliche Dosis liegt bei 3 x täglich 12 bis 16 mg (1 Tabl. enthält 8 mg).

Um den Patienten die Einnahme des meist wirksameren aber schlecht schmeckenden Kalumjodids zu erleichtern, kann es zweckmäßig sein, wöchentlich alternierend Bromhexin zu verordnen.

Die Verträglichkeit von Bromhexin ist wesentlich besser als die von Kaliumjodid. Sehr selten kommen harmlose allergische Reaktionen vor. Obwohl das Brom aus der organischen Bindung abgespalten werden kann und daher freies Bromid im Körper vorliegt, ist nicht mit zentralen Symptomen (Bromismus) oder mit einer Brom-Acne zu rechnen. Dafür sind die Mengen viel zu klein.

3. N-Acetyl-cystein und Carboxy-methyl-cystein

Beim Acetyl-cystein (Mucolyticum „Lappe"®) handelt es sich um die natürliche Aminosäure Cystein, die eine SH-Gruppe trägt und die über ihre Aminogruppe zum Säureamid der Essigsäure umgewandelt ist. Über die Sulfhydril-Gruppe kann Acetyl-cystein mit Disulfidgruppen in Proteinen reagieren und diese aufspalten. Dadurch werden Eiweiß-ketten voneinander getrennt oder intramolekulare Disulfidbrücken gespalten und Faltungen im Eiweißmolekül aufgehoben. Durch diese Veränderungen der Tertiär- und der Sekundär-struktur von Proteiden, hier insbesondere von solchen, die mit Mucopolysacchariden ver-bunden sind, wird deren Löslichkeit erhöht. Das führt zur Verminderung der Viscosität des Schleims.

N-Acetyl-cystein wirkt jedoch nur, wenn es unmittelbar mit dem Schleim zusammen-kommt. Es muß daher lokal in Form eines Aerosols angewendet werden. Oral gegeben, hat es keine nachweisbare Wirkung. Man läßt mehrmals täglich 1 ml der 20%igen Lösung verdünnt mit Wasser inhalieren. Wegen der Gefahr, daß durch Schleimhautirritation ein Bronchospasmus ausgelöst werden kann, wird stets ein Bronchodilatator zugesetzt.

Selbstverständlich ist die Inhalation wenig wirksam, wenn die Bronchien bereits durch zähen Schleim verstopft sind, so daß das Aerosol gar nicht an den Ort der Wirkung gelangen kann. In solchen Fällen muß zunächst versucht werden, mit Kaliumjodid oral den Schleim zu lockern. In schweren Fällen ist auch die intravenöse Dauer-Infusion von 2 g Kaliumjodid in 500 ml 5%iger Glucose-Lösung empfohlen worden, eine Anwendungs-weise, mit der wir jedoch keine eigenen Erfahrungen haben.

In letzter Zeit wird ein anderes Derivat des Cystein, das am Schwefel einen Essig-säurerest trägt (Transbronchin®), oral angewendet. Davon soll 4mal täglich eine Kapsel mit 250 mg eingenommen werden. In unserem Hause sind die Erfahrungen mit diesem Mittel noch begrenzt. Die Wirksamkeit könnte der von Bromhexin entsprechen.

B. Bronchodilatatoren

Der Spasmus der Bronchialmuskulatur kann auf sehr verschiedene Weise ausgelöst werden, z. B. durch die Freisetzung von Histamin aus den Mastzellen, durch exogene Reizstoffe, durch Schwebeteilchen in der Einatmungsluft (Zigarettenrauchen), durch eine Virus-infektion, durch zähen an der Schleimhaut haftenden Schleim, durch eine bakterielle oder durch eine abakterielle Schleimhautentzündung. Die Empfindlichkeit ist individuell sehr verschieden und wechselhaft. Der Asthmatiker kann selbst auf unspezifische Reize so empfindlich reagieren, daß ein gewisser Bronchospasmus auch in der anfallsfreien Zeit bestehen bleibt, obgleich der voll ausgebildete Spasmus erst dann auftritt, wenn er mit „seinem" Allergen in Berührung kommt. Während einer Entzündung ist der Tonus und die Spasmusbereitschaft der Bronchialmuskulatur generell erhöht.

Als Wirkungsmechanismen für Pharmaka, die den Bronchospasmus beseitigen oder verhindern, kommen in Frage:

- Die Stimulation der adrenergen β_2-Receptoren mit vermehrter Bildung von cyclischem 3',5' Adenosin-monophosphat durch Sympathomimetica,
- die Hemmung der cholinergen Receptoren durch Parasympatholytica,
- die Hemmung der Phosphodiesterase und damit die Anreicherung von cyclischem 3',5'-Adenosin-monophosphat durch Theophyllin,
- die Unterdrückung der Entzündung durch Glucocorticoide und
- die Stabilisierung der Mastzellen durch Cromoglicinat.

Tabelle 32. Bronchodilatatoren

1. β-Sympathomimetica	
a) Orciprenalin (Alupent®)	als Dosieraerosol 1 − 2 − 3 Hübe zur Anfallsbehandlung
b) Fenoterol (Berotec®)	oder 3−4 mal tgl. 1−2 Hübe
c) Terbutalin (Bricanyl®)	
d) Salbutamol (Sultanol®)	
e) Ephedrin, oral	morgens 1/2 bis 2 Tabl. zu 50 mg
2. Parasympatholytica Ipratropium (Atrovent®)	4 mal tgl. 2 Hübe inhalieren
3. Phosphodiesterase-Hemmstoffe Theophyllin (Euphyllin®)	2−4 mal tgl. zu 350 mg

1. β-Sympathomimetica

Die Anwendung von Sympathomimetica gehört seit Jahrzehnten zur Standard-Therapie der obstruktiven Lungenkrankheiten. Sie erfolgt heute vorwiegend per inhalationem, also lokal, und nur noch ausnahmsweise per os oder per injectionem.

Diese letztere Applikation ist nur noch gerechtfertigt, wenn die Bronchien verstopft sind und daher durch Inhalation kein ausreichender Effekt erzielt werden kann.

Voraussetzung für eine wirkungsvolle Inhalationsbehandlung ist deshalb die konsequente Anwendung von Expektorantien. Die Applikation mit Hilfe von Dosier-Aerosolen hat sich jetzt allgemein durchgesetzt. Sie ist für den Patienten bequem, gut zu dosieren und die Packung kann in der Tasche mitgeführt werden und ermöglicht daher auch unterwegs oder im Beruf jederzeit eine Behandlung. Jedoch muß der Patient sorgfältig über die Anwendungsweise unterrichtet werden, damit er Fehler vermeidet, die mitunter zu gefährlichen Nebenwirkungen führen.

Die verschiedenen β-Sympathomimetica unterscheiden sich

a) in ihrer Selektivität für die β_2-Receptoren und
b) in ihrer Wirkungsdauer.

Die Wirkungsdauer an den β_2-Receptoren der Bronchialmuskulatur ist bei den neueren Mitteln ausgeprägter als die Wirkung auf die β_1-Receptoren des Herzens. Es kommt also seltener zur Tachykardie und daher ist die Inhalation höherer Dosen möglich. Diese Selektivität ist bei der systemischen Anwendung viel weniger ausgeprägt, so daß vermutet werden kann, daß sie bei der Inhalation zum Teil durch eine bessere Haftung an den Receptoren in der Bronchialmuskulatur zustande kommt. Dafür spricht auch die längere Wirkungsdauer dieser selektiven β_2-Receptoren-Stimulantien, obwohl die Dosis nicht größer, sondern eher kleiner ist.

Die Einzeldosen, die Mengen, die mit einem Hub aus dem Dosier-Aerosol freigegeben werden, betragen beim

Orciprenalin (Alupent®) 0,75 mg mit einer *Wirkungsdauer von ca. 1 Stunde,*
Terbutalin (Bricanyl®) 0,25 mg mit einer *Wirkungsdauer von 3 bis 4 Stunden,*
Fenoterol (Berotec®) 0,2 mg mit einer *Wirkungsdauer von 6−8 Stunden.*

Jeder Patient muß darin unterwiesen werden, wie er ausprobieren kann, welche Dosis er benötigt, denn die als Einzeldosis freigegebene Menge reicht nicht bei jedem Patienten und nicht an jedem Tag und unter allen Umständen aus. Sie ist vielmehr so ausgewählt, daß auch ein Mehrfaches genommen werden kann.

Einzeldosen können sich jedoch nur addieren, wenn sie kurz hintereinander inhaliert werden, denn Sympathomimetica werden schnell zu unwirksamen Metaboliten um- oder abgebaut.

Der Kranke stellt gewöhnlich schon nach 2 bis 3 Minuten fest, ob die Atmung freier wird oder nicht. Verspürt er keinen Effekt, kann er einen zweiten, und nach weiteren 2 bis 3 Minuten auch einen dritten Hub inhalieren. Vor der Inhalation und zwischen den Hüben sollte er versuchen, locker sitzenden Schleim abzuhusten, damit das Aerosol leichter in die tieferen Atemwege gelangen kann.

Stellt sich nach drei Hüben *keine Wirkung* ein, ist es *sinnlos, höhere Dosen zu versuchen.* Der Patient muß nun seinen Arzt aufsuchen, denn sein Bronchospasmus ist *gegen Sympathomimetica refraktär.*

Das kann bedeuten, daß sich ein schwerer Zustand anbahnt, der einer klinischen Behandlung bedarf. Bei *Bronchospasmus, verbunden mit schwerer Cyanose, erheblicher Tachycardie und Somnolenz ist die Einweisung auf eine Intensivstation dringend geboten.*

Der Kranke darf also die Dosis, die bei einem Hub aus dem Aerosol-Apparat freigegeben wird, im Abstand von wenigen Minuten wiederholen. Er darf dagegen auf keinen Fall im Abstand von 1–2 Stunden oder kürzer wiederholt inhalieren. Dadurch würde nämlich mit experimenteller Regelmäßigkeit eine Tachyphylaxie, d. h. durch kurzfristige mehrmalige Anwendung eine Resistenz gegen Sympathomimetica hervorgerufen werden. Der verzweifelte Versuch, dann durch immer höhere Dosierung einen Erfolg zu erzwingen, kann zu Herzrhythmusstörungen führen und tödlich enden.

Im Durchschnitt sollten nicht mehr als 3 bis 4 Anwendungen pro Tag erforderlich sein. Reicht diese Zahl nicht aus, dann muß der Arzt die Therapie überprüfen. Eine zusätzliche orale Gabe von Sympathomimetica steigert den Effekt an den Bronchien nicht, sondern führt eher zu den unerwünschten Herzwirkungen.

Beim chronischen Asthma wird man die Inhalation nur bei Bedarf vornehmen lassen, d. h. beim Auftreten eines Anfalles. Bei der chronischen Bronchitis dagegen ist eine regelmäßige Inhalation, z. B. mindestens morgens und abends jeweils 1 bis 2 Hübe, angezeigt.

Ephedrin ist augenblicklich ziemlich außer Gebrauch gekommen. Es ist ebenfalls ein Sympathomimeticum, das allerdings nicht nur an den β-Receptoren wirkt, sondern an den Nervenendigungen Noradrenalin freisetzt und somit indirekt auch α-Receptoren stimuliert und zusätzlich einen zentral erregenden Effekt besitzt. Bei manchen Bronchitikern, besonders bei alten Menschen mit Emphysem, hat sich dieses herkömmliche Mittel auch wegen seiner zentralen Wirkung gut bewährt. Man darf es natürlich nicht für den Abend verordnen. Morgens dagegen kann es nützlich sein, weil diese Patienten mitunter schwer in Gang kommen. Da es etwa eine Stunde dauert, bis der Effekt spürbar wird, sollte die Einnahme morgens noch im Bett erfolgen, damit die Wirkung schon bei der Morgentoilette vorhanden ist. Der Effekt hält etwa 7 bis 8 Stunden vor, so daß eine Dosis pro Tag genügt. Manche Patienten benötigen 25 mg (1/2 Tablette), andere 50 oder 75 mg und gelegentlich werden noch höhere Dosen vertragen. Die individuelle Empfindlichkeit ist sehr verschieden und muß ausprobiert werden. Das Überschreiten der Grenze ist an Herzklopfen, innerer Unruhe, manchmal Tremor und Schwitzen sehr leicht zu erkennen.

Ephedrin ist bei schwerem Bronchospasmus selbstverständlich nicht brauchbar, weil der bronchodilatorische Effekt nicht elektiv und damit im Verhältnis zu anderen Effekten zu gering ist.

Die β-Sympathomimetica bewirken über die β-Receptoren am Erfolgsorgan des Sympathicus, in diesem Fall der Bronchialmuskulatur, eine Aktivitätssteigerung der Adenylcyclase. Dies ist ein Ferment, das die Bildung von cyclischem $3',5'$-Adenosin-monophosphat(c-AMP) aus Adenosin-triphosphat (ATP) katalysiert. C-AMP wird als „second messenger" bezeichnet. Es entsteht an der Innenseite der Muskelzell-Membran während sich der β-Receptor an der Außenseite befindet. C-AMP aktiviert seinerseits durch Phosphorylierung andere Enzyme, z. B. die Phosphorylase, die für die Abspaltung von Glucose-1-phosphat aus Glykogen notwendig ist. Eine Erhöhung der Konzentration von c-AMP in der Zelle, wie sie durch Aktivitätssteigerung der Adenylcyclase herbeigeführt werden kann, geht also mit einer gesteigerten Aktivität bestimmter weiterer Enzyme und mit einer Erschlaffung der Muskulatur einher.

2. Theophyllin

Die Erhöhung der c-AMP-Konzentration läßt sich auch durch eine Hemmung seiner Spaltung herbeiführen. Die Spaltung von c-AMP zu AMP erfolgt durch eine Phosphodiesterase, die durch Methyl-Xanthine (z. B. Theophyllin, Coffein und Theobromin) gehemmt wird. Von diesen Hemmstoffen ist Theophyllin als Bronchodilatator am besten geeignet, weil es im Verhältnis zu den zentral erregenden Wirkungen die stärkste Hemmung auf die Phosphodiesterase ausübt.

Die Anwendung von Theophyllin wird durch seine sehr schlechte Löslichkeit in Wasser erschwert. Daher kann es für die intravenöse Injektion nur als Komplex-Verbindung, z. B. mit dem pharmakologisch inerten Äthylendiamin ausreichend gelöst werden (Euphyllin®). Die ausgezeichnete bronchodilatorische Wirkung nach 250—500 mg i.v. hat sich vielfach bewährt.

Die Injektion muß jedoch langsam erfolgen, denn bei schneller Injektion kann sich durch Desintegration des Komplexes die freie Base bei dem pH-Wert des Blutes niederschlagen und fatale Wirkungen am Herzen entfalten.

Infolge der Gefäßerweiterung tritt immer ein kurzdauernder Blutdruckabfall ein, und die Herzfrequenz steigt an.

Die diuretische Wirkung ist nur von kurzer Dauer und ziemlich schwach.

Die orale Wirksamkeit von Theophyllin ist umstritten, denn aufgrund der schlechten Löslichkeit erfolgt die Resorption aus dem Magen-Darm-Trakt langsam und unzuverlässig. In den meisten Präparaten ist auch die Dosis nicht ausreichend, um die notwendigen Blutkonzentrationen von 10 bis 20 μg/ml zu erreichen und höhere Dosen sind schlecht verträglich, sie führen zu Magenbeschwerden mit vermehrter Säurebildung.

Eine neuere Zubereitung, bezeichnet als Euphyllin® retard, enthält pro Dragee 350 mg Theophyllin und soll im Laufe von 6 Stunden zu therapeutischen Blutspiegeln führen (Wießmann, 1975).

Die Halbwertszeit von Theophyllin im Plasma beträgt nur 4 Stunden, so daß es mehrfach am Tage gegeben werden muß, um ausreichende Blutspiegel aufrechtzuerhalten.

3. Parasympatholytica, Ipratropium (Atrovent®)

Grundsätzlich läßt sich auch mit Atropin eine Bronchialerweiterung erzielen, aber die Nebenwirkungen, verminderte Schleimsekretion, Eindickung des Schleimes und Tachykardie haben eine breite Anwendung nicht zugelassen.

In letzter Zeit hat ein Atropin-Derivat, das Ipratropium (Atrovent®), die klinische Prüfung bestanden. Die Verbindung ist durch Quaternisieren des Stickstoffes aus Atropin entwickelt worden. Wie auch sonst hat die Quaternisierung die Membranpenetration erheblich verschlechtert. Daher wirkt diese Verbindung offenbar nur am Applikationsort und dringt nicht weiter in den Körper ein. In den kleinen Dosen von 0,02 mg, die bronchodilatorisch wirken, hat es auch noch keine Wirkung auf die Schleimdrüsen, so daß die vom Atropin bekannten Nebenwirkungen fehlen.

Mit den β-Sympathomimetica kann die Anwendung von Ipratropin nicht direkt verglichen werden, denn es dient nicht zur Anfallsbehandlung, weil die Wirkung erst nach 15 bis 20 Minuten eintritt (Lertzmann u. Cherniack, 1976). Der Effekt hält ca. 4 Stunden an, so daß eine drei- bis viermal tägliche Gabe erforderlich ist. Das Mittel ist für die Dauerbehandlung vorgesehen und scheint besonders bei Patienten geeignet, bei denen Herz- und Kreislaufwirkungen auf jeden Fall vermieden werden müssen.

4. Cromoglicinsäure (Intal®)

Cromoglicinsäure ist kein Bronchodilatator im engeren Sinne. Die Verbindung wirkt weder erschlaffend auf die glatte Muskulatur noch antiphlogistisch. Sie hemmt die bei der Antigen-Antikörperreaktion erfolgende Freisetzung von Histamin aus den Mastzellen in der Lunge und in der Nasenschleimhaut. Dies ist der einzige nachweisbare Effekt. Daher ist Cromoglicinsäure nur beim allergischen Asthma und beim Heuschnupfen wirksam. Zum Abkürzen von bereits vorhandenen Anfällen ist sie nicht brauchbar, sondern nur zur Prophylaxe. Die Wirkung tritt nicht bei allen Patienten ein, aber ein Versuch lohnt sich (Herxheimer u. Bewersdorff, 1969).

Die Anwendung erfolgt als trockenes Pulver mit Hilfe eines speziellen Zerstäubers, der dazu angeschafft werden muß. Da der Effekt nur einige Stunden anhält, muß die Applikation alle 4 Stunden wiederholt werden. Es handelt sich nicht um eine Desensibilisierung, sondern um eine rein symptomatische, in geeigneten Fällen jedoch sehr nützliche Wirkung.

C. Glucocorticoide (Prednisolon, Beclomethasondipropionat)

Für die Anwendung von Glucocorticoiden gibt es nur wenige Indikationen:

1. Daueranwendung bei chronischem Asthma mit schweren, bedrohlichen, auf andere Weise nicht zu mildernden Anfällen;
2. vorübergehende Anwendung bei schwerer, saisonbedingter Verschlimmerung eines sonst leichten Asthmas;

3. Daueranwendung bei drohender Invalidisierung bei Patienten mit chronischer Bronchitis.

Bei allen Formen des chronischen Asthmas bewirkt Prednisolon in einem hohen Prozentsatz der Fälle eine entscheidende Besserung des Krankheitsverlaufes. Die Symptome gehen zurück, die Anfälle werden seltener und verlaufen viel leichter.

Bei den Patienten mit chronischem Asthma, die schwere Anfälle bekommen, kann es ein verhängnisvoller Fehler sein, kein Prednisolon zu geben. Aus einer englischen Studie (MacDonald et al., 1976) geht hervor, daß die meisten Patienten, die im Asthmaanfall sterben, kein oder zu wenig Prednisolon hatten.

Tabelle 33. Glucocorticoid-Anwendung bei chronisch obstruktiven Lungenerkrankungen

1. Chronisches Asthma mit schweren Anfällen

2. Saisonale Verschlimmerung bei sonst leichtem Asthma
   (möglichst mit Beclomethason-Dosieraerosol auskommen, 4 x 2 Hübe täglich)

3. Drohende Invalidität bei chronischer Bronchitis
   — Dauerbehandlung nur nach objektiver Feststellung der Wirksamkeit bereits in den ersten zwei Wochen
   — bei Unwirksamkeit sofort wieder absetzen
   — falls möglich Beclomethason Dosieraerosol bis zu 10mal täglich 2 Hübe (1,0 mg)
   — systemisch nach Anfangsdosen von 50 mg Prednisolon/Tag auf Erhaltungsdosen von 7,5–15,0 mg/Tag einstellen

4. ACTH in Form von Depot-Tetracosactiol (Synacthen-Depot®)
   1 mg i. m. pro Woche ist bei Kindern wegen der Wachstumsstörungen durch Prednisolon vorzuziehen

Bei der saisonbedingten Verschlimmerung des Asthmas ist die Entscheidung erheblich erleichtert, seitdem es Dosieraerosole für die örtliche Anwendung von Beclomethasondipropionat (Viarox®, Sanasthmyl®) gibt. Man verordnet das Präparat nur für die Zeit der Grasblüte. Der Erfolg tritt mit großer Regelmäßigkeit ein.

Gleichgünstige Erfolge können beim Heuschnupfen mit dem Präparat Beconase® erzielt werden. Bei diesen beiden Indikationen gibt es heute keinen Grund mehr für eine systemische Anwendung von Glucocorticoiden, weder für Depot-Injektionen noch für die vielen oralen Präparate.

Die Wirkung von inhaliertem Beclomethason tritt nicht sofort ein, sondern erst nach einigen Tagen. Voraussetzung ist die regelmäßige Anwendung und das Freihalten der Luftwege zur Inhalation. Dazu muß beim Asthma für einige Tage ein Expektorans, vielleicht auch ein β_2-Receptoren Stimulator angewendet werden, beim Heuschnupfen abschwellende Nasentropfen und eventuell ein Antihistaminicum.

Die mittlere Dosis beträgt in beiden Fällen 4 x 2 Hübe des Dosieraerosols mit je 50 μg Beclomethason (beim Heuschnupfen für jedes Nasenloch einen Hub). Da Beclomethason nicht wesentlich resorbiert wird, ist keine systemische Wirkung zu befürchten, auch die Nebennierenrindenatrophie bleibt aus.

Die einzige Nebenwirkung, die auftritt, und zwar bei etwa 20% der Patienten, ist eine Besiedelung der Mundschleimhaut mit Candida. Dagegen kann man sich jedoch bis zu einem gewissen Grade durch sorgfältiges Mundspülen mit Wasser nach jeder Inhalation schützen.

Diese inhalative Anwendung eines Glucocorticoids ist auch für die Daueranwendung bei vielen der chronischen Asthmatiker mit bedrohlichen Anfällen wirksam, die bisher dauernd oral Prednisolon benötigten. Bei diesen Kranken kann die Dosis bis zu 10 x 2 Hübe (1,0 mg/täglich) erhöht werden. 25% der Patienten brauchen dann kein orales Prednisolon und ca. 60% nur die Hälfte der bis dahin notwendigen Dosis.

Am schwierigsten ist die Entscheidung zur Prednisolon-Anwendung bei der chronischen Bronchitis. Selbst auf die systemische Anwendung von Prednisolon spricht nur ein kleiner Teil dieser Bronchitiker an. Daher muß man sich gleich am Anfang mit Hilfe spirometrischer Messungen (Sekunden-Kapazität und Atemgrenzwert) und möglichst durch eine Blutgasanalyse im arteriellen Blut vergewissern, ob eine objektive Besserung zu erzielen ist. Subjektiv geht es den Patienten meistens besser, aber darauf allein darf sich die Daueranwendung angesichts der schweren Risiken nicht stützen. Tritt nach 7tägiger oraler Behandlung mit 50 mg/Tag keine objektiv nachweisbare Besserung der Obstruktion ein, sollte sofort abgesetzt werden. Zu diesem Zeitpunkt ist nämlich noch keine Atrophie der Nebennierenrinde eingetreten und ein Ausschleichen erübrigt sich.

Falls die Therapie erfolgreich ist, wird die Dosis langsam bis zur Erhaltungsdosis reduziert, die zwischen 5 und 15 mg/Tag liegt. Man geht im Abstand von 4 bis 6 Tagen, je nach Schwere der Symptome, mit der Tagesdosis anfangs um 10 mg, ab 20 mg um 5 mg und dann um 2,5 mg (1/2 Tablette), so weit herunter, bis wieder eine Verschlechterung eintritt. Dann wird die Dosis noch einmal auf 20 mg erhöht und bei der schrittweisen Reduktion eine Stufe vorher halt gemacht. Dies ist auch das Vorgehen bei den Asthmatikern, die nicht mit dem Beclomethasonaerosol auskommen.

Die Prednisolon-Therapie ist bei der Einhaltung kleiner Dosen in der Regel sehr gut verträglich, aber in Einzelfällen ist das Risiko schwerwiegender Nebenwirkungen gegeben. Eine vollständige Aufzählung der Nebenwirkungen von Prednisolon ist in dem Aufsatz über Antirheumatica dargestellt. Hier sei nur noch einmal auf die bedrohlichen Gefahren hingewiesen. Dazu gehört die Magenblutung oder die Magenperforation, das Cushing-Syndrom, die Knochennekrose und die Osteoporose der Wirbelsäule.

D. Chemotherapeutica

Jede akute Exacerbation der chronischen Bronchitis bedeutet einen schweren Rückschlag für den Patienten. Sie hinterläßt irreversible Schleimhautdefekte und verschlechtert die Belüftung der Alveolen. Die Exacerbation wird entweder durch eine Sekretstauung und einen verstärkten Bronchospasmus oder durch eine Virus-Infektion des Rachens und der oberen Luftwege eingeleitet.

Die Prophylaxe der Exacerbation ist durch die Verhütung der Schleimeindickung und des Bronchospasmus zu erreichen und durch die Verhütung von Erkältungskrankheiten. In Zeiten, in denen Erkältungskrankheiten und Grippe verbreitet sind, müssen sich Asthmatiker in ganz besonderem Maße vor der Ansteckung hüten, also keine Menschenansammlung in geschlossenen Räumen besuchen, sich vor Tröpfcheninfektion schützen, und die jährliche Grippeschutzimpfung ist zu erwägen. Bei diesen Kranken ist der Schutz gegen grippale Infekte so wichtig, daß auch eine relativ geringe Aussicht auf die Wirksamkeit der Impfung ihre Durchführung rechtfertigt.

Tabelle 34. Chemotherapeutica bei obstruktiver Lungenkrankheit

1. Chemotherapeutica nur bei akuter Exacerbation

2. Behandlung so früh wie möglich beginnen, den **Zeitpunkt können verständige Patienten** selbst bestimmen

3. nur 2 bis 3 Wochen behandeln

4. 1. Wahl: Doxycyclin (Vibramycin®) 1mal tgl. 100–200 mg
   Ampicillin (1,0 g) oder Amoxycillin (0.75 g) 2–4mal täglich
   Cotrimoxazol 2mal täglich 2 Tabletten

5. Dauerbehandlung nur angezeigt, wenn die freien Intervalle zu kurz sind (< 2 Wochen): 1mal täglich 100 mg Doxycyclin

War die Exacerbation nicht zu vermeiden, muß so früh wie möglich, d. h. schon bei den ersten Anzeichen der bakteriellen Infektion, wie Temperaturerhöhung, Leukocytose oder der ersten erkennbaren Gelbfärbung des Sputums, mit der Chemotherapie begonnen werden. Eine Erregerisolierung ist fürs erste nicht notwendig, denn es handelt sich fast immer um eine Infektion mit Haemophilus influencae oder Diplococcus pneumoniae. Beides sind Saprophyten, die auf der Nasen- und Rachenschleimhaut leben und sich leicht auf tiefere Abschnitte ausdehnen. Sie führen in der Regel zur Infektion, wenn der Schleimfluß stagniert oder eine andere Schädigung den Boden bereitet.

Die Wahl des Chemotherapeuticums ist nicht schwierig, denn es muß möglichst eines gewählt werden, das diese beiden in Frage kommenden Erreger abtötet (bactericid wirkt) oder wenigstens deren Vermehrung hemmt (bacteriostatisch wirkt). In erster Linie kommen Tetracycline, Ampicillin und Cotrimoxazol als bactericide Mittel in Betracht.

Die Entwicklung resistenter Stämme, die sonst bei der Chemotherapie große Schwierigkeiten macht, spielt hier zunächst keine Rolle, denn bisher ist in Deutschland bei Haemophilus influencae und bei Pneumokokken nur selten Resistenz gegen Tetracycline, Ampicillin oder Cotrimoxazol beobachtet worden.

1. Doxycyclin

Tetracycline wirken bei vielen Erregern bacteriostatisch, sie wirken jedoch bactericid gegen die Keime, die hier am häufigsten vorkommen, Haemophilus influencae und Pneumokokken.

Am zweckmäßigsten ist der Einsatz von Doxycyclin, denn dieses Derivat wird aus dem Magen-Darmtrakt vollständig resorbiert und nur langsam mit einer Halbwertszeit von 22–23 Stunden aus dem Blut eliminiert. Daher sind initial 200 mg (2 Kapseln) und an den folgenden Tagen 100 mg (1 Kapsel) pro Tag erforderlich. Die Kapseln sind verglichen mit anderen in Frage kommenden Präparaten klein und bequem zu schlucken, was bei älteren Leuten oft sehr vorteilhaft ist. Zudem haben Nierenfunktionsstörungen keinen wesentlichen Einfluß auf die Ausscheidungsgeschwindigkeit.

In der Regel lassen sich nach 5 bis 7 Tagen keine vermehrungsfähigen Erreger mehr nachweisen und nach ungefähr 10 Tagen ist das Sputum entfärbt. Die Erfolgsquote beträgt ca. 90%.

Die gleichzeitige Gabe von Metallen wie Eisen zur Anämie-Behandlung, Aluminium oder Calcium (Antacida, Milch und Milchprodukte) hat zu unterbleiben, weil sich schwer lösliche Komplexe bilden, die sehr schlecht resorbiert werden.

2. Amoxycillin

Die Behandlung wird mit 4 x 0,75 g Amoxycillin täglich oral durchgeführt. Amoxycillin ist das Oxydationsprodukt des Ampicillins, das auch im Körper aus Ampicillin entsteht. Es wird für die orale Therapie dem Ampicillin vorgezogen, weil es mit 60% doppelt so gut resorbiert wird wie Ampicillin. Die Plasmahalbwertszeit von ca. 1 1/2 Stunden ist bei beiden gleich, und beide sind nicht penicillinasefest, d. h. sie können nicht gegen Staphylokokken eingesetzt werden. Die Plasmakonzentrationen liegen bei der erwähnten Dosierung pro Tag für ca. 8 Stunden oberhalb der minimal bactericiden Konzentrationen, die für Haemophilus influencae 0,5–1,0 μg/ml und für Pneumokokken 0,006–0,024 μg/ml betragen.

Die häufigste Nebenwirkung von Ampicillin ist mit 6–8% ein Hautexanthem, das meistens am 7. bis 12. Tage auftritt und vermutlich nur bei einem Teil der Fälle allergisch bedingt ist. Eine sichere Abgrenzung der allergischen von der nicht-allergischen Hauterscheinung ist nicht möglich. Bei 3 bis 4% der Behandelten kommt es zur Diarrhoe. Man hat die Diarrhoe auf eine Beeinträchtigung der Darmflora zurückgeführt und angenommen, daß die Diarrhoen nach Amoxycillin, das besser resorbiert wird, seltener auftreten würden als nach Ampicillin. Diese Annahme hat sich nicht als richtig erwiesen.

3. Cotrimoxazol

Cotrimoxazol ist ein Kombinationspräparat, das je Tablette 420 mg eines Sulfonamids und 80 mg Trimethoprim enthält. Beide greifen an aufeinanderfolgenden Schritten in den Folsäurestoffwechsel ein, das eine hemmt den Einbau von Para-Aminobenzoesäure, das andere die Hydrierung zur Tetrahydrolfolsäure, dem eigentlichen Coferment für die Übertragung von Methylgruppen. Die Methylgruppenübertragung ist vor allem bei der Synthese von Pyrimidinen und Purinen notwendig, die Bestandteile von Nucleinsäuren sind. Folsäure ist für Warmblüter bekanntlich ein Vitamin, aber die Hydrierung zur Tetrahydrofolsäure ist auch für die Zellen des Wirtes essentiell. Jedoch ist die Folsäure-Reduktase des Warmblüters 10000mal weniger empfindlich gegen Trimethoprim als die Reduktase der Bakerienzellen.

Die beiden Inhaltsstoffe von Cotrimoxazol haben etwa die gleiche Halbwertszeit von 9 bis 11 Stunden, sie sind daher gleichzeitig vorhanden und können sich in ihrer Wirkung synergistisch ergänzen.

Beim Cotrimoxazol haben wir ebenfalls mit allergischen Reaktionen an der Haut zu rechnen, allerdings seltener als nach Ampicillin. Dafür treten hier in Ausnahmefällen Blutbildungsschäden in Form von Cytopenien auf. Im Gegensatz zu der Chloramphenicolschädigung sind die Cytopenien nach Cotrimoxazol in der Regel reversibel, und sie unterscheiden sich auch durch den engen zeitlichen Zusammenhang zwischen Behandlung und Schädigung deutlich vom Chloramphenicol, bei dem mitunter erst drei Monate nach Absetzen die Agranulocytose auftrat.

Nur wenn die Behandlung mit Amoxycillin oder Cotrimoxazol nach drei Tagen nicht zur Sputumentfärbung geführt hat, muß nach einer 48stündigen Einnahmepause aus dem Inneren einer Eiterflocke nach sorgfältigem Waschen eine Probe entnommen und zur Erregerzüchtung verimpft werden. Die weitere Behandlung richtet sich nach dem Ergebnis der bakteriologischen Untersuchung und der Resistenzbestimmung. Jedoch muß man sich dabei klarmachen, daß die Auffindung eines Keimes im Sputum noch kein Beweis dafür ist, daß dieser der für die Exacerbation verantwortliche Erreger sein muß.

4. Cephalosporine

Als Chemotherapeutica der 2. Wahl kommen weiterhin Cephalosporine in Betracht, z. B. 6 x 1,0 Cephalexin (Ceporexin®, Oracef®) oral. Jedoch sind die Pneumokokken mit minimal bactericiden Konzentrationen von 0,8 bis 6,25 μg/ml und Haemophilus influencae mit mehr als 6μg/ml gegen Cephalosporine erheblich weniger empfindlich als gegen Amoxycyclin. Daher kommen Cephalosporine in erster Linie dann in Frage, wenn eine Allergie gegen Penicillin vorliegt. Die Häufigkeit der Kreuz-Allergie liegt nur bei 10%.

5. Chloramphenicol

Chloramphenicol, das früher bei der chronischen Bronchitis als Chemotherapeuticum der 1. Wahl galt, ist wegen der zwar seltenen, aber meistens tödlichen Blutbildungsschäden völlig verlassen worden. Jedoch kann Chloramphenicol beim Versagen der anderen Mittel in seltenen Ausnahmefällen aufgrund des Antibiogramms durchaus noch in Erwägung gezogen werden. Die Tagesdosis, die nicht überschritten werden sollte, beträgt 3,0 g und die längste Behandlungsdauer 2 Wochen.

6. Antibacterielle Dauerbehandlung

Die einzelne Exacerbation braucht bei Wirksamkeit des Chemotherapeuticums nicht länger als 2–3 Wochen behandelt zu werden. Bei Patienten mit häufigen Rezidiven ist verschiedentlich eine chemotherapeutische Dauertherapie über Monate oder Jahre versucht worden. Die Erfolge waren nicht besser als mit der separaten Behandlung jedes neuen Schubes, daher ist die Dauertherapie z. Z. nur üblich, wenn die Zeit zwischen den Rezidiven nur 8 bis 10 Tage beträgt. Das betrifft etwa 5 bis 10% der Patienten mit chronischer Bronchitis im fortgeschrittenen Stadium, also eine kleine Zahl. In solchen Fällen darf die Darmflora nicht völlig zerstört werden, und große Mengen lassen sich auch schlecht dauernd einnehmen. Für diese Patienten ist es viel leichter, einmal täglich 100 mg Doxycyclin einzunehmen, und die Wirksamkeit reicht meistens aus, um die Infektion zu unterdrücken.

Mit diesen wenigen dargestellten pharmakologischen Prinzipien kann man vielen Patienten mit chronisch obstruktiver Lungenkrankheit wertvolle Hilfe leisten. Bleibt hinzuzufügen, daß viele der Kranken außerdem einer Herzbehandlung mit Digitalis-Glykosiden bedürfen, die an anderer Stelle abgehandelt ist.

Literatur

Drug and Therapeutics Bulletin: Topical drugs for the nasal mucosa. *15*, 41 (1977).

Hamilton, W.F., Palmer, K.N., Gent, M.: Expectorant action of bromhexine in chronic obstructive Bronchitis, Brit. med. J. *1970 III*, 260.

Herxheimer, H., Bewersdorff, H.: Disodium Cromoglycate in the prevention of induced asthma. Brit. med. J. *1969 II*, 220.

Kingsley, P.J., Volans, G.N.: A comparison of the β_1 and β_2 effects of subcutaneous Isoprenaline, Salbutamol and Terbutaline in adult man. Europ. J. clin. Pharmacol. *7*, 263 (1974).

Lertzman, M. M., Cherniack, R. M.: Rehabilitation of patients with chronic obstructive pulmonary disease, Am. Rev. Resp. Dis. *114*, 1145 (1976).

MacDonald, J. B., Seaton, A., Williams, D. A.: Asthma deaths in Cardiff 1963–74: 90 deaths outside hospital. Brit. med. J. *1976 II*, 1493.

Peterson, J.W., Shenfield, G.M.: Bronchodilatators, Part. I. Brit. Thorac. Tuberc. Ass. Rev. *4*, 25 (1974).

Sheldon, G.P.: Nebulized bronchodilators in obstructive lung disease. Ann. Allergy *30*, 24 (1972).

Wegmann, T.: Infektionen des Respirationstraktes. In: Antibiotika-Fibel (H. Otten et al., Hrsg.). Stuttgart: Thieme 1975.

Weinberger, M., Riegelmann, S.: Rational use of theophylline for bronchodilatation. New Engl. J. Med. *291*, 151 (1974).

Wießmann, K.-J.: Der Einfluß eines oralen Aminophyllin-Präparates mit Retardwirkung auf die Lungenfunktionsparameter bei obstruktiven Atemwegserkrankungen. Dtsch. med. Wschr. *100*, 1781 (1975).

Wyss, F.: Die Therapie des Status asthmaticus. Dtsch. med. Wschr. *84*, 1609 (1959).

Behandlung des Diabetes mellitus

H. Kewitz

I. Vorbemerkungen

Der Diabetes mellitus beruht auf einem Insulin-Mangel. Dabei kann erstens die *Bildung von Insulin,* zweitens die *Sekretion von Insulin* und drittens die *Wirksamkeit von Insulin* gestört sein.

Die Therapie steht auf den drei Grundpfeilern: Körperliche Bewegung, Diät und Antidiabetica. Körperliche Bewegung wollen wir hier ausklammern, weil sie den individuellen Gegebenheiten angepaßt werden muß und sich schwer in Regeln fassen läßt.

Diätvorschriften sind immer notwendig, und sie haben den großen Vorteil, daß sie keine zusätzlichen Risiken und auch keine Kosten verursachen.

Spezifische antidiabetische Arzneimittel sind nur bei bestimmten Formen oder in bestimmten Fällen unentbehrlich, in anderen überflüssig und schädlich.

II. Insulin-Therapie beim juvenilen oder beim fortgeschrittenen Erwachsenen-Diabetes

Das charakteristische Kennzeichen des juvenilen Diabetes mellitus oder des fortgeschrittenen Erwachsenen-Diabetes ist die erloschene oder *nahezu erloschene Insulinproduktion* in den β-Zellen.

Bei diesen Kranken basiert die Therapie auf der Verordnung von Insulin zur Substitution. Hier gibt es medikamentös keinen anderen Ausweg. Selbst wenn eine Insulinunverträglichkeit oder Resistenz eintreten sollte, müssen alle Anstrengungen gemacht werden, um ein Insulinpräparat zu finden, das der Patient tolerieren kann. Insulin ist für diese Patienten lebensnotwendig.

A. Insulin-Präparate

Speciesgemischte Insuline sind heute nicht mehr auf dem Markt, sondern nur noch chromatographisch gereinigte Insuline von jeweils einer Species, nämlich vom Rind oder vom Schwein. Man kann also bei Unverträglichkeit vom üblichen Rinderinsulin auf Schweineinsulin übergehen, und man kann die Zubereitungsart wechseln. Von beiden Species gibt es Depot-Insuline, unter denen folgende gewählt werden können:

- der Komplex mit dem niedermolekularen Chinolinderivat Surfen (®Depot-Insulin Hoechst klar);
- der Komplex mit menschlichem Globin, der Eiweißkomponente des Hämoglobins (®HG-Insulin Hoechst und ®HG-Insulin S Hoechst);
- Protamin-Zink Insulin (Depot-Insulin „Horm"®, Insulin Retard Leo®, Deposulin®);
- eines der Lente-Insuline, die außer Zink keinen weiteren Komplexpartner enthalten (Insulin Novo Semilente® und Insulin Novo Ultralente®).

Menschliches Insulin ist noch nicht erhältlich, so daß beim Eintreten einer Insulinresistenz, d. h. einem Verbrauch von > 100 E/Tag, die sich durch Wechsel des Präparates nicht beheben läßt, eine Prednisolonbehandlung angezeigt ist. Man gibt 30 bis 60 mg Prednisolon/Tag, bis der Insulinbedarf geringer wird. Das ist gewöhnlich nach 5 bis 10 Tagen der Fall, und dann kann das Prednisolon wieder abgesetzt werden.

B. Grundzüge der Diät

Die Diätvorschriften müssen möglichst unkompliziert sein. Sie dürfen nicht abschrecken oder Undurchführbares fordern, d. h. sie müssen sich über Jahrzehnte einhalten lassen.

Erster Grundsatz: Um einer lebensbedrohlichen Hypoglykämie zu entgehen, muß der Diabetiker sein vorgeschriebenes Quantum essen, wenn er die volle Insulindosis gespritzt hat. Bei Appetitlosigkeit ist die Insulindosis der verminderten Nahrungszufuhr anzupassen, Insulin jedoch nicht ganz wegzulassen.

Zweiter Grundsatz: Die Calorienzufuhr muß so bemessen sein, daß der Patient sein Normal- oder besser Ideal-Gewicht erreicht und dann weder zu- noch abnimmt und bei Kindern und Jugendlichen normales Wachstum und normale Entwicklung gewährleistet sind. Beim jugendlichen Diabetiker, dessen Wachstum noch nicht abgeschlossen ist, kann die Gefahr der Mangelernährung größer sein als die der Überernährung. Beim Erwachsenen-Diabetes dagegen ist es meistens umgekehrt.

Dritter Grundsatz: Die Tagesration ist auf 6 bis 7 Mahlzeiten zu verteilen, um stärkere Schwankungen der Konzentrationen an Zucker und freien Fettsäuren im Blut zu vermeiden. Der Patient mit insulinpflichtigem Diabetes muß verstanden haben, daß die Insulinsubstitution nicht alle Funktionen der β-Zellen ersetzen kann. Die Insulingabe aus dem subcutanen Depot wird nicht wie beim Gesunden durch die Nahrungsaufnahme gesteuert, sondern umgekehrt, die Nahrungsaufnahme muß der kontinuierlichen Resorption von Insulin angeglichen werden. Daher soll der Diabetiker auch keine Mono- oder Disaccharide essen, sondern seinen KH-Bedarf mit langsam verdaulichen Polysacchariden decken.

Vierter Grundsatz: Die Diabetes-Therapie muß auch auf eine Prävention der Arteriosklerose abzielen, und das erfordert, daß die Cholesterin- und Triglyceridspiegel im Blut normalisiert werden. Die wichtigste Maßnahme zur Herabsetzung eines erhöhten Cholesterinspiegels ist die Vermeidung cholesterinreicher Nahrungsmittel und der Ersatz von tierischen Fetten mit wenig ungesättigten Fettsäuren durch die pflanzlichen Fette, die einen größeren Anteil ungesättigter Fettsäuren enthalten (s. Beitrag lipidsenkende Therapie).

1. Nach der Spritze oder Tablette auf jeden Fall volle Tagesration essen, damit keine Hypoglykämie auftritt, die lebensbedrohlich sein kann

2. Calorienzufuhr auf Normal- oder Idealgewicht einstellen. Bei Kindern und Jugendlichen müssen normales Wachstum und normale geistige Entwicklung gewährleistet sein

3. Tagesration auf 6–7 Mahlzeiten verteilen, keine schnell resorbierbaren Kohlenhydrate

4. Cholesterinreiche Nahrungsmittel meiden.
   Mehr pflanzliche Fette mit ungesättigten Fettsäuren als tierische Fette.

5. Calorienbedarf zu decken durch:

	45–50% Kohlenhydrate
	30–35% Fett
	15–20% Eiweiß
pro Tag und kg (Idealgewicht):	♂ 18–35 J. ~ 40 kcal
	35–55 J. ~ 35 kcal
	> 55 J. ~ 30 kcal
	♀ 10% weniger
1 g KH oder Eiweiß	~ 4,0 kcal
1 g Fett	~ 9,0 kcal

Man braucht sich nur wenige Zahlen zu merken (Tabelle 35), um den Diabetiker diätetisch richtig zu beraten, z. B. daß 1 g Kohlenhydrat 4 Calorien und 1 g Fett 9 Calorien enthalten, daß der Eiweißbedarf 1g/kg/Tag beträgt und daß 45% der Calorien durch Kohlenhydrate und 30% durch Fett gedeckt werden sollten. Der Mann benötigt bei leichter körperlicher Arbeit in jungen Jahren pro Tag ca. 40 kcal/kg, im mittleren Alter, zwischen 35 und 55 Jahren, ca. 35 kcal/kg, und später nur 30 kcal/kg, die Frau ca. 10% weniger.

C. Einstellung der Therapie

Ziel der Therapie ist es, mit weniger als 100 E Insulin pro Tag den Stoffwechsel so einzustellen, daß der Harn kein Aceton enthält, die postprandialen Blutzuckerwerte 180 mg/100 ml nicht übersteigen, in 24 Stunden weniger als 10 g Zucker mit dem Harn ausgeschieden wird, die Cholesterinwerte im Blut weniger als 200 mg/100 ml plus Lebensalter, die Triglyceride weniger als 150 mg/100 ml betragen und der Patient sich gesund und leistungsfähig fühlt (Tabelle 36).

Tabelle 36. Diabetes-Einstellung

	Blutzucker mg/100 ml			Harnzucker g/24 Std.	Cholesterin mg/100 ml Plasma	Triglyceride mg/100 ml Plasma
	nüchtern	1 Std. p.p.	2 Std. p.p.			
gut:	100–130	150–180	130–150	5,0	≤250	≤150
ausreichend:	bis 150	bis 200	bis 180	10,0		

III. Erwachsenen-Diabetes

Weitaus häufiger als der schwere juvenile oder der fortgeschrittene Erwachsenen-Diabetes kommt der leichtere Erwachsenen-Diabetes vor, bei dem es sich entweder um eine Sekretionsstarre, d. h. eine Störung der Insulinabgabe aus den β-Zellen, oder um eine *verminderte Wirksamkeit des Insulins* in der Peripherie handelt.

Im ersteren Fall ist der Anstieg des Insulins im Blut nach der Nahrungsaufnahme verzögert und geringer als normal, im zweiten Fall ist die Nüchterninsulinkonzentration höher als 20 μE/ml Plasma und der Anstieg bei der Nahrungsaufnahme stärker als normal und dennoch mit hohen Blutzuckerwerten verknüpft. Diese letztere Form des Diabetes geht mit Übergewicht und Fettleber einher und ist durch Gewichtsreduktion in der Regel erheblich zu bessern oder völlig zu beheben.

A. Diät

Im Gegensatz zum insulinpflichtigen Diabetes sind bei diesen beiden Formen des Erwachsenen-Diabetes Antidiabetica nur angezeigt, wenn eine ausreichende Einstellung mit Diät allein nicht gelingt. Gegen diese Empfehlung wird häufig verstoßen und allzuleicht wird der Versuch, mit Diät allein auszukommen, unterlassen. Stattdessen werden sofort Mittel aus der Gruppe der Sulfonylharnstoffe oder der Biguanide verordnet oder sogar eine Kombination von beiden angewendet. Alle Diabetologen, ob sie den Ergebnissen des University-Diabetes-Group-Program in den USA vertrauen oder nicht, sind sich heute darin einig, daß die oralen Antidiabetica beim leichten Diabetes, der sich mit Diät allein einstellen läßt, nicht indiziert sind.

Liegt eine sog. Sekretionsstarre vor, müssen dem Erwachsenen-Diabetiker die gleichen Vorschriften gegeben werden wie dem insulinbedürftigen juvenilen Diabetiker:

— die Gesamtcalorienmenge darf nicht größer sein als unter Zugrundelegung des Normalgewichts erforderlich;
— die Tagesration ist auf viele kleine, statt wenige große Mahlzeiten zu verteilen;
— schnell resorbierbare Kohlenhydrate, wie Zucker, Süßigkeiten und Weißgebäck sind zu meiden.

In der Praxis wird es nur selten gelingen, einen Erwachsenen-Diabetiker, dessen Sekretionsstarre sich noch mit oralen Antidiabetica beheben läßt, für die Insulintherapie zu gewinnen. Die in den USA erhobene Forderung, nur dann orale Antidiabetica einzusetzen, wenn die Insulinbehandlung nicht durchgeführt werden kann, ist zwar richtig und konsequent, aber nur ein kleiner Teil der Kranken kann dafür gewonnen werden. Die meisten älteren Patienten sind nicht bereit, das tägliche Injizieren auf sich zu nehmen. Unter diesen Umständen sind bei der Sekretionsstarre die Sulfonylharnstoffe angezeigt, die ihren Angriffspunkt in den β-Zellen haben und auf zweierlei Weise die Insulinabgabe stimulieren.

B. *Sulfonylharnstoff-Derivate*

In therapeutischer Dosis *intravenös* gegeben kommt es nach Tolbutamid zu einem raschen Anstieg der Insulinkonzentration im Plasma, nach 2 Minuten ist das Maximum erreicht, aber mit der dem Insulin eigenen Halbwertszeit von 10 bis 15 Minuten fällt der Insulinspiegel rasch wieder ab (Abb. 25). Dieser Effekt ist so flüchtig, daß die klinisch relevante antidiabetische Wirksamkeit damit nicht ausreichend erklärt werden kann. Und nach *oraler* Anwendung von Sulfonylharnstoffderivaten ist der Anstieg sogar so gering, daß er praktisch nicht nachzuweisen ist.

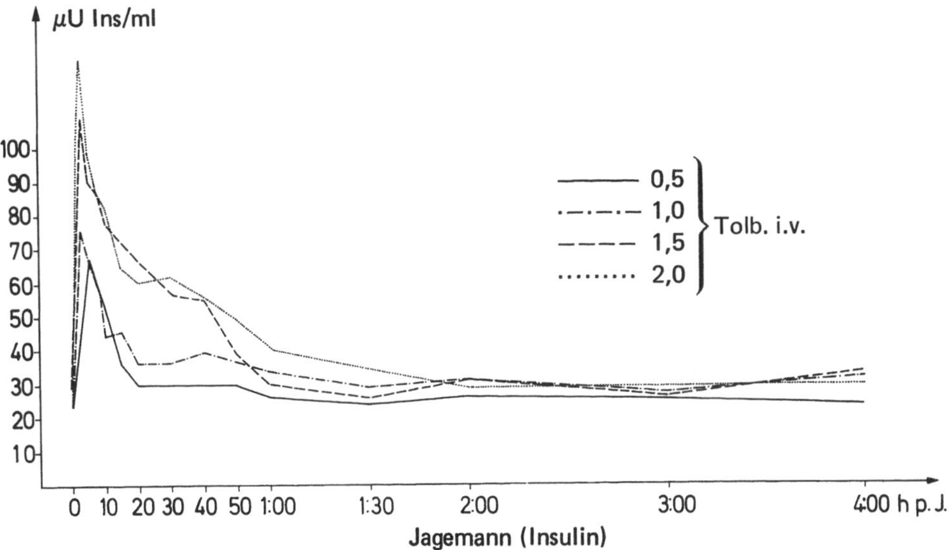

Abb. 25. Plasma-Insulin nach i.v. Injektion von Tolbutamid. Halbwertszeit des Insulins ca. 12 Minuten. Maximum der Insulin-Konzentration 2 bis 3 Minuten nach der Injektion. Ausgangswerte des Insulin werden bei 0,5 und 1,0 g Tolbutamid nach 1 Stunde und bei 1,5 und 2,0 g Tolbutamid nach 2 Stunden erreicht

Die antidiabetische Wirksamkeit bei der oralen Daueranwendung muß auf einer zweiten Wirkungskomponente beruhen, nämlich der Verstärkung des physiologischen Insulinanstiegs, der durch eine Erhöhung des Blutzuckers ausgelöst wird. Dieser Effekt hält mehrere Stunden an und kann als Verbesserung oder Wiederherstellung des Ansprechens der β-Zellen auf den physiologischen Sekretionsreiz aufgefaßt werden (Abb. 26).

Die Unterschiede zwischen den einzelnen Sulfonylharnstoffderivaten sind nicht so erheblich, daß man das eine oder andere bevorzugen müßte, obgleich die neueren in kleineren Dosierungen verwendet werden. Außerdem scheint Glibenclamid (Euglucon®) in manchen Fällen noch wirksam zu sein, in denen Tolbutamid bereits versagt.

Etwa ein Drittel der Altersdiabetiker spricht auf Sulfonylharnstoffderivate nicht an. Diese Patienten müssen von vornherein mit Insulin behandelt werden, denn bei ihnen wird in den β-Zellen zu wenig Insulin gebildet.

Die Wirksamkeit der Sulfonylharnstoffe läßt bei einem Teil der Patienten verhältnismäßig bald nach, bei anderen aber bleibt sie viele Jahre erhalten. Pro Jahr müssen 6 bis 10% der Behandelten, die sog. „Spätversager", auf Insulin umgestellt werden. Nur bei wenigen läßt sich die Sekretionsstarre dann noch für einige Zeit durch Glibenclamid kompensieren.

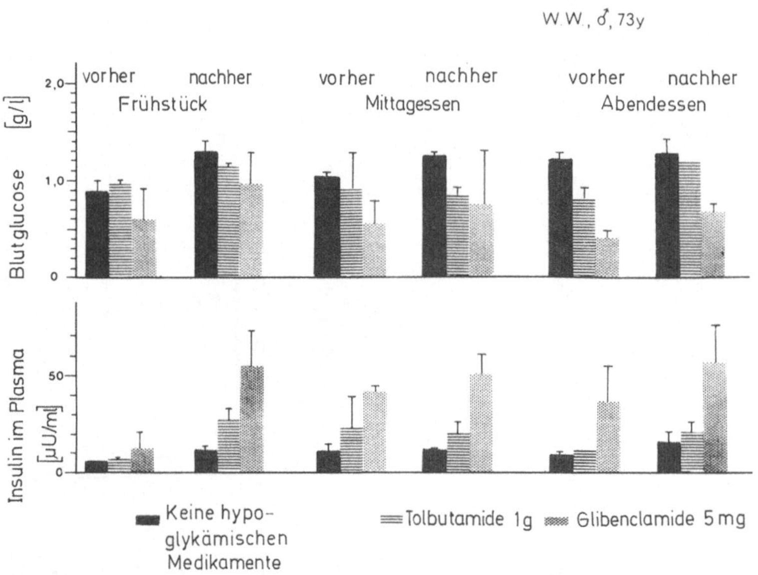

Abb. 26. Blutzucker und Plasma-Insulin Tagesprofil. Werte jeweils unmittelbar vor und eine Stunde nach den Mahlzeiten. Dunkle Säulen: ohne antidiabetische Arzneimittel; quergestreifte Säulen: 1,0 g Tolbutamid unmittelbar vor dem Frühstück; gepunktete Säulen: 5,0 mg Glibenclamid unmittelbar vor dem Frühstück, oral

Die heute sehr häufig von vornherein vorgenommene Einstellung auf Glibenclamid hat den Nachteil, daß dieses Mittel leichter zu einer gefahrvollen Hypoglykämie führt als die anderen Sulfonylharnstoffe, so daß dieses Vorgehen bei älteren oder vergeßlichen Patienten nicht empfohlen werden kann. Die Dosierung sollte bei Sulfonylharnstoffen langsam ansteigend vorgenommen werden.

Die alte Forderung, die gesamte Tagesdosis möglichst morgens auf einmal zu verabfolgen, ist nicht stichhaltig. Sie beruht auf der Beobachtung, daß nach einer zweiten Dosis, die früher als nach 8 Stunden gegeben wird, weniger Insulin ausgeschüttet wird, als nach der ersten Dosis. Die Bedeutung, die dieser Erscheinung für die therapeutische Wirksamkeit zukommt, ist in der Vergangenheit häufig überschätzt worden. Wie wir schon festgestellt haben, stellt die akute Abgabe von Insulin aus den β-Zellen nicht den Mechanismus dar, der für den klinisch relevanten antidiabetischen Effekt verantwortlich ist.

Zusammengefaßt ergibt sich, daß Sulfonylharnstoffe nur wirken, wenn die β-Zellen noch Insulin produzieren. Die Dosis über das empfohlene Maximum zu steigern, hat keinen Sinn, weil der Effekt dann nicht mehr zunimmt. Die Tagesmenge muß nicht in einer einzigen morgendlichen Dosis verabfolgt werden.

Hypoglykämien können bei Glibenclamid leichter auftreten als bei anderen Sulfonyl-harnstoffderivaten. Sie beruhen meistens auf Unpäßlichkeiten, die den Appetit und damit die Nahrungsaufnahme beeinträchtigen. Bei manchen Patienten, die auf andere Sulfonyl-harnstoffe nicht oder nicht mehr ansprechen, ist Glibenclamid noch wirksam.

Von den möglichen Interferenzen mit anderen Arzneimitteln sind besonders die mit den häufig gleichzeitig angewendeten Hochdruckmitteln zu erwähnen.

Diuretica vom Typ des Hydrochlorothiacid (Esidrix®) oder Furosemid (Lasix®) schwächen die Wirkung der Sulfonylharnstoffderivate ab, weil sie deren Ausscheidung im Harn beschleunigen, und weil diese Diuretica — nicht dagegen die K^+-sparenden wie Spironolacton, Triamteren und Amilorid — eine diabetogene Eigenwirkung besitzen.

Die Verschlechterung der Zuckertoleranz durch Thiacid-Diuretica bei Diabetikern tritt einige Wochen nach Beginn der diuretischen Behandlung in Erscheinung, z. B. bei der Hochdruckbehandlung, denn viele Hochdruckmittel enthalten Diuretica. Der Mechanismus der diabetogenen Wirkung der Diuretica ist noch nicht ganz geklärt. Eine Hemmung der Phosphodiesterase mit Anhäufung von cyclischem AMP und der daraus resultierenden Steigerung des Glykogen-Abbaus oder eine Hemmung der Insulinabgabe aus den β-Zellen des Pankreas kommen am ehesten in Frage.

Unter der Therapie mit β-Blockern, z. B. Dociton®, Visken®, Aptin®, etwa wegen Angina pectoris oder Hochdruck, können Hypoglykämien besonders gefährlich werden, weil die Symptome, Tremor, Unruhe und Tachykardie, abgeschwächt sind und weil die Gegenregulation durch die aus dem Nebennierenmark ausgeschütteten Katecholamine vermindert ist.

Die Verträglichkeit von *Alkohol* wird durch Sulfonylharnstoffe verschlechtert, weil sie einen Antabus® ähnlichen Effekt haben, indem sie die Acetaldehyd-dehydrogenase hemmen.

IV. Diabetes bei Übergewichtigen

Die dritte Form des Diabetes ist die, die uns in der Praxis vielleicht am häufigsten begegnet. Es handelt sich um den Erwachsenen-Diabetiker mit Übergewicht, der einen hohen Blut-zucker mit gleichzeitig hohem Plasma-Insulin hat und der auf eine Glucosebelastung mit einer erhöhten Insulinausschüttung und dennoch einer überhöhten Glucosekonzentration antwortet. Da bei diesen Patienten keine Vermehrung von antiinsulinären oder diabeto-genen Substanzen gefunden wurde und kein Anhaltspunkt dafür vorliegt, daß das aus den β-Zellen abgesonderte Insulin minderwertig ist, muß angenommen werden, daß hier eine verminderte Ansprechbarkeit bestimmter Insulinreceptoren vorliegt.

Vermutlich wird die zur Fettspeicherung führende Wirkung des Insulins unverändert sein, während die Insulin-Receptoren an der Muskelzellmembran relativ unempfindlich sind, d. h. Insulin den Durchtritt von Zucker nicht genügend fördert. Diese Form des Diabetes läßt sich an dem erhöhten Insulin im Plasma erkennen, das nüchtern meist wesentlich über 20 μE/ml liegt.

A. Gewichtsreduktion

Bei diesen Patienten besteht die wichtigste Maßnahme in einer Gewichtsreduktion. In der Regel wird die Zuckertoleranz schon erheblich gebessert, wenn eine Gewichtsabnahme um einige Kilogramm eingetreten ist. Als Beispiel ist ein derartiger Fall in Abb. 27 dokumentiert. Der Patient war vorher viele Jahre mit Glibenclamid behandelt worden. Nach der Gewichtsreduktion sind keine Antidiabetica mehr notwendig gewesen. Die Behandlung solcher Patienten ist besonders problematisch, wenn die Gewichtsreduktion nicht gelingt. Mit Insulin oder Sulfonylharnstoffen zu behandeln, erscheint völlig unzweckmäßig, sogar widersinnig, denn ein Insulinmangel liegt bei ihnen nicht vor. Da der Masteffekt des Insulins bei solchen fettleibigen Patienten offenbar voll zur Geltung kommt, könnte die Adipositas durch die mittelbare oder unmittelbare Behandlung mit Insulin sogar noch verstärkt werden.

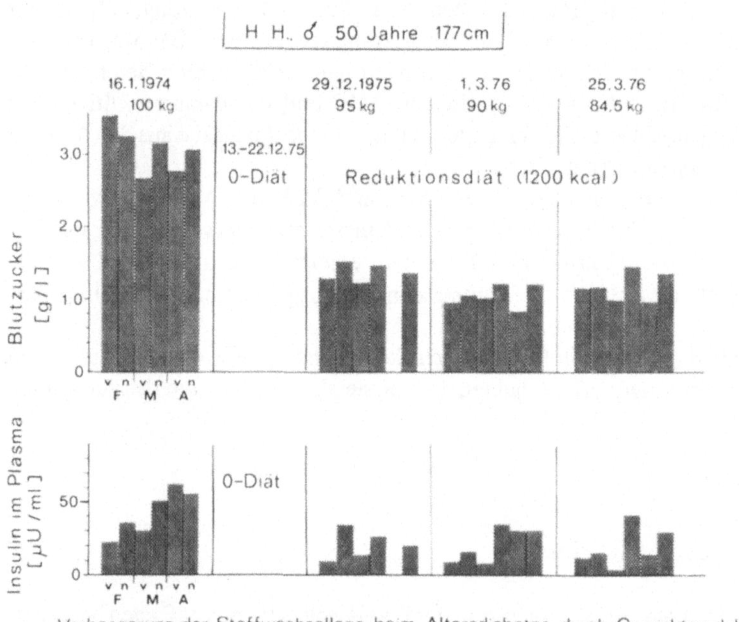

Abb. 27. Blutzucker und Plasma-Insulin Tagesprofile vor und nach Gewichtsreduktion durch 0-Diät. F: Frühstück; M: Mittagessen; A: Abendessen; v: unmittelbar vor der Mahlzeit; n: 1 Stunde nach der Mahlzeit

B. Biguanide

Der Ansatzpunkt für die medikamentöse Therapie bei diesen Kranken müßte an einer anderen Stelle liegen, nämlich an den Insulinreceptoren in der Muskelzelle. Biguanide sind wahrscheinlich in der Lage, die Empfindlichkeit der Insulinreceptoren in der Muskulatur zu erhöhen. Andererseits gibt es Befunde, die zeigen, daß Biguanide die Resorption von Kohlenhydraten im Dünndarm hemmen und daß der antidiabetische Effekt darauf zurückzuführen ist. Biguanide wirken jedoch nur in Anwesenheit von Insulin, sei es endogen freigesetzt oder von außen zugeführt. Unterschiede im Wirkungsmechanismus bestehen zwischen den drei zur Verfügung stehenden Biguanidderivaten nicht. Aber die Wirkungsstärke ist sehr verschieden. Phenformin ist am stärksten, also in der geringsten Dosis wirksam. Vom Buformin wird etwa die doppelte, vom Metformin rund die zehnfache Dosis benötigt. Als stark geladene Substanzen werden sie ziemlich schnell und unverändert im Harn ausgeschieden. Phenformin wird allerdings in der Leber zum Hydroxylphenformin oxydiert und offenbar dort auch stark angereichert. Aber das Hauptausscheidungsorgan ist für alle drei Derivate die Niere, daher ist ihre Ausscheidung bei eingeschränkter Nierenfunktion erheblich verzögert und ihre Wirkung dann verstärkt. Metformin hat den Nachteil, daß es sehr hoch dosiert werden muß.

Leider hat sich in den letzten Jahren mit zunehmender Deutlichkeit herausgestellt, daß Biguanide unter bestimmten Umständen eine gefährliche Nebenwirkung hervorrufen, nämlich eine Lactatacidose, die nur schwer zu beherrschen ist. Daher ist die weitverbreitete Anwendung von Biguaniden nicht mehr vertretbar. An die Ärzte im Klinikum Steglitz der Freien Universität Berlin ist die nachstehend abgedruckte Mitteilung ergangen, die die Auffassung einer im Bundesgesundheitsamt zusammengetretenen Expertengruppe wiedergibt.

Wichtige Mitteilung über Biguanide

Biguanide (Phenformin, Buformin und Metformin) können die Entwicklung von Lactatacidosen fördern, und diese verlaufen häufig tödlich. Andererseits ist der Nutzen der Biguanidtherapie in vielen Fällen zweifelhaft, so daß die Indikationen für die Anwendung dieser Mittel stark eingeschränkt werden müssen.

Indikationen:

Die Indikation zur Anwendung von Biguaniden sollte nur von Ärzten gestellt werden, die in der Diabetes-Behandlung besonders erfahren sind.

Die Gabe von Biguaniden kommt bei Diabetikern in Frage, die kein Insulin spritzen können oder die Insulinbehandlung ablehnen und die mit Sulfonylharnstoffen allein nicht mehr ausreichend zu kompensieren sind.

Biguanide sind in den meisten anderen Fällen entbehrlich und sie haben keine vitale Indikation. Zur Stabilisierung der Stoffwechsellage bei insulinbedürftigen Diabetikern sind Biguanide nicht mehr einzusetzen.

Biguanide sind nicht für die alleinige Anwendung zur Dauertherapie geeignet. Die Anwendung sollte nach Möglichkeit nur vorübergehend erfolgen. Biguanide sollten nicht als Appetitzügler verordnet werden.

Präparate mit fixen Kombinationen von Sulfonylharnstoffen und Biguaniden sind zu vermeiden, weil beide Stoffe eine geringe therapeutische Breite haben und daher getrennt dosiert werden müssen.

Dosierung:

Folgende Tagesdosen sollten nicht überschritten werden:

150 mg Phenformin (DB retard, Dipar®)[1],
300 mg Buformin (Silubin®, Sindiatil®)[1],
3,0 g Metformin (Glucophage®).

---

1 Phenformin und Buformin werden nach dem 1. Juli 1978 nicht mehr im Handel sein.

Kontraindikationen:

Durch Biguanide verursachte Lactatacidosen sind in erster Linie bei eingeschränkter Nierenfunktion und bei alten Menschen beobachtet worden, weil die Biguanidausscheidung bei diesen Patienten stark verzögert ist. Daher stellt erhöhtes Serum-Kreatinin eine strikte Kontraindikation dar. Das Serum-Kreatinin muß in angemessenen Zeitabständen kontrolliert werden.

Die bei älteren Menschen häufig, aber auch im jüngeren Alter auftretenden zusätzlichen Krankheiten, die mit Hypoxämie, Verminderung des HZV oder vermehrter Lactatbildung einhergehen, begünstigen das Auftreten von Lactatacidose durch Biguanide. Zu diesen Krankheiten gehören die manifeste Herzinsuffizienz, jede Form von Ateminsuffizienz, Anämien, Alkoholabusus, fieberhafte Erkrankungen und größere Operationen.

Bei jeder intercurrent auftretenden akuten Krankheit sollte die Biguanidbehandlung sofort unterbrochen werden. Darüber muß jeder Patient informiert werden, dem ein Biguanid verordnet wird.

Symptome:

Die voll ausgebildete Lactatacidose mit Lactat-Werten > 5 mmol/l, Blut-pH $< 7,25$ und Bicarbonat < 20 mmol/l führt zur Hyperventilation (vertiefte, höher frequente Atmung) mit Hypothermie und Muskelschwäche, zu Somnolenz, Verwirrtheit und schließlich zum Coma. Beim Auftreten dieser Symptome ist die unverzügliche Behandlung auf der medizinischen Intensivstation erforderlich, da unmittelbare Lebensgefahr besteht.

Häufig treten schon 2 bis 3 Tage vorher Frühsymptome auf, wie Appetitlosigkeit, Übelkeit, Bauchschmerzen, Durchfall oder Erbrechen, die in der Regel mit ausgeprägtem Krankheitsgefühl und Hinfälligkeit einhergehen.

Es ist besonders wichtig, dem Patienten einzuschärfen, daß er bei jeder Unpäßlichkeit die weitere Biguanideinnahme unterlassen und sich unverzüglich seinem behandelnden Arzt vorstellen muß. In diesem Stadium genügt meistens die Unterbrechung der Therapie und die besonders sorgfältige Beobachtung des Patienten in den nächsten Tagen.

Aufgrund dieser Sachlage bleibt nur die Möglichkeit, bei den Kranken mit Übergewicht und hohen Insulinwerten im Serum die Insulinempfindlichkeit durch Reduktion des Körpergewichts wieder herzustellen.

Leider läßt sich dieses Ziel nur schwer erreichen. Eine *bleibende* Gewichtsverminderung, auch wenn die Patienten motiviert sind und sich große Mühe geben, gelingt nur bei etwa 30% der Patienten. Die Behandlung der Adipositas ist ein generelles therapeutisches Problem, dessen Lösung sich noch nicht abzeichnet. Eine Nulldiät von 2–3wöchiger Dauer kann zu sehr guten Anfangserfolgen führen und dem Patienten die Wichtigkeit der Gewichtsabnahme für die Behandlung seines Diabetes vor Augen führen. Dauererfolge sind jedoch nicht die Regel, weil es vielen Patienten nicht gelingt, ihre Lebens- und Eßgewohnheiten so umzustellen, daß sie nicht wieder zunehmen.

V. Kosten der Behandlung

Die Wirtschaftlichkeit bei der Diabetes-Behandlung ist durch eine sachgerechte Abgrenzung der Indikationen für die Anwendung der oralen Antidiabetica zu erzielen. Eine sehr einfache Kalkulation zeigt, welche Einsparungen möglich wären.

Wir haben in Deutschland ca. 2 Millionen Diabetiker, davon sind etwa 5% = 100000 juvenile Diabetiker, die Insulin benötigen.

Von den verbleibenden 1,9 Millionen dürfte vielleicht 1/3 = 630000 einen so weitgehenden Insulinmangel haben, daß ebenfalls die Anwendung von Insulin erforderlich ist. Von den verbleibenden 1,27 Millionen wird schätzungsweise 1 Million mit oralen

Antidiabetica behandelt. Etwa 80% dieser Alters-Diabetiker sind übergewichtig, und man wird vielleicht bei großzügiger Schätzung annehmen können, daß wenigstens 25% von diesen Übergewichtigen durch Gewichtsreduktion so weit gebessert werden könnten, daß sie keine Antidiabetica benötigen würden. Nach dieser Spekulation hätten 800 000 der mit oralen Antidiabetica behandelten Patienten Übergewicht und 200 000 würden eine Abmagerungskur benötigen und keine Antidiabetica.

Rechnen wir pro Patient mit jährlichen Kosten für orale Antidiabetica von 200,-- DM, dann käme eine Summe von 40 Millionen DM heraus, die jährlich eingespart werden könnte. Daher ist es dringend nötig, daß eine wirksame Behandlung der Adipositas entwickelt wird.

VI. Zusammenfassung

Der insulinpflichtige Diabetiker braucht sein Insulin und muß seine Nahrungsaufnahme zeitlich der kontinuierlichen Resorption des Insulins aus dem subcutanen Depot anpassen.

Der Erwachsenen-Diabetiker mit verzögerter Insulingabe muß in erster Linie eine rasche und erhebliche Blutzuckererhöhung vermeiden, d. h. viele kleine Mahlzeiten und langsam verdauliche Kohenhydrate essen. Erst in zweiter Linie sind zur Unterstützung der Insulinabgabe aus den β-Zellen Sulfonylharnstoffderivate angebracht.

Der übergewichtige Diabetiker mit hohem Plasma-Insulin muß zuerst sein Körpergewicht reduzieren.

Literatur

Neue orale Antidiabetika vom Typ blutzuckersenkender Sulfonamid-Derivate? Arzneimittelbrief *10*, 49 (1976).

Assan, R., Heuclin, Ch., Girard, J.R., LeMaire, F., Attali, J.R.: Phenformin-induced Lactic Acidosis in Diabetic Patients. Diabetes *24*, 791 (1975).

Bottermann, P., Löffler, G.: Insulinwirkung. Internist *12*, 457 (1971).

Clavadetscher, P., Bischof, P., Wegmann, T.: Lactat-Acidose nach Buformin-Medikation. Dtsch. med. Wschr. *101*, 238 (1976).

New insulin regimens for servere diabetic ketosis. Drug Ther. Bull. *14*, No. 20 (1976).

Fulop, M., Hoberman, H.O.: Phenformin-associated Metabolic Acidosis. Diabetes *25*, 292 (1976).

Gale, E.A.M., Tattersall, R.B.: Can Phenformin—induced lactic acidosis be prevented? Brit. med. J. *1976*, 972.

Gutsche, H.: Orale Diabetestherapie. Dtsch. med. J. *6*, 449 (1972).

Haupt, E., Köberich, W., Beyer, J., Schöffling, K.: Pharmacodynamic aspects of Tolbutamide, Glibenclamide, Glibornuride and Glisoxepide. Diabetologia *7*, 449 (1971).

Jahnke, K., Jahnke, K.A., Reis, H.E.: Über die Regenerationsfähigkeit der B-Zellen-Funktion bei adipösen Diabetikern nach Gewichtsreduktion. Dtsch. med. Wschr. *101*, 73 (1976).

Kewitz, H.: Nutzen und Gefahren der oralen Antidiabetica, Dtsch. med. J. *2*, 106 (1972).

Krause, U., Beyer, J.: Die Reinheit handelsüblicher Insulinzubereitungen. Dtsch. med. Wschr. *100*, 238 (1975).

Mehnert, H.: Differentialtherapie mit oralen Antidiabetica. Internist *12*, 468 (1971).

Mehnert, H.: Diättherapie bei Diabetes mellitus und Übergewicht. Dtsch. med. J. *23*, 10 (1972).

Otto, H., Brinck, U.C., Niklas, L.: Aktuelle Probleme der Diätbehandlung des Diabetes mellitus. Med. Welt *22*, 819 (1971).

Rupp, W., Dibbern, H.-W., Hajdu, P., Ross, G., Vander Elst, E.: Untersuchung zur Bioäquivalenz von Tolbutamid. Dtsch. med. Wschr. *100*, 690 (1975).

Sauer, H., Böninger, Ch.: Was ist gesichert in der Therapie des Diabetes mellitus? Internist *11*, 430 (1970).

Schulz, E.: Klinisches Bild und Pathogenese schwerer hypoglykämischer Reaktionen nach oralen Antidiabetica (Sulfonylharnstoffen). Verh. Dtsch. Ges. inn. Med. *72*, 766 (1966).

Searle, G.L., Siperstein, M.D.: Lactic Acidosis Associated with Phenformin Therapy. Diabetes *24*, 741 (1975).

Schöffling, K.: Kontrolle und Therapie beim Diabetes mellitus des Erwachsenen. Dtsch. Ärztebl. *67*, 2381 (1970).

Segre, G.: Current views on the mode of Action of Blood Glucose lowering Biguanides. Acta diabet. lat. Suppl. 1, *6*, 627 (1969).

Söling, H.D., Ditschuneit, H.: Der Wirkungsmechanismus der oralen Antidiabetika. In: Handbuch des Diabetes mellitus (H.F. Pfeiffer, Hrsg.). Bd. 1, S. 685. München: J.F. Lehmann 1969.

Thimme W., Buschmann, H.-J., Dissmann, W., Amft, R.: Biguanidtherapie und Lactatacidose, Med. Klin. *71*, 1429 (1976).

Traumann, K.J., Grom, E., Schwarzkopf, H.: Panzytopenie bei Diabetes-mellitus-Therapie mit Tolbutamid? Dtsch. med. Wschr. *100*, 250 (1975).

Wolf, H.P.: Insulin und Intermediärstoffwechsel (Übersichten). Dtsch. med. Wschr. *90*, 835 (1965).

Behandlung der Hyperlipoproteinämien

H. Kewitz

I. Vorbemerkungen

Da es bisher keine wirksame Behandlung der Arteriosklerose gibt, sind wir darauf angewiesen, die Faktoren auszuschalten, die die Entwicklung und das Fortschreiten der Arteriosklerose fördern, und dazu gehört neben Hochdruck, Rauchen und Diabetes auch die Hyperlipoproteinämie. So ist es zu verstehen, daß lipidsenkende Pharmaka immer häufiger verordnet werden, denn die Arteriosklerose nimmt unter den Zivilisationskrankheiten unserer Zeit den ersten Platz ein. Wir wissen allerdings noch nicht, ob die medikamentöse Senkung der Lipidspiegel im Blut tatsächlich die Entwicklung der Arteriosklerose aufhält und zur Prävention der Folgekrankheiten geeignet ist.

Tabelle 37. Die häufigsten Formen der Hyperlipoproteinämien

| | Typ nach Fredrickson | | |
	IIa	IIb	IV
Cholesterin	↑	↑	ϕ/↑
Triglyceride	ϕ	↑	↑
Häufigkeit:	30%		70%
sekundär bei:	a) Hypothyreose b) Nephr. Syndr. c) Cholestase	Plasmocytom	a) Diabetes b) Alkoholismus c) Östrogentherapie d) Gicht e) Pankreatitis

Therapie

Diät:	Gewichtsreduktion wenig Kohlenhydrate wenig Fett und Cholesterin ungesättigte statt gesättigter Fettsäuren		
Medikamente: (Tagesdosis)	Colestyramin 12–24 g β-Sitosterin 12–20 g Nicotinsäure 2– 3g D-Thyroxin 4– 6 mg Clofibrat 1,5 g		Clofibrat 1,5 g

Hier sollen nicht alle sechs Formen der Hyperlipoproteinämie besprochen werden, die sich aufgrund der Einteilung von Fredrickson differenzieren lassen, sondern nur die drei, die am häufigsten vorkommen (Tabelle 37) und die ohne größeren Aufwand allein aufgrund der heute recht einfachen Tryglicerid- und der Cholesterinbestimmung im Serum diagnostiziert werden können.

Fette und Lipoide liegen im Blut stets in Form von Proteinkomplexen vor, von denen in diesem Zusammenhang nur zwei, nämlich das *"very low* density lipoproteid" und das *"low* density lipoproteid" eine Rolle spielen. Das very low density lipoproteid besteht zu 60% aus Triglyceriden und hat die Aufgabe, die in der Leber gebildeten Triglyceride zu den Organen zu transportieren. Das low density lipoproteid dagegen enthält 42% Cholesterin und hat die Aufgabe, dieses Cholesterin in der entgegengesetzten Richtung, nämlich von den Organen zur Leber zu transportieren. Dort wird es zu Gallensäure abgebaut oder unverändert mit der Galle ausgeschieden.

Die Blutspiegel von Triglyceriden und Cholesterin zeigen also nur an, ob viel oder wenig transportiert wird, und wir schließen, daß höhere Blutspiegel zu einer stärkeren Einlagerung in die Wand der Transportwege führen können. Aus diesem Grunde wird eine Verminderung der Lipidspiegel angestrebt.

Das therapeutische Ziel ist die Rückbildung der Atheromatose durch Mobilisierung und Ausscheidung des in der Arterienwand abgelagerten Lipids, in erster Linie des Cholesterins, für dessen Abbau es in der Arterienwand keine Enzyme gibt.

II. Sekundäre Hyperlipoproteinämien

Für die Therapie muß bei jeder Hyperlipoproteinämie die primäre von der sekundären Form unterschieden werden. Die sekundäre Hyperlipoproteinämie ist als Begleitsymptom einer anderen Krankheit aufzufassen. Sie bessert sich in der Regel durch Behandlung des Grundleidens. Die Hypertriglyceridämie beim Diabetes mellitus wird durch eine gute Einstellung des Diabetes behandelt. Die Cholesterin- und Triglyceriderhöhung bei der Adipositas wird durch Gewichtsreduktion gebessert. Die Hypercholesterinämie bei Unterfunktion der Schilddrüse reagiert auf die Behandlung mit L-Thyroxin.

Eine Sonderstellung nimmt die sekundäre Hypertriglyceridämie bei der Gicht ein, denn durch die heutige rein symptomatische Behandlung der Gicht ist keine Besserung der Fettstoffwechselstörung zu erzielen. Bei der sekundären Hyperlipoproteinämie der Gichtkranken befinden wir uns also in der gleichen Lage, wie bei der primären Hyperlipoproteinämie, die als Vermehrung von Lipoproteiden im Blut definiert ist, für die sich keine Ursache ermitteln läßt.

III. Primäre Hyperlipoproteinämien

Die Pathogenese der primären Hyperlipoproteinämien könnte z. B. auf einem verlangsamten Abbau von Triglyceriden in den Organen oder auf einer verlangsamten Oxydation von Cholesterin in der Leber beruhen.

Da die Pathogenese nicht bekannt ist, kann es nur eine symptomatische und pragmatische Therapie geben. Diese muß als Dauerbehandlung angelegt sein, denn nur von einer anhaltenden und ständigen Senkung der Serumlipide ist eine Besserung der Arteriosklerose und eine Verhütung der Folgekrankheiten zu erwarten.

IV. Therapeutisches Konzept

Da pro Tag nur 1% des Cholesterin- und Fett-Bestandes im Körper umgesetzt wird, ist eine Verminderung des Bestandes durch Hemmung der Synthese oder Steigerung des Abbaus nur durch eine Dauertherapie zu erreichen (Tabelle 38). Unverzichtbare Voraussetzungen für den Erfolg der Arteriosklerosebehandlung ist es jedoch, daß gleichzeitig auch die anderen Risikofaktoren, Zigarettenrauchen (Tabelle 39) und Hochdruck (Tabelle 40) ausgeschaltet werden. Es hat keinen Sinn, von Zeit zu Zeit Serumcholesterin und Triglyceride bestimmen zu lassen und dann ab und zu je nach Höhe der Spiegel ein lipidsenkendes Mittel zu verordnen. Dies allein ist keine erfolgversprechende Behandlung. Von der Arzneitherapie ist wie bei anderen Stoffwechselkrankheiten nur dann ein Nutzen zu erwarten, wenn der Patient zur Mitarbeit bereit ist und davon überzeugt werden kann, daß er seine Ernährung auf eine lipidsenkende Kost umstellen muß.

Tabelle 38. Cholesterinbestand und Umsatz

Gesamtcholesterin im menschlichen Körper	ca. 150,0 g
Umsatz pro Tag	ca. 1,5 g
Cholesterinsynthese pro Tag vorwiegend in Leber- und Darmmucosazellen	1,0 g
Aufnahme aus der Nahrung	0,5 g
Cholesterinabbau zu Gallensäuren pro Tag nur in Leber- und Darmmucosazellen (in anderen Zellen fehlen die Enzyme)	1,0 g
Cholesterinausscheidung über den Stuhl pro Tag	0,5 g

Tabelle 39. Durchschnittsalter von Männern beim ersten Myokardinfarkt in Abhängigkeit vom Rauchen und vom Cholesterinspiegel. Verminderung des Serumcholesterins von 300 auf 250 mg% erhöht das Durchschnittsalter um ca. 4 Jahre, Einstellen des Rauchens um 6 bis 9 Jahre (G. Schettler: Dtsch. Ärztebl. *11*, 735 (1977))

	Cholesterinspiegel im Serum	
	< 250	> 300 mg%
> 20 Zigaretten/Tag	54	50
11−20 Zigaretten/Tag	55	53
Exraucher	63	59

Tabelle 40. Relatives Risiko für coronare Herzerkrankung in
6 Jahren in Abhängigkeit von Alter, Blutdruck, Serumcholesterin, Rauchen und Diabetes (Framingham-Studie)

Cholesterin i. S. mg/100 ml	Systolischer RR 120	165
A: ♂ 35 Jahre, Nichtraucher, kein Diabetes		
210	0,5	1,0
235	0,8	1,4
B: ♂ 60 Jahre, Raucher, Diabetes		
210	25,5	33,3
235	27,3	35,3

1. Lipidsenkende Kost

Diese Kostform läßt sich durch wenige Grundsätze kennzeichnen:

- Calorieneinschränkung, bis das Normalgewicht erreicht ist;
- nur 30% des Calorienbedarfs durch Fett decken, höchstens jedoch 80 g/Tag;
- 2/3 des Fettes in Form mehrfach ungesättigter Pflanzenfette (Tabelle 41) zuführen, denn die gesättigten Fettsäuren tierischer Fette fördern die Resorption von Cholesterin im Dünndarm stärker als die ungesättigten Fettsäuren pflanzlicher Fette;
- Alkohol ist stark einzuschränken oder zu untersagen, denn er fördert die Triglycerid-synthese in der Leber;
- die Kohlenhydratmenge muß auf 40% des Calorienbedarfs reduziert werden, um die kohlenhydratinduzierte Fettsynthese zu vermindern;
- cholesterinreiche Nahrungsmittel (Tabelle 42), wie Eier, Butter, Käse, Leber, Niere und Brägen, sind zu meiden, damit die tägliche Cholesterinzufuhr unter 300 mg bleibt, weil erst unterhalb dieser Grenze ein Einfluß auf den Cholesterinspiegel zu erwarten ist.

Tabelle 41. Zweifach ungesättigte Fettsäuren
(Linolensäure) in %

Sojaöl	50–55
Maisöl	56–60
Baumwollsamenöl	50–55
Butter	2–14
Schmalz	5–10
Kokosfett	2– 8
Olivenöl	4– 7
Erdnußöl	22–28
Rübenöl	5–10

Tabelle 42. Durchschnittlicher Cholesteringehalt
in mg/100 g

Huhn	75
mageres Fleisch	65–100
Leber und Niere	360–420
Seefisch	30– 50
Käse (Vollfett)	75–105
Eiscreme	45
Butter	280
Schmalz	100
1 Ei	280
Hirn	3100
Vollmilch	10
Magermilch	3

Im Laufe von 6 bis 8 Wochen führt eine derartige Kost zu einer Verminderung der Lipoproteinspiegel im Blut. Erst wenn der Cholesterinspiegel auch danach noch über 250 mg/100 ml oder der Triglyceridspiegel noch über 150 mg/100 ml liegt, ist eine medikamentöse Behandlung angezeigt.

2. Lipidsenkende Arzneimittel

Die anzuwendenden Pharmaka lassen sich aufgrund ihrer Wirkungsweise in drei Gruppen unterteilen:

— Hemmstoffe der Resorption von Cholesterin oder Gallensäure im Darm;
— Hemmstoffe der Cholesterin- und Fettsynthese in der Leber;
— Stoffe, die den Abbau von Cholesterin oder dessen Ausscheidung mit der Galle steigern.

Zur ersten Gruppe gehören β-Sitosterin und Cholestyramin, zur zweiten Clofibrat und Nicotinsäure und zur dritten D-Thyroxin.

a) β-Sitosterin

α) Struktur

β-Sitosterin ist das pflanzliche Pendant zu dem im Tierkörper vorkommenden Cholesterin. Es unterscheidet sich vom Cholesterin nur durch einen Äthylrest in der Seitenkette (Abb. 28).

β) Wirkungsweise und Verträglichkeit

β-Sitosterin wird im Gegensatz zum Cholesterin im Dünndarm nur minimal resorbiert, es behindert aber die Resorption von Cholesterin. Dadurch fällt der Plasmacholesterinspiegel

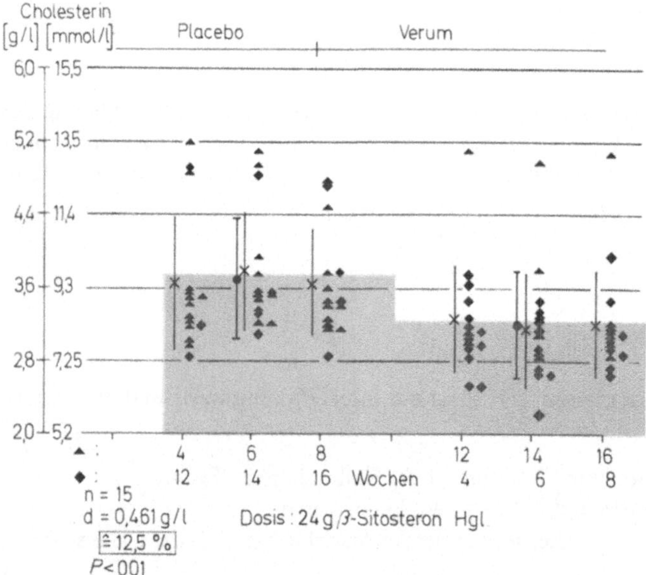

Abb. 28

Abb. 29. Verlauf der Plasma-Cholesterinspiegel. ▲ Reihenfolge Placebo − Sitosterin, ♦ Reihenfolge Sitosterin − Placebo. (Oster et al., DMW *101*, 1308 [1976])

im Laufe einiger Wochen um etwa 10 bis 20% ab (Abb. 29). Die dazu erforderliche Tagesdosis beträgt 10 bis 20 g. Diese großen Mengen können zu Magen-Darm-Symptomen führen, die jedoch harmloser Natur sind.

Vereinzelt ist berichtet worden, daß die Resorption von β-Sitosterin bei einzelnen Menschen stärker sein kann als gewöhnlich, und daß dann Xanthome entstehen, die β-Sitosterin enthalten. Ob derartige Ablagerungen auch in den Gefäßwänden vorkommen, ist nicht nachgewiesen, aber denkbar. Daher ist die Anwendung dieses Mittels bei Patienten nicht angezeigt, bei denen sich unter der Therapie Xanthome entwickeln.

b) Cholestyramin

α) Wirkungsweise

Das nächste Mittel, das nur auf den Cholesterin- und nicht auf den Triglyceridspiegel wirkt, ist das Cholestyramin (Quantalan®). Dabei handelt es sich um einen nicht resorbierbaren und nicht spaltbaren Ionenaustauscher, der Gallensäuren bindet und dadurch die Mehrausscheidung von ca. 1 g Gallensäuren pro Tag bewirkt. Das heißt, daß die Gallensäureausscheidung verdoppelt wird.

Da Gallensäuren das Hauptabbauprodukt des Cholesterins darstellen, bedeutet dies eine Verdoppelung der Cholesterinelimination. Dadurch wird nun gleichzeitig auch der Abbau von Cholesterin gesteigert, denn normalerweise hemmen die aus dem Dünndarm rückresorbierten Gallensäuren die Oxydation von Cholesterin in der Leber, wodurch die weitere Umwandlung zur Gallensäure eingeleitet wird.

β) Dosierung

Auch Cholestyramin muß in ziemlich großen Mengen genommen werden, d. h. in Dosen von 3–6mal 4 g (Abb. 30). Es ist daher für die Dauertherapie nicht sonderlich gut geeignet, und viele Patienten lehnen es auch wegen des unangenehmen Amingeruches ab. Mit 5,- bis 10,- DM für die Tagesdosis liegt der Preis etwa in der gleichen Größenordnung wie der für β-Sitosterin.

γ) Verträglichkeit

Da Gallensäuren die Wasserresorption im Dickdarm hemmen, führt die Bindung der Gallensäuren zu einer stärkeren Eindickung des Stuhles und damit zur Obstipation. Gegen diese Nebenwirkung hilft mitunter eine Erhöhung der täglichen Trinkmenge auf 2 bis 3 Liter.

Für die praktische Anwendung von Cholestyramin ist es wichtig zu wissen, daß ein derartiger Austauscher auch andere Säuren, z. B. Arzneimittel, bindet. Daher dürfen Salicylate, Indometacin, Barbiturate, Thyroxin oder Cumarin-Derivate, und genauso Phenylbutazon oder Digitalis-Glykoside, nicht gleichzeitig, sondern mindestens eine Stunde vorher gegeben werden.

c) Clofibrat

Das populärste unter den lipidsenkenden Mitteln ist das Clofibrat (Regelan®, Skleromexe®, Atheropront®).

α) Wirkungsweise

Dabei handelt es sich um eine Chlorphenol-substituierte Isobuttersäure, die in erster Linie die Triglyceridbildung in der Leber hemmt, und in etwas geringerem Ausmaß auch die Cholesterinsynthese.

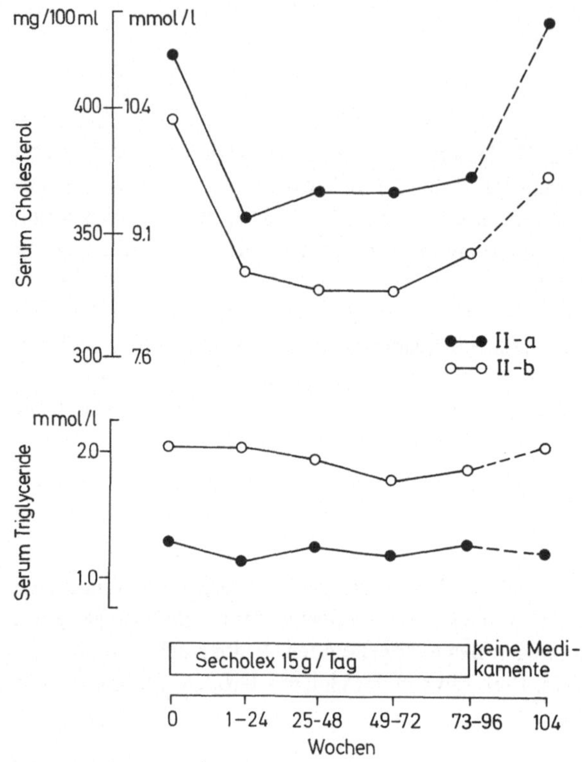

Abb. 30. Senkung des Serumcholesterinspiegels durch die Gabe eines Anionenaustauschers bei 20 Patienten mit oder ohne Hypertriglyceridämie, Typ IIb oder Typ IIa. (Nikkilä et al.: Treatment of Hypercholesterolemia with Secholex. A long-term clinical trial and Comparison with cholestyramin. Atherosclerosis *24*, 407 [1976])

β) Dosierung

Bei Dosen von 1,5 bis 2,0 g pro Tag tritt der Effekt schon nach wenigen Tagen ein. Der Triglyceridspiegel wird um ca. 30%, der Cholesterinspiegel um 10 bis 15% gesenkt.

γ) Verstärkung der Wirksamkeit von Anticoagulantien (Cumarin-Derivate)

Clofibrat wird gut resorbiert und zu über 90% im Blut an Albumin gebunden. Aufgrund dieser starken Eiweißbindung können andere Pharmaka aus ihrer Albuminbindung verdrängt und damit in ihrer Wirksamkeit verstärkt werden. Diese Verdrängung ist bei vielen Arzneimitteln klinisch bedeutungslos, spielt aber beim Phenprocoumon (Marcumar®) eine größere Rolle, denn die Dosis von Marcumar® muß bei der gleichzeitigen Anwendung von Clofibrat auf etwa die Hälfte reduziert werden. Das liegt daran, daß der größte Teil einer verabfolgten Marcumar®-Dosis an Albumin gebunden im Blut festgehalten wird. Infolgedessen führt eine Verdrängung aus dieser Bindung zu einer erheblichen Steigerung der Menge, die an den Wirkungsort in der Leber gelangt.

δ) Verträglichkeit

Die meisten Patienten vertragen Clofibrat ohne Nebenwirkungen, und verhältnismäßig selten kommt es zu trivialen Unverträglichkeitserscheinungen, wie Übelkeit, Durchfall, Müdigkeit oder Schwindel.

ε) Störung des Muskelstoffwechsels

Nur gelegentlich treten Störungen des Muskelstoffwechsels auf, die mit Wadenkrämpfen und Muskelverhärtung einhergehen. Man findet dann gleichzeitig eine Erhöhung der Kreatin-Phosphokinase (CPK) im Plasma und der Glutamatoxalacetat-Transaminase (GOT). Eine Steigerung der Fermentaktivitäten ohne die begleitenden Muskelsymptome ist häufiger beobachtet worden. Ob auch das Myokard betroffen ist, müßte noch geklärt werden.

Bei Männern tritt manchmal eine gewisse Östrogenwirkung auf, die zur Anschwellung der Brust und zum Libidoverlust führen kann.

d) Nicotinsäure

Verglichen mit dem Clofibrat ist die Nicotinsäure (Niconacid®) ein Mittel, das verhältnismäßig schlecht vertragen wird. Mit dem nahe verwandten Vitamin Nicotinamid hat die Wirkung der Nicotinsäure nichts zu tun, denn Nicotinsäure wird im Körper nicht in Nicotinamid umgewandelt.

α) Wirkungsweise

Die Abnahme der Triglycerid- und Cholesterinspiegel im Plasma beruht auf einer Synthesehemmung in der Leber, die bei den Triglyceriden schon nach 5 bis 6 Stunden, bei dem träger reagierenden Cholesterin erst nach mehreren Tagen meßbar ist. Im Laufe von Monaten oder Jahren können auch Xanthome allmählich abgebaut werden. Daran ist zu erkennen, daß die Senkung des Cholesterinspiegels tatsächlich zu einer Mobilisierung von abgelagertem Cholesterin führt, das nämlich nur in der Leber und nicht an den Ablagerungsstellen abgebaut werden kann.

β) Verträglichkeit

Nicotinsäure führt bei fast allen Patienten zu einer starken Erweiterung der Hautgefäße in der oberen Körperhälfte, die mit heftigem Juckreiz verbunden ist. Eine einschleichende Dosierung, beginnend mit 250 mg und allmählicher Steigerung im Abstand von 3 bis 4 Tagen, bis zur Erhaltungsdosis von 2 bis 4 g, kann manchmal dazu führen, daß sich die Patienten an das Medikament gewöhnen.

Auch Übelkeit, Erbrechen und Diarrhoe kommen häufiger vor, und ähnlich wie bei anderen organischen Säuren ist auch bei der Nicotinsäure mit einer ulcerogenen Wirkung zu rechnen.

Störungen der Leberfunktion mit Ikterus, erhöhten Transaminasen und verzögertem Bromsulfalein-Abfall sind beschrieben worden. Bei manchen Patienten kommt es zur Verminderung der Glucosetoleranz, deren Mechanismus nicht geklärt ist. Eine Steigerung der Harnsäurekonzentration im Plasma beruht auf der Hemmung der Harnsäuresekretion in der Niere, wie wir sie auch bei der Salicylsäure kennen.

Als Mittel, das nur bei der Hypercholesterinämie verwendet wird, ist das D-Thyroxin zu erwähnen. Seine Anwendung geht auf die bei der Hypothyreose auftretende Erhöhung des Cholesterins zurück, die nicht nur auf L-Thyroxin, sondern auch auf Derivate anspricht, die den Stoffwechsel nicht steigern (Lerman u. Pitt-Rivers, 1955).

Erst als es gelang, das D-Isomere des Thyroxins in hochgereinigter Form herzustellen, war es möglich, klinische Untersuchungen bei der Hyperlipoproteinämie durchzuführen.

α) Wirkungsweise

Die Senkung des Cholesterinspiegels durch D-Thyroxin beruht auf einer Steigerung der Cholesterinausscheidung mit der Galle.

β) Verträglichkeit

Bei Dosen von 4 bis 8 mg/Tag wird der Plasma-Cholesterin-Spiegel um 20% erniedrigt. Die dabei gefürchtete Nebenwirkung besteht in einer Steigerung der Herzfrequenz. Um diese zu vermeiden, empfiehlt es sich, mit der kleinen Dosis von 2 mg anzufangen, und diese Dosis im Abstand von 2 Wochen um 1 bis 2 g zu steigern. Die Dosis von 6 mg sollte nicht überschritten werden, und nur ausnahmsweise können 8 mg nützlich sein.

Bei einer multizentrischen Studie in USA hat sich nun allerdings herausgestellt, daß die Mortalität bei Reinfarktpatienten durch 6 mg D-Thyroxin pro Tag signifikant gesteigert wurde. Daher kann D-Thyroxin für Patienten, die bereits einen Infarkt durchgemacht haben, heute nicht mehr empfohlen werden.

V. Schlußbemerkung und kritische Bewertung

Der Einsatz von lipidsenkenden Mitteln zur Vorbeugung oder zur Besserung der Arteriosklerose erfordert eine jahrelange Behandlung, deren Grundlage die Umstellung der Ernährung auf eine lipidsenkende Kost darstellt. Wegen der guten Verträglichkeit wird Clofibrat bei den häufigsten Formen der primären Hyperlipoproteinämie den anderen Mitteln meist vorgezogen. Umfangreiche Untersuchungen, die in den USA bei Patienten durchgeführt wurden, die mehr als fünf Jahre vorher einen Infarkt durchgemacht hatten, geben Anlaß daran zu zweifeln, daß die medikamentös bedingte Senkung der Serumlipide tatsächlich die Entwicklung der Arteriosklerose aufhält und ihre Folgen abschwächt oder verzögert. Die in Tabelle 43 zusammengestellten Daten zeigen, daß die Häufigkeit von Reinfarkten bei je 1000 Patienten durch 1,8 g Clofibrat täglich oder 3,0 g Nicotinsäure verglichen mit 2700 Placebo-Behandelten nicht vermindert war. Das gleiche gilt für andere Folgekrankheiten der Arteriosklerose. In diesem Falle war also der beabsichtigte Arzneimitteleffekt, nämlich die Senkung von Cholesterin und Triglyceriden im Serum eingetreten (Abb. 31), aber der therapeutische Nutzen, den man sich von der Lipidsenkung versprochen hatte, ließ sich nicht nachweisen. Das therapeutische

Tabelle 43. Herz-Kreislauf-Veränderungen in 5 Jahren nach dem ersten Infarkt

	1,8 g Clofibrat n: 1065	3,0 g Niacin 1073	Placebo 2695
Infarkt	14,7%	12,6%	15.3%
Angina pectoris (neu aufgetreten)	52,2%	38,1%	44,7%
Claudicatio	21,0%	16,1%	16,9%
cerebr. Ischämie	9,4%	6,2%	7,9%
Lungenembolie	2,8%	1,6%	1,6%
Vorhofflimmern	3,9%	4,7%	2,9%

Konzept ging nicht auf. Das könnte verschiedene Gründe haben, über die im Augenblick nur spekuliert werden kann. Beide Stoffe, Clofibrat wie Nicotinsäure, haben eine Reihe anderer Wirkungen, von denen ein Teil als Nebenwirkungen registriert und in Tabelle 44 aufgeführt sind. Zum Beispiel traten Thrombosen und Lungenembolien, Claudicatio, Herzrhythmusstörungen, SGOT-Erhöhung, Zunahme der Serum-Harnsäure und Verminderung der Glucose-Toleranz in der Nicotinsäuregruppe signifikant häufiger auf als bei den placebobehandelten Patienten.

Es wäre also denkbar, daß derartige oder auch andere noch nicht erkannte ungünstige Wirkungen den therapeutischen Nutzen aufheben. Aber es könnte auch sein, daß bei diesen Patienten, die bereits einen Infarkt durchgemacht hatten, die Arteriosklerose schon zu weit fortgeschritten war. Daher ist eine Verallgemeinerung dieser Ergebnisse nicht erlaubt. Es muß geprüft werden, ob Patienten, bei denen sich die Arteriosklerose noch im Anfangsstadium befindet, auf lipidsenkende Pharmaka günstiger reagieren. Eine multizentrische Studie, die in England durchgeführt wurde, liefert einige Anhaltspunkte, die eine

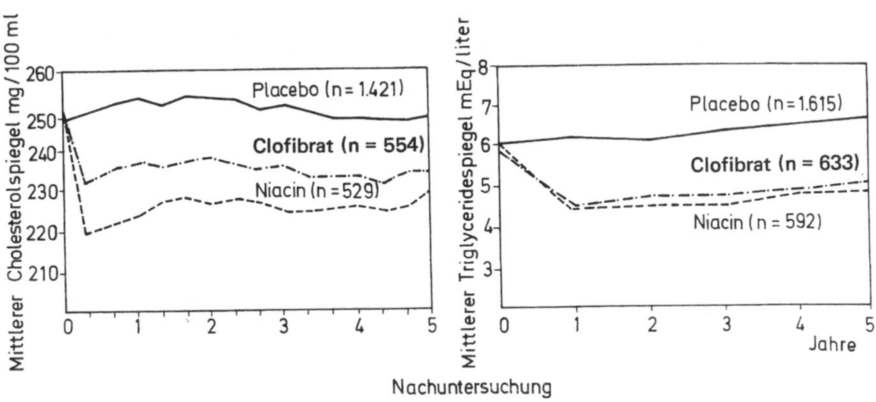

Abb. 31. Mittlerer Serum-Cholesterin- (links) und Triglyceridspiegel (rechts) bei Patienten, die nach dem 1. Herzinfarkt 5 Jahre mit 1,8 g Clofibrat/Tag oder 3,0 g Nicotinsäure/tag behandelt wurden. Untersuchungs-Intervall: Cholesterin 4 Monate, Nicotinsäure 1 Jahr. (The Coronary Drug Progest Research Group: Clofibrat and Niacin in Coronary Heart Disease JAMA *231*, 360 [1975].)

Tabelle 44. Coronary Drug Project > 5 Jahre nach dem ersten Myokardinfarkt

Nebenwirkungen:	Clofibrat n: 1065	Niacin 1073	Placebo 2695
Flush	5,2%	92,0%	4,3%
Hautjucken	6,5%	49,0%	6,2%
Urticaria	1,4%	7,2%	1,5%
andere Hautausschläge	6,7%	20,0%	5,9%
Hyperpigmentation	1,9%	5,1%	2,0%
Beinvenenthrombosen und Lungenembolien	5,8%	4,6%	3,6%
Claudicatio	21,0%	16,1%	16,9%
Rhythmusstörungen	37,2%	37,4%	31,1%
Cholelithiasis	3,0%	1,8%	1,3%
SGOT erhöht	51,0%	50,0%	35,0%
Serum Harnsäure > 8 mg/100 ml	17,2%	43,5%	19,6%
Glucosetoleranz vermindert	20,0%	45,0%	28,0%

Cave: Clofibrat verstärkt die Wirkung von Cumarin-Derivaten. Erforderliche Marcumar®-Dosis 30–50% niedriger.

derartige Annahme stützen könnten. Unsicher wird das Ergebnis nur deshalb, weil keine Korrelation zwischen dem lipidsenkenden Effekt von Clofibrat und der Schutzwirkung gegen ischämische Herzkrankheit gefunden wurde. Somit ist ein endgültiges Urteil über den Nutzen dieser Therapie noch nicht abzugeben.

Literatur

Gresham, G.A.: Is atheroma a reversible lesion? Atherosclerosis *23*, 379 (1976).
Heyden, S.,Wolff,G.: Gesundheitserhaltung trotz Gesundheitsrisiken. Z. Allgemeinmed. *52*, 738 (1976).
Irsigler, K., Lageder, H.: Diätbehandlung der Hyperlipidämie. Münch. med. Wschr. *115*, 667 (1973).
Klemens, U. H.: Hyperlipidämie und Herzinfarkt. Münch. med. Wschr. *115*, 656 (1973).
Kritchevsky, D., Paoletti, R., Holmes, W.L. In: Advanc. exp. Med. Biol. *63*, New York – London: Plenum Press 1975.
Lipid Metabolism, Obesity, and Diabetes Mellitus: Impact upon Atherosclerosis. International Symposion April 1972 (H. Greten et al., eds.). In: Hormone and Metabolic Research, Suppl. 4. Stuttgart: Thieme 1974.
Schettler, G., Nüssel, E.: Maßnahmen zur Prävention der Arteriosklerose. Arbeitsmedizin, Sozialmedizin, Präventivmedizin *10*, 25 (1975).
Miettinen, M., Turpeinen, O., Karvonen, M.J., Elosuo, R., Paavilainen, E.: Effect of cholesterol lowering diet on mortality from coronary heart disease and other causes. Lancet *1972 II*, 835.
Nikkilä, E.A., Miettinen, T.A., Lanner, A.: Treatment of Hypercholesterolemia with Secholex, A long-term clinical trial and comparison with Cholestyramine. Atherosclerosis *24*, 407 (1976).
Oster, P., Schlierf, G., Heuck, C. C., Greten, H., Gundert-Remy, U., Haase, W., Klose, G., Nothelfer, A., Raetzer, H., Schellenberg, B., Schmidt-Gayk, H.: Sitosterin bei familiärer Hyperlipoproteinämie Typ II. Eine randomisierte, gekreuzte Doppelblindstudie. Dtsch. med. Wschr. *101*, 1308 (1976).
Paoletti, R., Glueck, Ch. J. In: Medicinal Chemistry, Vol. II, P. 2: Lipid Pharmacology. New York-San Francisco-London: Academic Press 1976.

Schulman, R.S., Bhattacharyya, A.K., Connor, W.E., Fredrickson, D.S.: β-Sitosterolemia and Xanthomatosis, New Engl. J. Med. *294*, 482 (1976).

Schwandt, P.: Die sekundären Hyperlipoproteinämien. Münch. med. Wschr. *115*, 644 (1973).

Trial of Clofibrate in the treatment of Ischaemic Heart Disease. Five-year Study by a group of Physicians of the Newcastle upon Tyne Region. Brit. med. J. *1970 IV*, 767.

The Coronary Drug Project. Clofibrat an Niacin in Coronary Heart Disease. J. Amer. med. Ass. *231*, 360 (1975).

Undeutsch, D.: Fettstoffwechselstörungen. Herausgegeben von Hoffmann-La Roche AG. Grenzach 1974.

Walter, W.J.: Curting risk factors has helped reduce U.S. coronary death. Modern Medicine *6*, 1 (1976).

Anämie-Behandlung

W. Pribilla

Eine rationelle Therapie bei Anämien ist nur dann möglich, wenn die bei einem Patienten festgestellte Anämie nosologisch richtig eingeordnet worden ist. Der Grund dafür ist die Tatsache, daß es nicht *eine* Therapie der Anämien gibt, sondern daß uns vielfältige, meist sehr spezifisch wirkende Maßnahmen zu diesem Zweck zur Verfügung stehen. Es handelt sich dabei z. B. um die Zufuhr bestimmter beim Patienten fehlender, für die Erythropoese notwendiger Substanzen bei den Mangelanämien oder um die Splenektomie (etwa bei der hereditären Sphärocytose) die Gabe von Nebennierenrindenhormonen bei immunologisch bedingten hämolytischen Anämien, die Vermeidung bestimmter Medikamente, z. B. bei einigen Erythrocytenenzymopathien, oder auch um die Aufklärung des Patienten — etwa bei den leichten Thalassämien, die einer Behandlung nicht bedürfen — und schließlich auch, um den Einsatz von Transfusionen oder Knochenmarktransplantationen bei schweren aplastischen Anämien.

Viele dieser Maßnahmen sind zunächst aus der Empirie heraus entwickelt worden; doch können wir sie inzwischen meist wissenschaftlich begründen. Wir sind gut darüber informiert, welche therapeutische Maßnahme bei welcher Anämie wirksam ist, und wir wissen, auf welche Weise die klinische Wirksamkeit zustande kommt. Die Therapie der Anämien beruht heute nicht mehr auf Spekulationen. Auf dem Gebiet der Anämiebehandlung kann sich die Medizin weitgehend auf naturwissenschaftliche Ergebnisse stützen.

Die rationelle Behandlung einer Anämie erfordert, daß der Arzt vor Beginn der Behandlung vom Symptom „Anämie" zu einer „Anämie"-Diagnose vorgedrungen ist, wobei er den Typ der Anämie, ihre klinische Wertigkeit und die Ursache kennen muß. Dies gilt ausnahmslos für jede Anämie. Die im Handel angebotenen „Mehrzweck-Kombinationspräparate" zur Behandlung von Anämie haben keine Indikation.

Hier sollen aus der Vielzahl der Anämien nur zwei praktisch besonders wichtige Anämieformen, die häufig vorkommen, abgehandelt werden: die *Eisenmangelanämie* und die *Vitamin-B$_{12}$-Mangelanämie.*

I. Eisenmangelanämie

Der Körper des erwachsenen Menschen enthält etwa 4,0 g Eisen. Der größte Teil davon — etwa 65 bis 75% — befindet sich im Hämoglobin und damit in den Erythrocyten. Den Rest bilden die Depoteisenfraktionen in Leber, Milz und Knochenmark sowie die kleinen Eisenmengen des Myoglobins und einiger Enzyme.

Im Blutplasma ist Eisen an ein Trägerprotein gebunden und außerdem in einer kleinen Menge als Ferritin — ebenfalls eine Eisen-Eiweißverbindung — enthalten. Da das aus dem Erythrocytenzerfall frei werdende Eisen nicht ausgeschieden, sondern immer wieder zur Neubildung von Hämoglobin benutzt wird und der natürliche Eisenverlust gering ist, braucht täglich nur eine kleine Menge ergänzt zu werden. Bei Männern und Frauen in der Menopause ist dies täglich etwa 1 mg, bei Frauen im Fertilitätsalter dagegen etwa 2 mg. Bei normaler Kost und normaler Resorption ist dies ohne Schwierigkeiten möglich.

Resorbiert wird Eisen in erster Linie von den Schleimhautzellen des Duodenums; doch können auch andere Dünndarmabschnitte Eisen resorbieren. Der Resorptionsvorgang ist in vielen Punkten noch ungeklärt (Jacobs u. Warwood, 1974).

A. Ursachen des Eisenmangels

Ein Eisenmangel kann prinzipiell folgende Ursachen haben:

1. Mangelhafte Zufuhr von Eisen

Dies spielt unter normalen Lebensbedingungen keine Rolle. Eine Unterversorgung mit Eisen ist aber in Zeiten eines besonders hohen Eisenbedarfs möglich, z. B. im Säuglingsalter oder in der Gravidität.

2. Mangelhafte Resorption von Eisen

Diese Ursache ist ebenfalls selten; doch kommt sie bei der mit Zottenatrophie der Dünndarmschleimhaut einhergehenden Sprue vor.

3. Mangelhafte Ausnutzung des Nahrungseisens

Dies kann bei Patienten mit Magenresektion vorkommen. Dabei sind kurze Verweildauer der Speisen im Restmagen und schnelle Passage der oberen Dünndarmabschnitte für die Eisenresorption ungünstig. Einerseits wird das Eisen dabei nicht genügend aus der Nahrung herausgelöst und andererseits werden die wichtigsten Resorptionsorte schnell durchlaufen.

4. Blutverluste

Diese sind zweifellos die wichtigste Ursache des Eisenmangels. Blutverlust bedeutet wegen des hohen Eisengehaltes der Erythrocyten immer einen Eisenverlust. Immerhin enthalten 2 ml Blut 1 mg Eisen. Es ist deshalb bei jedem Patienten mit Eisenmangel sorgfältig nach einer Blutungsquelle zu fahnden. Hierbei kommen sehr viele Möglichkeiten in Betracht. Überall im Körper kann es bluten. Jede Blutung kann, wenn sie groß genug ist oder lange genug anhält, zu einer Anämie führen. Dies kann hier nicht im einzelnen erörtert werden. Besonders hingewiesen sei aber auf die von Patienten kaum zu bemerkende Sickerblutung im Magen-Darm-Kanal und die Blutungen im gynäkologischen Bereich, deren Ausmaß von den Patientinnen häufig falsch beurteilt wird.

B. Entwicklung der Eisenmangelanämie

Wenn sich ein Eisenmangel entwickelt, dann wird zunächst das in den Depots vorhandene Eisen mobilisiert und zur Hämoglobinbildung herangezogen. Dadurch kann für eine gewisse Zeit das Absinken des Hämoglobinwertes verhindert werden. Erst nach Ausschöpfung des Eisendepots fällt das Hämoglobin ab. Aus dem Eisenmangel wird dann die Eisenmangelanämie. Diese Anämie steht also immer am Ende eines längeren Entwicklungsprozesses. Sie zeigt in jedem Fall an, daß ein schwerer Eisenmangel vorliegt.

C. Symptome der Eisenmangelanämie

Die Symptome der Eisenmangelanämie sind sehr charakteristisch: das Serumeisen ist niedrig, die freie Eisenbindungskapazität ist dagegen erhöht; die Erythrocyten sind hämoglobinarm, d. h. hypochrom; im Knochenmarkausstrich fehlt das normalerweise in den Reticulumzellen und in vielen Erythroblasten nachweisbare Eisen.

Außerdem haben die Patienten auch eindrucksvolle Allgemeinsymptome: sie klagen über leichte Ermüdbarkeit, Rückgang der Leistungsfähigkeit, Reizbarkeit, Kopfschmerzen, Zungenbrennen, Herzklopfen, Haarausfall, brüchige Fingernägel und Mundwinkelrhagaden.

Die Eisenmangelanämie ist an diesen vielen Symptomen und objektiven Veränderungen leicht und zuverlässig zu erkennen. Die Diagnose darf aber erst dann als abgeschlossen betrachtet werden, wenn auch die Ursache des Eisenmangels erkannt ist. Dies ist oft der schwierigste Teil der Diagnostik, der manchmal nur durch den Einsatz vieler röntgenologischer, endoskopischer und anderer Untersuchungsmethoden gelöst werden kann.

D. Therapie des Eisenmangels

Die Therapie hat zwei Aufgaben:

1. die Ursache des Eisenmangels auszuschalten; 2. den Eisenmangel zu beseitigen.

Hier kann nur die zweite Aufgabe diskutiert werden. Grundsätzlich ist dazu festzustellen, daß die Beseitigung des Eisenmangels nur durch die Zufuhr von Eisen möglich ist. *Die Eisentherapie ist eine reine Substitutionsbehandlung.* Sie wird in der Regel oral – nur ausnahmsweise parenteral – durchgeführt.

Tabelle 45. Eisentherapie

Präparat	Eisenverbindung	Eisengehalt der Applikations-Einheit im mg	Kosten für 100 mg Fe DM	Kosten der Therapie für 90 Tage (200 mg Fe tgl.) DM
oral Ferrokapsul®	Ferrofumarat	112	0,109	19,60
Ferro sanol®	Ferro-glykokoll-sulfat-Kompl.	40	0,373	67,14
Ce-Ferro® Pillen	Ferroammonsulfat	22	0,242	43,57
Eryfer®	Eisensulfat u. Ascorbinsäure	50	0,596	107,40
Rulofer	Eisenfumarat u. Ascorbinsäure	50	0,196	35,28
Ferrum Klinge®	Eisenfumarat u. Bernsteinsäure	70	0,664	110,57
Resoferix®	Eisensulfat u. Bernsteinsäure	37	0,459	82,54
				Kosten der Therapie für 1000 mg (DM)
i. v. Ferrlecit®-Amp.	Natrium-Fe (III) gluconat-Kompl.	40	4,35	43,50
i. m. Jectofer®	Ferri-Sorbitol-Citrat-Kompl.	100	2,20	22,00

1. Orale Eisentherapie

Zur oralen Eisentherapie sollten gut stabilisierte Ferroverbindungen angewandt werden, da zweiwertiges Eisen besser resorbiert wird als dreiwertiges Eisen (Moore et al., 1944; Brise u. Hallberg, 1962 u. a.). Einfache Ferroverbindungen sind völlig ausreichend. Am meisten benutzt werden Ferrosulfat, Ferrogluconat und Ferrofumarat.

Um einen guten therapeutischen Effekt zu erzielen, müssen die Eisenpräparate ausreichend dosiert und lange genug gegeben werden, d. h. die tägliche Dosis soll etwa 100 bis 200 mg elementarem Eisen entsprechen; diese Dosis muß Wochen bis Monate verabreicht werden. Die Dauer der Therapie hat sich dabei nach dem Ausmaß des Eisenmangels zu richten.

Ziel der Behandlung ist es, nicht nur den Hämoglobinwert zu normalisieren, sondern auch die Eisendepots wieder aufzufüllen. Die Therapie muß daher über die Normalisierung des Hämoglobinwertes hinaus fortgesetzt werden.

Das Ausmaß der Eisenresorption ist am Anfang der Therapie höher als nach Besserung der Anämie. Bei Beginn der Therapie kann damit gerechnet werden, daß etwa 15 bis 20% des verabfolgten Eisens resorbiert werden, vier Wochen später dagegen nur noch 5 bis 10% (Norrby u. Sölvell 1970; Hallberg et al., 1971).

Viele Versuche wurden unternommen, Eisenpräparate mit unterschiedlichen Substanzen, wie z. B. Spurenelementen, Vitaminen, anderen Metallen usw. ‚anzureichern‘, um dadurch eine höhere Eisenresorption zu erreichen. Solche Präparate sind überflüssig und meist teurer als die einfachen Eisenverbindungen. Einen gewissen resorptionsfördernden Einfluß haben große Dosen von Vitamin C (200 mg oder mehr) und vielleicht auch die Bernsteinsäure (Brise u. Hallberg, 1962; Callender u. Warner, 1969).

Präparate, die das Eisen im Magen-Darm-Kanal mit Verzögerung abgeben, sind nicht zweckmäßig. Schon im Duodenum — dem wichtigsten Resorptionsort — sollte das Eisen voll verfügbar sein.

Bei der oralen Eisentherapie klagen die Patienten manchmal über Übelkeit, Völlegefühl, Obstipation oder auch Durchfall. Diese Nebenwirkungen dürfen kein Grund sein für die Unterbrechung einer indizierten Eisentherapie. Durch Wechsel des Präparates, Reduzierung der Einzeldosis oder durch Einnahme des Eisens mit den Mahlzeiten kann man diese Nebenwirkungen im allgemeinen ausschalten oder vermindern.

2. Parenterale Eisentherapie

Zur parenteralen Eisentherapie gibt es organische Komplexe mit dreiwertigem Eisen (Dextran bzw. Sorbitol), die nach der intravenösen oder intramuskulären Applikation in Reticulumzellen aufgenommen werden und aus denen das Eisen in körpereigene Eisen-Eiweißverbindungen übergeführt wird. Es steht dann zur Hämoglobinbildung zur Verfügung. Die therapeutische Wirksamkeit dieser Präparate ist unbestreitbar. Die möglichen Nebenwirkungen sind aber vielfältiger und auch schwerwiegender als die der oralen Eisentherapie. Neben allgemeinen Nebenwirkungen (Übelkeit, Kopfschmerzen, Tachykardie, Atemnot, Urticaria, Flush, Kollaps, Rückenschmerzen, anaphylaktischen Reaktionen mit einzelnen Todesfällen) können auch lokale Nebenwirkungen (Thrombosen bei intravenöser Gabe, schmerzhafte Infiltrationen bei paravenöser Injektion) vorkommen.

Außerdem ist zu berücksichtigen, daß vom intravenös gegebenen Eisen nichts und vom intramuskulär gegebenen Eisen nur ein kleiner Teil ausgeschieden wird. Es ist deshalb nötig, die für den Patienten erforderliche Eisenmenge vor Beginn der Therapie zu berechnen und diese Menge nicht zu überschreiten. Für diese Berechnung stehen verschiedene Formeln zur Verfügung, bei denen das Ausgangshämoglobin, das Sollhämoglobin des Patienten, die Erythrocytenmasse, der Eisengehalt des Hämoglobins und die Menge des Depoteisens berücksichtigt werden. Eine vereinfachte Formel lautet: normales Hb (15 g%) minus Ausgangs-Hb des Patienten dividiert durch 4 = g Eisen.

E. Erfolg der Eisentherapie

Der Erfolg einer Eisentherapie kann am Hämoglobinanstieg zuverlässig erkannt werden. Wenn die Therapie wirksam ist, dann beträgt der tägliche Anstieg des Hämoglobins 0,1 bis 0,2 g%, d. h. eine Vermehrung des Hämoglobinwertes um 1 g% wird in 5 bis 10 Tagen nach Therapiebeginn erreicht. In der gleichen Zeit tritt auch eine Vermehrung der Reticulocyten auf, die allerdings nicht so deutlich ist wie bei der Behandlung der Perniciosa mit Vitamin B_{12}. Auch das Allgemeinbefinden der Patienten bessert sich schon nach Tagen. Diese Effekte sind unabhängig von der Art der angewandten Behandlung, d. h. es gibt hier keinen Unterschied zwischen der oralen und parenteralen Eisenbehandlung.

F. Welche Art der Eisentherapie ist vorzuziehen?

Da der therapeutische Wert der oralen und der parenteralen Eisenzufuhr gleich ist, die parenterale Eisengabe aber häufiger mit schwerwiegenden Nebenwirkungen belastet ist, soll

Eisen grundsätzlich oral gegeben werden. Diese Form der Eisentherapie ist einfach, billig, ausgezeichnet wirksam, entspricht den physiologischen Bedingungen und ist frei von ernsthaften Nebenwirkungen. *Die parenterale Eisentherapie ist nur dann indiziert, wenn der Patient kein Eisen resorbieren kann oder wenn er die Einnahme ablehnt.*

G. Versagen der Eisentherapie

Wenn ein Patient, bei dem eine Eisenmangelanämie diagnostiziert wurde, auf die orale Behandlung nicht reagiert, dann ist zu prüfen, ob eine der folgenden Ursachen vorliegt:

a) Die Anämie beruht nicht auf Eisenmangel;
b) der Patient hat das Eisen nicht genommen;
c) das Eisen liegt in dem Präparat in einer nicht verfügbaren Form vor;
d) Eisen wird nicht resorbiert;
e) der Patient blutet weiter, so daß es trotz der Therapie nicht zu einer Kompensation der Blutwerte kommt;
f) der Patient hat neben dem Eisenmangel einen Infekt oder einen malignen Tumor, also Krankheiten, welche die Knochenmarktätigkeit hemmen und dadurch den therapeutischen Effekt des Eisens verhindern.

II. Vitamin-B_{12}-Mangelanämie

Auch das Vitamin B_{12} ist — genauso wie das Eisen — eine lebensnotwendige Substanz, die der Mensch mit der Nahrung aufnehmen muß.

Das Vitamin ist für die der Zellteilung vorausgehende Synthese von Desoxyribonucleinsäure des Kernes und für die Bildung des Myelins der Markscheiden im Nervensystem notwendig. Ein Mangel wird frühzeitig und besonders Gewebe mit lebhafter Zellproliferation treffen, also z. B. das Knochenmark, aber auch die Zellen der Magen-Darm-Schleimhaut. Darüber hinaus kann der Vitamin-B_{12}-Mangel Funktionsstörungen des Nervensystems, z. B. funiculäre Spinalerkrankungen oder psychische Veränderungen herbeiführen.

Die Struktur des kobalthaltigen Vitamins ist bekannt. Verschiedene Formen kommen vor, für die als Oberbegriff die Bezeichnung Cobalamine gebraucht wird. Die biologisch aktive Form ist das Cobalamin-Coenzym.

In der Nahrung befindet sich das Vitamin B_{12} im Fleisch. Der tägliche Bedarf des Menschen beträgt etwa 2,5 bis 5,0 μg.

Die im Körper eines Erwachsenen vorhandene Vitamin-B_{12}-Menge wird mit etwa 5000 μg angenommen, davon etwa 1000 μg in der Leber.

Ungewöhnlich ist der Resorptionsmechanismus des Vitamins. Nachdem es aus der Nahrung herausgelöst worden ist, wird das Vitamin im Magen an ein spezielles von bestimmten Schleimhautzellen gebildetes Mucoproteid, den Intrinsic-Faktor, gebunden. Die Vitamin-B_{12}-Resorption erfolgt dagegen erst im unteren Ileum. Dieser recht komplizierte Resorptionsvorgang ist in verschiedener Weise störanfällig. Solche Störungen führen dann zu einer verminderten Resorption und damit letzten Endes zu einem Vitamin-B_{12}-Mangel (Übersicht s. Pribilla, 1973).

A. Ursachen des Vitamin-B_{12}-Mangels

Prinzipiell gibt es einen *Vitamin-B_{12}-Mangel beim Menschen nur als Folge einer unzureichenden Zufuhr des Vitamins oder als Folge einer mangelhaften Resorption.*

Vier verschiedene Ursachen für den Mangel können voneinander abgegrenzt werden:

1. Vitamin-B_{12}-Mangel bei unzureichender Zufuhr. Bei rein vegetarischer Ernährung und bei allgemeiner Unterernährung spielt dies durchaus eine praktisch wichtige Rolle, z. B. bei Alkoholikern oder auch in Entwicklungsländern;
2. Vitamin-B_{12}-Mangel bei gestörter Resorption infolge verminderter oder erloschener Intrinsic-Faktor-Produktion. Dies ist die Ursache für den Vitamin-B_{12}-Mangel bei der perniziösen Anämie, bei der infolge der Schleimhautatrophie des Magens kein Intrinsic-Faktor mehr gebildet wird. Die gleiche Situation ergibt sich aber auch nach Entfernen des Magens und gelegentlich nach partieller Resektion des Magens;
3. Vitamin-B_{12}-Mangel bei gestörter Resorption infolge von Veränderungen an der Ileum-Schleimhaut, also an der Resorptionsstelle. Dies kann der Fall sein bei operativer Entfernung des Ileums, bei Ileitis terminalis und selten bei angeborenen Funktionsstörungen der Dünndarmzellen;
4. Vitamin-B_{12}-Mangel durch Behinderung der Vitamin-B_{12}-Resorption durch störende Einflüsse im Darmlumen, z. B. durch Fisch-Bandwurmbefall, verändertem pH-Wert des Darminhaltes, durch medikamentöse Einflüsse (z. B. PAS, Colchicin u. a.).

Ein Vitamin-B_{12}-Mangel kann sich also aus vielen Gründen entwickeln. Die perniziöse Anämie ist zwar bei uns die häufigste Form der Vitamin-B_{12}-Avitaminose; doch stellt sie nur eine spezielle Form dieses Mangels dar. Dies muß bei der Diagnostik beachtet werden.

B. Folgen des Vitamin-B_{12}-Mangels

Erkennbare Folgen eines Vitamin-B_{12}-Mangels sind dann zu erwarten, wenn der Vitamingehalt des Körpers auf etwa 10% des normalen Wertes abgesunken ist. Das Vitamin B_{12} im Serum ist dann vermindert ($<$200 pg/ml).

Symptome treten besonders an schnell regenerierenden Organsystemen wie Knochenmark, Schleimhautepithelien und an myelinreichen Teilen des Nervensystems wie Rückenmark und Gehirn auf. Besonders deutlich sind die dann feststellbaren Symptome auf hämatologischem Gebiet. Es entsteht eine megalocytäre Anämie. Diese Bezeichnung ist nicht besonders gut, da zum hämatologischen Bild des Vitamin-B_{12}-Mangels nicht nur die Anämie, sondern auch eine Leukopenie, eine Thrombopenie und eine Reticulocytopenie sowie typische Veränderungen des Knochenmarkes gehören.

Die neurologischen und psychischen Symptome sind oft gleichzeitig mit der megalocytären Anämie vorhanden; doch können sie auch einzeln vorkommen oder fehlen oder auch den hämatologischen Veränderungen vorausgehen. Die Gründe für diese unterschiedlichen Reaktionen der Patienten auf den Mangelzustand sind unbekannt.

Auch die Therapie dieses Mangelzustandes hat wieder zwei Aspekte: die Beseitigung der Ursache und die Beseitigung des Mangels.

Die Ausschaltung der Ursache ist beim Vitamin-B$_{12}$-Mangel nur selten möglich, z. B. bei Fischbandwurm, bei bestimmten Darmläsionen oder bei Mangelernährung. Darauf soll hier nicht eingegangen werden.

Meist läßt sich die für die verminderte Resorption ursächliche Störung nicht korrigieren (z. B. Atrophie der Magenschleimhaut bei perniziöser Anämie, Verlust des Magens durch Operation). Solche Mangelzustände mit bleibender Resorptionsstörung stellen die für uns wichtigste Form der Vitamin-B$_{12}$-Avitaminose dar. Die folgenden Überlegungen werden daher nur diese berücksichtigen.

Die Beseitigung eines Vitamin-B$_{12}$-Mangels ist nur durch die Zufuhr von Vitamin B$_{12}$ möglich. Auch diese Therapie ist eine reine Substitutionsbehandlung. Sie hat drei Ziele: Die Symptome des Mangels zu beseitigen, die Vitamin-B$_{12}$-Depots des Körpers wieder aufzufüllen und einen Rückfall zu verhindern. Wie wird diese Therapie durchgeführt? Die Zufuhr von Vitamin B$_{12}$ kann oral oder parenteral erfolgen.

1. Orale Therapie

Die orale Therapie mit Vitamin B$_{12}$ ist aus verschiedenen Gründen theoretisch interessant. Zwei prinzipielle Möglichkeiten gibt es hier. Das Vitamin B$_{12}$ kann zusammen mit Intrinsic-Faktor-Präparaten gegeben werden. Diese Therapie hat sich nicht bewährt, da sie nur vorübergehend wirksam ist. Nach einiger Zeit werden vom Patienten Antikörper gegen den artfremden Intrinsic-Faktor gebildet, eine Resorption von Vitamin B$_{12}$ findet dann nicht mehr statt. Diese Form der Therapie ist deshalb obsolet.

Die zweite Möglichkeit besteht in der oralen Verabreichung sehr großer Vitamin-B$_{12}$-Dosen. Diese Therapie ist durchaus wirksam. Die Effektivität beruht darauf, daß ein kleiner Teil der unphysiologisch großen Vitamin-B$_{12}$-Dosis auch ohne Intrinsic-Faktor im oberen Dünndarm resorbiert werden kann. *Die Tagesdosis muß dabei über 300 µg liegen.* Zur Auffüllung der Depots werden etwa 60000 bis 100000 µg benötigt. *Diese Form der Therapie sollte nur dann angewendet werden, wenn Injektionen abgelehnt werden.*

2. Parenterale Therapie

Die parenterale Therapie durch *intramuskuläre Injektionen von Vitamin B$_{12}$ ist bei Vitamin-B$_{12}$-Mangel die Therapie der Wahl.* Dazu wird heute nur noch Hydroxocobalamin benutzt, obschon auch Cyanocobalamin und andere Vitamin-B$_{12}$-Formen wirksam sind. Hydroxocobalamin hat aber den Vorteil, stärker als die anderen Formen im Körper retiniert zu werden. Bei Injektion von 100 µg Cyanocobalamin werden etwa 50% renal eliminiert, bei der gleichen Menge von Hydroxocobalamin dagegen nur etwa 10%.

Welche Dosis ist nun für die Dauerbehandlung und für die Initialbehandlung eines Patienten mit Vitamin-B$_{12}$-Mangel erforderlich? Diese Frage ist nicht ganz leicht zu beantworten. Zahlreiche Untersucher haben sich mit diesem Problem befaßt. Therapeutische Vergleiche, Auslaßversuche, Berechnungen unter Berücksichtigung des täglichen Bedarfs und der renalen Elimination, Vitamin-B$_{12}$-Umsatzstudien mit radioaktiv markiertem Vitamin, Vitamin-B$_{12}$-Bestimmungen im Serum und andere Verfahren sind dabei angewandt worden. Es ist danach bekannt, daß 0,1 μg Vitamin B$_{12}$ bei täglicher Zufuhr die Anämie der Patienten bessert (Sullivan u. Herbert, 1965); doch reicht diese kleine Menge sicher nicht aus, um das gesamte Defizit der Patienten auszugleichen. Die Größe dieses Defizits kann mit etwa 4,0 mg angenommen werden. Bei der Festlegung der Einzeldosis ist zu beachten, daß die renale Elimination mit steigender Dosis bei allen Präparaten zunimmt (bei 1000 μg Cyanocobalamin 85%, bei 1000 μg Hydroxocobalamin 70%) und daß nur die im Körper verbleibende Vitamin-B$_{12}$-Menge als effektive Dosis wirksam wird.

Von den vielen Therapieschemata, die vorgeschlagen wurden, um die schon genannten Ziele der Behandlung zu erreichen, sollen nur einige genannt werden.

Heinrich (1964) kam zu dem Ergebnis, daß beim Menschen mit erloschener Vitamin-B$_{12}$-Resorption drei Injektionen von je 1000 μg Hydroxocobalamin im Jahr genügen, um ihn ausreichend mit Vitamin B$_{12}$ zu versorgen.

Wintrobe (1974) empfiehlt 1000 μg Hydroxocobalamin alle zwei bis vier Monate.

Adams u. *Boddy* (1971) errechneten einen Bedarf von 1000 μg Hydroxocobalamin alle 61 Tage, während *Chanarin* (1969) 500 μg alle zwei Monate oder 200 μg monatlich für notwendig hält.

Für die Anfangszeit der Therapie neigen die meisten Autoren zu höheren Dosen oder Injektionen in kürzeren Abständen, insbesondere dann, wenn beim Patienten neurologische Ausfälle vorhanden sind.

Beck (1972) weist dagegen mit Recht darauf hin, daß bei der Gabe großer Dosen von Vitamin B$_{12}$ die renalen Verluste relativ groß sind. In seinem Schema, welches m. E. einer rationellen Therapie am besten entspricht, werden daher für jede Injektion nur kleine Dosen benutzt, aber die Zeitabstände der Krankheitsphase angepaßt. *Zu Beginn der Therapie erhält der Patient danach täglich 100 μg Hydroxocobalamin i.m. für die Dauer von zwei Wochen, dann vier Wochen (oder bis zur Normalisierung des Hämatokrits) 100 μg Hydroxocobalamin zweimal pro Woche, danach 100 μg monatlich als Dauertherapie.* Dieses einfache und übersichtliche Schema zur Behandlung der Patienten mit Vitamin-B$_{12}$-Mangel und bleibender Resorptionsstörung soll hier nachdrücklich empfohlen werden.

D. Erfolg der Vitamin-B$_{12}$-Behandlung

Der Effekt der Vitamin-B$_{12}$-Therapie kann bei ausgeprägtem Mangelzustand sehr gut beurteilt werden. Schon Stunden nach der Injektion bessert sich das Befinden der Patienten. Das vorher erhöhte Serumeisen sinkt innerhalb von 24 Stunden stark ab, die megaloblastische Erythropoese wird schon nach 1 bis 2 Tagen normalisiert. 5 bis 8 Tage nach dem Beginn der Behandlung sind die Reticulocyten stark vermehrt. Gleichzeitig verschwinden eventuell vorhandene psychische Störungen. Etwa 4 bis 5 Wochen später ist das Blutbild wieder in Ordnung.

Was sich nur schlecht und unvollständig zurückbilden kann, sind die neurologischen Ausfälle bei funiculärer Spinalerkrankung.

Oft kann auch die dem Mangel zugrundeliegende Störung nicht beeinflußt werden, etwa bei einem Patienten mit perniziöser Anämie, der seine Schleimhautatrophie behält, oder bei Patienten mit Gastrektomie, deren Magenverlust irreversibel ist. Diese Patienten werden nie mehr in der Lage sein, Vitamin B_{12} zu resorbieren.

Bei solchen Patienten muß die Substitution mit Vitamin B_{12} deshalb eine Dauerbehandlung sein, da sonst das Rezidiv mit Sicherheit auftritt. Die Behandlung darf deshalb bei solchen Patienten niemals unterbrochen oder abgebrochen werden. Es gehört zu einer rationellen Therapie, dies dem Patienten eindringlich klar zu machen; denn ohne seine Kooperation läßt sich diese lebenslange Therapie nicht durchführen.

Literatur

Adams, J. F., Boddy, K.: Studies on Cobalamin Metabolism. In: The Cobalamines (H. R. V. Arnstein, R. J. Wrighton, eds.). Edinburgh/London: Churchill Livingstone 1971.

Beck, W. S.: Vitamin B_{12} Deficiency. In: Hematology (W. J. Williams et al., eds.). New York: McGraw-Hill 1972.

Brise, H., Hallberg, L.: Acta med. scand. *171*, Suppl. 376, 1, 23, 51, 59 (1962).

Callender, S. T., Warner, G. T.: Brit. med. J. *1969 IV*, 532.

Chanarin, I.: The Megaloblastic Anaemias. Oxford/Edinburgh: Blackwell 1969.

Hallberg, L., Norrby, A., Sölvell, L.: Scand. J. Haemat. *8*, 104 (1971).

Heinrich, H. C.: Sem. Hemat. *1*, 199 (1964).

Jacobs, A., Warwood, M. In: Iron in Biochemistry and Medicine. London: Academic Press 1974.

Jacobs, A.: Brit. J. Hemat., Suppl. *31*, 89 (1975).

Moore, C. V., Dubach, R., Minnich, U., Roberts, H. K.: J. clin. Invest. *23*, 755 (1944).

Norrby, A., Sölvell, L.: Abstracts XIII. Congr. Intern. Soc. Haematology 1970.

Pribilla, W.: Blut *8*, 487 (1962).

Pribilla, W.: Med. Welt *24*, 670 (1973).

Sullivan, L. W., Herbert, V.: New Engl. J. Med. *272*, 340 (1965).

Wintrobe, M. M.: Clinical Hematology, 7th ed. Philadelphia: Lea and Febinger 1974.

Rheumatherapie

H. Kewitz

Unter der Bezeichnung Rheuma werden ätiologisch und pathogenetisch sehr verschiedenartige Krankheiten zusammengefaßt, die mit *Schmerzen und Funktionseinbußen* in verschiedenen Teilen des *Stütz- und Bewegungsapparates* einhergehen. Dabei handelt es sich um degenerative oder entzündliche Veränderungen der Gelenke, Sehnen, Bänder, Muskeln oder Knochen. Es gibt deshalb kein einheitliches therapeutisches Konzept, sondern nur eine symptomatische Therapie, die sich auf Erfahrung und Erprobung stützt und sehr häufig eine Dauerbehandlung darstellt.

I. Rheumatisches Fieber

A. Prävention

Da das rheumatische Fieber eine Immunreaktion auf Streptokokken darstellt, ist die Ausschaltung der Streptokokken das wichtigste Ziel der Therapie und der Prävention.

Das *wirksamste Chemotherapeuticum gegen Streptokokken ist Penicillin-G*. Die teureren, später entwickelten Penicilline, wie Cloxacillin, Flucloxacillin, Ampicillin, Carbenicillin, haben andere Indikationen und sind gegen Streptokokken weniger wirksam als Penicillin-G.

Eine 10tägige Behandlung mit täglich 400000 bis 500000 E Penicillin-G i.m. hat sich bewährt. Eine höhere Dosis ist wegen der hohen Penicillinempfindlichkeit der Streptokokken nicht erforderlich, auch eine Resistenzentwicklung gibt es nicht. Der Zusatz von Omnadin® ist überflüssig und kann bestenfalls zur Allergie führen. Es stehen also die beiden Präparate Bipensaar® (200000 E Na-Penicillin plus 300000 E Procain-Penicillin) und Hormocillin® (100000 E Na-Penicillin plus 300000 E Procain-Penicillin) zur Verfügung.

Na-Penicillin wirkt schnell und kurz für ca. 2 Stunden, das Procain-Penicillin hat eine Depotwirkung von ca. 8 bis 10 Stunden, weil es schwer löslich ist und an der Applikationsstelle länger liegen bleibt. Der Unterschied zwischen beiden Präparaten liegt im Preis, Bipensaar® kostet pro Dosis DM 2,90 und Hormocillin® DM 4,60.

Noch preiswerter ist Benzathin-Penicillin (Tardocillin®). Davon genügt eine einzige Injektion von 1,2 Mill. E, die DM 13,– kostet und wegen der noch geringeren Löslichkeit dieses Salzes für eine Woche ausreicht, um eine zur Abtötung von Streptokokken erforderliche Konzentration aufrechtzuerhalten.

Die orale Behandlung kann mit täglich 1 Mill. E des säurefesten Penicillin V (am preiswertesten Penicillin-Heyl® oral DM 0,98) durchgeführt werden. Nur beim Vorliegen einer

Penicillin-Allergie ist ein Sulfonamid angezeigt, z. B. täglich 0,5 g Sulfametoxydiazin (Durenat® DM 0,70/Tag).

Bei der Abwägung des Für und Wider einer Penicillin-Behandlung bei der Tonsillitis ist zu bedenken, daß nur ein sehr kleiner Teil der Streptokokken-Infekte zum rheumatischen Fieber führt und daß sich die Streptokokken-Angina von der genauso häufig vorkommenden Virus-Angina klinisch nicht unterscheiden läßt. Bei Jugendlichen, besonders in dem bevorzugten Manifestationsalter zwischen 9 und 14 Jahren, kann die Entscheidung von einem Tonsillen-Abstrich abhängig gemacht werden. Sollte das nicht möglich sein, empfiehlt es sich, bei hinreichendem Verdacht eine chemotherapeutische Behandlung durchzuführen. Je früher diese Behandlung einsetzt, um so sicherer ist ihr Erfolg. Bei sofortigem Therapiebeginn läßt sich das rheumatische Fieber mit Sicherheit verhüten, nach zwei Wochen nur mit 50% Wahrscheinlichkeit.

B. Behandlung

Für die Therapie des rheumatischen Fiebers stehen zwei Ziele im Vordergrund:

1. die Bekämpfung der immunologisch bedingten Entzündung;
2. die Abtötung der noch vorhandenen Streptokokken, die das Antigen produzieren.

1. Antiphlogistische und analgetische Therapie

Vor allem kommt es darauf an, die verrucösen Auflagerungen an den Herzklappen zu unterdrücken, weil daraus Klappenfehler resultieren und die Gefahr einer späteren bakteriellen Endocarditis besteht. Dafür muß das stärkste Antiphlogisticum eingesetzt werden, das uns zur Verfügung steht, nämlich Prednisolon. Die orale Behandlung beginnt mit täglich 50 bis 60 mg Prednisolon, die für 6 Wochen durchgeführt wird.

Häufig reicht diese Behandlung zur Linderung der Gelenkbeschwerden aus. Manchmal sind die Gelenkentzündungen aber auch so heftig, daß zusätzlich ein Antirheumaticum notwendig ist. Das Mittel der Wahl beim rheumatischen Fieber ist die Acetylsalicylsäure. Mitunter sind Tagesdosen von 3 bis 4 g notwendig, bei Erwachsenen auch 5–6 g. Die wirksame Plasmakonzentration liegt zwischen 150 und 200 μg/ml. Das Überschreiten dieser Konzentration ist an zuverlässigen klinischen Zeichen der Überdosierung zu erkennen, so daß Blutspiegelbestimmungen in der Regel nicht erforderlich sind. Unübersehbar und typisch sind Ohrensausen mit Schwerhörigkeit, Leere im Kopf und Schwindel, die nach Reduktion der Tagesdosis um 0,5 bis 1,0 g am nächsten Tag verschwunden sind.

Nach 5 bis 6 Wochen kann die Prednisolon-Dosis allmählich reduziert werden, zunächst auf die Hälfte, nach einer Woche auf 20 mg, dann um Schritte von je 5 mg bis auf 10 mg und weiter in Schritten von 2,5 mg (1/2 Tablette) je Woche bis zum Absetzen.

Die Gelenkentzündungen heilen immer vollständig aus und hinterlassen keine Deformitäten oder Funktionsausfälle, auch wenn sie schwerste Grade erreicht und wochen- oder monatelang angehalten hatten.

2. Chemoprophylaxe

Die Streptokokken müssen wie bei der Prävention so schnell wie möglich und mit den dort genannten Mitteln abgetötet werden.

Da bei jeder erneuten Streptokokken-Invasion ein Rezidiv auftreten kann, sollte in den ersten 5 bis 10 Jahren eine Dauerprophylaxe betrieben werden. Sie ist später nicht mehr so dringlich, weil die Rezidivgefährdung mit zunehmendem Lebensalter geringer wird. Nach dem 25. Lebensjahr ist das rheumatische Fieber eine Rarität.

Zur Rezidiv-Prophylaxe gibt es verschiedene Möglichkeiten: entweder monatlich eine i.m. Injektion von 1,2 Mill. E Benzathin-Penicillin (Tardocillin®) oder täglich 1 Mill. E orales Penicillin V oder täglich 0,5 g Sulfametoxydiazin.

Obwohl das rheumatische Fieber bei den davon betroffenen Patienten im jugendlichen Alter mit nahezu jedem Streptokokkeninfekt, der nicht verhütet werden kann, erneut ausbricht, wird daraus niemals eine chronische Polyarthritis.

II. Progressiv-chronische Polyarthritis (PcP, rheumatische Arthritis)

Die progressiv-chronische Polyarthritis, im anglo-amerikanischen Schrifttum als rheumatoide Arthritis bezeichnet, hat eine völlig andere Ätiologie und Pathognese als das rheumatische Fieber. Wahrscheinlich spielt eine durch Bakterien, Viren oder andere Noxen hervorgerufene Zellschädigung der Synovia dabei die auslösende Rolle. Vieles spricht dafür, daß es sich auch hier um eine Immunreaktion handelt, die aber nicht durch Fremdeiweiß, sondern durch körpereigenes Antigenmaterial, vielleicht durch Bestandteile der geschädigten Synovia, ständig unterhalten wird.

Da die Ursache der chronischen Polyarthritis nicht bekannt ist, kann es keine kausale Therapie geben. Die Therapie zielt auf Besserung der Symptome ab, und die heute gebräuchliche Arzneitherapie hat sich aus der klinisch ärztlichen Erfahrung und aus Zufallsergebnissen entwickelt.

A. Behandlungsgrundsätze

Bei der Aufstellung des Behandlungsplanes müssen einige grundsätzliche Gesichtspunkte berücksichtigt werden:

1. Da eine jahrzehntelange Dauerbehandlung notwendig ist, müssen die Arzneimittel gut verträglich sein. Aber auch bei zunächst guter Verträglichkeit ist im Laufe der Jahre mit Nebenwirkungen zu rechnen und manchmal wird auch aus psychologischen Gründen ein Präparatewechsel zweckmäßig sein. Daher ist es ratsam, einige Präparate in Reserve zu halten und nicht ohne Zwang von einem auf andere überzugehen oder Kombinationen anzuwenden.

2. Lebensbedrohliche Risiken durch Nebenwirkungen sollten mit der Arzneitherapie nicht verknüpft sein, denn die Krankheit selbst ist nicht lebensbedrohlich und setzt die Lebenserwartung nur in Ausnahmefällen herab, etwa durch Amyloidose. Lebensbedrohliche

Nebenwirkungen sind z. B. die Agranulocytose, Thrombopenie oder aplastische Anämie durch Phenylbutazon, oder Magenbluten und Magenperforation durch Prednisolon. Diese Gefahren lassen sich durch sorgfältige Überwachung abwenden. Dagegen ist die unter langjähriger Prednisolonbehandlung auftretende Osteoporose, die besonders die Wirbelsäule betrifft, schwer zu vermeiden, so daß an den Wirbeln manchmal Deckplatteneinbrüche, mitunter aber auch therapiebedingte regelrechte Frakturen vorkommen.

3. Die analgetische Behandlung muß so wirksam sein, daß der Patient eine ausreichende Bewegungstherapie ertragen und durchführen kann, denn diese ist die wichtigste Voraussetzung, um die schwersten Folgen der Gelenkdestruktionen, nämlich Versteifungen, Fehlstellungen und Funktionseinbußen aufzuhalten.
4. Gegenwärtig, solange eine kausale Heilung nicht möglich ist, wird mit Hilfe der sog. Basis-Therapie die Einleitung und Aufrechterhaltung einer möglichst weitgehenden Remission angestrebt, d. h. der Versuch unternommen, den spontanen Ablauf der Krankheit in eine günstige Richtung zu lenken.

B. Bewertung der therapeutischen Wirksamkeit und verwendete Arzneimittel

Für die Beurteilung der therapeutischen Wirksamkeit sind umfangreiche Symptomen-Kataloge und Graduierungen ausgearbeitet worden, die bei kontrollierten klinischen Therapiestudien selbstverständlich herangezogen werden müssen. In der Praxis begnügt man sich dagegen

a) mit den subjektiven Angaben über
   - die Dauer der Morgensteifigkeit (in Stunden);
   - die tägliche Belastbarkeit (Stunden);
   - die Stärke der Gelenkschmerzen;

b) mit einigen objektiv meßbaren Kriterien über
   - die Gelenkschwellungen und die Gelenkfunktionen;
   - die Zahl der befallenen Gelenke;
   - die Blutsenkungsgeschwindigkeit;
   - das Ausmaß der Anämie.

Je nach dem Krankheitsstadium müssen Arzneimittel aus verschiedenen Wirkstoffklassen eingesetzt werden. Ohne die *Analgetica mit antiphlogistischer und antipyretischer Wirkung* geht es nie. Dagegen sind alle Analgetica, die zur Abhängigkeit führen können (Opiate), selbstverständlich streng kontraindiziert, z. B. auch Tilidin (Valoron®).
- *Acetylsalicylsäure* ist das Mittel der Wahl bei der Erstbehandlung und bei den leichteren bis mittelschweren Fällen.
An zweiter Stelle stehen die Pyrazol- und Indol-Derivate, die auch bei starken Schmerzen ausreichend wirksam sind.
- *Aminophenazon* (Pyramidon®) und *Metamizol* (Novalgin®) wirken kurz und sind daher gut steuerbar, haben aber den Nachteil, daß mehrmals täglich höhere Dosen eingenommen werden müssen. Sie sind für die Daueranwendung wenig geeignet.

– *Phenylbutazon* (Butazolidin®) und *Oxyphenylbutazon* (Tanderil®) dagegen werden langsam ausgeschieden und kumulieren daher, aber es genügt eine einmalige tägliche Applikation.

– *Indometacin* (Amuno®) kommt in der Wirkungsstärke den Pyrazolderivaten gleich, hat eine mittlere Wirkungsdauer und soll bei der Coxarthrose und beim Morbus Bechterew besonders wirksam sein.

Tabelle 46. Neuere Antirheumatica im Vergleich mit Acetylsalicylsäure

Warenzeichen	Trivialname	Chemische Herkunft	Dosis im Vergleich zu Acetylsalicylsäure	Preis der durchschnittlichen Tagesdosis
Aspirin®	Acetylsalicylsäure		1	3,0 g: 0,45 DM
Colfarit®	Acetylsalicylsäure		1	3,0 g: 0,60 DM
Proxen®	Naproxen	aromat. Propions.	1/5	1,75
Alrheumun®	Ketoprofen	aromat. Propions.	1/20	1,58
Voltaren®	Diclofenac	aromat. Essigsäure	1/40	1,70
Imbaral®	Sulindac	fluorod. Indometacin-[a] abkömmling	1/15	1,68
Brufen®	Ibuprofen	aromat. Propions.	1/2	2,15
Actol®	Nifluminsäure	Anthranilsäurederivat	1/2	2,40
Prolixan®	Azapropazon-Dihydrat	Benzotriazinderivat	1/3	1,52
Arlef® 200	Flufenaminsäure	Anthranilsäurederivat	1/5	1,90
Surika®	Flufenaminsäure	Anthranilsäurederivat	1/5	1,56

[a] Indometacin ist ein mit Indol substituiertes Essigsäurederivat.

In letzter Zeit sind mehrere neue Antirheumatica (Tabelle 46) eingeführt worden, über die noch keine endgültige Bewertung abgegeben werden kann. Die meisten dieser neuen Antirheumatica sind strukturell den bereits gebräuchlichen ähnlich und gehören wie Acetylsalicylsäure und Indometacin zu den organischen Säuren. Teilweise sind sie wirksamer als Acetylsalicylsäure, d. h. die notwendigen Dosen sind geringer. Darin könnte ein gewisser Vorteil liegen, weil die Magenverträglichkeit dadurch besser ist, da weniger von der epithelschädigenden Substanz mit der Magenschleimhaut in Berührung kommt.

Noch sind die neueren Antirheumatica 3 bis 4mal so teuer wie Acetylsalicylsäure (Tabelle 46). Dieser Kostenunterschied wird erfahrungsgemäß im Laufe der Zeit geringer werden, und man müßte vielleicht noch berücksichtigen, daß bei besserer Verträglichkeit auch weniger Kontrolluntersuchungen notwendig sind, denn bei Schleimhautblutungen müssen häufig Blutbilder und Serum-Eisenbestimmungen, bei Ulcus-Verdacht sogar Röntgen-Untersuchungen durchgeführt werden. Das könnte wirtschaftlich durchaus ins Gewicht fallen.

Glucocorticoide werden heute verhältnismäßig großzügig verordnet, obwohl die Indikation nur in den Fällen berechtigt ist, in denen die antiphlogistische Wirkung der Analgetica nicht mehr ausreicht. Wegen ihrer meistens sehr zuverlässig eintretenden Wirkung ist die Verführung groß, Glucocorticoide vorzeitig für die Daueranwendung einzusetzen. Davor ist eindringlich zu warnen, denn Glucocorticoide können bei Daueranwendung zu schwerwiegenden, lebensbedrohlichen Nebenwirkungen führen, z.B. Magenblutung, Magenperforation, Wirbelfraktur, Knochennekrose und Reaktivierung einer Tuberkulose.

Das therapeutische Ziel, die Einleitung einer Remission, kann in vielen Fällen durch die frühzeitige Anwendung sog. Basistherapeutica erreicht werden. Dazu gehören:

- Gold,
- D-Penicillamin,
- Chloroquin,
- Cytostatica und Immunsupressiva.

Diese Stoffe bewirken keine akute Besserung, sondern der Erfolg tritt erst nach mehreren Wochen oder Monaten ein. Sie rufen zahlreiche z. T. schwerwiegende Nebenwirkungen hervor und sind nur bei der chronischen Polyarthritis und nicht bei anderen rheumatischen Leiden wirksam, daher muß die Diagnose vor der Einleitung der Therapie einwandfrei gesichert sein, und es muß feststehen, daß die Krankheit fortschreitet und nicht schon spontan in eine Remissionsphase übergeht.

C. Analgetica-Antiphlogistica

Der therapeutischen Wirksamkeit der Analgetica-Antiphlogistica liegt als einheitlicher Mechanismus die *Hemmung der Synthese von Prostaglandinen* zugrunde.

Prostaglandine sind kurzlebige Stoffe, die im Gewebe aus Arachidonsäure, einer Oxyfettsäure mit Ringstruktur, gebildet werden. Ihre biologische Bedeutung ist noch nicht in allen Einzelheiten aufgeklärt, aber sie spielen im Gehirn bei der Schmerzperzeption und bei der Temperaturregulation, in der Peripherie bei der Schmerzentstehung und der Entzündung eine Rolle.

Über die Funktion der Prostaglandine beim Menschen ist bekannt, daß sie über einen cerebralen Angriffspunkt Fieber und Kopfschmerzen hervorrufen, die durch Indometacin nicht zu beseitigen sind.

Beim Tier wurde gefunden, daß die Prostaglandin-Konzentration im Gehirn bei Fieber gesteigert ist, und daß Stoffe, die die Prostaglandinsynthese im Gehirn hemmen, z. B. Phenacetin oder Paracetamol, sowohl den Anstieg der Prostaglandine und parallel dazu auch das Fieber verhindern.

Die Infiltration peripherer Gewebe mit Prostaglandinen führt zu einer entzündlichen Reaktion und bei den mit Entzündung einhergehenden Krankheiten ist der Prostaglandingehalt im Gewebe erhöht, z. B. auch in der Synovia der Gelenke bei der chronischen Polyarthritis.

Außerdem läßt sich experimentell durch Infiltration des Gewebes mit Prostaglandinen die Schwelle für Schmerzreize deutlich herabsetzen, die Schmerzauslösung also erleichtern.

Paracetamol und Phenacetin hemmen nur die Prostaglandinbildung im Gehirn und wirken daher nicht antiphlogistisch, sondern nur antipyretisch und analgetisch. Das liegt daran, daß zur Hemmung der Prostaglandinsynthese in den peripheren Geweben höhere Analgeticakonzentrationen notwendig sind als im Gehirn und die Blutkonzentration von Paracetamol bei therapeutischer Dosierung nur 1/10 der therapeutischen Salicylsäure-Konzentration beträgt und damit nur für die Wirkung im Gehirn ausreicht.

Die Bildung von Prostaglandinen aus Arachidonsäure wird durch Analgetica direkt und durch Glucocorticoide indirekt gehemmt. Die indirekte Hemmung durch die Glucocorticoide beruht auf der verminderten Abspaltung von Fettsäuren aus den Phospholipiden, die leicht zu Arachidonsäure umgewandelt werden. Analgetica und Glucocorticoide wirken also synergistisch im Rahmen des gleichen Mechanismus. Dieser Synergismus wird in der Rheumatherapie mit großem Erfolg ausgenutzt, aber es ist noch nicht genügend bekannt, daß der Synergismus auch für das gehäufte Auftreten von peptischen Ulcera mit der besonderen Gefahr der *Magenblutung* und der *Magenperforation* verantwortlich ist. Die Prostaglandine hemmen nämlich die Salzsäureproduktion in der Magenschleimhaut, so daß eine Verminderung der Prostaglandinbildung zur Hyperacidität und dadurch zur Ulcusentstehung führen kann.

1. Acetylsalicylsäure

Acetylsalicylsäure ist das Schmerz- und Rheumamittel erster Wahl, weil es wirksam, gut steuerbar und preiswert ist und nur sehr selten in Form von Thrombocytopenien Blutveränderungen hervorruft.

a) Pharmakokinetik

Die Resorption erfolgt schnell und beginnt bereits im Magen. Das Maximum der Wirkung ist schon nach einer Stunde erreicht.

Im Blut und in den Organen liegt infolge der schnellen Spaltung des Esters vor allem freie Salicylsäure vor, die im Harn in freier Form (10%) gepaart mit der Aminosäure Glycin als Salicylursäure (70%) und als Glucuronid (20%) ausgeschieden wird.

Die Plasmahalbwertszeit beträgt im Mittel etwa 6 Stunden.

Die Ausscheidung kann durch Ansäuern des Harnes, z. B. mit Ascorbinsäure, erheblich verzögert und durch Alkalisieren des Harnes mit Bicarbonat beschleunigt werden, denn aus dem sauren Harn wird im Nierentubulus infolge geringerer Dissoziation und damit besserer Lipoidlöslichkeit mehr rückresorbiert als aus alkalischem Harn.

Die geringere Dissoziation der Acetylsalicylsäure im sauren Magensaft ist ein zusätzlicher Grund für ihre *schlechte Magen-Verträglichkeit*. Die nichtdissoziierte Acetylsalicylsäure diffundiert leicht in die Epithelzellen und wird, da der intrazelluläre pH-Wert neutral ist, in der Zelle stark angereichert. Dadurch kommt es zur Zellschädigung.

Diesem Mechanismus unterliegen alle organischen Säuren in etwa gleicher Weise, d. h. die analgetisch wirksamsten und daher in der kleinsten Dosis zu verabfolgenden sind am besten verträglich. Darin könnte ein *Vorteil der neueren Antirheumatica* (Tabelle 46) gegenüber der Acetylsalicylsäure liegen.

b) Dosierung

Die für die therapeutische Wirksamkeit erforderliche Konzentration der Salicylsäure im Plasma liegt zwischen 150 und 200 μg/ml. Dazu ist eine Tagesdosis von 3,0–6,0 g erforderlich.

Bei höheren Konzentrationen treten Überdosierungserscheinungen auf, bei > 200 μg/ml Ohrensausen, Schwerhörigkeit;

> 300 μg/ml Taubheit, Kopfschmerzen, Schwindel, Übelkeit, Erbrechen;
> 400 μg/ml Hyperventilation;
> 500 μg/ml respiratorische Alkalose und eventuell Tetanie.

c) Nebenwirkungen

Als häufigste Nebenwirkungen sind *Magendruck und Magenschmerzen* zu nennen, die bei einer Tagesdosis von *4,0 g bei etwa 50%* der Behandelten auftreten.

Mit *Mikroblutungen* von 2,0–5,0 ml/Tag aus der Magenschleimhaut ist schon bei Tagesdosen von 1,0 bis 2,0 g zu rechnen. Der dadurch bedingte *Eisenverlust* beträgt 2 bis 3 mg/Tag und kann im Laufe einiger Monate zur *Eisenmangelanämie* führen.

In seltenen Fällen, insbesondere bei Asthmatikern, kann durch Acetylsalicylsäure ein Asthma-Anfall ausgelöst werden (Aspirin®-Asthma). Häufig liegt bei diesen Kranken die gleiche Überempfindlichkeit gegenüber anderen Antirheumatica vor, z. B. Phenylbutazon oder Indometacin. Der Asthma-Anfall beginnt meistens bereits 20 bis 30 Minuten nach der Einnahme, mitunter tritt gleichzeitig eine *Urticaria* auf oder sogar ein *angioneurotisches Ödem* (Quincke). Bei der Daueranwendung sehr hoher Dosen (> 5 g/Tag) kann ein *Abfall der Prothrombinkonzentration im Plasma* eintreten: Dabei handelt es sich um einen Antagonismus zum Vitamin K, wie er der Wirkung von Cumarinderivaten zugrunde liegt.

Der gerinnungshemmende Effekt ist bei gleichzeitiger Anwendung von Cumarinderivaten zu berücksichtigen.

Kleinere Dosen (1,0–1,5 g) Acetylsalicylsäure führen zu einer Hemmung der Blutplättchenaggregation und werden zur Thromboseprophylaxe eingesetzt. Dabei sind keine Blutungen zu befürchten. Nur bei schwerer Leberzellschädigung können schon kleinere Dosen die Blutungsneigung erhöhen und bedrohliche Hämorrhagien auslösen.

2. Aminophenazon (Pyramidon®) und Metamizol (Novalgin®)

Aminophenazon und Metamizol sind die in Deutschland am häufigsten verwendeten Schmerzmittel, die auch in sehr vielen Kombinationspräparaten enthalten sind. Die analgetische Wirkung ist stark aber nur von kurzer Dauer.

a) Dosierung

Aminophenazon ist in Einzeldosen von 0,1 bis 0,6 g und Tagesdosen von 0,3 bis 0,9 g sehr *gut für die orale* und sehr *schlecht für die parenterale* Anwendung geeignet. Bei i.v. Gabe führt es leicht zu Krämpfen, und die tödliche Dosis liegt sehr nahe bei der Krampfdosis. Da Aminophenazon sehr schlecht wasserlöslich ist, kann es nicht ohne weiteres injiziert werden, aber von Zeit zu Zeit tauchen immer wieder Präparate auf, in denen Aminophenazon mit Hilfe von Lösungsvermittlern höherprozentig gelöst ist. Vor diesen Präparaten muß eindringlich gewarnt werden. Manchmal enthalten derartige Präparate auch zusätzlich Barbiturate, um die Krampfwirkung zu verschleiern. Auch diese Zubereitungen sind gefährlich.

Metamizol ruft dagegen beim Menschen keine Krämpfe hervor, auch nicht bei der i.v. Injektion von 5 ml der 50%igen Lösung (2,5 g). Dennoch muß die Injektion sehr langsam, in 5 bis 10 Minuten erfolgen, denn bei schnellerer Injektion kann der Blutdruck erheblich abfallen, und sogar über Herzstillstand ist berichtet worden.

Die parenterale Anwendung von Metamizol kommt bei der chronischen Polyarthritis selbstverständlich nicht in Frage. Sie hat ihren Platz in Einzeldosen von 1,0 bis 2,0 g bei akuten Schmerzzuständen, die z. B. als Lumbago, Ischialgie, Schulter-Arm-Syndrom ebenfalls zu den rheumatischen Krankheiten gezählt werden.

Für die orale Dauertherapie ist Metamizol wenig geeignet, denn es wären mehrere verhältnismäßig hohe Einzeldosen erforderlich, z. B. 3- bis 4mal täglich 0,5 bis 1,0 g. Davon wird heute weniger Gebrauch gemacht als früher. Viele Ärzte verwenden hohe Einzelgaben von Aminophenazon oder Metamizol bei akut auftretenden Schmerzen und verordnen als Dauertherapie Indometacin oder das noch länger wirkende Phenylbutazon.

b) Pharmakokinetik

Die Angaben über die Plasmahalbwertszeit sind nicht einheitlich. Man findet Werte zwischen 2 und 6 Stunden. Vermutlich ist die Dosis dafür maßgebend, d. h. die Eliminationskonstante ist nach kleineren Dosen größer als bei höherer Dosierung. In der Leber werden die Methylgruppen vom Stickstoff abgespalten, und ein Teil der demethylierten Produkte wird in Form eines dimeren roten Farbstoffs, der Rubazonsäure, im Harn ausgeschieden. Die Rotfärbung des Harns ist also nicht durch Hämoglobin bedingt.

c) Nebenwirkungen: Die Agranulocytose und die cancerogene Wirkung

In vielen Ländern, z. B. in USA, England, Schottland, Schweden, Norwegen, Finnland und in den Niederlanden wird Aminophenazon praktisch gar nicht verwendet; in vielen anderen Ländern, z. B. in Deutschland, der Schweiz, Frankreich, Italien, Israel, Griechenland und Spanien ist es das am häufigsten benutzte Analgeticum. Die einen behaupten, Aminophenazon und Metamizol lösen häufiger Agranulocytosen aus, die anderen halten dieses Risiko für klein. Die in Deutschland durchgeführten Erhebungen zeigen, daß die Agranulocytose nach Aminophenazon äußerst selten vorkommt. Genaue Zahlen über die Häufigkeit liegen jedoch nicht vor, vermutlich wird die Größenordnung bei 1 : 100000 liegen. Die Untersuchungen, aus denen in anderen Ländern eine erhebliche Agranulocytoserate abgeleitet wurde, sind wegen erheblicher methodischer Mängel nicht allgemein anerkannt worden. Generell ist dazu festzustellen, daß Cytopenien des Blutes selten vorkommen. Unter den Fällen, die beobachtet werden, gibt es nur wenige sog. idiopathische Erkrankungen, die meisten sind durch Arzneimittel bedingt. Dabei spielen Analgetica, und zwar Aminophenazon und Phenylbutazon eine große Rolle. Aber in gleicher Weise kommen auch Chinolinderivate (Chinidin und Resochin®), Barbiturate, Bromureide, Sulfonamide (als Chemotherapeutica, als Saluretica und als Antidiabetica), Gold, D-Penicillamin, die Thyreostatica Methyl- und Propyl-Thiouracil oder Thiamazol (Favistan®) und schließlich die neuroleptisch wirkenden Phenothiazinderivate und die tricyclischen Antidepressiva in

Frage sowie das jetzt weitgehend verlassene Antibioticum Chloramphenicol. In den allermeisten Fällen wurde mehr als eines der in Frage kommenden Mittel gleichzeitig eingenommen, so daß eine eindeutige Zuordnung zu einem bestimmten Mittel nur selten möglich ist. Daher gibt es keine zuverlässigen Zahlen über die Häufigkeit von Cytopenien des Blutes durch Aminophenazon. Jedenfalls sind diese Blutkrankheiten auch in den Ländern eine Rarität, in denen Aminophenazon so außerordentlich weit verbreitet angewendet wird wie bei uns oder in Italien oder Frankreich. Der beste Schutz ist durch eine eindringliche Aufklärung der Patienten über die Frühsymptome der Cytopenien zu erreichen, denn ausreichend häufige Blutbildkontrollen werden praktisch nicht durchführbar sein.

Der Verdacht einer cancerogenen Wirkung von Aminophenazon ist erst in den letzten Jahren aufgekommen. Er beruht auf der Beobachtung, daß im sauren Milieu des Magens aus Aminophenazon und aus in der Nahrung vorhandenem Nitrat das stark cancerogen wirkende Dimethylnitrosamin entsteht. Die Ausbeute dieser Reaktion ist auch bei relativ kleinen Konzentrationen ziemlich hoch.

Kein Zweifel, theoretisch liegen die Voraussetzungen zur Bildung eines cancerogenen Stoffes aus Aminophenazon vor, aber es fehlen Anhaltspunkte dafür, daß der in vitro, beim Tier auch in vivo, nachgewiesene Mechanismus beim Menschen eine Rolle spielt.

Vorsorglich hat der Hersteller von Pyramidon® dem Präparat eine stöchiometrische Menge von Ascorbinsäure zugesetzt, denn im Tierversuch wurde nachgewiesen, daß Ascorbinsäure die Bildung von Dimethylnitrosamin verhindert.

In vielen Mischpräparaten ist Aminophenazon inzwischen durch andere Pyrazol-Derivate ersetzt worden, die keine Aminogruppe tragen. Eine endgültige Bewertung des möglichen Krebsrisikos bei der oralen Anwendung von Aminophenazon ist zur Zeit nicht möglich[1]. Bei der rectalen Anwendung spielt dieses Risiko natürlich keine Rolle.

Aus dem nahen Verwandten des Aminophenazons, dem Metamizol soll unter den gleichen Bedingungen kein Dimethylnitrosamin entstehen, sondern die Nitroseverbindung des Mono-Methylaminophenazons, die aufgrund der gegenwärtigen Kenntnisse nicht als cancerogen angesehen wird.

3. Phenylbutazon (Butazolidin®) und Oxyphenbutazon (Tanderil®)

Einen besonderen Platz unter den Schmerzmitteln nehmen Phenylbutazon und das daraus entwickelte Oxyphenylbutazon ein.

Unterschiede in der Wirksamkeit und den Nebenwirkungen zwischen beiden Produkten sind nicht nachweisbar, nur ist Phenylbutazon deutlich preiswerter als Oxyphenylbutazon. Die beiden Präparate von dem Hersteller, der diese Substanzen erfunden und entwickelt hat, sind etwas teurer als die Präparate der Nachahmer.

Eine Tagesdosis Phenylbutazon (Butazolidin®) kostet bei dem Originalhersteller 0,80 DM, bei anderen Herstellern zwischen 0,30 bis 0,50 DM, und für Oxyphenylbutazon

---

1 Während dieses Buch im Druck war, wurde gefunden, daß im Aminophenazon winzige Mengen Dimethylnitrosamin als Verunreinigung enthalten sind. Es handelt sich um Mengen in der Größenordnung von 1–10 µg/g. Verglichen mit den Mengen Nitrosamin, die mit der Nahrung aufgenommen werden, dürfte der Gehalt im Aminophenazon kaum eine Rolle spielen. Dennoch hat das Bundesgesundheitsamt vorsorglich empfohlen, die Anwendung von Aminophenazon einzustellen.

(Tanderil®) sind beim Originalhersteller 1,30 DM zu bezahlen, für Oxyphenylbutazon anderer Hersteller 0,80 bis 0,90 DM. Die nicht in der Roten Liste enthaltenen Generics mögen noch billiger sein. Wer Phenylbutazon für DM 0,30 verordnet, anstatt Tanderil®, hat pro Tag 1,00 DM gespart.

Leider liegen bisher keine vergleichenden Untersuchungen über die biologische Verfügbarkeit der einzelnen Präparate vor, so daß die Gleichwertigkeit nicht gewährleistet ist.

a) Pharmakokinetik

Phenylbutazon und Oxyphenylbutazon sind sehr wirksame Antirheumatica mit verhältnismäßig starker antiphlogistischer Wirkung. Sie werden rasch und vollständig resorbiert und im Plasma zu 90% an Albumin gebunden.

Die *Halbwertszeit im Plasma beträgt 3 Tage,* d. h. sie ist 30—40mal so lang wie die von Aminophenazon. Darauf muß man bei der Dosierung Rücksicht nehmen, weil mit einer erheblichen Kumulation zu rechnen ist. Bei gleichbleibender Dosierung ist erst nach 10 bis 11 Tagen (3,5 Halbwertszeiten, eine allgemein angenommene Faustregel) damit zu rechnen, daß die ausgeschiedene Menge genauso groß ist wie die zugeführte, also keine weitere Kumulation eintritt.

b) Dosierung

Es wird empfohlen, am ersten Tag 4 x 200 mg zu verordnen und dann im Laufe von 3 bis 4 Tagen auf die notwendige Erhaltungsdosis von 1 x 200 mg zurückzugehen. In manchen Fällen genügen 100 mg, mitunter sogar 50 mg/Tag. Jedoch sind nur Dragees und keine teilbaren Tabletten auf dem Markt, und zwar mit 200 mg Phenylbutazon oder mit 100 mg Oxyphenylbutazon. Die kleinere Dosis ist aber nur beim Oxyphenylbutazon möglich, und 50 mg-Dragees sind bisher nicht erhältlich.

c) Nebenwirkungen

Eine dosisabhängige *ulcerogene Wirkung* ist bei allen Antirheumatica vorhanden.

Verhältnismäßig häufig kommt es schon nach wenigen Tagen zur Wasser- und Natrium-Retention, so daß mitunter ein Diureticum, am besten ein Thiadiacid, z. B. Esidrix®, gegeben werden muß. Diese Nebenwirkung spielt besonders bei Patienten mit Herzinsuffizienz eine Rolle, weil eine beginnende Dekompensation vorgetäuscht werden kann.

Allergische Reaktionen machen sich in der Regel als Exanthem an der Haut bemerkbar, sie können aber auch in Form von *hämolytischer Anämie,* in Form einer *Thrombocytopenie* oder einer *aplastischen Anämie* auftreten.

Diese gefährlichen Nebenwirkungen sind bei Kranken mit chronischer Polyarthritis besonders sorgfältig zu beachten, weil die Therapie nicht bedrohlicher sein darf als die Krankheit. Zur rechtzeitigen Erkennung genügt das monatliche Blutbild nicht, weil sich die Veränderungen innerhalb von 1 bis 2 Tagen einstellen können. Es ist notwendig, die Patienten über die ersten Symptome der Agranulocytose (nekrotisierende Stomatitis,

150

Tonsillitis, Vaginitis) und der Thrombocytopenie (Petechien, Hämatome, Nasenbluten und urogenitale Blutungen) zu belehren, damit sie nicht lange zögern, sondern sofort und ohne Anmeldung zur Untersuchung kommen und in der Zwischenzeit bereits das Mittel weglassen.

d) Wechselwirkungen

Phenylbutazon kann infolge seiner hohen Plasmaeiweißbindung andere Arzneimittel verdrängen und dadurch deren Wirkung verstärken. Das ist beim Phenprocoumon (Marcumar®), beim Diphenylhydantoin (Phenhydan®, Zentropil®) und beim Tolbutamid (Rastinon®) der Fall.

4. Indometacin (Amuno®)

Beim Indometacin und beim Sulinac (Imbaral®), einem neuen aus dem Indometacin abgeleiteten Derivat, handelt es sich um eine mit dem Indolring substituierte Essigsäure.

a) Pharmakokinetik

Die Resorption ist vollständig, bei oraler Applikation wird nach 2 bis 4 Stunden der maximale Blutspiegel erreicht.

Die *Halbwertszeit im Plasma beträgt etwa 10 Stunden.* Die Ausscheidung erfolgt vorwiegend in konjugierter Form (s. Salicylsäure) über die Niere. Ein wesentlicher Vorteil gegenüber Acetylsalicylsäure ist die erheblich geringere Dosis und die längere Wirkungsdauer, so daß nur zwei Dosen pro Tag notwendig sind. Damit geht eine verbesserte Magenverträglichkeit einher. Dennoch kommt es häufig zu Nebenwirkungen, besonders bei älteren Patienten und auch bei Kindern. Daher muß bei einer Daueranwendung durch Probieren die kleinste noch ausreichende Dosis gesucht werden.

b) Dosierung

Als Anhalt mag dienen, daß 75 mg in den meisten Fällen ausreichen und mit Dosen über 150 mg keine wesentliche Wirkungssteigerung zu erzielen ist, wohl aber die Häufigkeit von Nebenwirkungen sprunghaft zunimmt.

50 mg Indometacin wirken etwa so stark wie 600 mg Acetylsalicylsäure, haben aber eine längere Wirkungsdauer.

Beim *M. Bechterew* und bei der *Coxarthrose* soll sich Indometacin therapeutisch besser bewährt haben als andere Antirheumatica.

c) Nebenwirkungen

Bei therapeutischer Dosierung sind folgende Nebenwirkungen beobachtet worden:

- Häufig, d. h. bei 20 bis 25% paradoxerweise Kopfschmerzen, die meistens schon nach wenigen Tagen erheblich geringer werden und allmählich ganz nachlassen. Mitunter können die Kopfschmerzen allerdings auch so heftig sein, daß die Therapie abgesetzt werden muß.
- Leichte Benommenheit und Schwindel treten bei 15% der Patienten auf. Aber auch diese Beschwerden lassen in der Regel nach.
- Bei 12% treten vorübergehend *Übelkeit,* bei 3% *Magenschmerzen,* bei 10% *Diarrhoen* und nur gelegentlich *peptische Ulcera* auf.
- *Allergische Reaktionen* sind selten, sie äußern sich meistens als Exanthem, und nur ausnahmsweise kommt es zum Asthma-Anfall.
- *Wasser- und Salzretention* treten genauso häufig auf wie bei den Pyrazolon- und Pyrazolidin-Derivaten.
- Wie häufig es zu *Ablagerungen in der Netzhaut* kommt, ist nicht geklärt. Die Angaben darüber sind noch nicht einheitlich. Es empfiehlt sich, von Zeit zu Zeit (alle 6 Monate) eine augenärztliche Untersuchung vorzunehmen.

Indometacin wird heute sehr häufig verordnet, obwohl es häufiger als andere Antirheumatica Nebenwirkungen verursacht und der Preis für die Tagesdosis, der bei 1,90 DM liegt, etwa 4- bis 5mal höher ist als der von Aspirin®. Das Mittel wird deshalb so hoch eingeschätzt, weil es zuverlässig wirkt und sich auch bei der Dauertherapie bewährt hat. Aber in vielen Fällen hätte Aspirin® vermutlich mit gleichem Erfolg eingesetzt werden können. Ob Indometacin auch Cytopenien des Blutes verursacht, läßt sich noch nicht abschließend beurteilen. Der Verdacht beruht auf vereinzelten Beobachtungen, die nicht einwandfrei gedeutet werden können.

5. Glucocorticoide

a) Wirkungen

Glucocorticoide sind die *stärksten Antiphlogistica,* die wir kennen, und darauf beruht ihre Anwendung bei der chronischen Polyarthritis. *Jedoch ist auch dies eine symptomatische Therapie.* Direkte analgetische Wirkungen besitzen sie nicht. Angewendet werden halbsynthetische Derivate, in erster Linie Prednisolon.

Die natürlichen Glucocorticoide Cortison und Hydrocortison wirken stärker kochsalz- und wasserretinierend und werden heute nur noch zur Substitutionsbehandlung beim *M. Addison* verordnet.

Prednisolon hemmt, vermutlich infolge seiner Verminderung der Prostaglandinsynthese, die akute seröse und die chronisch-proliferierende Entzündung, d. h. die Bildung von entzündlichem Granulationsgewebe.

Die Capillarerweiterung, der Austritt von Flüssigkeit durch die Capillarmembran und die Leukocytenauswanderung werden gehemmt, die Zahl der Neutrophilen und der

Thrombocyten im Blut nimmt zu, wogegen die Lymphocyten, die Monocyten, die Eosinophilen und die Basophilen abnehmen. Alle lymphatischen Gewebe schwinden. Durch Hemmung der Capillarsprossung und der Fibroblastenbildung ist die Bildung von Granulationsgewebe eingeschränkt. Die Lysosomen in den Granulocyten werden stabilisiert und geben die vorwiegend hydrolytisch wirkenden Enzyme nicht frei, so daß die Auflösung von Gewebsbestandteilen und damit vielleicht auch die Reaktion verzögert wird, die die Entzündung aufrecht erhält.

Subjektiv fühlen sich die Patienten wesentlich besser, leistungsfähiger und manchmal euphorisch. Der Appetit wird gesteigert, und die Blutsenkung geht herunter, so daß eine Wende im Krankheitsverlauf vorgetäuscht werden kann. Prednisolon ist vor allem dann angezeigt, *wenn die Entzündung auf andere Weise* und durch Antirheumatica allein nicht mehr zu beherrschen ist, denn die Entzündung führt zur Zerstörung, Deformation und Versteifung der Gelenke. *Aus Sorge vor ihren vielfältigen potentiell schädlichen Wirkungen darf die Anwendung der Glucocorticoide dann nicht unterbleiben, wenn sie die einzige Waffe gegen die drohende Verkrüppelung darstellen.* Die antiphlogistische Wirkung der Glucocorticoide tritt nicht sofort ein, sondern sie entwickelt sich bei den hier üblichen Dosen im Laufe von 2–3 Tagen.

b) Anwendungsweise und Dosierungen

Die *intraarticuläre Injektion* (25 bis 40 mg Kristallsuspension oder -lösung) ist angezeigt, falls nur ein oder zwei Gelenke befallen sind und es sich um einen kurzfristig aufflackernden Prozeß handelt. Diese Behandlung kann nur ausnahmsweise und in nicht zu kurzen Zeitabständen mehrfach wiederholt werden.

Die *kurzfristige orale Behandlung* für 8 bis 10 Tage mit relativ hohen Dosen von täglich 50 bis 60 mg Prednisolon ist bei einer akuten Exacerbation indiziert. Eine ausschleichende Dosierung beim Absetzen ist nicht erforderlich, weil in dieser Zeit noch keine Atrophie der Nebennierenrinde eingetreten ist. Dies ist eine häufige Form der Corticoidanwendung bei der chronischen Polyarthritis. Gewöhnlich kann die anschließende Behandlung mit einem Analgeticum fortgesetzt werden. Mitunter kommt es aber wenige Tage nach dem Absetzen zu einer erneuten heftigen Verschlimmerung der Entzündung (Steroid-Entzugssyndrom), so daß keine andere Möglichkeit bleibt, als auf die *Corticoiddauerbehandlung* überzugehen. Sie ist als Dauer-Zusatzmedikation zu den Antirheumatica indiziert, wenn der Entzündungsprozeß mit den Antirheumatica allein nicht eingedämmt werden kann und die Destruktion der Gelenke fortzuschreiten und der Patient völlig immobilisiert und sozial isoliert zu werden droht.

Nach 3 bis 4 Tagen höherer Dosierung je nach Schwere des Krankheitsbildes mit 40 bis 60 mg Prednisolon/Tag oral und unter Beibehaltung der Behandlung mit Analgetica klingen die Schwellung und die Schmerzen gewöhnlich ab, und die Prednisolon-Dosis kann auf die Hälfte reduziert werden. Man geht dann wöchentlich um 5 mg/Tag herunter und ab 15 mg um 2,5 mg (1/2 Tablette /Tag) bis 5 mg erreicht sind. Falls die Entzündung ausreichend eingedämmt ist, wird diese Dosierung stets in *Verbindung mit einem Analgeticum* beibehalten.

Treten dagegen auf einer der vorherigen Dosierungsstufen wieder stärkere Entzündungszeichen auf, muß die Dosis erneut für einige Tage auf 20 oder 25 mg gesteigert und bei der ausschleichenden Dosierung eine Stufe früher, also bei 7,5 mg, haltgemacht werden.

Die Cushing-Schwellen-Dosis für Prednisolon liegt bei etwa 10 mg/Tag, d. h. als Erhaltungsdosis ist eine kleinere Dosis anzusetzen. Aber daraus darf kein Dogma werden, wenn 12,5 mg notwendig sein sollten, müssen sie gegeben werden.

Jedoch ist es zweckmäßig, in solchen Fällen nach einigen Wochen mit noch kleineren Schritten und in noch größeren Abständen erneut eine Dosisreduktion zu versuchen. Bei diesen Patienten ist selbstverständlich eine Basistherapie mit D-Penicillamin oder Gold dringend in Erwägung zu ziehen, denn je länger die Prednisolontherapie dauert, um so schwerwiegender werden die Nebenwirkungen.

Über Jahrzehnte läßt sich eine Steroidtherapie nur in seltenen Fällen durchführen. Dazu kommt, daß manche *Patienten wegen der außerordentlich günstigen Wirkung dazu neigen, die Dosis eigenmächtig zu erhöhen* und dies dem Arzt verschweigen. Dadurch steigen die Risiken der Therapie in unkontrollierbarer Weise an.

Die Prednisolon-Tabletten werden *morgens zwischen* 6 und 8 Uhr verabfolgt, um sich dem *circadianen* Rhythmus möglichst gut anzupassen und dadurch die unvermeidbare Nebennierenrinden-Atrophie zu vermindern, die durch eine Hemmung der vom Hypothalamus regulierten ACTH-Freisetzung zustandekommt. Nach einer mehrmonatigen Behandlung muß mit einer weitgehenden Nebennierenrinden-Atrophie gerechnet werden, die nach dem Absetzen nur langsam zurückgeht, so daß die *volle Funktion der Nebennierenrinde erst nach 10 bis 12 Monaten wiederhergestellt ist.*

Bei Unfall, Operation oder schweren fieberhaften Infektionen kann die ausreichende Substitution mit Cortison beim Vorliegen einer Nebennierenatrophie lebensrettend sein. Der Patient muß also eine schriftliche Information über die durchgeführte Corticoid-Therapie bei sich tragen.

c) Pharmakokinetik

Prednisolon wird aus dem Magen-Darm-Trakt prompt resorbiert. Die *Halbwertszeit im Plasma beträgt nur 2 bis 3 Stunden,* aber die biologische Wirkung tritt erst nach 1 bis 2 Tagen in Erscheinung. Selbst bei höchsten Dosen von 1,0 bis 2,0 g i.v., die hier selbstverständlich überhaupt nicht in Betracht kämen, ist der Effekt erst nach 2 bis 4 Stunden festzustellen.

d) Nebenwirkungen

Die Nebenwirkungen des Prednisolons sind der Tabelle 47 zu entnehmen. Viele der physiologischen Hormonwirkungen treten hier als Nebenwirkungen in Erscheinung, z. B. die Steigerung der Zuckerbildung aus Aminosäuren als diabetogene und eiweißkatabole Wirkung, oder die Verminderung der Na^+- und Wasserausscheidung und die Förderung der K^+-Elimination, die auf der mineralocorticoiden Eigenschaft beruhen.

Jedoch ist besonders zu betonen, daß die Magenblutung unter Glucocorticoiden nicht genügend bekannt ist und daher vom Arzt nicht immer rechtzeitig bemerkt wird, obwohl sie eine der lebensbedrohlichen Arzneimittelnebenwirkungen darstellt. Unter den tödlichen Nebenwirkungen von Arzneimitteln ist dies eine der häufigsten.

Akut lebensbedrohlich ist außerdem die Magenperforation, die unter Steroiden begreiflicherweise sehr viel mildere Symptome aufzeigt, als man es sonst gewöhnt ist. Daher wird die Diagnose mitunter nicht rechtzeitig gestellt.

1. Cushing-Syndrom: Mondgesicht, Stiernacken, Striae, Amenorrhoe, RR erhöht.
2. Verstärkte Gluconeogenese: Nüchternblutzucker erhöht, Zuckertoleranz eingeschränkt (Diabetogene Wirkung).
3. Osteoporose (im Alter und bei PcP ohnehin vorhanden) betrifft in erster Linie die Wirbelkörper (Impressionsfraktur), kann zu Rückenschmerzen führen. Besondere Gefährdung schon durch sonst harmlose Unfälle. Besserung durch Anabolica ist nicht nachgewiesen.
4. Katabole Wirkung und K^+-Verlust führen zu Muskelschwäche, Besserung durch Anabolica ebenfalls nicht nachgewiesen.
5. Ulcusentstehung wird gefördert oder ausgelöst. Blutungen, häufig unbemerkt, können tödlich sein. Bei Perforation: Symptome verschleiert, daher Bauchsymptome sorgfältig beachten.
6. Ödeme sind durch die mineralocorticoiden Begleiteffekte bedingt: Na-Retention, K^+-Verlust. (Rasche Gewichtszunahme, RR-Steigerung).
7. Hypokaliämie (führt zu Muskelschwäche, Obstipation und Digitalisüberempfindlichkeit).
8. Tuberkulose kann aktiviert werden. Zur Prävention bei Langzeitbehandlung 5 mg/kg INH täglich.
9. Knochennekrosen infolge Gefäßthrombosierung, besonders Femur- und Tibia-Kopf, gelegentlich auch Humeruskopf.
10. Appetitsteigerung.
11. Kataract-Bildung bei Dauertherapie > 1 Jahr.
12. Steigerung des Augeninnendrucks (Glaukom).

Anstelle von Prednisolon können selbstverständlich auch andere Derivate verwendet werden, die häufig allerdings weniger preiswert sind. Wesentliche Unterschiede, die eine Bevorzugung des einen oder anderen rechtfertigen könnten, bestehen nicht. In Tabelle 48 sind die gebräuchlichen Präparate, die Dosis-Äquivalente und die Warenzeichen zusammengestellt. Prednison hat keinen Vorteil, denn es muß in der Leber durch Hydrierung erst in Prednisolon umgewandelt werden. Daher ist Prednison bei gleicher Dosierung auch weniger wirksam als Prednisolon.

6. ACTH (Cortrophin-S Depot®, Synacthen® Depot)

In dem Bestreben, die Nebennierenrinden-Atrophie zu vermeiden, ist wiederholt die Anwendung von ACTH anstelle von Prednisolon empfohlen worden.

a) Wirkungsunterschiede zwischen Prednisolon und ACTH

Seitdem das vollsynthetische und daher weniger allergisierende Präparat Tetracosactid (Synacthen®) in der Depotform als Zinksalz auf dem Markt ist, findet diese Therapie wieder mehr Befürworter. In manchen Fällen hat sie sicher Vorteile, z. B. wegen der *geringeren Wachstumshemmung* zur Langzeitbehandlung bei Kindern oder wegen der *geringeren ulcerogenen Wirkung* bei Ulcus-Patienten oder wegen der *geringeren eiweißkatabolen Wirkung* bei schweren Osteoporosen und Muskelatrophien.

Der Nachteil der ACTH-Behandlung liegt in der *stärkeren Kochsalz- und Wasser-Retention,* denn von der Nebennierenrinde wird selbstverständlich Cortison abgegeben, so daß

Tabelle 48. Dosis-Äquivalente von Glucocorticoiden

Prednisolon	10 mg	Decortin®-H Deltacortril® Hostacortin®-H Predni-H-Tablinen® Scherisolon® Ultracorten®
6-Methylprednisolon	8 mg	Medrate® Urbason®
Triamcinolon	8 mg	Delphicort® Volon®
Dexamethason	2 mg	Auxiloson® Decadron® Dexamed® Fortecortin® Millicorten® Predni-F-Tablinen®
Betamethason	2 mg	Betnesol® Celestan®
Paramethason	4 mg	Monocortin®
16-Methylen-Prednisolon	12 mg	Decortilen®

Kombinationspräparate mit Analgetica sind nicht zweckmäßig, denn in vielen Präparaten ist die Corticoid-Dosis zu gering und außerdem ist die unbedingt erforderliche individuelle Einstellung nicht möglich. Kombinationen mit sog. neurotropen Vitaminen (B_1, B_6, B_{12}) haben keine rationale Grundlage und sind abzulehnen.

der Hauptvorteil der Behandlung mit einem synthetischen Derivat verloren geht. Die ACTH-Therapie ist etwa *doppelt so teuer* wie die Prednisolon-Behandlung und das *ACTH muß injiziert werden,* denn es ist ein Peptid und wird im Magen-Darm-Trakt schnell und vollständig gespalten.

Bei Frauen können die Wirkungen der gleichzeitig mit dem Cortison von der NNR abgesonderten *Androgene* störend sein (Hirsutismus, Acne, Menstruationsstörungen). Da ACTH auch Melanophoren-stimulierende Wirkung hat, kann es wie bei Addison-Kranken zu einer *Hyperpigmentierung* der Haut und Schleimhaut kommen.

b) Dosierung

Physiologisch wird pro Tag 0,01 μg = 1 E ACTH abgesondert. Von dem Depotpräparat Synacthen® werden anfangs täglich 0,5 mg i.m. gegeben. Damit erreicht man eine maximale Stimulierung der NNR. Nach 3 bis 4 Tagen beginnt man die Dosierungsintervalle auf 48 Stunden und dann allmählich auf 3 bis 4 Tage oder sogar 1 Woche zu verlängern.

Selbstverständlich ist auch hier wie bei der Prednisolon-Therapie die *Zugabe von Analgetica,* am besten Acetylsalicylsäure, notwendig, um nicht mehr ACTH als unbedingt erforderlich zu verabreichen.

Da ACTH nur bei intakter NNR-Funktion wirken kann, ist es nach vorausgegangener Prednisolon-Therapie nicht optimal einsetzbar.

c) Verträglichkeit und Nebenwirkungen

Die Verträglichkeit von Synacthen® ist gut. Allergische Reaktionen sollen nur selten vorkommen. Ausschleichendes Absetzen ist nicht erforderlich und bei Streß-Situationen sind keine besonderen Maßnahmen erforderlich.

Zu befürchten sind die Folgen der Mineralocorticoidwirkung: Ödeme, Kaliumverlust. Eventuell kann auch der Blutzucker ansteigen. Eine unkontrollierte Dosiserhöhung durch den Patienten ohne Wissen des Arztes wie bei der oralen Corticoidbehandlung ist nicht möglich.

D. Basis-Therapeutica

Die Bezeichnung „Basis-Therapeutica" könnte mißverstanden werden, weil man glauben könnte, die Behandlung mit diesen Mitteln sei die Grundlage jeder Rheumatherapie. Richtig ist, daß es in vielen Fällen mit Hilfe der Basis-Therapeutica gelingt, die Ausgangslage der Patienten, auf die sich die physikalische und die analgetisch-antiphlogistische Therapie aufbauen muß, erheblich zu verbessern.

Obwohl die Basis-Therapeutica nicht analgetisch oder antiphlogistisch wirken, führen sie mitunter bei der chronischen Polyarthritis, jedoch bei keiner anderen rheumatischen Krankheit, nach 2 bis 3 bis 6monatiger Anwendung allmählich zur Besserung der Krankheitssymptome. Schmerzen, Entzündung und Morgensteifigkeit lassen nach, die Ermüdbarkeit, die Anämie und die Blutsenkung werden gebessert, selbst der Rheumafaktor kann aus dem Plasma verschwinden. Von den Basis-Therapeutica werden z. Z. in erster Linie *D-Penicillamin und Gold* angewendet. Chloroquin (Resochin®) wird zunehmend seltener eingesetzt und die Cytostatica und Immunsuppressiva sollten nur ausnahmsweise und dann nur von Spezialisten angewendet werden.

Bezüglich der therapeutischen Wirksamkeit und der Nebenwirkungen sind D-Penicillamin und Gold etwa gleichwertig. Da eindeutige Kriterien für die Bevorzugung des einen gegenüber dem anderen noch nicht vorliegen, geben eigene Erfahrungen und subjektive Bewertungen in der Regel den Ausschlag.

Die schnellere Ausscheidung von D-Penicillamin gegenüber der sehr langsamen Ausscheidung von Gold spricht selbstverständlich zu Gunsten des D-Penicillamins, weil die dadurch bedingte schnellere Rückbildung von schädlichen Nebenwirkungen wichtig sein kann.

Beide Formen der Therapie bedürfen sorgfältiger Überwachung, denn Gold und D-Penicillamin führen bei einem erheblichen Teil der Patienten zu Nebenwirkungen, die sich bedrohlich auswirken können.

Beide Stoffe dürfen nur angewendet werden, nachdem die Diagnose feststeht, denn sie haben bei anderen rheumatischen Krankheiten keine Wirkung. Als Ausnahme ist die Erprobung von D-Penicillamin bei M. Bechterew zu nennen.

Beide Stoffe sind bei frühzeitiger Anwendung wirksamer als nach vieljährigem Krankheitsverlauf, *d. h. der Entschluß, ein Basis-Therapeuticum anzuwenden, darf nicht lange aufgeschoben werden.*

Gelenkdestruktionen sind selbstverständlich auch durch Gold oder D-Penicillamin nicht rückgängig zu machen, aber rechtzeitig eingesetzt können *langanhaltende, mitunter weitgehende Remissionen eingeleitet werden.*

Völlige Beschwerdefreiheit wird bei ca. 30% der Kranken erreicht, eine deutlich *objektivierbare Besserung bei weiteren 40%.*

Gold und D-Penicillamin haben eine Versagerquote von ca. 30%. Da es noch keine Kriterien gibt, aufgrund derer vorausgesagt werden kann, ob eine günstige Wirkung zu erwarten ist oder nicht, muß der Versuch bei jedem Patienten unternommen werden, bei dem keine Kontraindikation vorliegt.

1. Gold

Goldsalze werden mit wechselnder Zu- oder Abneigung seit ca. 50 Jahren zur Rheumabehandlung verwendet. Anfänglich, in den ersten Wochen, ist die Placebowirkung besonders ausgeprägt, was offenbar mit dem materiellen Goldwert und der Notwendigkeit der Injektionsbehandlung zusammenhängt, die therapeutisch von den Patienten häufig höherwertig eingestuft wird als eine orale Therapie.

a) Wirkungsweise

Die Wirkungsweise der Goldverbindungen konnte noch nicht geklärt werden, obwohl sie auch bei der chronisch experimentellen Arthritis der Ratte wirksam sind. Da Gold wie andere Schwermetalle eine hohe Affinität zu SH-Gruppen hat, wird natürlich an einen damit zusammenhängenden Wirkungsmechanismus gedacht. Vielleicht liegt eine Störung der Kollagenvernetzung vor, vielleicht auch eine Hemmung der Bildung von Glucosamin-6-phosphat, das bei der Synthese von Bindegewebsfasern eine Rolle spielt.

b) Dosierung und Applikation

Welches von den im Handel befindlichen Präparaten benutzt wird, ist nicht von entscheidender Bedeutung. Wichtig ist nur, daß äquivalente Dosen gegeben werden. Gold-Thioglucose in Öl gelöst (Aureotan®) und Gold-Thiomalat in wäßriger Lösung (Tauredon®) enthalten beide 50% Gold, so daß die Rechnung einfach ist. Gold-Keratinat (Aureo-Detoxin®) enthält nur 13% Gold.

Die Preise der Präparate unterscheiden sich erheblich: 10 Ampullen Aureo-Detoxin® mit je 25 mg Gold kosten 50,- DM, die gleiche Menge als Tauredon® 80,- DM und in öliger Lösung als Aureotan® 137,- DM.

Die Behandlung wird mit einer Testdosis von 5,0 mg Gold begonnen. Die Verträglichkeit hängt davon ab, daß die Steigerung der Dosis sehr allmählich vorgenommen wird.

Bezogen auf elementares Gold beträgt die Dosis in der 2. und 3. Woche 2 x wöchentlich 10 mg;
— in der 4. und 5. Woche 2 x wöchentlich 15 mg;
— in der 6. und 7. Woche 2 x wöchentlich 20 mg;
— in der 10. und den folgenden Wochen 2 x 25 mg wöchentlich;
— bis nach 20 bis 30 Wochen eine Gesamtdosis von 1,0 bis 1,5 g erreicht ist.

Danach wird eine Erhaltungsdosis von 25 mg Gold monatlich i.m. verabfolgt. Diese Dosis kann jahrelang weitergegeben werden. Nach Absetzen kann es 8 bis 10 Wochen oder länger dauern, bis die Krankheitssymptome wiederkehren.

Die heute immer noch geübte Anwendung in Form von halbjährlichen Kuren haben keine rationale Grundlage.

c) Pharmakokinetik

Im Blutplasma liegt Gold praktisch zu 100% in einer Plasma-Eiweiß-Bindung vor. Der therapeutisch wirksame Plasmaspiegel beträgt 2 bis 4 μg/ml. Die Ausscheidung erfolgt über die Niere mit dem Harn, und zwar wird bei der Dauerbehandlung mit 25 mg pro Monat täglich 1 mg ausgeschieden. Die Elimination erfolgt somit extrem langsam.

d) Nebenwirkungen

Schon zu Beginn können *allergische Erscheinungen* auftreten, die sich in Form von Hautjucken, Exanthemen, diffuser Dermatitis (besonders bei UV-Bestrahlung), Stomatitis, Glossitis oder Vaginitis manifestieren. Auch frühzeitig lokale Hautüberempfindlichkeit an den Stellen, an denen Goldschmuck getragen wird, ist beschrieben worden.

Ein stärkeres Ansteigen der *Eosinophilen über 8%* oder nach jeder Injektion auftretendes Fieber mit Appetitlosigkeit und Metallgeschmack sollten zum *Abbruch der Therapie* veranlassen. Das gilt selbstverständlich auch für Blutbildveränderungen, wie *Thrombopenie, Granulocytopenie* und *aplastische Anämie* und auch für *Nierenschädigungen,* die an der Proteinurie zu erkennen ist. Polyneuritis und Encephalopathie können vorkommen.

Die *Häufigkeit aller* Nebenwirkungen liegt bei etwa 10%. Einige Nebenwirkungen sind bedrohlich, und da Todesfälle aufgetreten und auch bei sorgfältiger Überwachung offenbar nicht mit Sicherheit zu vermeiden sind, ist das Plädoyer für die Aufgabe der Goldtherapie verständlich. Die Gefährlichkeit des Goldes liegt wohl in erster Linie in der langen Verweildauer begründet. Bei Nebenwirkungen kann die Ausscheidung durch D-Penicillamin beschleunigt werden, und die Entzündungserscheinungen und die Allergie erfordern eine Behandlung mit Glucocorticoiden.

Bei Niereninsuffizienz, Leberschäden, Allergie gegen Schwermetalle, Knochenmarkschäden und in der Schwangerschaft darf Gold nicht angewendet werden.

2. D-Penicillamin (Trolovol®, Metalcaptase®)

Die Erfolgsquote ist beim D-Penicillamin etwa genauso hoch wie beim Gold. Nebenwirkungen treten häufiger auf, und sie können ebenfalls lebensbedrohlich und irreversibel sein, Aber D-Penicillamin wird viel schneller ausgeschieden als Gold. Darin liegt ein entscheidender Vorteil und daher ist D-Penicillamin günstiger zu beurteilen als Gold.

Für die Anwendung ist die Reinheit des D-Isomeren von großer Wichtigkeit, weil die Toxicität durch Kontamination mit kleineren Mengen L-Penicillamin erheblich zunimmt. Darauf muß geachtet werden, denn die großtechnische Herstellung von gereinigtem D-Penicillamin ist schwierig, und daher ist das Präparat immer noch verhältnismäßig teuer.

In ihrer Wirkung haben Penicillin und D-Penicillamin überhaupt nichts miteinander zu tun. D-Penicillamin hat keine antibakterielle Aktivität und Penicillin keine antirheumatische Wirkung.

a) Wirkungsweise

Eine Zeitlang wurde angenommen, daß die bekannte Chelatbindung von Kupfer, die beim M. Wilson so wichtig ist, auch für die Wirksamkeit bei der chronischen Polyarthritis verantwortlich sei, weil die Plasma-Kupfer-Konzentration bei chronischer Polyarthritis häufig erhöht ist. Diese Annahme stellte sich jedoch als falsch heraus. D-Penicillamin ist auch dann wirksam, wenn der Kupferspiegel nicht erhöht ist und zwischen der Besserung der Symptome und der Abnahme des Kupferspiegels besteht keine Korrelation. Man hat dann gefunden, daß Penicillamin Sulfidbrücken bei Immunglobulinen spalten kann, indem sich gemischte Disulfide mit Penicillamin bilden, d. h. eine Depolymerisation eintritt. Dazu sind jedoch Konzentrationen notwendig, die bei der therapeutischen Dosierung nicht erzielt werden.

Die Reaktion mit der Aldehydgruppe von Pyridoxalphosphat (Vit. B_6) kann zwar zu Vitamin B_6-Mangelerscheinungen führen, besonders wenn das Racemat D-L-Penicillamin verwendet wird. Die L-Form reagiert nämlich nicht nur mit freiem Pyridoxalphosphat, sondern auch mit den an das Enzym gebundenen Pyridoxal-Molekülen. Dadurch wird die Wirksamkeit nicht besser, sondern nur die Toxicität nimmt zu. D-Penicillamin hat den Vorteil, daß es sich nur mit dem freien, nicht-gebundenen Pyridoxylphosphat verbindet und daher erheblich weniger toxisch wirkt.

Die therapeutische Wirkung beruht vermutlich auf der Bindung an Aldehydgruppen des Tropokollagens, der löslichen Vorstufe des Kollagens. Dadurch wird die Kondensation von Aldehydgruppen und damit die Vernetzung des Kollagens blockiert.

Andere Mechanismen, über die eine therapeutische Beeinflussung der chronischen Polyarthritis durch D-Penicillamin denkbar ist, wäre die generelle Suppression der Mesenchymzellen oder ein antiviraler Effekt, der in bestimmtem Umfang nachgewiesen wurde, oder eine Hemmung der Proliferation von B- und T-Lymphocyten.

Eine endgültige Klärung der therapeutischen Wirkungsweise ist bisher nicht gelungen.

D-Penicillamin wird oral gegeben und ebenfalls wie beim Gold einschleichend dosiert, weil bei höherer Anfangsdosierung erhebliche Unverträglichkeiten auftreten. Unter Beibehaltung der bis dahin verordneten Analgetica und Antiphlogistica, die erst im Laufe der

Tabelle 49. Nebenwirkungen von D-Penicillamin – Trolovol®, Metalcaptase®

Die Verträglichkeit wird generell verbessert, wenn die Dosissteigerung allmählich erfolgt: Mit 150 mg täglich beginnen, nach einer Woche 300 mg, alle zwei Wochen um 300 mg steigern; zur Dauerbehandlung: 600 bis 900 mg täglich.

Arzneimittel-Fieber	Früherscheinung (innerhalb der ersten drei Wochen), die selten auftritt. Bei plötzlichem Fieberanstieg absetzen, nach zwei Monaten erneut versuchen.
Pruritus	(Häufiger). Dosis reduzieren, evtl. Antihistaminicum verordnen. Absetzen meistens nicht erforderlich.
Exanthem	(Häufiger – 6%). Gewöhnlich hartnäckiger als Pruritus. Meistens Absetzen erforderlich, nach 2 Monaten erneut versuchen. Dosis noch allmählicher steigern.
Appetitlosigkeit, Übelkeit, Erbrechen	(Häufiger, wenn Tagesdosis > 1,0 g). Zur besseren Verträglichkeit Einnahme nach dem Essen. Klingt im Laufe einiger Wochen ab. Gastritis oder Ulcus bisher nicht beobachtet.
Geschmacksverlust	(Partiell oder vollständig). Bei 20% der Behandelten, subjektiv sehr störend, jedoch nicht bedrohlich. Verschwindet auch unter Weiterbehandlung innerhalb einiger Wochen. Manchmal so störend, daß Absetzen erforderlich. $CuSO_4$ oder $ZnSO_4$ wurden zur Behandlung empfohlen, haben sich aber als unwirksam erwiesen.
Leukopenie	(Selten Agranulocytose). Allergisch bedingt. Bei ~ 1% der Behandelten (in den ersten 6 Monaten alle 2 Wochen Blutbild). < 3500 Leuko, absetzen, reversibel innerhalb einer Woche.
Thrombocytopenie	Ebenfalls allergisch bedingt. – Leichter Abfall (um 25%) bei der Mehrzahl der Patienten. – Stärkerer Abfall (> 50%) bei ca. 20% der Patienten. – Bedrohlicher Abfall auf < 50 000 selten. Reversibel innerhalb einer Woche nach Absetzen.
Proteinurie, Nephrotisches Syndrom	Tritt meistens erst mehrere Monate nach Beginn der Behandlung auf. Harnuntersuchungen in 14tägigem Abstand erforderlich. Auch bei leichter Proteinurie (< 2 g/Tag bei ~ 20% der Patienten) Behandlung absetzen.
Haarausfall	In USA und England offenbar nicht, jedoch in Österreich und in Deutschland öfter beobachtet worden (ca. 1%).
Lupus erythematodes disseminatus	Einige Fälle mit LE-Zellen im Blut wurden beschrieben. Heilung nach Absetzen innerhalb weniger Monate, wie beim LE-Syndrom nach Procainamid (Novocamid®) oder Dihydralazin (Nepresol®).
Myasthenia gravis	(Selten). In einem vom K. Miehlke (Wiesbaden) beschriebenen Fall trat nach einjähriger Pause mit Heilung der Myasthenie bei erneuter Behandlung sofort wieder das Vollbild der Myasthenie auf.

Leberschädigungen sind bisher nicht aufgetreten. Teratogene Wirkungen können infolge der gestörten Bildung von Kollagen erwartet werden, jedoch gibt es etliche Fälle, in denen trotz dauernder Behandlung während der Gravidität gesunde Kinder geboren wurden.

ersten 8 bis 12 Wochen allmählich reduziert werden, gibt man in der ersten Woche 150 mg täglich und steigert bei guter Verträglichkeit in der zweiten Woche auf 300 mg pro Tag, dann nach 2 Wochen auf 600 mg und nun in noch größeren Intervallen von 3 bis 4 Wochen bis auf 4 x 300 mg. Sobald die erwartete Remission eingetreten ist, was nach 3 bis 6 Monaten erwartet werden kann, wird auf die Erhaltungsdosis von 3 x 300 mg oder sogar 2 x 300 mg zurückgegangen.

c) Pharmakokinetik

D-Penicillamin wird vollständig resorbiert. Die maximale Plasmakonzentration findet sich nach 2 bis 3 Stunden.

Im Plasma ist D-Penicillamin fast vollständig an Albumin gebunden. Eine besonders feste Verbindung liegt in der Haut vor, wo D-Penicillamin bis zu 3 Monaten nach der letzten Dosis nachgewiesen werden konnte und dann auch noch in Spuren im Harn zu finden war. Im Harn wird D-Penicillamin als reines oder mit Cystein gemischtes Disulfid ausgeschieden. Ein Abbau im Organismus findet nicht statt. Die *Plasmahalbwertszeit beträgt nur 3 bis 4 Stunden.*

d) Nebenwirkungen (Tabelle 49)

Unverträglichkeiten harmloser Art kommen bei ca. 25% der Patienten vor, die ernsten Nebenwirkungen sind jedoch selten und oft reversibel, wenn sie rechtzeitig bemerkt werden. Darin liegt ein wichtiger Unterschied zum Gold, und aus diesem Grunde ist D-Penicillamin der Goldbehandlung überlegen.

3. Chloroquin (Resochin®), Hydroxychloroquin (Quensyl®)

Chloroquin hat zwar im Tierexperiment akute analgetische Wirkungen, aber dieser Effekt spielt für die Anwendung bei der chronischen Polyarthritis keine Rolle. Hier kommt es wie bei den anderen sog. Basis-Therapeutica erst nach 6 bis 8 Wochen zu einer sichtbaren Besserung der Beschwerden. Die therapeutische Wirksamkeit ist allerdings weniger zuverlässig als die von Gold oder D-Penicillamin, sie ist nur bei ca. 50% der Patienten zu erwarten. Aus diesem Grunde und unter Berücksichtigung des vergleichsweise hohen Risikos durch Nebenwirkungen, insbesondere der Einlagerung und Schädigung der Netzhaut, wird Chloroquin heute nur noch von wenigen Rheumatologen verordnet, die über größere Erfahrungen mit Chloroquin verfügen. *Bei Arthrose ist Chloroquin nicht angezeigt.* Von Dermatologen wird es beim *Lupus erythematodes cutaneus* eingesetzt und hat dabei eine gesicherte Wirksamkeit, dagegen ist ein klinischer Effekt beim *dissiminierten Lupus erythermatodes* mit Organbeteiligung nicht nachgewiesen.

Bei Arthritis psoriatica darf Chloroquin nicht angewendet werden, weil meistens eine Verschlechterung eintritt.

Die Wirkung von Chloroquin auf die Schizonten bei der Malaria hat keinen Zusammenhang mit der antirheumatischen Wirksamkeit. Der Mechanismus, über den die

Besserung bei Dauerbehandlung der chronischen Polyarthritis zustandekommt, ist nicht
bekannt.

a) Pharmakokinetik

Chloroquin wird vollständig resorbiert und im Plasma zu 50% an Albumin gebunden.

Die Ausscheidung der zu 70% unveränderten Substanz erfolgt langsam und vorwiegend mit dem Harn. Da es sich um eine basische Verbindung handelt, wird die Ausscheidung durch Alkalisieren des Harnes verzögert und durch Ansäuern beschleunigt.

In der Leber, der Niere, der Lunge und in den Leukocyten wird Chloroquin um das
200–700fache angereichert. Die Plasmahalbwertszeit beträgt nach einmaliger Dosis 3
Tage. Nach Dauerbehandlung tritt zusätzlich ein sog. tiefes Kompartiment *mit langsamen
Austauschraten* in Erscheinung, und die Plasmahalbwertszeit beträgt 7 Tage.

b) Dosierung

Infolge der langsamen Ausscheidung und starken Bindung im Gewebe kommt es zu einer
erheblichen Kumulation. Darauf ist vermutlich ein Teil der langen Latenzzeit bis zum
Wirkungseintritt zurückzuführen.

Um diese Latenz zu verkürzen, wird in den ersten 2 Wochen eine höhere Dosierung gewählt, z. B. 4 x 250 mg täglich. Danach kann die Dosierung auf 2 x 250 mg täglich, und
nach weiteren 2 Wochen auf die Erhaltungsdosis von 1 x 250 mg herabgesetzt werden.

Falls nach 6 Wochen keine Besserung eingetreten sein sollte, ist nicht mehr mit einem
therapeutischen Effekt zu rechnen.

c) Nebenwirkungen

- Einlagerungen in die *Hornhaut* können nur mit der Spaltlampe festgestellt werden. Sie
  sind reversibel, wenn das Mittel rechtzeitig abgesetzt wird. Dazu ist eine augenärztliche
  Überwachung im Abstand von 3 Monaten erforderlich.
- Einlagerungen in die *Netzhaut* führen zu Gesichtsfeldeinschränkungen. Sie treten erst
  nach mehrmonatiger Verabfolgung auf, sind in der Regel irreversibel und können sich
  auch nach Absetzen noch verschlimmern. Die ununterbrochene Daueranwendung über
  mehr als 1 Jahr ist zu vermeiden.
- In seltenen Fällen können auch *Hörstörungen* auftreten.
- *Polyneuropathien,* die an Sensibilitätsstörungen der unteren Extremitäten zu erkennen
  sind, gehören ebenfalls zu den seltenen Nebenwirkungen.
- Als Früherscheinungen sind *Magen-Darm-Störungen* zu erwähnen, die besonders bei
  höherer Dosierung in Erscheinung treten.
- Gelegentlich kommt es nach längerer Anwendung zu einem *lichenoiden Exanthem,*
  das nach Absetzen verschwindet.
- *Ergrauen der Haare* kann vorkommen.
- Agranulocytose und andere Cytopenien des Blutes sind als Nebenwirkungen von
  Chloroquin und anderen Chinolinderivaten seit langem bekannt. Sie erfordern eine

ständige und sorgfältige Überwachung und sind bei rechtzeitiger Erkennung und sofortigem Absetzen meistens reversibel.

d) Kontraindikationen

Während der Schwangerschaft darf Chloroquin nicht eingenommen werden, da totale Entwicklungsstörungen des Innenohrs beim Embryo mit der Einnahme von Chloroquin in Zusammenhang gebracht wurden. Die Arthritis psoriatica kann verschlimmert werden.

III. Spondylarthritis ankylopoetica (M. Bechterew)

Beim M. Bechterew kann das Fortschreiten der Versteifungen bis zu einem gewissen Grade durch Krankengymnastik und hydrotherapeutische Maßnahmen aufgehalten werden. Auch zu deren wirkungsvoller Durchführung ist die Schmerzbekämpfung von ausschlaggebender Bedeutung.

Acetylsalicylsäure, sonst Schmerzmittel der ersten Wahl, ist bei M. Bechterew weniger wirksam, dagegen wirken *Indometacin und Phenylbutazon* recht gut analgetisch.

Eine Glucocorticoidbehandlung ist nicht angezeigt, weil keine Besserung zu erzielen ist. Von den bei der chronischen Polyarthritis verwendeten Basis-Therapeutica haben Gold und Chloroquin keine Effekte gezeigt.

Die Erprobung von D-Penicillamin ist noch nicht abgeschlossen. Die sich bis jetzt abzeichnenden Ergebnisse sprechen für eine günstige Wirksamkeit.

IV. Arthrosen

Weit häufiger als die chronisch entzündlichen sind die degenerativen Gelenkveränderungen, die Arthrosen.

Es können alle Gelenke befallen sein, angefangen an den Fingergelenken bis zu der außerordentlich schmerzhaften und zu schwerer Destruktion führenden Coxarthrose.

Medikamentös werden die Arthrosen nur behandelt, wenn Schmerzen auftreten oder eine entzündliche Reaktion als Folge mechanischer Überbeanspruchung zum Erguß oder zur Weichteilschwellung geführt hat. Dies darf nicht zu einer Dauerbehandlung verführen, weder mit Corticoiden noch mit Gold, D-Penicillamin oder Chloroquin.

Die mit knotigen Verdickungen der Finger-, Mittel- oder Endgelenke einhergehenden Bouchard- oder Heberden-Arthrosen stellen kein therapeutisches Problem dar. Die schmerzhaften Episoden erfordern die vorübergehende Verordnung von Analgetica. Ernsthafte Funktionseinbußen sind nicht zu befürchten, und eine weitergehende Behandlung mit Prednisolon oder Basis-Therapeutica ist überhaupt nicht gerechtfertigt.

Viel schwieriger ist die *Therapie der Gonarthrose* und besonders der *Coxarthrose.* Hier kann die lokale Anwendung, d. h. die intraarticuläre Injektion von 40 mg Prednisolon oder eines anderen Glucocorticoids, nach mehreren Stunden oder 1 bis 2 Tagen zur völligen Beschwerdefreiheit führen, die manchmal nur Tage, mitunter aber auch mehrere Wochen oder sogar Monate anhält. Selbstverständlich darf diese Applikation nur von Ärzten vorgenommen werden, die die Technik beherrschen, denn Infektionen, Knorpelverletzungen oder Blutungen stellen gefährliche Komplikationen dar.

Ob dafür eine Kristallsuspension oder eine Lösung eines Glucocorticoids verwendet wird, ist für den Erfolg nicht bedeutsam. Die Wiederholung der Injektion darf nicht häufiger als 1- bis 2mal in 6 Monaten erfolgen.

Abakterielle Knochennekrosen kommen bei häufigerer Anwendung besonders nach der intraarticulären Injektion vor, und systemische Wirkungen sind selbstverständlich zu befürchten.

Unter den Analgetica ist auch hier die Acetylsalicylsäure weniger gut wirksam als Phenylbutazon und Indometacin.

Obwohl die Daueranwendung von Analgetica bei den Arthrosen prinzipiell abzulehnen ist, wird es zahlreiche Fälle geben, besonders mit Coxarthrose, bei denen die ständige Einnahme von Schmerzmitteln nicht zu vermeiden ist.

Diese Patienten müssen genauso sorgfältig überwacht und geführt werden wie die Polyarthritiker. Einnahmepausen sollten aber immer wieder versucht werden. Die Dosis muß selbstverständlich auch bei diesen Kranken so niedrig wie möglich gehalten werden.

V. Weichteilrheumatismus

Lumbago, Myalgien, Ischialgie, Tendovaginitiden, Schulter-Arm-Syndrom, mit den dabei häufig wie aus heiterem Himmel auftretenden heftigsten Schmerzen und infolgedessen Bewegungseinschränkungen, sind die Krankheiten, für deren Linderung erfolglos viel Geld ausgegeben wird. Hier werden die vielen hundert Präparate angepriesen und verkauft, die in der Roten Liste stehen. Akute Erleichterung ist in erster Linie von den Analgetica zu erwarten, und ganz im Vordergrund stehen die Pyrazol-Derivate. Mit der i.m. Injektion von 1,0 g Methamizol oder 0,6 g Phenylbutazon ist eine *sichere Schmerzstillung* zu erzielen.

Corticoide dagegen wirken auch bei dieser Indikation *nicht sofort, sondern erst nach vielen Stunden,* selbst bei hoher Dosierung.

Vitamin B_{12}, Aneurin oder Vitamin B_6, die als „*neurotrope*" Vitamine bezeichnet werden, haben *keinen nachweisbaren Nutzen.* Ihre Anwendung kann auch mit dem Argument, sie seien nicht schädlich, nicht gerechtfertigt werden. Allergien sind auch gegen diese Vitamine beschrieben worden.

Corticoide können, wenn sie örtlich in die Nähe der befallenen Sehne oder Gelenkkapsel gespritzt werden, bei Tendovaginitis oder Periarthritis erhebliche Besserungen herbeiführen. Aber man wiege sich nicht in Sicherheit und in dem Glauben, bei der Anwendung käme es nicht zur systemischen Wirkung. Selbstverständlich werden die Corticoide auch dann resorbiert, wenn nur eine örtliche Wirkung beabsichtigt ist. Daher ist eine häufige Wiederholung einer derartigen „örtlichen" Applikation eines gelösten oder suspendierten Corticoids mit den gleichen Risiken behaftet wie jede systemische Anwendung von Corticoiden.

VI. Zusammenfassung

A. Entzündlicher Rheumatismus

Akutes rheumatisches Fieber:
(familiär gehäuft, erste Manifestation meistens im 10. bis 12. Lebensjahr, heute äußerst selten).

Sofortige Beseitigung der Streptokokken und anschließende Dauerbehandlung mit 1,2 Mill. E *Benzathin-Benzylpenicillin* (Tardocillin®) einmal monatlich oder mit 0,5 g *Sulfonamiden* (Durenat®) täglich.
Im akuten Stadium Prednisolon (40 bis 60 mg täglich) für 4 bis 6 Wochen und zusätzlich bis zu 4,0 g Acetylsalicylsäure.

Progressiv-chronische Polyarthritis:
(bei Erwachsenen nicht selten, häufigstes Manifestationsalter 40 bis 60 Jahre, bei Frauen häufiger als bei Männern).

Voraussetzung für eine erfolgreiche medikamentöse Therapie ist eine wirkungsvolle Krankengymnastik und Bewegungstherapie. Keine Chemotherapie, keine sog. Herdsanierung.

Medikamentöse Dauerbehandlung mit:

Analgetica: z. B. Acetylsalicylsäure, Phenylbutazon, Indometacin.

Prednisolon (nur wenn Analgetica nicht mehr ausreichen, und nur zusätzlich, *niemals* anstelle von Analgetica)
a) bei akuter Verschlimmerung, kurzfristig ca. 1 Woche hochdosiert, ausschleichende Dosierung nicht erforderlich;
b) selten Dauerbehandlung erforderlich, dann Tagesdosen um 10 mg, meistens weniger, einmal täglich morgens (Achtung, Patienten verschweigen eventuell eigenmächtige Dosiserhöhung).

Basistherapeutica

D-Penicillamin, Gold: sorgfältge Überwachung, damit gefährliche Nebenwirkungen vermieden werden. 30% Versager, 40% partielle Remission, 30% Vollremission.

Chloroquin: wird nur noch selten verwendet; Wirksamkeit ist weniger sicher als bei Penicillamin und Gold.

Cytostatica und Immunsuppressiva: nur nach Konsultation eines Spezialisten.

Spondylarthritis ankylopoetica (M. Bechterew):
(kann dominant erblich sein, Männer sind häufiger befallen als Frauen).

Wichtige Voraussetzungen für den Erfolg der medikamentösen Therapie sind täglich aktive und passive Bewegungsübungen.

Dauerbehandlung nur mit Analgetica:

Indometacin (Amuno®): gilt bei dieser Indikation als besonders wirksam.

Prednisolon: höchstens kurzfristig, niemals Dauertherapie, *Gold* und *Chloroquin* sind unwirksam.

D-Penicillamin: in letzter Zeit erprobt und vermutlich so wirksam wie bei chronischer Polyarthritis.
Versteifung kann durch die Therapie nur aufgehalten, aber nicht verhindert werden.

Arthritis urica (Gicht):
(Wohlstandskrankheit, bei Männern viel häufiger als bei Frauen, tritt vor der Menopause nur ausnahmsweise auf. Hereditär, beruht auf vermehrter Harnsäurebildung oder verminderter Harnsäureausscheidung in der Niere).

Behandlung des akuten Anfalles:

Colchicin: 1 mg bis 8 mg/Tag, sehr zuverlässige analgetische und antiphlogistische Wirkung, die nur bei Gicht eintritt. Verursacht häufig Durchfall.

Phenylbutazon: am 1. Tag bis zu 6 x 200 mg, dann für einige Tage 4 x 200 mg.

Prednisolon: 80 bis 100 mg/Tag für einige Tage, keine ausschleichende Dosierung erforderlich.

Dauerbehandlung:

Allopurinol (Allopurinol Siegfried, Zyloric®): 300–600 mg/Tag (hemmt als Uricostaticum die Xanthinoxydase).

Uricosurica, z. B. Probenecid (Benemid®), Sulfinpyrazon (Anturano®), Benzbromaron (Uricovac®) steigern die Harnsäureausscheidung durch Hemmung der Rückresorption in der Niere.

B. Degenerativer Rheumatismus

(Kein Gold, kein D-Penicillamin, keine Cytostatica oder Immunsuppressiva)

Arthrosen
(Häufigstes Gelenkleiden, ~10mal so häufig wie chronische Polyarthritis)

Grundlagen der Therapie:

Passive und aktive Bewegungstherapie; keine unnötige Belastung der Gelenke, bei Coxarthrose und Gonarthrose kann Gewichtsreduktion besonders wichtig sein.

Niemals Indikation für dauernde systemische *Prednisolon-Anwendung.* Intraarticuläre Injektion von Prednisolon meistens sehr gut wirksam, aseptische Knochennekrosen drohen bei häufiger Anwendung.

Analgetika: meistens genügt kurzfristige Anwendung, z. B. bei Bouchard- oder Heberden-Arthrose.

Literatur

Andrew, F.M. et al. (Multicentre Trial Group): Controlled trial of D (-) Penicillamine in severe rheumatoid arthritis. Lancet *1973*, 275.

Aylward, M., Parker, R.J., Holly, F., Maddock, J., Davies, D.B.S.: Long-term Study of Indomethacin and Alclofenac in Treatment of Rheumatoid Arthritis. Brit. med. J. 1975 II, 7.

Blechman, W.J., Schmid, F.R., April, P.A., Wilson, C.H.: Ibuprofen or Aspirin in Rheumatoid Arthritis Therapy. J. Amer. med. Ass. *233*, 336 (1975).

Editors: Arzneimittelbrief *6*, 41 (1976) Behandlungsgrundsätze bei rheumatischer Polyarthritis.

Gold Therapy in 1975. Brit. med. J. *1975 II*, 156.

Choice of Drugs in Rheumatoid Arthritis in Adults. Drug Ther. Bull. *13*, No. 15, 57 (1975).

New Drugs for Arthritis. Medical Letter *18*, No. 19, 77 (1976).

Hettenkofer, H.-J., Müller, W.: Klinik und Diagnose der chronischen Polyarthritis. Deutsches Ärzteblatt *72*, 1817 (1975).

Kaiser, H.: ACTH in der Therapie der chronischen Polyarthritis. Dtsch. med. Wschr. *100*, 377 (1975).

Kuschinsky, G.: Zur Pharmakotherapie mit Glukokortikoiden. Deutsches Ärzteblatt *72*, 1875 (1975).

Lee, P., Ahola, S.J., Grennan, D., Brooks, P., Watson Buchanan, W.: Observations on Drug Prescribing in Rheumatoid Arthritis. Brit. med. J. *1974 I*, 424.

Mahler, D.L., Forrest, W.H., Brown, C.R., Shroff, P.F., Gordon, H.E., Brown, B.W., James, K.E.: Assay of aspirin and naproxen analgesia. Clin. Pharmacol. Ther. *19*, 18 (1976).

Müller, W., Hettenkofer, H.-J.: Therapie der chronischen Polyarthritis. Deutsches Ärzteblatt *72*, 1881 (1975).

Thaler, H.: Nitrate und Magen-Karzinom. Dtsch. med. Wschr. *101*, 1740 (1975).

Wagenhäuser, F.J.: Voltaren, eine neue, nicht-steroidale antirheumatische Substanz (Diclofenac). Symposium, VIII. Europäischer Rheumatologie-Kongreß, Helsinki 1975. Bern-Stuttgart-Wien: Huber 1975.

Arzneitherapie bei Osteoporose, Osteomalacie und Osteodystrophie (Paget)

D. Kraft

Die Arzneitherapie metabolischer Knochenerkrankungen hat in den letzten Jahren mit der Einführung moderner Untersuchungsmethoden und der dadurch ermöglichten Aufklärung einiger Pathomechanismen neue Impulse erhalten. Andererseits erlauben diese modernen Untersuchungsmethoden eine genauere differentialdiagnostische Abgrenzung der verschiedenen Osteopathien und damit eine rationalere und eventuell auch kausale Behandlung.

Eine röntgenologisch festgestellte Demineralisierung des Skeletts kann verschiedene Ursachen haben und erfordert neben blutchemischen Analysen, wie vor allem des Serumcalciums, des anorganischen Phosphats und der alkalischen Phosphatase, auch die histologische Untersuchung einer Knochenprobe aus dem Beckenkamm. Die quantitative Mikromorphometrie des unentkalkten Knochengewebes ist nach Delling aus folgenden Gründen beinahe unerläßlich geworden:

- Früh- und Grenzfälle generalisierter Knochenveränderungen lassen sich nur durch quantitative Knochenhistologie mit Sicherheit diagnostizieren.
- Die Einteilung in Schweregrade und bestimmte Typen einer Osteopathie wird durch die quantitative Auswertung möglich.
- Der Effekt einer Therapie läßt sich nur mit morphometrischen Methoden sicher beurteilen.
- Der Vergleich mit anderen quantitativen Methoden, wie etwa Calcium-Kinetik, Densitometrie usw., wird statistisch möglich und erlaubt neue Aussagen über die Wertigkeit der einzelnen Parameter.
- Die gemessenen Befunde sind mit denen anderer Untersuchergruppen vergleichbar.

Osteoporose, Osteomalacie und Osteodystrophia deformans Paget sind drei relativ häufige Knochenerkrankungen und deshalb von Interesse für die Praxis.

I. Osteoporose

A. Definition, Einteilung, Pathogenese

1885 differenziert Pommer die Osteoporose von der Rachitis oder Osteomalacie. Das entscheidende Merkmal der Osteoporose ist die Armut an Knochengewebe pro Knochenvolumen, und das noch vorhandene Knochengewebe weist eine normale Calcifizierung auf.

Man unterscheidet primäre und sekundäre Formen der Osteoporose. Die bekanntesten *sekundären Formen* sind die *Corticosteroidosteoporose*, die *Inaktivitätsosteoporose* und die *Osteoporose bei Hyperthyreoidismus.* Hämatologische Systemerkrankungen, wie das Plasmocytom und Knochenmetastasierungen, sind hier von differentialdiagnostischer Bedeutung. Bei sekundären Osteoporosen sollte auf jeden Fall zunächst das Grundleiden behandelt werden.

Die Ätiologie der *primären idiopathischen Osteoporosen* – hierzu zählen die *juvenile* wie auch die *postmenopausale* und *senile* Osteoporose – ist unbekannt.

Altersatrophie und *Osteoporose unterscheiden sich nur quantitativ* und nicht qualitativ, und die Übergänge sind fließend.

Blutchemisch ist die primäre Osteoporose durch ein normales Serumcalcium, ein normales anorganisches Phosphat und eine normale alkalische Phosphatase charakterisiert.

Während Albright 1941 als Ursache der primären Osteoporose eine verminderte Knochenneubildung annahm, haben neuere Messungen der Calcium-Kinetik und histologische, mikromorphometrische Untersuchungen gezeigt, daß die Knochenneubildung im wesentlichen ungestört erfolgt, dagegen jedoch die *Knochenresorption deutlich gesteigert* ist. Letzteres könnte als Hinweis auf eine verstärkte calciummobilisierende Wirkung des Parathormons gedeutet werden.

Eine rationale Arzneitherapie der Osteoporose muß zwei Anforderungen erfüllen, nämlich:

– einen weiteren überschießenden Knochenabbau verhindern und
– die Knochenbildung derart steigern, daß der bereits vorhandene Verlust an Knochensubstanz wieder ausgeglichen wird.

In der Vergangenheit wurden eine Reihe von Therapieschemata zur Behandlung der Osteoporose vorgeschlagen, von denen die wichtigsten im folgenden kurz diskutiert werden sollen.

B. Behandlung

1. Calciumtherapie

Ausgehend von der Beobachtung, daß Calciummangel bei Tieren zur Osteoporose führt, und daß die intestinale Calciumabsorption beim Menschen mit zunehmendem Alter abnimmt, wurde die Calciumbehandlung der Osteoporose eingeführt. Mit einer täglichen Substitution von 1000 mg Calcium konnte zwar die intestinale Calciumaufnahme gesteigert werden, jedoch blieb eine Zunahme des Mineralgehalts der Knochen aus, woraus geschlossen werden muß, daß das intestinal vermehrt aufgenommene Calcium offenbar nicht in den Knochen eingebaut wird. Andererseits scheint eine Calciumsupplementierung zu einer Hemmung des Knochenstoffwechsels zu führen; dies hat zwar eine Abnahme der Knochenabbaurate zur Folge, desgleichen aber auch eine Abnahme der Knochenbildung.

Auch mit einer parenteralen Calciumzufuhr ist keine Vermehrung der Knochenneubildung zu erzielen. Durch Calciuminfusionen können aber häufig Schmerzzustände, die im Zusammenhang mit einer Osteoporose auftreten, gelindert werden. Hierzu hat sich die tägliche Infusion von 10 mg Calcium pro kg Körpergewicht in 1000 ml 5%iger Glucoselösung über 4 Stunden für insgesamt 14 Tage bewährt. Der analgetische Effekt stellt sich im allgemeinen schon nach wenigen Tagen ein und hält in der Regel auch nach Beendigung der Therapie über längere Zeit an. Der Wirkungsmechanismus ist unbekannt. Auf die Gefahr von Herzrhythmusstörungen bei gleichzeitiger Digitalisierung sei hingewiesen.

2. Östrogene

Eine Osteoporose wird besonders häufig bei Frauen nach der natürlichen aber auch nach einer artifiziellen Menopause beobachtet. Nach der Theorie von Nordin verstärkt der Mangel an Östrogenen die osteolytische Wirkung von Parathormon. Mehrere Langzeitstudien haben gezeigt, daß eine Östrogenbehandlung in der Lage ist, den Verlust an Knochengewebe nach der Menopause zu verringern. Bei manifester Osteoporose konnte jedoch eine Dichtezunahme des Knochens durch Östrogenbehandlung nicht nachgewiesen werden, d. h. eine Stimulation der Knochenneubildung erfolgt offenbar nicht.

Das Fortschreiten einer postmenopausalen Osteoporose kann jedoch durch die Verabreichung von konjugierten Östrogenen gehemmt werden. Die dazu erforderlichen Dosen werden zwischen 0,3 und 1,25 mg pro Tag angegeben.

Eine allgemeine Prophylaxe wird wegen der möglichen cancerogenen Wirkung der Östrogene nicht empfohlen.

Ebenso ist von einer Anwendung von Anabolica wegen ihrer Nebenwirkungen abzuraten, zumal durch sie ebenfalls keine Knochenneubildung erzielt werden kann.

3. Fluor und Dreifachtherapie mit Fluor, Calcium und Vitamin D

Osteosklerotische Knochenveränderungen, wie sie als endemische Fluorose in Gegenden mit hohem Fluorgehalt des Trinkwassers oder als Industriefluorose auftraten, ließen auch bald an einen therapeutischen Einsatz von Fluor zur Behandlung der Osteoporose denken.

Tatsächlich besitzt *Fluor als einzige aller bisher genannten Substanzen die Fähigkeit, die meist negative Calciumbilanz* bei der Osteoporose zu positivieren und auch die Knochenneubildung eindrücklich zu steigern. Morphologische Untersuchungen von Knochenbiopsien haben gezeigt, daß der dominierende Effekt von Fluor in einer Stimulation der Osteoblasten besteht. Der Mechanismus über den dies geschieht, ist bisher unbekannt.

Das von den fluorstimulierten Osteoblasten gebildete Osteoid ist jedoch in der Regel untermineralisiert, und histologisch treten Veränderungen im Sinne einer Osteomalacie auf. Darüber hinaus haben Untersuchungen an Tieren ergeben, daß Fluor zu einer vermehrten Knochenresorption, zu einer Nebenschilddrüsenhyperplasie und zu einer erhöhten Parathormonsekretion führt, also zu Veränderungen im Sinne eines sekundären Hyperparathyreoidismus, der auf einen relativen Calciummangel hindeutet. Eine Erhöhung der Serumparathormonkonzentration konnte beim Menschen allerdings nicht nachgewiesen werden.

Andere Untersuchungen zeigen, daß das Auftreten von untermineralisiertem Knochen unter Fluortherapie bei Ratten durch gleichzeitige Calcium- und Vitamin-D-Zufuhr vermindert werden kann. Aufgrund dieser Beobachtungen führten Jowsey et al. von der Mayo-Klinik die Kombination von Fluor, Calcium und Vitamin D als Behandlungsprinzip der Osteoporose ein. Andere Untersucher berichteten jedoch über Behandlungserfolge auch bei alleiniger Therapie mit Fluor als Natriumfluorid in Dosierungen zwischen 50 und 100 mg täglich über 1 bis zu 3 Jahren.

Nebenwirkungen der Fluortherapie sind Magenbeschwerden und vor allem Arthralgien, die praktisch alle dosisabhängig und reversibel waren.

II. Osteomalacie

A. Definition, Pathogenese

Im Gegensatz zur Osteoporose ist bei der Osteomalacie der Gehalt an Knochengewebe pro Volumen Knochen normal; das Knochengewebe ist hier jedoch untermineralisiert, was sich in einer Verminderung der Knochenasche und histologisch in einem Exzeß von unverkalktem Osteoid manifestiert. Charakteristischerweise sind Serumcalcium und -phosphat vermindert, während die alkalische Phosphatase erhöht ist.

Dem Vitamin D kommt bei der Pathogenese der Osteomalacie eine zentrale Bedeutung zu. Vitamin D wird zunächst in der Leber zu 25-Hydroxy-Vitamin D metabolisiert, daraus entsteht dann in der Niere durch weitere Hydroxylierung die Wirkform von Vitamin D, das 1,25-Dihydroxycholecalciferol. Dieses steuert wesentlich die intestinale Aufnahme von Calcium und Phosphat; ein vermindertes Serum-Calcium-Phosphat-Produkt ist dann die Hauptursache für eine mangelhafte Verkalkung neugebildeten Osteoids. Möglicherweise kommt dem Vitamin D bzw. seinen gewebsaktiven Metaboliten auch eine direkte fördernde Wirkung auf die Osteoidverkalkung zu. Bei den Osteomalacien, die nicht auf einer Vitamin-D-Resistenz beruhen, ist die Serumkonzentration von 25-Hydroxy-Vitamin D stark erniedrigt.

Eine Osteomalacie kann entstehen:

a) durch mangelhafte Zufuhr von Vitamin D mit der Nahrung oder durch mangelhafte Bildung in der Haut bei unzureichender Sonnenexposition;
b) durch mangelhafte enterale Resorption von Vitamin D, z. B. bei chronischen Diarrhoen, Magenresektion, biliärer Obstruktion, Steatorrhoe und anderen Darmerkrankungen, die mit einem Malabsorptionssyndrom einhergehen;
c) durch Störungen des Vitamin-D-Stoffwechsels, z. B. bei Vitamin-D-abhängiger oder -resistenter Rachitis, chronischer Niereninsuffizienz oder antikonvulsiver Therapie.

B. Vitamin-D-Behandlung

Die Therapie der Osteomalacie muß sich daher an deren Pathogenese orientieren. Während bei einem ernährungsbedingten Defizit eine tägliche orale Dosis von 3000 IE Vitamin D_3 in der Regel bereits nach mehreren Wochen zu einer Normalisierung der Serumparameter führt, sind bei der Malabsorption eventuell wesentlich höhere orale Dosen oder eine parenterale Applikation erforderlich, um eine Heilung der Osteomalacie herbeizuführen.

Zur Beeinflussung einer Vitamin-D-resistenten Osteomalacie wird Vitamin D in sehr hohen Dosen von 50000 IE und mehr pro Tag angewandt.

Mit der Synthese des gewebsaktiven Metaboliten 1,25-Dihydroxy-Vitamin D_3 oder auch anderer stoffwechselunabhängiger Vitamin-D-Analogen ist ein neuer Zugang zur Therapie der Osteomalacie bei Vitamin-D-Stoffwechselstörungen gefunden worden. Um rechtzeitig eine mögliche Vitamin-D-Intoxikation festzustellen, sind häufige Bestimmungen des Serumcalciumspiegels notwendig.

III. Osteodystrophia deformans (Morbus Paget)

A. Definition, Pathogenese

Die Osteodystrophia deformans geht mit einem gesteigerten, aber ungeordneten Um- und Anbau von Knochengewebe und mit einer konsekutiven Deformierung eines oder mehrerer Knochen einher. Biochemischer Ausdruck des gesteigerten Knochenstoffwechsels sind eine erhöhte alkalische Serumphosphatase und eine gesteigerte Hydroxyprolinausscheidung im Harn, wobei die Serumwerte von Calcium und anorganischem Phosphat nicht verändert sind. Die Ursache dieser Knochenerkrankung, deren Häufigkeit mit dem Alter zunimmt und bei 3% aller über 40jährigen Personen gefunden wird, ist unbekannt. Bis vor kurzem waren die Therapiemöglichkeiten des M. Paget durchweg unbefriedigend. Röntgenbestrahlungen können zwar die überaktiven Osteoblasten hemmen, schädigen jedoch auch die aufbauenden Zellelemente, so daß Nekrosen und Knochendestruktionen drohen. Glucocorticoide, Anabolica, Natriumfluorid, Calcium- und Vitamin-D-Präparate entfalten höchstens symptomatische Effekte, ohne den Paget-Prozeß zu beeinflussen. Salicylate in hohen Dosen scheinen auf osteoklastäre Knochenabbauprozesse hemmend zu wirken, bleibende Erfolge waren auch hiermit nicht zu erzielen.

Neuerdings stehen drei verschiedene Therapeutica zur Verfügung, die den krankhaft gesteigerten Knochenumbau hemmen. Es sind dies Mithramycin, Calcitonin und Diphosphonate.

B. Behandlung

1. Mithramycin

Mithramycin ist ein Antibioticum mit cytotoxischer Aktivität, welches die RNA-Synthese hemmt und zur Behandlung von Tumoren benutzt wurde. Es setzt auch den Knochenumbau herab und wirkt sich dadurch positiv auf den Krankheitsverlauf bei M. Paget aus. Mithramycin hat jedoch so schwerwiegende toxische Nebenwirkungen auf Niere, Leber und Blutbildung, daß seine Verwendung heute nicht mehr verantwortet werden kann.

2. Calcitonin

Calcitonin ist ein in der Schilddrüse gebildetes Hormon, das in gewisser Weise antagonistisch zum Parathormon wirkt und den Knochenumbau verringert. Es ist ein Polypeptid mit 32 Aminosäuren, deren Sequenz je nach Tierart verschieden ist.

Schweine-, Lachs- und Human-Calcitonin können synthetisiert werden und wurden bereits am Menschen erprobt. Alle drei Calcitonine sind in der Lage, den Knochenumbau beim M. Paget innerhalb von wenigen Monaten zu verringern oder zu normalisieren.

Als Maß des Knochenumbaus dienten die alkalische Serumphosphatase, die Hydroxyprolinausscheidung im Urin und die quantitative Knochenhistologie. Durch letztere konnte gezeigt werden, daß der unter einer Therapie mit Calcitonin gebildete Knochen wieder eine normale lamelläre Struktur aufweist.

Ferner scheinen auch die klinischen Symptome, sofern sie nicht auf statische Veränderungen zurückzuführen sind, gemildert zu werden. Leider können Schweine- und Lachscalcitonin zur Bildung von Antikörpern und somit zur Resistenz führen. Doch sind auch beim menschlichen Calcitonin Therapieversager bekannt geworden.

Als weiterer Nachteil erweist sich das Wiederauftreten der Symptome nach Absetzen der Medikation, so daß eine kontinuierliche Therapie erforderlich ist, die wegen der aufwendigen Hormonsynthese sehr teuer ist.

Außerdem muß Calcitonin als Proteohormon parenteral und täglich verabreicht werden.

Zur Therapie des M. Paget werden 15–25 μg Lachs-Calcitonin bzw. 0,5–1,0 mg porcines oder humanes Calcitonin täglich angewandt.

An Nebenwirkungen wurden Übelkeit (beim Schweine-Calcitonin 13%, beim Lachs-Calcitonin 6%), Erbrechen (3% bzw. 1%), Flushs, Hautjucken usw. (21% bzw. 10%) und lokale Unverträglichkeiten beobachtet.

3. Diphosphonate

Diphosphonate sind Substanzen, die strukturmäßig den Pyrophosphaten ähnlich sind, statt einer P-O-P-Bindung jedoch eine P-C-P-Bindung aufweisen, welche enzymatisch nicht abgebaut werden kann.

Beim Menschen ist Dinatrium-ethan-1-hydroxy-1,1-diphosphonat (EHDP) am besten untersucht. Wie Pyrophosphate werden auch Diphosphonate an Apatitkristalle gebunden und verlangsamen deren Auf- und Abbau. In vivo hemmen sie, oral oder parenteral verabreicht, sowohl die Verkalkung wie den Abbau der mineralisierten Gewebe.

Untersuchungen beim Menschen haben gezeigt, daß der Knochenumbau beim M. Paget durch orale Gaben von EHDP vermindert oder normalisiert wird. Dies wurde sowohl durch das Verhalten der Hydroxyprolinausscheidung im Urin, der alkalischen Phosphatase im Blut als auch durch kinetische Untersuchungen mit Radiocalcium und durch morphologische Knochenuntersuchungen belegt.

Die Wirkung von EHDP, gemessen am Rückgang der alkalischen Phosphatase und der Hydroxyprolinausscheidung, hält auch nach dem Absetzen des Medikamentes noch mehrere Monate an; es sind Remissionen von über 20 Monaten beobachtet worden. Die lange

Wirkungsdauer mag damit zusammenhängen, daß sich diese Substanz nach Applikation hauptsächlich im Knochen wiederfindet und daß sie nicht metabolisiert wird.

EHDP ist in den angewandten Dosen verhältnismäßig untoxisch. Leichte gastrointestinale Beschwerden sind beschrieben worden. Problematischer ist die aufgrund der allgemeinen Mineralisationshemmung histologisch häufiger nachzuweisende Osteomalacie, die jedoch dosisabhängig zu sein scheint.

Zur Behandlung des M. Paget werden Dosierungen zwischen 5 und 20 mg pro kg Körpergewicht EHDP pro Tag angegeben, wobei bei der höheren Dosierung eine Normalisierung der laborchemischen Parameter nach ca. 3 Monaten und bei der niedrigen Dosierung nach durchschnittlich 5 Monaten zu erwarten ist.

Die Vorteile von EHDP in der Behandlung des M. Paget sind:

— EHDP kann oral gegeben werden; ein Vorteil gegenüber Calcitonin;
— EHDP hat keine gefährlichen Nebenwirkungen, besonders im Vergleich zu Mithramycin;
— EHDP ist sicher wirksam. Therapieversager fanden sich nur bei Patienten mit gastrointestinalen Erkrankungen, die wahrscheinlich die Resorption von EHDP behinderten;
— EHDP erleidet keinen Wirkungsverlust unter längerer Anwendung. Die Diphosphonate scheinen im Gegensatz zum Calcitonin nicht antigen zu wirken;
— EHDP hat eine langanhaltende Wirkung, so daß die Medikation nicht ständig zu erfolgen braucht;
— EHDP wird, wenn es auf dem Arzneimittelmarkt erhältlich sein wird, aufgrund seiner vergleichsweise einfachen Synthese vermutlich wesentlich billiger sein als Calcitonin.

Abschließend muß betont werden, daß die klinische Erprobung dieser Substanzen noch nicht abgeschlossen ist und besonders die Frage möglicher Spätfolgen auch hier noch offen bleiben muß.

Behandlung von chronischen Lebererkrankungen

H. Leonhardt

I. Einleitung

Auf dem Gebiet der Leberkrankheiten stehen die begrenzten Möglichkeiten der Arzneimitteltherapie in einem krassen Mißverhältnis zu den Versprechungen der Werbung und den Angeboten der Arzneimittelindustrie. Der Arzt hat es schwer, aus über 110 Präparaten, die in der Roten und der Gelben Liste als Lebertherapeutica angeführt sind, diejenigen herauszufinden, deren Wirksamkeit nachgewiesen ist.

Viele dieser Mittel stammen offenbar noch aus der Zeit der Signaturenlehre und sind Mischungen pflanzlicher Zubereitungen. Extrakte und Dekokte aus gelb oder braun aussehenden Pflanzenteilen wie Cholidonium, so glaubte man, seien gegen Leberstörungen vorgesehen und gemischt mit choleretisch und laxativ wirkenden Drogen, wie Aloe, Rhizoma rhei oder Fel tauri, müßten sie eigentlich fähig sein, die gestörte Leberfunktion zu verbessern.

Der Zusatz von Cholin, Betain oder Methionin beruht auf der älteren tierexperimentellen Beobachtung, daß sich eine Leberverfettung, die man mit einer Mangeldiät bei Ratten erzeugen kann, durch Substitution mit Stoffen verhindern läßt, die Methylgruppen liefern. Beim Menschen ist eine derartige Wirkung jedoch niemals nachgewiesen worden.

Entsprechendes gilt für die Orotsäure, die bei Experimenten an Ratten eine gewisse Schutzwirkung gegen solche Leberschädigungen aufweist, die mit organischen Lösungsmitteln wie Tetrachlorkohlenstoff erzeugt werden können. Auch dieses Prinzip hat sich für die Behandlung der Leberkrankheiten des Menschen als unbrauchbar erwiesen.

Manche Präparate enthalten Cystein, das wegen der Thiolgruppen generell bei Entgiftungsreaktionen für wichtig gehalten wird. Dies gilt jedoch ebenfalls nicht allgemein, sondern nur dann, wenn es sich um Gifte handelt, die SH-Gruppen blockieren, und diese spielen in der Pathogenese der Leberkrankheiten des Menschen in der Regel keine Rolle.

Darüber hinaus gibt es Präparate, deren vermeintliche Wirksamkeit auf dem Gehalt an verschiedenen Vitaminen, Spurenelementen, essentiellen Aminosäuren oder auch anabolen Steroidhormonen beruhen soll. Man verspricht sich davon einen allgemein roborierenden Effekt, der jedoch bei sachgerechter Prüfung derartiger Präparate nicht nachgewiesen werden konnte. Auch die protektive und therapeutische Wirksamkeit des Silymarins ist bisher klinisch nicht einwandfrei demonstriert worden. Die einmalig und zufällig aufgefundene Erhöhung der Transaminasen im Blut stellt keine Indikation dar, derartige „Leberpräparate" zu verordnen. Wenn keine anderen klinischen Zeichen der Leberschädigung vorhanden sind, wird man zunächst abwarten. In der Regel können die Patienten auch ihrer beruflichen Tätigkeit weiter nachgehen und brauchen nicht krank geschrieben zu werden oder gar im Bett zu liegen. Zeigt sich im Laufe von drei Monaten keine Tendenz zur Rückbildung der erhöhten Transaminasen, dann muß die moderne Diagnostik eingesetzt werden, um zu sehen, ob eine medikamentöse Behandlung in Frage kommt.

1. Diagnostik

Die Grundlage für die Beurteilung stellt die makroskopische und mikroskopische Untersuchung der Leber dar, d. h. die Laparoskopie mit gezielter Gewebsentnahme (Abb. 32).

Abb. 32. Diagnostik chronischer Lebererkrankungen

1. Primärdiagnostik:
   Laparoskopie mit gezielter Biopsie
2. Verlaufsdiagnostik:
   a) Leberblindpunktion in 1/2-jährlichem Abstand
   b) Laborparameter
   c) Kontroll-Laparoskopie nach 2 Jahren

Diese Technik wird heute in allen Kliniken geübt und hat für die Leberdiagnostik eine ausschlaggebende Bedeutung. Zur Verlaufsbeobachtung kann man sich dann auch mit der blinden Leberpunktion begnügen, die neben den laborchemischen Parametern herangezogen wird. Falls sich herausstellen sollte, daß eine medikamentöse Therapie möglich und notwendig ist, wird deren Erfolg durch die zeitliche Verzögerung von 3 oder 4 Monaten bei den in Frage kommenden chronischen Lebererkrankungen nicht beeinträchtigt.

2. Einteilung chronischer Lebererkrankungen

Ätiologisch lassen sich die primären Lebererkrankungen, wie die chronisch-persistierende Hepatitis, die chronisch-aktive (aggressive) Hepatitis und die verschiedenen Formen der Lebercirrhose abgrenzen von der krankhaften Mitreaktion oder Störung der Leberfunktion, die durch Behandlung des Grundleidens zu beeinflussen sind (Abb. 33). Aufgrund der Pathomechanismen unterscheiden sich die therapeutischen Prinzipien bei chronisch-aggressiver Hepatitis und der aktiven Lebercirrhose eindeutig von denen bei der vasculären Dekompensation der Lebercirrhose und von der portosystemischen Encephalopathie sowie von den seltenen Formen des Morbus Wilson und der Hämochromatose (Abb. 34). Das häufigste Leberleiden ist die Fettleber und die sich daraus entwickelnde Fettleberhepatitis.

Chronisch persistierende Hepatitis	Chronisch aggressive Hepatitis	Lebercirrhosen	Reaktive Hepatitis

	Typ IIa: mit geringer Aktivität
	
	Typ IIb: mit starker Aktivität
		nach dem *Aktivitätsgrad:*
		a) inaktive Form
		b) aktive Form
		
		nach der *portalen Situation:*
		a) portal kompensiert
		b) portal dekompensiert
		   in Form: Ascites
		   in Form: portosyste-
		   mischer Encephalo-
		   pathie
		
		Sonderformen:
		z. B. primär biliäre Cirrhose
			z. B.
			a) als Fettleber
			b) bei Infektions-
			   erkrankungen
			c) bei M. Crohn,
			   Colitis ulcerosa

Abb. 33. Einteilung chronischer Lebererkrankungen

1. Chronisch aggressive Hepatitis
2. Aktive Lebercirrhose (nur Frauen, anamnestisch kein Alkohol, keine vaskuläre Dekompensation)
3. Portal dekompensierte Lebercirrhose
4. Portosystemische Encephalopathie
5. Hämochromatose
6. M. Wilson

Abb. 34. Behandlungspflichtige chronische Lebererkrankungen

II. Therapie

1. Fettleber (Thaler, 1973)

Die Diagnose der Fettleber läßt sich nur durch den Ausschluß anderer Lebererkrankungen und den histologischen Nachweis einer Verfettung von mehr als 50% der Zellen sichern. Nur hierdurch ist es auch möglich, eine Einteilung in die drei Stadien vorzunehmen, wobei besonders das Stadium III, die Fettcirrhose, prognostisch ganz anders zu beurteilen ist als das Stadium I, die reine Verfettung. Als Ursachen kommen Überernährung, toxische Schädigungen durch Alkohol oder durch Medikamente oder Stoffwechselkrankheiten wie Diabetes mellitus und Hyperlipoproteinämie in Frage.

Die Prognose der Fettleber ist günstig, wenn es gelingt, die Noxe auszuschalten, die zur Verfettung geführt hat. Das heißt vor allem Alkoholkarenz und calorienreduzierte Kost bis zur Gewichtsnormalisierung. Selbstverständlich muß eine vorliegende Stoffwechselkrankheit mit den spezifischen Maßnahmen behandelt werden. Aber eine spezielle Therapie der Fettleber mit Medikamenten ist nicht angezeigt, und sie existiert auch nicht. Auch die Vorstellung, man könne die Leber durch sog. „Leberschutzstoffe" vor Schaden

bewahren, also z. B. die Schädlichkeit des Alkohols oder der Überernährung abschwä-
chen, eine beschleunigte „Ausheilung" herbeiführen oder die Progression verhindern, ent-
behrt sowohl jeglicher wissenschaftlichen als auch empirischen Grundlage.

2. Chronisch-persistierende Hepatitis (De Groote, 1968)

Die Diagnose der chronischen Hepatitis, besonders die Differenzierung zwischen chro-
nisch-persistierender und chronisch-aktiver (aggressiver) Hepatitis, ist nur durch eine zweimalige histologische Untersuchung des Lebergewebes im Abstand von 6 bis 12 Monaten
möglich. In den meisten Fällen muß die chronische Hepatitis als Folge einer akuten Virushepatitis angesehen werden, wobei wahrscheinlich die Reaktion des körpereigenen Immun-
abwehrsystems über den Verlauf entscheidet. Die chronisch-persistierende Hepatitis heilt
meistens spontan aus, auch wenn sie sich über Jahre hinzieht. Auch Schwankungen der
Transaminasenwerte im Blut brauchen nicht zu beunruhigen, denn bei gesicherter Diagnose sind Schwankungen kein Zeichen für einen prognostisch ungünstigen Verlauf.

Eine wirksame, die Heilung beschleunigende Arzneibehandlung ist nicht bekannt.
Selbstverständlich sind toxisch wirkende Stoffe zu meiden, dazu gehört auch der Alkohol,
dessen Genuß bis zur Ausheilung streng untersagt ist. Andere diätetische Maßnahmen,
ebenso wie körperliche Schonung, spielen dagegen für den Verlauf keine Rolle; die meisten Patienten sind körperlich voll belastbar.

3. Chronisch-aktive (aggressive) Hepatitis (De Groote, 1968)

Während die Fettleber und die chronisch-persistierende Hepatitis auf der prognostisch
günstigen Seite stehen und spontan ausheilen, und die Lebercirrhose auf der anderen Seite
bereits ein irreversibles Endstadium darstellt, spielt die Therapie der chronisch-aktiven
Hepatitis eine besonders wichtige Rolle.

Pathogenetisch kann die chronisch-aktive Hepatitis aus dem akuten Stadium einer
Hepatitis (hepatitisassoziierte Form) hervorgehen, oder eine hierdurch induzierte Auto-
immunerkrankung darstellen (immunassoziierte Form) und außerdem durch eine toxisch-
medikamentöse Mitursache (drogenassoziierte Form) bedingt sein (Meyer zum Büschenfelde et al., 1977).

Unbehandelt führt die chronisch-aktive Hepatitis schubweise zur Cirrhose. Sie hat
eine Letalität von 40 bis 50% innerhalb von 3 bis 5 Jahren.

Die Therapie (Soloway et al., 1972) richtet sich gegen die Entzündung, gegen die Pro-
liferation und gegen die Immunreaktion. Daher werden zwei Medikamente eingesetzt:
Glucocorticoide und Azathioprin (Abb. 35), die antiphlogistische und immunsuppressive
Eigenschaften besitzen.

Aus kontrollierten klinischen Studien ist zu entnehmen, daß die Überlebensrate von
ca. 65% auf 93% gesteigert werden kann. Die günstigen Ergebnisse sind sowohl durch eine
Monotherapie mit Prednisolon als auch durch eine Kombinationstherapie mit Prednisolon
und Azathioprin erreicht worden.

a) *Monotherapie:*   Hohe Initialdosen (60–80 mg) mit absteigender Dosierung bis auf
                            15–20 mg Prednisolon/Tag über ca. 2 Jahre.
b) *Kombinationstherapie:* (Bei bekannten oder zu erwartenden Prednisolon-Nebenwirkungen,
                            bei unbefriedigendem Erfolg der Monotherapie).

Schematisierte Kombination aus:

10 mg Prednisolon und
50 mg Azathioprin   }   pro Tag über 2 Jahre

Abb. 35. Therapie der chronisch-aktiven Hepatitis

Die Monotherapie wird mit höheren Prednisolon-Dosen von ca. 60 bis 80 mg/Tag begonnen, die im Laufe von 8 bis 14 Tagen unter Reduktion der Dosis in eine Dauerbehandlung einmündet. Zur Unterdrückung der entzündlichen Aktivität und der Immunreaktionen sind im Durchschnitt 15 bis 20 mg Prednisolon/Tag als Dauertherapie notwendig.

Da Azathioprin eine nicht sicher abzuschätzende Schädigung des Keimepithels hervorruft, teratogen wirken kann und in dem Verdacht steht, bei längerer Anwendung auch malignes Wachstum auszulösen, wird die Therapie bei jungen Patienten mit Prednisolon allein begonnen.

Erst wenn diese Monotherapie ohne Erfolg bleibt oder zu starke Nebenwirkungen auftreten, kann die Prednisolontherapie kombiniert werden. Hierdurch ist es möglich, mit einer Dosierung von nur 10 mg Prednisolon und zusätzlich 50 mg Azathioprin den gleichen Erfolg zu erzielen. Die bessere Verträglichkeit und die geringeren Nebenwirkungen haben dazu geführt, daß diese Kombination in vielen Kliniken bei Patienten, bei denen sich eine etwaige Keimschädigung nicht auswirken würde, von vornherein angewendet wird.

Liegt eine Kontraindikation gegen die Anwendung von Prednisolon vor, so bleibt die Monotherapie mit Azathioprin übrig, die jedoch weniger wirksam ist.

Eine Befundbesserung unter Prednisolon- oder Kombinationstherapie tritt in der Regel erst nach 6 bis 12 Monaten auf. Nach allgemeiner Übereinstimmung sollte die Therapie jedoch mindestens 2 Jahre fortgesetzt werden. Letztlich wird jedoch der Zeitpunkt des Ausschleichens durch laborchemische Parameter und den histologisch zu sichernden Rückgang der Mottenfraßnekrosen, der Zellinfiltration bzw. den Stillstand der Bindegewebsproliferation zu bestimmen sein. Selbstverständlich ist auch bei dieser Krankheit eine Alkoholkarenz unbedingt erforderlich. Das körperliche Wohlbefinden und die körperliche Belastbarkeit ist bei diesen Patienten wegen der häufig bestehenden klinischen Symptomatik erheblich eingeschränkt, so daß die Patienten meistens nicht arbeitsfähig sind. Einen überzeugenden Nachweis dafür, daß Bettruhe oder körperliche Schonung eine raschere Besserung bewirken, gibt es jedoch nicht.

4. Aktive Lebercirrhose (Tygstrup, 1971)

Zwischen einer chronisch-aktiven Hepatitis und einer aktiven Lebercirrhose besteht ein fließender Übergang, so daß eine scharfe Trennung zwischen diesen beiden Stadien vielfach nicht möglich ist. Nur die laparoskopische und histologische Verlaufsbeobachtung kann das Fortschreiten der Entzündung, den beginnenden Umbau und die Ausbildung der portalen Hypertension erkennen lassen.

Die Zerstörung der Läppchenarchitektur sowie der bindegewebige Umbau mit Ausbildung nodulärer Regeneratknoten kennzeichnen das Fortschreiten der Lebercirrhose. Wenn erst Ascites, Ösophagusvaricenblutung oder Coma hepaticum auftreten, überleben nur noch 20% der Patienten die nächsten 12 Monate.

Es ist selbstverständlich, daß die Therapie bei diesem Endstadium der Lebererkrankung lediglich eine Verzögerung der Komplikation oder eine symptomatische Besserung bewirken kann. Eine Studie über die Wirksamkeit der Prednisolon-Therapie bei der aktiven Lebercirrhose hat gezeigt, daß in diesem Stadium nur bei Frauen, bei denen bisher keine vasculäre Dekompensation aufgetreten war und bei denen keine alkoholische Genese vorliegt, eine signifikant bessere Überlebensrate zu erzielen ist.

Bei allen anderen Patienten, bei Männern mit und ohne vasculäre Dekompensation und bei Frauen mit bereits stattgehabter Dekompensation oder eindeutig alkoholischer Genese, war dagegen die Überlebensrate durch die Prednisolon-Therapie nicht zu verbessern.

Das Schicksal dieser Patienten wird im weiteren Verlauf im wesentlichen durch die Komplikationen der portalen Hypertension bestimmt.

Die vasculäre Dekompensation mit Ascites, Ösophagusvaricenblutungen oder in Form der portosystemischen Encephalopathie, leiten leider häufig das Endstadium ein.

5. Portal dekompensierte Lebercirrhose

Die Therapie der vasculär dekompensierten Lebercirrhose erfordert meistens die Anwendung von Aldosteron-Antagonisten zusammen mit Thiacid-Diuretica oder sogar mit Schleifendiuretica (Abb. 36). Am Beginn werden wenigstens 150 mg Spironolacton gegeben. Eine Dosissteigerung bis auf 600 mg/Tag kann jedoch notwendig werden. Gleichzeitig müssen zur effektiven Wasserausscheidung und zur Vermeidung der Kalium-Retention bis zu 120 mg Furosemid dazugegeben werden.

Zur Erfolgsbeurteilung der Therapie dient die tägliche Kontrolle des Körpergewichts, und die Therapie wird als ausreichend angesehen, wenn das Gewicht pro Tag um 1/2 kg abnimmt. Eine stärkere Gewichtsreduktion ist nicht anzustreben, weil dann das Blutvolumen abzunehmen droht und eine gefährliche Situation eintreten kann. Nach Ausschwem-

Initial:	Kombination aus Spironolacton (bis 600 mg/Tag) Diuretica (z. B. Furosemid bis 120 mg/Tag) (Cave: Elektrolyte)
Dauertherapie und Prophylaxe:	Kombination aus: Spironolacton (z. B. 50–150 mg/Tag) Diuretica (z. B. Mefrusid 25 mg) oder eventuell: Diuretica allein (z. B. intermittierend jeden 2. Tag 25 mg Mefrusid)

Abb. 36. Therapie der vaskulär dekompensierten Lebercirrhose

men des Ascites ist meist eine deutliche Dosisreduzierung möglich und zur Prophylaxe häufig nur noch die intermittierende Gabe eines Diureticums mit Langzeitwirkung notwendig.

6. Portosystemische Encephalopathie

Die andere Form der Auswirkung einer fortgeschrittenen Lebererkrankung ist die portosystemische Encephalopathie, die häufig unabhängig vom Funktionszustand der Leber nur durch das Ausmaß des portalen Shunt-Volumens bzw. des Umgehungskreislaufs bestimmt wird.

Die verschiedenen Stoffwechselendprodukte aus dem Eiweißabbau werden dadurch zu einem großen Teil an ihrem Hauptentgiftungsort — der Leber — vorbei direkt in den großen Kreislauf eingeschleust. Die Therapie besteht in einer Reduzierung der Eiweißzufuhr und einer Reduktion der Darmbakterien, besonders der E.coli, die z. B. die vermehrte Bildung von Ammoniak und von anderen Endprodukten der Eiweißverdauung bewirken (Abb. 37).

(Nach Versagen einer eiweißreduzierten Diät auf ca. 60 g/Tag)
a) *Lactulose*
   (Dosis bis der Patient 2 geformte Stühle hat)
b) *schwer resorbierbare Antibiotica*
   (z. B. Neomycinsulfat bis 4 g/Tag)

Abb. 37. Therapie der portosystemischen Encephalopathie

Hierfür hat sich neben den sehr teuren, schwer resorbierbaren Antibiotica, wie Neomycin, die eine Reduktion der Darmflora bewirken, die Lactulose bewährt (Bircher et al., 1966).

Die Lactulose ist ein nicht-resorbierbares Disaccharid, das erst in bakteriell besiedelten Darmanteilen zu organischen Säuren, insbesondere Milchsäure, Essigsäure und Ameisensäure abgebaut wird und so zu einer Erniedrigung des Stuhl-pH führt.

Durch diese pH-Erniedrigung kann einerseits das Gleichgewicht des toxisch wirkenden und resorbierbaren Ammoniaks NH_3 zum toxischen Ammonium NH_4 verschoben werden sowie andererseits eine Änderung der Darmflora durch Verdrängung der bei der Eiweißverdauung ammoniakproduzierenden Coli zu Gunsten der Lactobacillen erreicht werden.

Ein Erfolg ist dann zu erwarten, wenn der pH-Wert des Stuhles etwa bei pH 5 liegt. Um eine effektive Therapie zu gewährleisten, sollte die Lactulose daher individuell dosiert werden. Es hat sich als praktisch bewährt, daß diese Bedingung mit einer Dosis erreicht wird, bei der der Patient zwei geformte Stühle pro Tag entleert.

III. Zusammenfassung

Als Grundlage einer sinnvollen Therapie ist eine exakte Diagnostik und Klassifizierung der Lebererkrankungen durch Laparoskopie mit gezielter Biopsie Voraussetzung.

Eine Therapie der chronisch-aktiven Hepatitis besteht aufgrund der vermuteten Immunpathogenese in der immunsuppressiven und entzündungshemmenden Therapie mit Prednisolon und Azathioprin. Die Indikation zur Monotherapie mit Prednisolon oder zur Kombination mit Azathioprin, die Dosierung, besonders initial, sowie die Dauer der Therapie und die ausschleichende Beendigung hängen von Begleiterkrankungen, Aktivität der Lebererkrankung, dem Verlauf unter einer Therapieform sowie der Verträglichkeit und den Nebenwirkungen ab.

Die Behandlung der aktiven Lebercirrhose ohne portale Hypertension mit Prednisolon hat nur bei Frauen, deren Lebercirrhose nicht alkoholischer Genese ist und die noch keinen Ascites hatten, einen lebensverlängernden und komplikationsreduzierenden Einfluß gezeigt.

Die portale Dekompensation ist fast immer ausreichend mit Aldosteron-Antagonisten und Diuretica zu behandeln. Schwieriger ist die portosystemische Encephalopathie zu beeinflussen, die häufig unabhängig vom Funktionszustand der Leber nur vom Ausmaß des portalen Shuntvolumens abhängt. Die Therapie besteht in der Reduzierung des Eiweißgehaltes der Nahrung und einer Verminderung und qualitativer Veränderung der Darmflora. Hierfür haben sich Lactulose und schwer resorbierbare Antibiotica bewährt.

Die Bedeutung der sog. Leberdiät hat sich auf die prinzipielle Notwendigkeit der Alkoholkarenz bei jeder Art Leberschädigung sowie der Einschränkung des Eiweißanteils in der Nahrung bei portosystemischer Encephalopathie reduziert.

Die Überlegenheit einer langdauernden körperlichen Schonung oder gar einer Kur als zusätzliche Maßnahme gegenüber der medikamentösen Therapie ist bisher nicht überzeugend dargestellt.

Für sog. Leberschutzpräparate fehlt auch weiterhin der Wirksamkeitsnachweis. Sie erfüllen lediglich eine Placebofunktion.

Alle Therapiemaßnahmen bedürfen der ständigen Überwachung. Bei langfristiger Steroid-Therapie muß auf die Gefahr einer Osteoporose, das Auftreten eines Magengeschwürs oder die Manifestation eines Diabetes mellitus geachtet werden.

Bei der Azathioprin-Therapie ist wegen einer möglichen Leuko- und Thrombocytopenie eine regelmäßige Blutbildkontrolle notwendig, aber auch hier kommen gastrointestinale Beschwerden vor.

Bei der Anwendung der Aldosteron-Antagonisten und der Diuretica ist mit Elektrolytverschiebungen zu rechnen und besonders die Kalium- und Natrium-Konzentration zu kontrollieren und eventuell auszugleichen.

Bei der Anwendung von Lactulose und Neomycin treten Meteorismus und Durchfälle als hauptsächliche Nebenwirkungen auf.

Literatur

Bircher, J., Müller, J., Guppenheim, G., Haemmerli, U. P.: Treatment of chronic portal systemic encephalopathy with lactulose. Lancet *1966I*, 890.

De Groothe, I., Desmet, V., Gedigk, P., Korb, G., Popper, H., Poulsen, H., Scheuer, P. J., Schmid, M., Thaler, H., Uehlinger, E., Wepler, W.: Systematik der chronischen Hepatitis. Dtsch. med. Wschr. *93*, 2101 (1968).

Meyer zum Büschenfelde, K. H., Arnold, W., Hütteroth, T. H.: Immunologische Aspekte der Virushepatitis. Internist *18*, 201 (1977).

Soloway, R. D., Summerskill, W. H. I., Baggenstoss, A. H., Geall, M. H., Gitnick, G. H., Eleveback, L. R., Schoenfield, L. J.: Clinical biochemical, and histological remission of severe chronic active liver disease; a controlled study of treatment and early prognosis. Gastroenterology *63*, 820 (1972).

Thaler, H.: Die Pathogenese der Fettleber. In: Gallenwege — Leber (W. Boeker, Hrsg.), S. 126. Stuttgart: Thieme 1973.

Tygstrup, N., Yuhl, E.: The treatment of alcoholic cirrhosis. In: Alkohol und Leber (W. von Gerok et al., Hrsg.), S. 519. Stuttgart — New York: Schattauer 1971.

Auflösung und Verhütung von Gallensteinen

G. Palme

Die Cholelithiasis ist in West-Europa und den USA mit einer durchschnittlichen Morbidität von 10% ein häufiges und daher ernst zu nehmendes Leiden. Wir müssen demnach in der Bundesrepublik mit über 5 Mill. Gallensteinträgern rechnen; etwa jede fünfte Frau und jeder zehnte Mann sind davon betroffen (Hess, 1973). Die Komplikationsrate der klinisch „stummen" Gallensteine beträgt im Durchschnitt 40% und steigt mit dem Alter bis auf über 60% an (Markoff, 1973). Der stumme Gallenstein als harmloser Nebenbefund ist somit eine historisch anzusehende Legende. Vielmehr stellt jeder Gallenstein für seinen Träger einen Risikofaktor dar, der den anderen bekannten Risikofaktoren wie Hypertonie und Diabetes in seiner ernsten prognostischen Bedeutung nicht nachsteht.

Die einzig wirksame Behandlungsmethode der Cholelithiasis war bis vor kurzem die Cholecystektomie. Während bei jüngeren Patienten die Operation noch heute die Therapie der Wahl ist, steigt bei älteren Patienten hingegen die Operationsletalität steil an und kann im siebenten Jahrzehnt bis zu 20% betragen (Bergerhof, 1967; Hess, 1973). Ebenso vergrößern Begleitkrankheiten, vor allem Herz- und Kreislaufleiden, erheblich das Operationsrisiko. Für diese Gruppe der Risikopatienten wurde 1972 von Danziger et al. erstmalig eine therapeutische Alternative in Form der medikamentösen Litholyse mit Chenodesoxycholsäure aufgezeigt.

I. Pathophysiologische Mechanismen der Bildung von Cholesterinsteinen

Etwa 90% der Gallensteine bei Patienten in Europa und Nord-Amerika enthalten hauptsächlich Cholesterin; wir sprechen deshalb in diesem Zusammenhang nur von den Cholesteringallensteinen. Die Erforschung der Pathogenese der Cholesteringallensteine wurde dabei zum Schlüssel für die medikamentöse Gallensteinauflösung. Admirand und Small hatten 1968 erkannt, daß die drei Hauptbestandteile des Gallensekretes, Cholesterin, Gallensäuren und Lecithin in einem bestimmten Konzentrationsverhältnis zueinander stehen müssen, um die Löslichkeit des extrem wasserunlöslichen Cholesterins zu erreichen. Die Konzentrationsverhältnisse der Gallensäuren zu den Lipiden Cholesterin und Lecithin lassen sich am besten in dem triangulären Koordinatensystem von Admirand und Small veranschaulichen (Abb. 38). In diesem Koordinatensystem können die Konzentrationen der drei Einzelkomponenten durch einen einzigen Punkt dargestellt werden, nämlich dem Schnittpunkt der Parallelen zu den einzelnen Dreiecksseiten; er charakterisiert die Lösungsverhältnisse in der Galle. Liegt der Schnittpunkt unterhalb einer bestimmten Linie, so ist das Cholesterin gelöst, liegt er aber oberhalb, so ist die Galle an Cholesterin übersättigt, es fällt kristallin aus. Eine derartige Galle bezeichnen wir als lithogen, d. h. sie kann

"

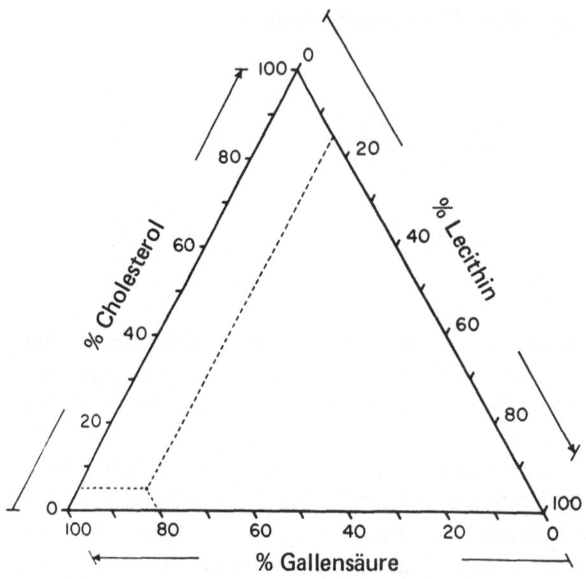

Abb. 38. Trianguläres Koordinatensystem

Cholesterinkonkremente bilden. Ursächlich für die Entstehung einer lithogenen Galle sind eine Steigerung der Cholesterinsynthese und eine Verminderung der Gallensäuresynthese in der Leber. Für die Entstehung der Cholesteringallensteine ist demnach eine Dysregulation im Cholesterin- und Gallensäurestoffwechsel der Leberzelle die wichtigste Ursache.

II. Chenodesoxycholsäure zur Auflösung von Cholesterinsteinen

1. Wirkungsweise

Die logische Schlußfolgerung für die Therapie des Cholesteringallensteinleidens, die sich aus den dargelegten pathophysiologischen Zusammenhängen ableiten ließe, wäre, die Cholesterinsynthese zu hemmen und den verminderten Gallensäurepool zu vergrößern. Dies würde zu einer Verschiebung der Relationen der Gallenlipide führen mit dem Resultat, daß eine an Cholesterin untersättigte Galle produziert wird. Legt man einen Gallenstein in eine solche an Cholesterin untersättigte Galle, wird er im Laufe von Wochen tatsächlich langsam kleiner.

Die entscheidende Entdeckung für die medikamentöse Gallensteinauflösung war der Nachweis von Thistel und Schoenfield (1971), daß von den bei Menschen vorkommenden Gallensäuren nur die Chenodesoxycholsäure, eine primäre Gallensäure, die Cholesterinsekretion in die Galle signifikant zu vermindern vermag. Als Wirkungsmechanismus der Chenodesoxycholsäuretherapie wird eine Teilblockierung des Schlüsselenzyms der hepatischen Cholesterinsynthese, der HMG-CoA-Reductase, diskutiert.

In jüngster Zeit ist als ein weiteres therapeutisches Prinzip zur Auflösung von Cholesteringallensteinen die Ursodesoxycholsäure in die Diskussion einbezogen worden (Makino und Nakagawa, 1976). Der Vorteil der Ursodesoxycholsäure-Behandlung gegenüber

186

der Chenodesoxycholsäure-Therapie soll darin bestehen, daß aus der Ursodesoxycholsäure als Metabolit keine Lithocholsäure entsteht, die zumindest beim Tier hepatotoxisch ist. Da aber einerseits die Lithocholsäure als Abbauprodukt der Chenodesoxycholsäure beim Menschen durch Sulfatierung quantitativ entgiftet wird und andererseits der therapeutische Effekt der Ursodesoxycholsäure durch größere Doppelblindenstudien noch aussteht, ist die Ursodesoxycholsäure-Behandlung bisher lediglich eine hypothetische, aber keine aktuelle Alternative der Chenodesoxycholsäure-Therapie.

2. Indikation

Um das therapeutische Ziel, eine komplette Auflösung der Cholesterinsteine zu erreichen, müssen gewisse Bedingungen erfüllt sein, welche die Konkremente, die Galle und die Gallenblase betreffen. Als allgemeine Indikation für eine Chenodesoxycholsäure-Therapie gelten Risikopatienten mit röntgenologisch nicht-schattengebenden Gallenblasensteinen in einer funktionsfähigen Gallenblase.

Aber auch bei dem Kriterium des röntgenologisch negativen, d. h. nicht-schattengebenden Konkrementes ergeben sich Selektionsschwierigkeiten. Nach Wolpers (1976) sind nämlich in unserem Krankengut ca. 6% dieser Konkremente Pigmentsteine, die für eine Chenodesoxycholsäure-Therapie ungeeignet sind. Von Wolpers sind deshalb die in Tabelle 50 aufgeführten Auswahlkriterien für einen optimalen Erfolg der Chenodesoxycholsäure-Behandlung aufgestellt worden.

Die besten Voraussetzungen für eine erfolgreiche Steinauflösung bieten somit multiple, kleine röntgennegative Gallensteine in einer funktionsfähigen Gallenblase, d. h. einer Gallenblase, die sich röntgenologisch füllt und nach Reiz kontrahiert.

Neben den genannten röntgenologischen Auswahlkriterien ist die *Dosierung* der Chenodesoxycholsäure für den Therapieeffekt von entscheidender Bedeutung. Die optimale Tagesdosis beträgt 15 mg/kg, das sind im Durchschnitt 750 bis 1000 mg/Tag, d. h. 3 bis 4 Kapseln Chenodesoxycholsäure/Tag.

Die *Behandlungsdauer* beträgt mindestens sechs Monate und liegt im Durchschnitt bei 1 bis 1 1/2 Jahren.

Tabelle 50. Indikationen für die Chenodesoxycholsäure-Therapie (nach Wolpers)

Geeignet	Ungeeignet
Multiple oder solitäre Cholesterinsteine	Alle Pigmentsteine
Solitäre Cholesterinsteine mit einem Durchmesser bis zu 20 mm	Alle calciumreichen Cholesterinsteine
Multiple Cholesterinsteine mit einem Steinvolumen bis zu 50% des Inhalts der Gallenblase	Zu großes Steinvolumen in der Gallenblase
	Alle Patienten mit Cysticusverschluß
	Solitärsteine über 20 mm Querdurchmesser
	Choledocholithiasis
	Partielle Schrumpfblase
	Adenomyomatose oder Polypen mit Steinen

3. Therapeutische Ergebnisse und Nebenwirkungen

Die Erfolgsquote der von zahlreichen Forschungsgruppen in den USA und Europa bis 1975 ausgewerteten Ergebnisse lag im Durchschnitt bei 50%. Dowling berichtete im Januar 1977 sogar über einen Therapieerfolg von über 80% bei Patienten, die röntgennegative Gallensteine mit einem Durchmesser unter 20 mm aufwiesen und die mindestens mit 12 mg Chenodesoxycholsäure/kg Körpergewicht und Tag für die Dauer eines Jahres behandelt wurden. Durch die Chenodesoxycholsäure-Behandlung konnten bei Gallenstein-Patienten außerdem unspezifische abdominelle Beschwerden, vor allem die Häufigkeit von Gallenkoliken signifikant herabgesetzt werden.

Ernste *Nebenwirkungen* (Tabelle 51) der Chenodesoxycholsäure-Therapie wurden nicht beobachtet. Die Chenodesoxycholsäure führte in der optimalen Dosierung lediglich bei 40 bis 50% der Patienten zu leichten chologenen Diarrhoen, die bei Reduktion der Dosis verschwinden. Bei 10 bis 20% der Patienten wird eine passagere Transaminasenerhöhung beobachtet, die sich bei Fortführung der Therapie fast immer spontan wieder normalisiert. Morphologische Leberzellschäden ließen sich weder licht- noch elektronenmikroskopisch an Leberbiopsien beim Menschen nachweisen.

Tabelle 51. Nebenwirkungen der Chenodesoxycholsäure-Therapie

---

1. Diarrhoen und abdominelle Krämpfe (dosisabhängig)
2. biochemische Veränderungen:
   a) geringe und passagere SGOT-Erhöhung
   b) geringe Erhöhung des indirekten Bilirubins

---

4. Falsche Indikationen

Die Häufigkeit der Cholelithiasis und die Möglichkeit einer medikamentösen Litholyse mit Chenodesoxycholsäure verführen jedoch zu einer breiten, unkritischen Anwendung dieses Präparates, dessen Wirkung zwar außer Zweifel steht, dessen Nebenwirkungen und eventuelle Risiken wegen der noch begrenzten Erfahrungen aber noch nicht vollständig zu übersehen sind. Die Teilnehmer der 30. Tagung der Deutschen Gesellschaft für Verdauungs- und Stoffwechselkrankheiten haben 1975 in Wien deshalb für die Chenodesoxycholsäure-Therapie die Empfehlung ausgesprochen, daß die Chenodesoxycholsäure z. Z. nur an gastroenterologischen Zentren und bei frei praktizierenden Ärzten Anwendung finden sollte, die zu gründlichen Vor-, Kontroll- und Nachuntersuchungen (Tabelle 52) in der Lage sind (Begemann et al., 1976). Die Kontraindikationen für eine Chenodesoxycholsäure-Therapie sind in Tabelle 53 aufgeführt.

III. Rezidivprophylaxe

Nach erfolgreicher Steinauflösung stellt die Steinrezidivprophylaxe ein wichtiges klinisches Problem dar. Nach Absetzen der Chenodesoxycholsäure-Therapie erhält die Galle nämlich innerhalb von drei bis vier Wochen wieder ihre ursprünglichen lithogenen Eigenschaften zurück. Steinrezidive wurden bereits drei Monate nach Absetzen der Chenodes-

Tabelle 52. Untersuchungen vor und während der Chenodesoxycholsäure-Therapie
(nach Vorschlag der Wiener Studiengruppe 1975)

Voruntersuchungen	Kontrolle
1. körperliche Untersuchungen	1. nach jeweils 3 Monaten
2. Transaminasen (GOT und GPT), γ-GT, alkalische Phosphatase, Bilirubin	2.
3. Cholesterin i. S.	3. } nach jeweils 6–8 Wochen
4. Kreatinin i. S.	4.
5. orales Cholecystogramm	5. nach jeweils 6 Monaten
6. Leberblindpunktion wünschenswert, aber *nicht* unbedingt erforderlich	

Tabelle 53. Falsche Indikationen oder Kontraindikationen
(nach Vorschlag der Wiener Studiengruppe 1975)

A. *Kontraindikationen von seiten der*
Gallensteine
B. *Kontraindikationen von seiten der*
Gallenblase und Gallenwege
   1. Akute Cholecystitis und akute oder
      abgelaufene Cholangitis
   2. Funktionslose Gallenblase (fehlende
      Reizantwort beim Cholecystogramm)
   3. Schrumpfgallenblase und Porzellan-
      gallenblase
   4. Negatives Cholecystogramm

C. *Kontraindikationen von seiten der Leber*
   1. Extra- und intrahepatische Cholestase
   2. Akute Virushepatitis
   3. Chronisch perisistierende und aggressive
      Hepatitis
   4. Lebercirrhose
   5. Alkoholische Fettleberhepatitis

D. *Kontraindikationen von seiten des*
Magen-Darm-Traktes
   1. Schwere Gastritis
   2. Florides Ulcus oesophagi, ventriculi,
      duodeni
   3. Chronisch entzündliche Darmerkrankun-
      gen (M. Crohn, Colitis ulcerosa)
   4. Malabsorptionssyndrom
   5. Gallensäurediarrhoen (nach Ileumresek-
      tion)
   6. Colestyramin-Therapie

E. *Allgemeine Kontraindikationen*
   1. Schwangerschaft
   2. Frauen im gebärfähigen Alter ohne
      wirksame Empfängnisverhütung
   3. Ausgeprägte Niereninsuffizienz
   4. Nulldiät

oxycholsäure-Therapie beobachtet (Thistle et al., 1974). Um dieser Gefahr zu begegnen, wird eine prophylaktische Langzeitbehandlung mit Chenodesoxycholsäure in einer reduzierten Erhaltungsdosis von 250 bis 500 mg/Tag noch erprobt. Neuerdings werden für die Nachbehandlung und Rezidivprophylaxe diätetische Maßnahmen empfohlen. Neben einer Calorienbeschränkung in der Nahrung besteht das diätetische Prinzip in einer faserreichen Kost, welche die Cholesterinresorption im Darm reduzieren soll. Durch die ausreichende Zufuhr eines faserreichen Nahrungsmittels, z. B. in Form von Diätkeksen aus Weizenkleie (täglich 4 bis 6 Albioskekse) soll das Entstehen einer lithogenen Galle verhindert werden (Pomare et al., 1974).

Abschließend soll noch eine *kurze Bewertung der Wirtschaftlichkeit* einer Chenodesoxycholsäure-Behandlung zur Litholyse erfolgen. Die Kosten für eine Chenodesoxycholsäure-Therapie betragen bei einer mittleren Tagesdosis von 750 mg für die gesamte Behandlungsdauer von 1 1/2 Jahren ca. DM 1.700,–. Andererseits werden in der Bundesrepublik jährlich ca. 60000 Cholecystektomien mit einer durchschnittlichen Operationsletalität von 1,5% ausgeführt. Die Kosten für Operation, Krankenhausaufenthalt, Arbeitsausfall und eventuelle Hinterbliebenenrente betragen bei recht konservativer Schätzung ca. 100 Mill. DM pro Jahr. Für die Gruppe der Risikopatienten, die als Indikation für eine Chenodesoxycholsäure-Therapie gelten, wären die Kosten eines operativen Vorgehens durch die eingangs erwähnte erhöhte Operationsletalität bzw. die verlängerte Krankenhausverweildauer noch ganz erheblich höher. Für dieses Patientenkollektiv ist deshalb eine Chenodesoxycholsäure-Langzeitbehandlung mit einer Erfolgsquote von über 50% nicht nur eine echte therapeutische, sondern auch eine wirtschaftlich vertretbare Alternative zur Operation.

Literatur

Admirand, W. H., Small, D. M.: The physicochemical basis of cholesterol gallstone formation in man. J. clin. Invest. *47*, 1043 (1968).

Begemann, F. et al.: Hinweise für die Auflösung von Cholesteringallensteinen mit Chenodesoxycholsäure. Dtsch. med. Wschr. *101*, 1132 (1976).

Bergerhof, H. D.: Die Letalität in der Gallensteinchirurgie. Dtsch. med. Wschr. *92*, 157 (1967).

Danzinger, R. G., Hofmann, A. F., Schoenfield, L. J., Thistle, J. L.: Dissolution of cholesterol gallstones by chenodesoxycholic acid. New Engl. J. Med. *286*, 1 (1972).

Dowling, R. H.: Int. Symposium "Cholelitholysis with Chenodeoxy cholic acid". Utrecht/Holland, January 1977.

Hess, W.: Die Erkrankungen der Gallenwege und des Pankreas. Stuttgart: Thieme 1961.

Hess, W.: Cholecystitis, Cholelithiasis und ihre Komplikationen. In: Klinische Gastroenterologie (L. Demling, Hrsg.), Bd. II. Stuttgart: Thieme 1973.

Makino, I., Nakagawa, S.: Changes of biliary bile acids in patients after administration of ursodeoxycholic acid. IV. Internationales Leber-Symposium „Leber und Galle", Oktober 1976.

Markoff, N.: Gallenstein und Gallensteinkrankheiten. In: Innere Medizin in Praxis und Klinik, Bd. IV, Stuttgart: Thieme 1973.

Pomare, E. W. et al.: Effekt of wheat bran on bile salt metabolisen and bile composition. Gut *15*, XX 824 (1974).

Thistle, I. L., Schoenfield, L. J.: Induced alterations in composition of bile of persons having cholelithiasis. Gastroenterology *61*, 488 (1971).

Thistle, I. L. et al.: Prompt return of bile to supersaturates state followed by gallstone recurrence after discontinuance of chenodeoxycholic acid Cherapy. Gastroenterology *66*, A-135, 189 (1974).

Wolpers, C.: Auswahl der Gallensteinträger zur Litholyse. Leber – Magen – Darm *6*, 43 (1976).

Beschleunigte Heilung des Magen- und Duodenalulcus

E. Oberdisse

I. Einleitung

Die Aggressivität des Enzyms Pepsin in einem sauren Milieu gegenüber einer verletzbaren Schleimhaut ist die Voraussetzung für die Entstehung eines peptischen Geschwürs. Die alte Aussage „ohne Säure kein Geschwür" hat immer noch Gültigkeit und bildet die Grundlage einer rationalen Therapie peptischer Ulcera.

Ein nüchterner erwachsener Mensch produziert in der Stunde etwa 70 ml Magensaft, der aus dem Sekret der Oberflächenepithelzellen und dem Salzsäure-Pepsinogen-Gemisch der Drüsenschläuche der Mucosa zusammengesetzt ist (Tabelle 54). Die Zusammensetzung

Tabelle 54. Elektrolytzusammensetzung des Magensaftes

	Magensaft	Belegzellsekret
Volumen 1/24 h	~ 1	
pH	1,5–2,5	
H^+ mÄq/l	70	150
Na^+ mÄq/l	50	136
K^+ mÄq/l	12	16
Cl^- mÄq/l	150	170

eines reinen Belegzellsekretes besteht aus etwa 150 mÄq/l H^+, 16 mÄq/l K^+ und rund 170 mÄq/l Cl^-. Die Veränderungen des Magensaftes gegenüber einem reinen Belegzellsekret sind durch Zumischungen des Oberflächensekretes und auch durch den Austausch von Kationen, z. B. Na^+ gegen H^+, bedingt. Festzuhalten ist, daß rund 70 mÄq/24 h H^+ sezerniert werden. Dies entspricht einer Basalsekretion von etwa 3 mÄq/ h H^+. Bei Patienten mit Magenulcera findet man zwar häufig eine chronisch atrophische Gastritis mit entsprechender Reduktion der Säure- und Pepsinogensekretion des Magens, doch scheint dies noch auszureichen, um Schleimhautläsionen hervorzurufen. Demgegenüber ist eine Korrelation bei Duodenalulcera eindeutig. Es sind gerade diese Patienten, die in 2/3 aller Fälle eine gesteigerte Säuresekretion aufweisen. Martini u. Schmidt (1973) fanden bei solchen Patienten Basalsekretionsraten zwischen 2,2 und 26,8 mÄq/h H^+.

II. Therapeutische Möglichkeiten

Im Laufe der Jahrzehnte sind zahlreiche medikamentöse Versuche zur Therapie des Ulcus vorgeschlagen worden, doch haben nur wenige einer exakten und kritischen Nachprüfung standgehalten. Auch heute noch sind unsere pharmakologisch-therapeutischen Möglichkeiten im Bereich des Magen-Darm-Traktes sehr begrenzt; zudem ist ein Teil dieser Erkrankungen einer psychischen Beeinflussung zugänglich, so daß eine reine Placebo-Therapie einen großen Prozentsatz an positiven Beeinflussungen aufweisen kann. Wie so oft können wir auch hier nur eine symptomatische Therapie betreiben.

Von den heute verwendeten Pharmaka zur Behandlung peptischer Ulcera sollen die wichtigsten im folgenden dargestellt werden. Dazu gehören:

1. Antacida,
2. Parasympathicolytica,
3. Carbenoxolon und neuere Konzepte wie
4. die Anwendung von Histamin-Receptoren-Blockern und
5. Prostaglandinen.

1. Antacida

Die Therapie mit Antacida ist die älteste der therapeutischen Möglichkeiten und beruht auf der Vorstellung, daß die Salzsäure in einem ursächlichen Zusammenhang mit dem Geschwürleiden steht. Bislang ist es jedoch nicht möglich, die Sekretion der Salzsäure wirkungsvoll zu blockieren, ohne daß erhebliche unerwünschte Nebenwirkungen auftreten. Wir sind deshalb darauf angewiesen, die überschüssige Säure zu neutralisieren. Dies geschieht mit Antacida, die Säure neutralisieren oder binden können und in systemische und nicht-systemische unterteilt werden. Nicht-systemische Antacida sind Substanzen, deren kationischer Teil im Darm unlösliche basische Verbindungen eingeht, die nicht oder nur schlecht resorbiert werden. Der kationische Teil von systemischen Antacida bildet keine unlöslichen Komplexe, er wird deshalb resorbiert und kann zu Störungen des Säure-Basen-Haushaltes führen.

a) Natriumbicarbonat

Ein Vertreter systemischer Antacida ist Natriumhydrogencarbonat, also Bicarbonat, mit einer Neutralisierungskapazität von 12 mÄq H^+/g. Durch die Resorption von Na^+ und HCO_3^- besteht die Gefahr der Flüssigkeitsretention mit der Ausbildung von Ödemen und Hochdruck sowie das Auftreten einer metabolischen Alkalose. Eine eingeschränkte Nierenfunktion kann diesen Prozeß verstärken. Aber auch bei intakter Nierenfunktion führt die wiederholte Alkalisierung des Harns zu einer gewissen Prädisposition gegenüber der Bildung von Phosphatsteinen. Das bei der Neutralisierungsreaktion in großen Mengen frei werdende CO_2 kann Beschwerden wie Völlegefühl und Rülpsen auslösen und unter Umständen bestehende Ulcera zur Perforation bringen. Aus diesen Gründen sollten systemische Antacida nicht verwendet werden, auch wenn Bicarbonat zu den potentesten Antacida zählt.

b) Calciumcarbonat

Die Wirkungsweise eines nicht-systemischen Antacidums läßt sich gut am Beispiel des Calciumcarbonats ($CaCO_3$) erläutern. Es wird über den Darm in fast gleicher Menge ausgeschieden wie es zugeführt wurde, so daß die Nettoumsetzung gleich Null ist. Dies erläutert die Abb. 39. Die obere der beiden Gleichungen findet im Magen statt, die untere im Dünndarm. Bei einem pH des Jejunums von etwa 8 ist ausreichend CO_3^{--} im Gleichgewicht mit HCO_3^-, so daß mehr als 99% der Ca-Ionen gebunden werden können. Darüber hinaus verbindet sich Ca^{++} mit Fettsäureanionen und bildet unlösliche Ca-Seifen, die mit für die obstipierende Wirkung des $CaCO_3$ verantwortlich sind.

$$CaCO_3 + 2H^+ \rightarrow Ca^{2+} + H_2O + CO_2$$

$$Ca^{2+} + CO_3^{2-} \rightarrow CaCO_3$$

Abb. 39. Neutralisierungsreaktion von Calciumcarbonat

c) Ziel der Therapie mit Antacida

Antacida können aus zwei Gründen beim peptischen Ulcus gegeben werden: 1. um eine gewisse Schmerzfreiheit zu erzielen und 2. um den Heilungsprozeß zu beschleunigen. Aus der Literatur geht hervor, daß Antacida durchaus in der Lage sind, Schmerzen zu lindern. Die Therapie muß nur so ausgerichtet werden, daß der pH des Mageninhalts den Wert von 2 übersteigt. Das ist mit den meisten Antacida auch tatsächlich möglich und nachgewiesen. Die schmerzlindernde Wirkung von Antacida besteht ohne Zweifel. Dies gilt vor allen Dingen für das Ulcus ventriculi, beim Duodenalulcus scheint ein Zusammenhang nicht so eindeutig zu sein (Übersicht bei Baron, 1976).

Der Heilungsverlauf dagegen wird durch Antacida nicht beeinflußt. Theoretisch könnten Antacida in hohen Dosen über eine ausgeprägte Neutralisation der Säure und der damit verbundenen Pepsininaktivierung zu einer beschleunigten Heilung führen, jedoch ist eine Neutralisation der Säure, die zu einer Inaktivierung des Pepsins führt, nur schwer zu erreichen.

Um etwa 80% der Magensalzsäure mit einem pH von 1,3 zu neutralisieren, genügt es, den pH auf 2 anzuheben. Das ist leicht möglich. Soll jedoch die peptische Aktivität des Pepsins um 80% gehemmt werden, so muß der pH auf etwa 5 ansteigen. Bei einem pH von 2 ist aber die Pepsinaktivität maximal und etwa 4-5mal größer als bei einem pH von 1,3. Das würde bedeuten, daß es günstiger wäre, die Säure unbeeinflußt zu lassen, als sie teilweise zu neutralisieren und damit eine höhere peptische Aktivität in Kauf nehmen zu müssen. Erst oberhalb eines pH von 5 fällt die peptische Aktivität unter die bei einem pH von 1,3. Bei einem pH von 3-3,5 beträgt die Säurekonzentration nur noch 0,6% der bei pH 1,3, die peptische Aktivität ist jedoch immer noch 2-3mal größer (Piper u. Fenton, 1965). Dies macht deutlich, daß eine ausgeprägte Neutralisierung der Säure mit ausreichender Pepsininaktivierung nur schwer erreicht werden kann. Auch mit einer intensiven Antacidatherapie ist eine beschleunigte Wundheilung nicht zu erzielen. Bei der Behandlung von peptischen Ulcera sollten Antacida daher nur zur Minderung der Schmerzen eingesetzt werden.

d) Dosierung

Dies führt zur Frage der adäquaten Dosis. Die neutralisierende Potenz der einzelnen Verbindungen ist unterschiedlich groß (Tabelle 55). Wenn man weiter berücksichtigt, daß die Sekretionsrate der Salzsäure durch viele Faktoren beeinflußt wird, so leuchtet ein, daß es

Tabelle 55. Neutralisierende Kapazität einiger Antacida (pro g Substanz)

Aluminiumhydroxidgel $Al(OH)_3$	1,2–2,5	mÄq H^+
Calciumcarbonat $CaCO_3$	21	mÄq H^+
Magnesiumcarbonat $MgCO_3$	20	mÄq H^+
Magnesiumhydroxid $Mg(OH)_2$	33,8	mÄq H^+
Dimagnesiumtrisilicathydrat $Mg_2Si_3O_8 \cdot n\,H_2O$	1	mÄq H^+
Natriumhydrogencarbonat $NaHCO_3$	12	mÄq H^+

nicht genügt, nur so viel Antacidum zu geben, um die basale Sekretion zu neutralisieren. Bei Patienten mit Duodenalulcera wurden Sekretionsraten zwischen 3 und 80 mÄq/h gemessen. Daraus wurde berechnet, daß erst ca. 50 mÄq/h verfügbares Antacidum in der Lage sind, bei etwa 90% der Patienten den Magensaft zu neutralisieren. Es würde sich dann eine intensive Antacida-Therapie empfehlen. Natürlich variieren die Dosen bei den verschiedenen Patienten. Bei Patienten mit Duodenalulcera würde dies nach Ansicht amerikanischer Autoren bedeuten, daß stündlich etwa 15–30 ml eines Gemisches von $Al(OH)_3$ und $Mg(OH)_2$ bzw. 20–40 ml von $Al(OH)_3$ gegeben werden sollten. Bei Patienten mit Magenulcera wäre die Hälfte der Dosis adäquat. Ein reduziertes Therapieschema mit denselben Dosen 1 und 3 Stunden nach den Mahlzeiten und vor dem Schlafengehen kann bei Patienten mit Duodenalulcera nach Verschwinden der akuten Symptome angewendet werden.

In Deutschland hat sich eine solche intensive Therapie nicht durchsetzen können. Auch bei stationären Patienten werden wesentlich geringere Dosen gegeben. Wenn man akzeptiert, daß Antacida auch in kleinen Dosen, die keinen neutralisierenden Effekt haben, schmerzlindernd wirken, kann man Antacida dann verschreiben, wenn Schmerzen auftreten, und es dem Patienten weitgehend selbst überlassen, wann er Antacida benötigt. Dieses Vorgehen ist bei Patienten mit Magenulcera der intensiveren neutralisierenden Therapie vorzuziehen, zumal die Patienten auch lernen, wann und wieviel Antacida sie einzunehmen haben. Bei Patienten mit Duodenalulcera ist zumindest in der akuten Anfangsphase höher zu dosieren. Es ist nahezu unmöglich, exakte Dosierungsempfehlungen zu geben. Selbstverständlich entfalten auch viele Nahrungsmittel eine Pufferwirkung, daher können die Antacida einige Zeit nach den Mahlzeiten genommen werden. Bei leerem Magen ist ihre Wirkung wegen der kurzen Verweildauer im Magen begrenzt.

e) Kosten

Als Anhaltspunkt könnte die 5- bis 6malige Gabe von ca. 1–2 g Calciumcarbonat oder Magnesiumtrisilikat gelten. Bei Spezialitäten, wie z. B. Gelusil Liquid fertig-flüssig®, Neutrilac®, Phosphalugel® oder Aludrox®, wird die tägliche Dosis etwa 5- bis 6mal

2 Teelöffel, Tabletten oder Fertigbeutel betragen. Am preiswertesten sind $CaCO_3$ (100 g = DM 0,85, Tagesdosis: DM 0,07) und Magnesiumtrisilikat (100 g = DM 2,30, Tagesdosis: DM 0,20), während bei Spezialitäten der Preis für eine Tagesdosis zwischen DM 1,- und 4,- liegt.

f) Vorteile und Nachteile verschiedener Antacida

Hier sollten auch die Unterschiede einzelner Antacida berücksichtigt werden, besonders im Hinblick auf Wirkungseintritt, Wirkungsdauer und mögliche Nebenwirkungen sowie deren Säurebindungskapazität. Geeignet wäre z. B. Calciumcarbonat, das bei guter Säurebindungskapazität schnell und lange wirkt und zusätzlich noch eine eigene Pepsin inaktivierende Wirkung besitzt. Der Nachteil besteht allerdings darin, daß es über eine Gastrinfreisetzung zu einer reaktiven Hyperacidität führt. Obwohl es zu den nicht-systemischen Antacida gerechnet wird, kann es gelegentlich doch zu Hypercalcämien, verbunden mit einer Alkalose, kommen. Unangenehm für den Patienten ist eine gewisse obstipierende Wirkung, die jedoch durch Kombination mit Mg-haltigen Antacida vermindert werden kann.

Aluminiumhydroxid bindet nicht sehr viel Säure, obwohl es theoretisch eine hohe neutralisierende Wirkung besitzen müßte. Einem langsamen Wirkungseintritt steht eine lange Wirkungsdauer gegenüber. Ein weiterer Nachteil besteht darin, daß es absorbierende Eigenschaften besitzt und deshalb die Resorption anderer Pharmaka beeinflussen kann. Dazu gehören z. B. Tetracycline, Atropin und Chlorpromazin.

Magnesiumtrisilikat besitzt nur eine mittlere Säurebindungskapazität, verbunden mit einem langsamen Wirkungseintritt. Die häufigste Nebenwirkung ist der laxierende Effekt, der nach hohen Dosen auftritt, die aber wegen der geringen Bindungskapazität benötigt werden. Darüber hinaus hat es auch stark adsorbierende Eigenschaften, unter anderem für Eiweiß und auch für Eisen.

g) Begleiteffekte

Bei der Langzeittherapie mit entsprechenden Dosen können alle Antacida unerwünschte Nebenwirkungen hervorrufen. Dies schließt sowohl Störungen des Intestinaltraktes als auch resorptive Vorgänge ein. Die obstipierende Wirkung des Aluminiumhydroxid sowie die laxierende Wirkung Mg-haltiger Verbindungen sind bekannt. Die systemische Resorption ist im allgemeinen gering, doch muß damit gerechnet werden, daß sowohl Ca^{++} als auch Mg^{++} resorbiert werden können, die bei eingeschränkter Nierenfunktion zu ernsten Nebenwirkungen führen.

Auf die Interaktion mit anderen Pharmaka wurde bereits hingewiesen. Hier spielt nicht nur die Adsorption eine Rolle, auch Veränderungen des pH im Magen-Darm-Trakt können für die Resorption anderer gleichzeitig gegebener Pharmaka von Bedeutung sein. Zahlreiche Pharmaka sind schwache Säuren oder Basen, deren Resorptionsquote vom Ionisationsgrad und damit von pH abhängig ist. Säuren, wie z. B. Barbiturate mit einem pK_a von etwa 7, liegen im sauren Milieu des Magens weitgehend in der nicht-dissoziierten Form vor, sind also lipoidlöslich und werden gut resorbiert. Auf der anderen Seite liegen schwache Basen, wie z. B. Amidopyrin, überwiegend in der kationischen Form vor, werden also schlechter resorbiert. Wenn der Mageninhalt alkalisch ist, sind Säuren stärker dissoziiert und werden deshalb schlechter resorbiert, während Basen weniger dissoziiert und deshalb besser resorbiert werden.

Auf der anderen Seite hat der pH-Wert des Harns einen großen Einfluß auf die Elimination von Pharmaka. Durch einen alkalischen Urin werden Pharmaka mit Säurecharakter schneller eliminiert, weil sie im alkalischen Milieu vermehrt in der ionisierten Form vorliegen, deshalb wasserlöslich sind und tubulär nicht rückresorbiert werden können. Über den gleichen Mechanismus wird die Elimination von Basen verlängert.

2. Parasympathicolytica

Eine weitere, weit verbreitete Maßnahme in der Therapie des peptischen Ulcus ist die Gabe von Parasympathicolytica, also von Substanzen, die kompetitiv antagonistisch gegenüber Acetylcholin oder anderen Parasympathicomimetica an den Receptoren vom Muscarintyp wirken. Die summarischen Effekte im Bereich des Magen-Darm-Traktes sind theoretisch folgende: Reduktion der Säure- und Pepsinproduktion, Verminderung von Tonus und Motilität.

Bei der therapeutischen Anwendung bestehen jedoch einige Schwierigkeiten, da die Effekte eines vagalen Impulses im Bereich des Magen-Darm-Traktes nur unvollständig gehemmt werden. Sicher ist, daß die basale Sekretion der Salzsäure und des Pepsins durch adäquate Dosen von Atropin hemmbar ist. Die dazu benötigten Mengen von 1 mg oder mehr sind jedoch so hoch, daß bereits Nebenwirkungen von seiten anderer Organe auftreten, z. B. Mydriasis und Tachykardie. Die Menge des produzierten Magensaftes geht zurück, wobei aber die Konzentration der Säure ansteigen kann, möglicherweise über eine verminderte Sekretion von puffernden Äquivalenten. Die Hemmung der motorischen Funktion bewirkt eine verzögerte Magenentleerung. Dies kann durchaus erwünscht sein, um z. B. die Wirkungsdauer der Antacida zu verlängern. Der verminderte Tonus der Muskulatur und die damit verbundene Spasmolyse können hilfreich sein, um eine weitere Minderung der Schmerzen zu erzielen.

Eine sinnvolle Therapie mit Parasympathicolytica erfordert jedoch Dosierungen, die nur mit dem Preis erheblicher Begleiteffekte erreicht werden können. In sehr vielen Fällen wird dann ein unbefriedigender Kompromiß mit zu niedriger Dosierung geschlossen. In der Frage, ob Parasympathicolytica bei der Ulcusbehandlung die Heilung verkürzen, sind die Meinungen nicht einheitlich. Ein eindeutiger Nachweis dafür fehlt bislang, so daß wir annehmen müssen, daß Atropin und seine Derivate für die Ulcus-Behandlung entbehrlich sind.

3. Carbenoxolon

1962 berichteten Doll et al. über eine signifikant um 3 bis 4 Tage beschleunigte Heilung von Magenulcera durch Carbenoxolon, dem Bernsteinsäureester der Glycyrrhetinsäure, die das Aglykon der Glycyrrhizinsäure ist (Abb. 40). Seit dieser Zeit sind zahlreiche Untersuchungen erschienen, die sich mit dem Wert und dem Wirkungsmechanismus dieser Sub-

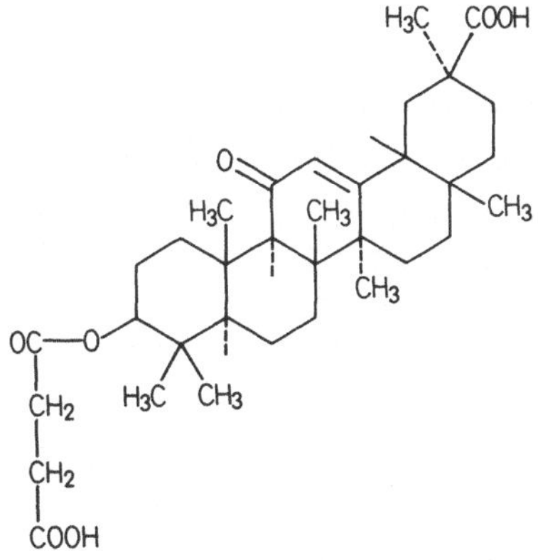

Abb. 40. Formel Carbenoxolon

stanz bei peptischen Ulcera befassen. Die bisher vorliegenden Befunde zum Wirkungsmechanismus des Carbenoxolon zeigen, daß sowohl die aggressiven Faktoren als auch die
protektiven Mechanismen beeinflußt werden. Die Pepsinaktivität kann sowohl in vitro als
auch in vivo vermindert werden. Im wesentlichen kommt die therapeutische Wirksamkeit
jedoch durch eine Stärkung der defensiven Mechanismen zustande. Die Lebensdauer der
Mucosaepithelien wird verlängert und die Produktion, Sekretion und Viscosität des
Magenschleims werden verstärkt.

Unter der Therapie mit Carbenoxolon treten relativ häufig Nebenwirkungen auf, die
durch die Mineralocorticoid-Wirkung bedingt sind. Wie beim Hyperaldosteronismus treten
Na-Retention mit Ödembildung sowie eine Hypokaliämie auf. Darauf muß besonders bei
Patienten geachtet werden, die infolge von Nieren-, Leber- oder Herzkrankheiten zur
Wasser- und Salzretention neigen.

Da Carbenoxolon besonders bei ambulanten Patienten die Heilung verkürzt, muß
auch bei diesen Patienten dafür gesorgt werden, daß die Elektrolyte regelmäßig kontrolliert werden.

Theoretisch müßten die Veränderungen der Elektrolyte durch Gabe eines Aldosteron-
antagonisten kompensiert werden können, doch hat sich gezeigt, daß dann auch der therapeutische Effekt verschwindet.

Saluretica vom Typ der Benzothiadiazine können zwar die Hypernatriämie kompensieren, doch besteht dafür die Gefahr der ausgeprägten Hypokaliämie.

Der die Heilung verkürzende Einfluß des Carbenoxolons bei ambulanten Patienten
mit Magenulcera ist in zahlreichen kontrollierten Studien nachgewiesen. Hinsichtlich des
Duodenalulcus sind die Ansichten geteilt. Positiven Studien stehen auch negative gegenüber, so daß eine endgültige Entscheidung noch nicht getroffen werden kann. Die übliche
Dosierung beträgt 300 mg Carbenoxolon-Na pro Tag. Daraus berechnet sich der Preis für
eine mittlere Tagesdosis auf DM 4,89 oder DM 2,64 bei der Verschreibung von Generica.

4. H_2-Receptoren-Blocker

Ein neues Prinzip zur pharmakologischen Beeinflussung der Säuresekretion stellen die
H_2-Receptoren-Blocker dar. Ähnlich wie beim Noradrenalin lassen sich die Wirkungen des

Histamins verschiedenen Receptoren zuordnen. Hier unterscheiden wir H_1- und H_2-Receptoren, wobei die Histaminwirkung auf die H_2-Receptoren zu einem Anstieg der Konzentration von cyclischem 3'5-Adenosin-Monophosphat (cAMP) führt. In den letzten Jahren mehren sich Befunde, die dafür sprechen, daß Gastrin nicht direkt, sondern indirekt über eine Freisetzung von Histamin entfaltet wird, und daß es sich hierbei um eine der physiologischen Wirkungen des Histamins handeln könnte. Dabei wird die Wirkung auf die Magensaftsekretion über H_2-Receptoren vermittelt, die durch klassische Antihistaminica nicht beeinflußt werden. Abb. 41 zeigt die Struktur von drei H_2-Receptoren-Blok-

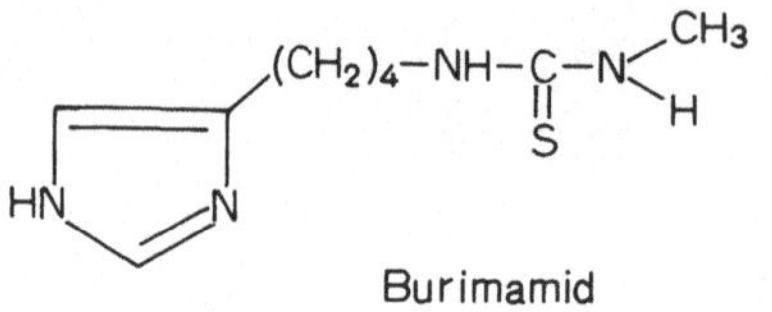

Burimamid

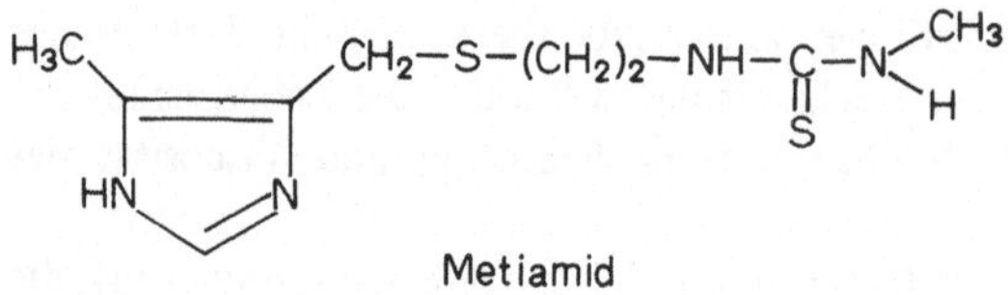

Metiamid

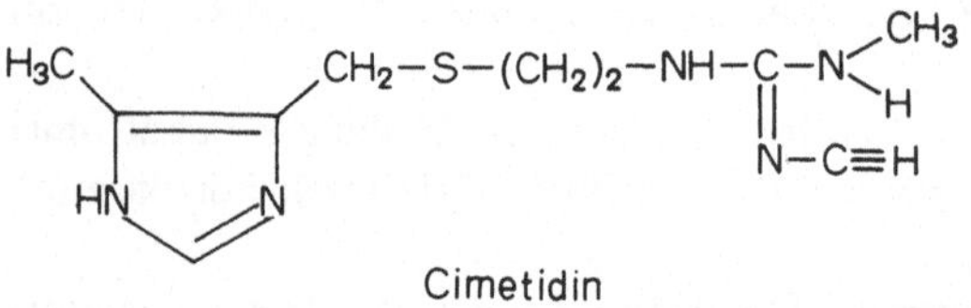

Cimetidin

Abb. 41. Formeln H_2-Receptoren-Blocker

kern, von denen Burimamid und Metiamid wegen erheblicher Nebenwirkungen (Agranulocytose) nicht mehr erprobt werden. An Hunden konnte mit diesen Substanzen eine dosisabhängige, langanhaltende Hemmung der Säureproduktion, sowohl der Histamin- als auch der Pentagastrin-stimulierten, erzielt werden. Inzwischen sind auch Untersuchungen am Menschen durchgeführt worden, die zeigen, daß eine erfolgversprechende Therapie von Duodenalulcera möglich ist. In Untersuchungen von Domschke et al. (1976) (Abb. 42) zeigt sich eine erhebliche Verkürzung der Heilungsdauer. Die Halbwertszeit der Heilungsdauer geht von 21 Tagen (Placebo) auf etwa 7 Tage nach Gabe von Cimetidin zurück.

Wegen der erst kurzen Anwendungszeit des Präparates sind endgültige Aussagen über Nebenwirkungen natürlich noch nicht möglich. Einige unerwünschte Wirkungen sind jedoch inzwischen bekannt geworden. So berichteten Delle Fave et al. (1977) über eine Erhöhung des Plasmaprolactins nach zweimonatiger Gabe von 1,6 g Cimetidin/Tag. Ein Patient entwickelte dabei eine Gynäkomastie, eine Patientin zeigte eine Galactorrhö. Grimson (1977) berichtete über 2 Patienten, bei denen kurzfristig die Dosis auf 2 g/Tag Cimetidin erhöht wurde. Beide Patienten zeigten vorübergehende Störungen des ZNS, wie

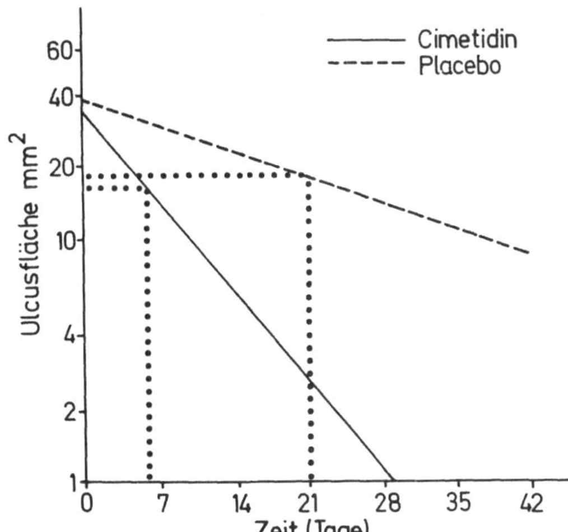

Abb. 42. Abnahme der Ulcusfläche unter der Therapie mit Cimetidin bzw. Placebo. Nach: Domschke, W. et al., Dtsch. med. Wschr. *101*, 1752 (1976). Mit freundlicher Genehmigung des Georg Thieme Verlags, Stuttgart

Verwirrtheit und Benommenheit sowie profuse Schweißausbrüche; alle Symptome waren nach Reduktion der Dosis reversibel. Die Frage der Hämatotoxicität kann noch nicht endgültig beantwortet werden. Fleischer (1977) berichtete über eine Patientin, die nach einer Metiamid-ausgelösten Agranulocytose Cimetidin ohne hämatologische Komplikationen vertrug. Eine Knochenmark supprimierende Potenz scheint aber möglicherweise dennoch beim Cimetidin zu bestehen. Craven und Whittington (1977) berichteten über einen Patienten, der vier Monate nach einer Behandlung mit Cimetidin eine Agranulocytose entwickelte. Wegen der langen Latenzzeit ist allerdings ein direkter Zusammenhang zwischen Agranulocytose und Cimetidingabe nicht aufzuzeigen, wenn auch der Patient in der Zwischenzeit keine anderen hämatotoxisch wirkenden Pharmaka eingenommen haben soll. Interessante in vitro-Befunde hinsichtlich der Knochenmarktoxicität stammen von Byron (1977). Er vermutet, daß die Knochenmarkaplasie von Metiamid in Verbindung mit der H_2-Rezeptoren blockierenden Wirkung dieser Substanz auf H_2-Receptoren der pluripotenten Knochenmarkstammzellen zu sehen ist und nicht auf der Thioharnstoffgruppe beruht. In seinen in vitro-Untersuchungen erwies sich Cimetidin als stärkerer Antagonist der H_2-Receptoren im Knochenmark als Metiamid. Ob diesen Befunden ein allgemeines Prinzip zugrunde liegt, bedarf weiterer Klärung. Dennoch ist wegen dieser Befunde erhöhte Aufmerksamkeit bei der Therapie mit Cimetidin geboten, ob sich der Verdacht der Knochenmarkschädigung erhärtet. Die durchschnittliche Tagesdosis für Cimetidin (Tagamed®) beträgt 1 g über den Tag verteilt. Daraus berechnet sich der Preis für eine mittlere Tagesdosis auf DM 5,10.

5. Prostaglandine

Eine weitere Gruppe vielversprechender Medikamente bei der Therapie hypersekretorischer Zustände sind die Prostaglandine vom Typ E (Abb. 43). Sie hemmen sowohl die basale als auch die stimulierte Sekretion von Säure und Pepsin und üben schon in minimalen Konzentrationen vielfältige Wirkungen aus, so daß die intravenöse Gabe mit zahlreichen Nebenwirkungen belastet ist. Das Problem besteht im Augenblick darin, Substanzen zu entwickeln, die oral gegeben werden können und einer schnellen enzymatischen Inakti-

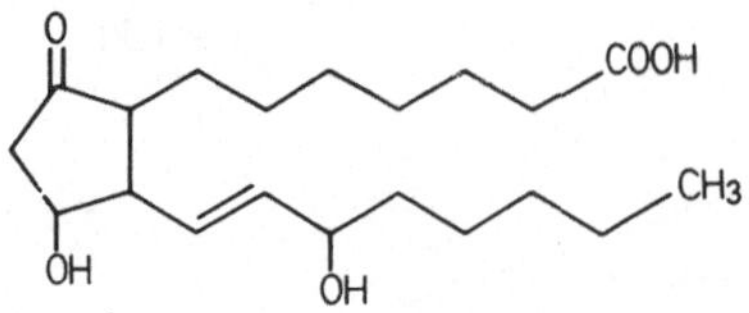

Abb. 43. Formeln Prostaglandine E_1 und E_2

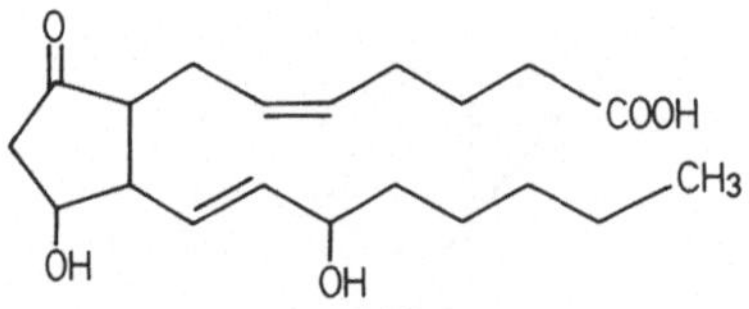

vierung widerstehen. Der Hauptmetabolisierungsweg ist die Dehydrogenierung in C_{15}. Durch Methylierung dieser Position ist es gelungen, oral wirksame Prostaglandine zu synthetisieren, die bereits in einer Dosis von 100 μg beim Menschen zu einer langanhaltenden Hemmung der Säureproduktion führen. Die Möglichkeiten, diese Substanzen bei peptischen Ulcera therapeutisch zu nutzen, sind Gegenstand intensiver Forschung.

Literatur

Byron, J. W.: Cimetidine and Bone-Marrow Toxicity. Lancet 2, 555 (1977).

Craven, E. R., Whittington, J. M.: Agranulocytosis four months after Cimetidine therapy. Lancet 2, 294 (1977).

Delle Fave, G. F., Tamburrano, G., de Magistris, Laura, Natoli, Clara, Santoro, M. Suisa, Carratu, R., Torsoi, A.: Gynaecomastia with Cimetidine, Lancet 1, 1319 (1977).

Doll, R., Hill, I. D., Hutton, C., Underwood, D. J.: Clinical trial of a triterpenoid liquorice compound in gastric and duodenal ulcer, Lancet 2, 793 (1962).

Domschke, W., Domschke, S., Lux, G., Belohlavek, D., Neidhardt, B., Demling, L.: Wirksame Cimetidin-Therapie beim Ulcus duodeni. D. M. W. *101*, 1752 (1976).

Fleischer, D., Samloff, I. M.: Cimetidine Therapy in a Patient with Metiamide-induced Agranulocytosis. New Engl. J. Med. *296*, 342 (1977).

Grimson, T.A.: Reactions to Cimetidine, Lancet 1, 558 (1977).

Martini, G. A., Schmidt, H. A.: Magen. In: Klinische Pathophysiologie (W. Siegenthaler, Hrsg.) S. 712. Stuttgart: Thieme 1973.

Piper, D. W., Fenton, B.: pH stability and activity curves of pepsin with special reference to their clinical importance. Gut *6*, 506 (1965).

Übersichten

Allgemeines

Baron, J.H.: Medical treatment of gastric and duodenal ulcer. Klin. Wschr. *54*, 915 (1976).

Bank, S., Marks, I. N.: Evaluation of new drugs for peptic ulcer. In: Peptic Ulcer (W. Sircus, ed.). Clin. Gastroenterol. *2*, 379 (1973).

Antacida

Piper, D. W.: Antacid and anticholinergic drug therapy. In: Peptic ulcer (W. Sircus, ed.). Clin. Gastroenterol. *2*, 361 (1973).

Carbenoxolon

Gheorghiu, Th. (Hrsg): Carbenoxolon und Mukussekretion, Beziehungen zum peptischen Ulcus. München — Berlin — Wien: Urban und Schwarzenberg 1974
Pinder, R.M., Brogden, R.N., Sawyer, P.R., Speight, T.M., Spencer, R., Avery, G.S.: Carbenoxolone: Review of its pharmacological properties and therapeutic efficacy in peptic ulcer disease. Drugs *11*, 245 (1976).

H$_2$-Rezeptoren-Blocker

Sewing, K.-Fr.: Histamine H$_2$-receptor antagonists. Acta Hepato-Gastroenterol. *23*, 221 (1976).

Arzneianwendung bei Diarrhöen

H.-D. Pohle

I. Definition

In der ärztlichen Praxis gehört der Durchfall zu den häufigsten Symptomen. Was Patienten und Ärzte darunter verstehen, ist individuell sehr verschieden. Im ärztlichen Bereich ist eine gewisse praktische Übereinstimmung insoweit festzustellen, daß eine *mehr als zweimalige tägliche Entleerung* eines konsistenzverminderten Stuhles als pathologisch angesehen wird.

II. Pathogenese

Funktionsstörungen des Darmes im Sinne einer Malabsorption von Wasser und Elektrolyten oder einer gesteigerten Sekretion bzw. Permeabilität und einer gestörten Darmrohrmotilität stellen die formalen Grundlagen des klinischen Symptoms Durchfall dar.

Seine kausale Genese ist so vielfältig, daß eine Katalogisierung hier entfallen muß. Grundsätzlich sind alle exogenen und endogenen Schädlichkeiten, welche den Darm unmittelbar oder mittelbar erreichen, geeignet, Durchfall hervorzurufen. Der Bogen spannt sich von den durch Infektionserreger bedingten Darmerkrankungen bis zu den entzündlichen Veränderungen auf autoaggressiver Grundlage oder Carcinomen, von Enzymdefekten bis zu hormonellen Störungen (Hyperthyreose, Carcinoid, Morbus Addison, Hypoparathyreoidismus, Zollinger-Ellison-Syndrom, Diabetes mellitus usw.), von toxischen Schädigungen (Quecksilber, Arsen, Urämie, Antibiotica, Abführmittel usw.) bis zu allergischen Reaktionen sowie nervalen und vaskulären Störungen.

Für die Behandlung des Durchfalls ist die Unterscheidung zwischen akutem und chronischem Durchfall sehr wichtig. Zwar stößt man auch hier auf Schwierigkeiten mit der Definition, doch kann die Faustregel gelten, daß jeder Durchfall, der unbehandelt oder behandelt länger als zwei Wochen andauert, als chronisch einzustufen ist. In diesen Fällen muß vor Therapiebeginn oder weiteren Therapieversuchen eine exakte Diagnose erarbeitet werden. Die dazu erforderlichen Untersuchungen (Rö.-Untersuchungen, Endoskopie, Stoffwechseluntersuchungen usw.) können mitunter so aufwendig sein, daß eine ambulante Durchführung nicht möglich ist.

Jedoch kommt die akute Diarrhö, die mit oder ohne Fieber verlaufen kann, viel häufiger vor als die chronische. Der akute Durchfall beruht meistens auf einer Enteritis oder Enterocolitis, die alimentär, infektiös oder toxisch bedingt ist oder mehrere dieser auslösenden Ursachen hat. Als Erreger kommen z. B. Salmonellen, Shigellen, Staphylokokken, atypische Colibakterien, Pseudomonaden und Clostridien in Frage oder Bakterien-Toxine und, seltener bei Erwachsenen, aber häufiger bei Kindern, Viren. Auch durch an sich harmlose Mikroorganismen verdorbene Nahrungsmittel kann Durchfall hervorgerufen werden. Die Häufigkeit derartiger Zustände hat so zugenommen, daß vor allem in den städtischen Ballungsgebieten bei jedem Einwohner einmal im Jahr mit einer derartigen akuten Enteritis zu rechnen ist. Zur gleichen Kategorie zählt auch die sog. Reisediarrhö, die bei 50% der Reisenden in warmen Ländern auftritt.

Die Diagnose ergibt sich aus der Anamnese und der Beschreibung des Stuhlverhaltens. Mikrobiologische Untersuchungen haben vorwiegend epidemiologische Bedeutung, für die individuelle Therapie sind sie weniger wichtig.

III. Symptomatik

Die akute Diarrhö kann erhebliche qualitative und quantitative Unterschiede aufweisen. Dies hängt von der prämorbiden somatischen Situation, von der Infektionsdosis und der Dosis gleichzeitig inkörporierter Toxine ab. Allen gemeinsam ist die brüske Ablaufdynamik mit Übelkeit oder auch Erbrechen, Hinfälligkeit, danach einsetzenden Leibkrämpfen mit anschließenden, zur Wäßrigkeit tendierenden Darmentleerungen, wobei je nach Ätiologie und Darmmanifestation Blut- und Schleimbeimengungen vorkommen und Tenesmen im Spiele sein können. Der unter Umständen erhebliche Wasser- und Elektrolytverlust sowie die bei Säuglingen, Kleinkindern und alten Patienten bestehende Tendenz zur Toxinvergiftung und Bakteriämie können zu schwerem, unbeherrschbarem Kreislaufversagen führen. Bei Jugendlichen und bei Erwachsenen mittlerer Altersstufen pflegt die Erkrankung nach zwei bis vier Tagen spontan zu heilen.

IV. Therapeutisches Konzept

Die bei diesen Zuständen einzusetzenden therapeutischen Prinzipien sollten logischen Erwägungen folgen. Dies sind:

— Unterbrechung der Zufuhr der auslösenden Ursache;
— Elimination bereits inkorporierter Toxine und Erreger;
— Substitution gastroenteraler Wasser- und Elektrolytverluste;
— Steuerung der gestörten Dickdarmmotilität;
— Maßnahmen gegen bereits eingetretene Komplikationen, wie z. B. Sepsis.

Das therapeutische Ziel ist die Wiederherstellung der funktionellen und anatomischen Integrität des Instestinaltraktes. Im Gegensatz zu vielen anderen behandlungsbedürftigen akuten Krankheitszuständen in der Inneren Medizin ist dieses Ziel im Regelfall erreichbar. Bei Erkrankten mit Vorschädigungen (z. B. Anacidität, exkretorische Pankreasinsuffizienz, Colitis, Darmcarcinom) wird dieses nur möglich sein, wenn auch die Vorkrankheiten berücksichtigt werden.

Der therapeutische Effekt ist überwiegend am körperlichen Befinden zu erkennen. Normalisierung von Stuhlkonsistenz und -frequenz, Fieber- und Schmerzfreiheit, Wiedereintritt des Appetits usw. sind die entscheidenden Kriterien. Laborbefunde sind wenig hilfreich, sie gewinnen nur beim Vorliegen von Komplikationen an Bedeutung. Der Nachweis von pathogenen Darmkeimen bei bereits eingetretener subjektiver Beschwerdefreiheit ist für die klinische Beurteilung nicht wichtig und erlaubt keine Rückschlüsse auf die Effizienz der Therapie.

Die Unterbrechung der Zufuhr der auslösenden Ursache wird vom Patienten meist spontan und intuitiv eingeleitet.

1. Abführmittel

Die Elimination der auslösenden Ursache ist am einfachsten durch ein dünndarmwirksames Abführmittel herbeizuführen. Hier hat sich seit Jahrzehnten Rizinusöl in einer einmaligen Dosis von 10–30 g bewährt. In 80% aller Fälle tritt danach Beschwerdefreiheit ein. Bei bereits bestehenden schweren Entgleisungen des Elektrolyt- und Wasserhaushaltes und hypovolämischen Folgeerscheinungen darf selbstverständlich kein Rizinusöl angewendet werden.

2. Antibakterielle Medikamente

a) Chemotherapeutica

Die Anwendung von Chemotherapeutica (Sulfonamide, Antibiotica, sog. Darmdesinfizientien) kann im Einzelfall viele Nachteile haben:

- Starke Hemmung der Darmflora, so daß allein dadurch zusätzliche Krankheitserscheinungen ausgelöst werden können.
- Eine selektive Eradizierung der pathogenen Keime ist nicht zu erreichen. Meistens sind bei Therapiebeginn weder der Erreger noch seine chemotherapeutische Empfindlichkeit bekannt. Ein Chemotherapeuticum, das gegen alle in Betracht kommenden Erreger wirksam ist, gibt es nicht, und außerdem sind viele Stämme von Enterobacteriaceen gegen die gebräuchlichen Chemotherapeutica resistent, eine Eigenschaft, die sie ohne weiteres auf andere Erreger der gleichen oder auch andere Arten übertragen können. Diese Art der Resistenz breitet sich sehr schnell aus und betrifft häufig mehrere antibakterielle Stoffe gleichzeitig, auch solche, mit denen die Erreger noch nicht in Berührung gekommen sind.
- Die Chemotherapie schädigt die ortsständige Darmflora und stört somit den Implantationsantagonismus gegenüber artfremden Keimen. Das Ausscheidertum wird begünstigt und verlängert [4, 8, 10].
- Die Resistenzentwicklung der physiologischen Darmflora wird gefördert.
- Die Objektivierung des therapeutischen Effektes ist zweifelhaft, weil einerseits durch die beschleunigte Darmpassage Substanzverluste auftreten, andererseits ohnehin im Durchschnitt nach 48 Stunden spontane Besserung einzutreten pflegt und schließlich im Einzelfall nicht einmal sicher ist, ob eine infektiöse Ätiologie zugrunde liegt.

Bei dieser Situation sind Chemotherapeutica nur in Ausnahmefällen indiziert, nämlich bei besonders schweren, anhaltenden Darmwandzerstörungen oder bei septischem Krankheitsverlauf.

b) Lokal antibakteriell wirkende Mittel und Gerbstoffe

Mit sog. Darmdesinfizientien (halogenisierten Hydroxychinolin-Derivaten) wie Mexaform®, Intestopan® usw. oder mit Akridin-Derivaten bzw. Gerbsäure-Wismut- oder Silberpräparaten ist eine solide Chemotherapie nicht möglich. Sie sind bei den hier zur Diskussion stehenden schweren Verläufen absolut nicht indiziert. Aber auch ihr oft geübter Einsatz bei den anderen, ungleich häufigeren, immer spontan ausheilenden gastroenteritischen Verläufen muß kritisch bewertet werden. Die Erfolgsobjektivierung ist schwierig, weil der Verlauf des Einzelfalles keine Rückschlüsse auf den unbehandelten Ablauf zuläßt. Wissenschaftlichen Ansprüchen gerecht werdende Vergleichsuntersuchungen an großen Kollektiven liegen nicht vor. Die in-vitro-Wirksamkeit dieser Substanzen auf pathogene Darmkeime darf keineswegs einer solchen im Darmkanal gleichgesetzt werden. Die den halogenierten Hydroxychinolin-Derivaten offenbar eigene Zusatzwirkung auf die Schleimproduktion des Darmes kann vorübergehend zur Frequenz- und Konsistenzverbesserung des Stuhles führen. Dieser symptomatische Effekt ist nicht so bedeutend, daß daraus ein routinemäßiger Einsatz abzuleiten wäre. Auch sind die Nebenwirkungen dieser Substanzen noch unzureichend bearbeitet. Schwerste neurologische Erkrankungen bei Japanern (SMON-subakute Myelo-Optico-Neuritis) nach längerer Einnahme und massive Hämaturien bei Hunden sollten zu denken geben.

3. Adsorbentien

Adsorbentien, z. B. Aktivkohle, sind allenfalls geeignet, eine gewisse Stuhlkosmetik zu bewirken. Die postulierte selektive Erreger- oder Toxineliminierung ist zweifelhaft (5) und ggf. quantitativ bedeutungslos. Die mitunter zu beobachtende Konsistenzverbesserung des Stuhles ist nur für diesen, nicht aber für den Körper vorteilhaft.

4. Wasser- und Elektrolytsubstitution

Sehr wichtig ist die Substitution der enteralen Wasser- und Elektrolytverluste. Die noch vor zwei Jahrzehnten geltende Meinung, daß Durstkuren geeignet seien, den Durchfall zu stoppen, ist als falsch anzusehen. Je nach Ausprägung ist der Defizitausgleich auf parenteralem Wege erforderlich bzw. noch auf oralem Wege möglich. Bei der oralen Zufuhr sollte auf gewisse Schablonen verzichtet werden. Weder Rotwein mit Ei noch Zwieback mit Pfefferminztee oder Milch mit geröstetem Weißbrot, Heidelbeersaft oder Kamillentee sind besonders geeignet. Schon die meisten gesunden Menschen sind nicht in der Lage, derartiges zu sich zu nehmen. Brühe, dünner schwarzer Tee oder Fruchttee, auch verdünnter Orangensaft, Cola-Getränke oder Schleimsuppen in einer Gesamtquantität von mehreren

Litern pro Tag haben sich als ausreichend und wirksam erwiesen. Zwar ist der calorische Bedarf meist nachrangig, doch gibt es keinen überzeugenden Grund, bei vorhandenem Appetit Nahrungskarenz vorzuschreiben. Es empfiehlt sich, zunächst leicht aufschließbare Kohlenhydrate (z. B. Kartoffelbrei, Nudelsuppe, Pudding) anzubieten.

5. Symptomatisch wirkende Medikamente

Analgetica bzw. Spasmolytica müssen mit Überlegung ausgesucht werden. Gewöhnlich besteht ein Mißverhältnis zwischen der gesteigerten schmerzhaften propulsiven Motilität der Dickdarmlängsmuskulatur und der geminderten schlaffen Contractilität der segmentären Ringmuskulatur [7]. Atropin und dessen Derivate führen zu einer Dämpfung der propulsiven, Codein- bzw. Opiumtinktur zu einer Steigerung der segmentären Motilität. Diesem Wirkungsprinzip kann mit den jeweiligen Monosubstanzen (Atropinum sulfuricum — 0,0005 g, Codeinum phosphoricum — 0,05 g) entsprochen werden. Dabei geht es nicht um die Senkung der Stuhlfrequenz durch Paralysierung der Darmmotorik, sondern lediglich um die Dämpfung schmerzhafter Spasmen und Entleerungen. Erstere würde lediglich den Krankheitsablauf verlängern, weil die Persistenz des auslösenden Agens gefördert würde.

V. Zusammenfassung

Zusammenfassend ist zu erkennen, daß der erforderliche medikamentöse Aufwand für die Behandlung einer akuten unkomplizierten Durchfallserkrankung erstaunlich gering ist. Der finanzielle Aufwand kann dementsprechend klein gehalten werden. Sieht man davon ab, daß bei vielen Fällen auf jegliche Medikamentengabe verzichtet werden kann, resultieren bei den anderen Fällen allenfalls Kosten aus dem Rizinusöl (0,30 DM/Dosis bzw. 1,35 DM/100 ml), aus den Spasmolytica (Atropin 20 Tabl. 2,05 DM, Codein 20 Tabl. 7,85 DM und bei besonderen Fällen aus den Chemotherapeutica (Sulfonamide — 4,00 DM bis 7,00 DM, Sulfonamid-Trimethoprim-Kombinationen — 19,10 DM, Chloramphenicol — ca. 15,00 DM, Ampicillin — ca. 25,00 bis 50,00 DM).

Wegen der unterschiedlichen Zeitfolge des Therapiebeginns, der Therapiedauer und der unterschiedlichen therapeutischen Dimensionen sind Therapiekosten nur durchschnittlich zu berechnen. Sie dürften bei 5tägiger Dauer etwa 5,00 DM pro Tag betragen.

Ist eine Infusionstherapie erforderlich oder liegen Komplikationen vor (Sepsis, Peritonitis, Nierenversagen usw.) steigen der ärztliche und damit auch der finanzielle Aufwand steil an. Er ist nicht pauschal vorausberechenbar. Die Erfahrung zeigt, daß derartige Fälle ohnehin der klinischen Versorgung zuzuleiten sind.

Wenn innerhalb des gegebenen Zeitrahmens keine Beschwerdefreiheit eingetreten ist, lagen entweder Vorkrankheiten vor, oder die diagnostische Einschätzung war von Beginn an unzutreffend bzw. der Patient leidet an den Therapiefolgen. Antibiotica verursachen häufig selbst Durchfälle, ebenso manche gallensäurehaltigen Verdauungspräparate usw. Der Verzicht auf jegliche Polypragmasie wirkt sich am ehesten kostensparend aus.

VI. Anhang: Prophylaxe der Reisediarrhö

Ergänzend sei noch auf die prophylaktische Chemotherapie gastrointestinaler Infektionen, wie z. B. der Reisediarrhö, eingegangen. Hierzu muß auf die anfangs dargestellte Abhängigkeit des Zustandekommens der klinisch manifesten Erkrankungen von der Dosis inkorporierter Toxine und Erreger erinnert werden. Das Eindringen einiger hundert, tausend oder hunderttausend Keime in den Darmkanal wird von einem Gesunden beschwerdelos toleriert. Die Infektionsdosis muß also erheblich sein, die nachträgliche Vermehrung der Erreger im Magen-Darm-Kanal ist demgegenüber bedeutungslos. Bei dieser Situation wird deutlich, daß präexistent im Darmlumen enthaltene Chemotherapeutica bzw. Darmdesinfizientien aus quantitativen und qualitativen Gründen den kombinierten Intoxikations- und Infektionsprozeß kaum wesentlich beeinflussen dürften.

Die praktische Erfahrung bestätigt diese theoretische Einschätzung. Ein prophylaktischer Nutzen, z. B. der halogenisierten Hydroxychinolin-Derivate, hat sich im Doppelblindversuch nicht nachweisen lassen [2, 3]. Sulfonamide und nicht-resorbierbare Antibiotica (Neomycin) scheinen bei großen Kollektiven den Prozentsatz manifester Erkrankungen geringgradig senken zu können, der prophylaktische Effekt verliert aber gegenüber den möglichen und z. T. erheblichen Nebenwirkungen dieser Therapie an Bedeutung. Auch eine gesicherte Chemoprophylaxe der Amöbeninfektion gibt es nicht [1, 6, 9]. Entsprechende Versuche, z. B. mit Yatren® oder anderen amöboziden Substanzen, konnten weder die Darmlumeninfektion noch den Ausbruch einer Amöbenruhr verhindern. Bei Ineffizienz der Chemoprophylaxe und Nichtexistenz einer Immunoprophylaxe ist eine sinnvolle Infektionsprophylaxe ausschließlich in der Expositionskarenz zu sehen und zu verwirklichen. Eine Vielzahl von Darminfektionen, seien sie nun im Inland oder bei Tropenreisen akquiriert, wäre vermeidbar, wenn die primitivsten Regeln der Nahrungshygiene eingehalten würden.

Literatur

1. Granz, W. und Ziegler, K.: Tropenkrankheiten. Leipzig: J. Ambrosius Barth, 1976.
2. Kean, B. H. und Waters, S. R.: New Engl. J. Med. 261 (1959), 71.
3. Kean, B. H.: Arch. int. Med. 59 (1963), 605.
4. Knothe, H.: Zbl. Bakt. I. Abt. Orig. 205 (1967), 435.
5. Lux, G.: Fortschr. Med. 95 (1977), 1945.
6. Mohr, W. und Mühlpfordt, H.: Amöbiasis. In: Lehrbuch der Tropenkrankheiten, hrsg. v. W. Mohr, H. H. Schumacher und F. Weyer. Thieme, Stuttgart 1975, 4. Aufl.
7. Ottenjahn, R.: Therapiewoche 1970, 3243.
8. Pohle, H. D.: Bundesgesundhbl. 19 (1976), 28.
9. Stickl, H.: Fortschr. Med. 92 (1974), 685.
10. Werner, G. T. und Stickl, H.: Dtsch. Ärztebl. 1977, 2377.

Chemotherapie der bakteriellen Infektionen des Harntraktes

H. Kewitz

I. Erregerspektrum

Die bakteriellen Infektionen des Harntraktes werden in den meisten Fällen durch Darmbakterien hervorgerufen, die in den Harntrakt verschleppt wurden. Andere Erreger spielen nur in Ausnahmefällen eine Rolle. Bei 50 bis 60% liegen Coli-Bakterien vor, bei 20 bis 30% Enterokokken, in 5 bis 15% Klebsiellen, Proteus mirabilis und etwas seltener die indol-positiven Proteus vulgaris, rettgeri und morganii. Diese drei letztgenannten werden mit den etwa gleichhäufig vorkommenden Pseudomonas aeruginosa als „Problemkeime" bezeichnet, weil sie gegen die meisten Chemotherapeutica[1] primär resistent sind und nur auf parenterale Behandlung mit hohen Dosen von Carbenicillin oder des neuen Derivates Azlocillin und auf Aminoglykoside, z. B. Gentamicin, ansprechen.

Schon aus der Art der vorkommenden Erreger ist zu schließen, daß es sich in der Regel um eine aufsteigende und nicht um eine hämatogene Infektion handelt. Dafür spricht auch der meist ungleiche Befall der beiden Nieren.

II. Übertragbare Chemoresistenz

Da es sich in der Regel um Darmbakterien handelt, ist zu verstehen, daß die Resistenz der Erreger gegen Chemotherapeutica für die Therapie eine wesentliche Rolle spielt. Darmbakterien sind nämlich häufig mit extrachromosomalen Erbfaktoren, sog. Plasmiden ausgestattet, die sich in der Zelle autonom vermehren, und nicht nur durch Zellteilung weitergegeben werden, wie die chromosomalen Erbfaktoren, sondern die auch unmittelbar von Zelle zu Zelle übertragen werden können. In Plasmiden sind auch Enzyme codiert, die Chemotherapeutica zerstören oder unwirksam machen. Diese Plasmide werden als Resistenz- oder kurz R-Faktoren bezeichnet.

Das besondere an dieser Form der Resistenz ist ihre *außerordentlich schnelle Ausbreitung und die Übertragung der R-Faktoren von Bakterienzelle zu Bakterienzelle und von Bakterienart zu Bakterienart.* Innerhalb weniger Tage kann auf diese Weise eine aus verschiedenen Bakterienarten bestehende Flora vollständig resistent werden. Dazu kommt noch, daß diese Resistenz nicht nur gegen das eine, den Selektionsdruck ausübende Chemotherapeuticum gerichtet sein muß, sondern daß eine Mehrfach-Resistenz entstehen kann,

---

1 Die Bezeichnung Chemotherapeutica wird hier als Oberbegriff verwendet, der die Antibiotica mit einschließt.

also die Bakterien gegen Stoffe resistent werden, mit denen sie noch niemals in Berührung gekommen sind. Inzwischen sind bei Enterobacteriaceen Resistenzfaktoren gegen die meisten heute bekannten Chemotherapeutica beobachtet worden.

Diese Art der Resistenz-Entwicklung und Resistenz-Ausbreitung ist für die Therapie von allergrößter Bedeutung, zumal damit gerechnet werden muß, daß die Darmflora normalerweise Bakterien enthält, die R-Faktoren besitzen und jede Anwendung von Chemotherapeutica die Ausbreitung von R-Faktor-tragenden Bakterien fördert.

Für die Chemotherapie der Harntrakt-Infektionen ergibt sich daraus die Forderung, keine kleinen verzettelten Dosen zu verwenden, etwa unter der Vorstellung, daß sich die Erreger nur im Harn befänden und dort die Konzentration stets weit über den minimal bacterIciden oder bacteriostatischen Konzentrationen liegt. Die Erreger befinden sich auch im Nierengewebe, und dort müssen bactericide Konzentrationen erzielt werden, sonst entwickeln sich resistente Kolonien, und diese können eine chronische Pyelonephritis aufrechterhalten, die schwer oder gar nicht zu heilen ist.

III. Erregerpersistenz

Das zweite Problem bei der Pyelonephritis stellt die Persistenz der Erreger dar. Persister sind die Keime, die von dem Chemotherapeuticum nicht erreicht werden und die Behandlung überstehen, obwohl sie nicht resistent sind. Erstens spielt hier vielleicht eine Rolle, daß das Nierenmark ein hypertones Medium darstellt, in dem Bakterien besonders gut gedeihen, denn das Blut und die sonstigen Gewebe sind gegenüber dem Cytoplasma der Bakterien hypoton, und sie können dort nur leben, weil sie eine Bakterienwand besitzen, die sie vor der Auflösung schützt. Wird die Zellwand durch Penicilline oder Cephalosporine, die bekanntlich in die Synthese der Wand eingreifen, geschädigt, dann schwillt die Bakterienzelle in der für sie hypotonen Umgebung an und löst sich schließlich auf. Im hypertonen Medium, wie im Nierenmark, überstehen Bakterien die Zellwandschädigung leichter. Dazu kommt, daß die von einem vorhergehenden Infektionsschub stammenden Gewebsnarben den Bakterien gewissermaßen Unterschlupf gewähren, denn narbige Gewebe sind geschrumpft und schlecht durchsaftet, so daß die Chemotherapeutica dort eine geringere Konzentration erreichen. Außerdem ist vielleicht auch zu bedenken, daß von Narben durchsetzte Gewebe generell schlechter durchblutet werden, weil straffe Narbengewebe wenig Gefäße enthalten. Das würde bei der Pyelonephritis bedeuten, daß die stärker betroffene Niere chemotherapeutisch schwerer zu erreichen ist.

Die Therapie muß so frühzeitig wie möglich begonnen und schon bei der Ersterkrankung hochdosiert und lange genug (1 Woche) durchgeführt werden, damit möglichst wenig Läsionen entstehen, aus denen sich später die Narben entwickeln.

IV. Auswahl der Chemotherapeutica

Bei der Auswahl des anzuwendenden Chemotherapeuticums stützt man sich auf eine Vermutungsdiagnose der Erreger, denn mit der Behandlung kann nicht gewartet werden, bis die Erreger gezüchtet und auf ihre Empfindlichkeit ausgetestet sind. Außerdem ist der Erregernachweis unsicher, weil bei der üblichen Untersuchung von Mittelstrahlurin eine Kontamination durch äußerlich anhaftende Keime nicht ausgeschlossen werden kann. Die Blasenpunktion, die einzig zuverlässige Methode zur Vermeidung der Kontamination, hat sich in der Praxis noch nicht durchgesetzt. Die Identifikation der Erreger ist durch die Objektträgerkultur einfacher geworden und könnte mitunter sogar in der Praxis erfolgen.

Bei der Beurteilung der therapeutischen Wirksamkeit sind die Ergebnisse kontrollierter klinischer Erprobungen sehr kritisch zu bewerten. Z. B. sind Untersuchungen an Kranken mit banaler Cystitis nicht aussagekräftig, weil diese Infektion auch ohne Behandlung in 8 bis 10 Tagen ausheilt. Das hat nichts damit zu tun, daß bei akuter Cystitis in der Praxis eine Chemotherapie durchgeführt wird. Wir tun dies, weil die Cystitis bei etwa 5% der Patienten zur chronischen Pyelonephritis führen kann. Aber für die Testung der Wirksamkeit eines Chemotherapeuticums ist diese Krankheit ungeeignet. Eine andere Täuschungsmöglichkeit bei den Ergebnissen therapeutischer Erprobungen beruht darauf, daß die Nachbeobachtungszeit zu kurz war. Auch mehrfache bakteriologische Kontrollen sind nicht sehr aufschlußreich, wenn sie alle innerhalb einer oder zwei Wochen gemacht wurden. Die Kontrolle muß auf jeden Fall nach 6 Wochen und nach 3 Monaten wiederholt worden sein.

1. Nitrofurantoin

Auf dem Markt sind zahlreiche Präparate, deren Hauptinhaltsstoff Nitrofurantoin darstellt, obwohl dieses Mittel nur selten indiziert ist. Nitrofurantoin hat eine so kurze Plasmahalbwertszeit (20 Minuten), daß bei normaler Nierenfunktion keine nachweisbaren Blutspiegel zustande kommen. Bei eingeschränkter Nierenfunktion dagegen nimmt das Risiko der häufig schlecht reversiblen *Polyneuropathie* erheblich zu. *Eingeschränkte Nierenfunktion* muß daher als Kontraindikation angesehen werden.

Außerdem können vielfältige allergische Reaktionen auftreten, darunter so ernsthafte wie die *hämolytische Anämie* und *Lungeninfiltrate mit Fieber und Pleuritis exsudativa.* Dem steht ein sehr begrenzter Nutzen gegenüber, denn antibakterielle Konzentrationen kommen nur im Harn zustande und nicht im Nierengewebe, da wo sie wichtig wären.

Dieses Mittel wird zwar sehr häufig verordnet, aber die rationale Basis dafür muß in Zweifel gezogen werden.

2. Phenazopyridin

Etliche Präparate, die man meistens an der Vorsilbe „Spasmo" oder „Uro" erkennt, enthalten einen roten Azofarbstoff, das Phenazopyridin. Das ist kein Chemotherapeuticum, sondern ein örtlich in der Blase anaesthetisch wirkender Stoff, der meistens überflüssig ist, weil die Blasentenesmen bei wirksamer Chemotherapie ohnehin im Laufe des ersten oder zweiten Tages abklingen. Sie könnten geradezu als Indikator der chemotherapeutischen Wirksamkeit dienen. Da Phenazopyridin häufig Allergie erzeugt, ist seine Anwendung durch den geringfügigen Nutzen nicht gerechtfertigt.

Tabelle 56. Infektionen des Harntraktes

Erreger		*Chemotherapeutica*	
Escherichia coli		Cotrimoxazol	2 x 1,0 g oral
Enterokokken		Amoxicillin	4 x 0,75 g oral
Klebsiellen		Doxycyclin	1 x 0,1 g oral
Proteus mirabilis			
Problemkeime			
Proteus vulgaris		Carbenicillin	3 x 10 g i. v.
rettgeri		Azlocillin	3 x 5,0 g i.v.
morganii		Gentamicin	3–4 x 80 mg i.m.
Pseudomonas aeruginosa			
25% Zweifach-Infektionen			

3. Amoxicillin (Amoxypen®, Clamoxyl®), Cotrimoxazol (Bactrim®, Eusaprim®, Drylin®, Co-trim-Tablinen®), Doxycyclin (Vibramycin®)

Zur Zeit stehen für die Erstbehandlung zwei bactericid wirkende Mittel zur Wahl, entweder 2 x täglich 1,0 g Cotrimoxazol oder 4 x 0,75 g Amoxicillin. Liegt gegen beide eine Allergie vor, dann muß auf das bacteriostatisch wirkende Tetracyclinderivat Doxycyclin (Vibramycin®) zurückgegriffen werden, von dem am ersten Tag 2 x 0,1 g und an den folgenden Tagen 1 x 0,1 g verordnet werden. Allerdings ist damit zu rechnen, daß ca. 50% der vorkommenden Erreger gegen Tetracycline resistent sind.

Bei der Schwangerschaftspyelitis sind Tetracycline nicht anzuwenden, weil sie mit Calcium unlösliche Komplexe bilden, die sich besonders in Wachstumszonen der Knochen und den Zahnanlagen ablagern und die Knochen- und Zahnbildung hemmen, so daß am Milchgebiß Schmelzdefekte auftreten. Das gleiche Argument gilt natürlich auch gegen die Anwendung von Tetracyclinen bei Säuglingen und Kleinkindern mit der bekannten Windelcystitis.

In der Schwangerschaft und auch bei Kindern wird am besten Amoxicillin gegeben, weil es in eine biochemische Reaktion eingreift, die nur in Bakterien, nicht aber in Warmblüterzellen vorkommt, nämlich in die Synthese der Bakterienwand. Daher sind Entwicklungsstörungen nicht zu befürchten.

Amoxicillin wird dem einfachen Ampicillin für die orale Anwendung vorgezogen, weil die Resorptionsquote 60% der applizierten Dosis beträgt und damit doppelt so hoch liegt wie beim Ampicillin. Man erreicht also bei gleicher Dosierung wesentlich höhere Plasmaspiegel. Die Vermutung, daß damit auch gleichzeitig die Häufigkeit von Diarrhöen herabgesetzt wird, weil weniger von dem Chemotherapeuticum in tiefere Darmabschnitte gelangt, hat sich nicht bestätigt. Nebenwirkungen treten bei 10 bis 12% der Patienten auf, und zwar Hautallergien etwas häufiger als Diarrhö. Anaphylaktoide Reaktionen scheinen äußerst selten zu sein.

Das Cotrimoxazol ist die Kombination eines Sulfonamids mit Trimethoprim. Gegen Sulfonamide allein ist mindestens die Hälfte der Colistämme resistent geworden, und die anderen vorkommenden Bakterienarten waren schon primär wenig empfindlich. Dennoch ist eine große Zahl von Sulfonamidpräparaten in der Roten Liste unter der Rubrik Urologica verzeichnet.

Das Cotrimoxazol wirkt mit seinen beiden Komponenten, die etwa die gleiche Plasma-Halbwertszeit von 9 bis 11 Stunden haben und sich daher auch synergistisch ergänzen können, auf zwei Schritte des Folsäurestoffwechsels ein, den Einbau von p-Aminobenzoesäure und die Hydrierung von Dihydrofolsäure zu Tetrahydrofolsäure. Die antibakterielle Wirkung von Cotrimoxazol betrifft sehr viele Erregerarten, und primäre wie sekundäre Resistenzen sind selten.

Die Dihydrofolsäure-Reduktase der Warmblüterzellen wird erst durch 10000 mal höhere Trimethoprim-Konzentrationen gehemmt als das bakterielle Enzym, so daß Nebenwirkungen von dieser Seite nicht zu erwarten sind. Nebenwirkungen werden in erster Linie auf die Sulfonamid-Komponente zurückgeführt. Dazu gehören:

— Magenunverträglichkeit, die in der Regel erst nach ca. zweiwöchiger Anwendung auftritt, aber 10% der Patienten betrifft;
— Hautallergie, die bei 1 bis 2% auftritt und deren schwerste Ausprägung, die Dermatitis exfoliativa, nur sehr selten vorkommt;
— ausnahmsweise auch Cytopenien des Blutes, Leukopenie, Thrombopenie, vielleicht auch Anämie, die auf einer Allergie oder einer toxischen Knochenmarkdepression beruhen können.

Auch diese letzteren, neben der Dermatitis exfoliativa wohl schwerwiegendsten Nebenwirkungen sind nach aller Erfahrung jedoch reversibel.

Die akute Pyelonephritis spricht in der Regel auf Ampicillin oder Cotrimoxazol an. Die Krankheitssymptome klingen nach wenigen Tagen ab und eine Objektträgerkultur, die nach zweitägiger Behandlung angelegt wird, zeigt einen eindrucksvollen Rückgang der Keimzahl. Sollte das nicht der Fall sein, ist mit resistenten Erregern zu rechnen. Dann müssen Keimzüchtung und Antibiogramm als Richtlinie für die weitere Behandlung herangezogen werden.

4. Azlocillin und Gentamicin sowie andere Aminoglykosid-Antibiotica

Liegen indol-positive Proteus-Stämme oder Pseudomonas aeruginosa vor, dann kommen nur zwei Antibiotica in Frage, Carbenicillin und Gentamicin. Beide müssen parenteral angewendet werden, Carbenicillin 3 x 10,0 g als i.v. Kurzinfusion und Gentamicin 3—4 x 80 mg i.m.

Azlocillin (Securopen®) ist eine Weiterentwicklung aus Carbenicillin (Microcillin®, Anabactyl®), das bisher gegen Pseudomonas und Proteus vulgaris, rettgeri und morganii eingesetzt wurde. Was bisher für Carbenicillin gilt, trifft genauso für das Azlocillin zu; die Anwendung ist nur bei Erregern gerechtfertigt, die auf Ampicillin nicht ansprechen, nämlich Pseudomonas aeruginosa und indol-positive Proteus-Stämme. Für alle anderen Erreger gibt es andere, wirksamere Penicilline. Bei gramnegativen Stäbchen und Kokken ist Ampicillin besser, bei grampositiven Penicillin G und bei Staphylokokken eines der Cloxacilline.

Azlocillin weist gegenüber Carbenicillin einige entscheidende Vorteile auf. Vor allem ist die Wirkung gegen Pseudomonas aeruginosa 4 bis 6mal stärker und daraus folgt, daß geringere Dosen verwendet werden können und daß auch Erreger-Stämme getroffen werden, die eine sehr geringe Empfindlichkeit aufweisen.

Außerdem enthält Azlocillin nur eine Carboxylgruppe und nicht zwei Carboxylgruppen, wie Carbenicillin, das bedeutet, daß die Natriumbelastung geringer ist, was bei der Verabfolgung hoher Dosen eine Rolle spielen kann. Mit 10 g Carbenicillin werden *in 30 Minuten 50 mval Natrium* in die Blutbahn infundiert. Das ist eine plötzliche Überschwemmung mit einer Na-Menge, die 3,0 g Kochsalz entspräche, also der Hälfte der mit der üblichen Kost zugeführten Tagesration. Bei Kranken mit eingeschränkter Nierenfunktion, Hochdruck, Herzinsuffizienz oder Ödemkrankheiten anderer Ursache kann sich die plötzliche Erhöhung der Na-Menge ungünstig auswirken. Diese Na-Belastung ist beim Azlocillin nicht mehr vorhanden, denn die äquipotente Dosis von 5 g Azlocillin enthält nur 10 mval Natrium und das entspräche 0,6 g Kochsalz.

Die geringere Dosis bedingt weiterhin, daß die Gefahr, Krampfanfälle auszulösen, geringer ist. Krämpfe kommen nach intrathecaler Applikation von Penicillinen vor oder nach hohen intravenösen Dosen und gleichzeitig verringerter Ausscheidung, z. B. bei eingeschränkter Nierenfunktion. Durch Verminderung der glomerulären Filtrationsrate auf <30 ml/min wird die Plasmahalbwertszeit von einer Stunde auf 20 Stunden verlängert.

Bei sehr hohen Plasmaspiegeln von über 1000 μg/ml, wie sie nur nach der i.v. Anwendung von 20 bis 30 g vorkommen, besitzt Carbenicillin eine Antithrombinwirkung und kann daher zu Blutungen führen. Auch diese Nebenwirkung ist beim Azlocillin wegen der geringeren Dosierung nicht zu befürchten.

Die Empfindlichkeit von Proteus, insbesondere der indolpositiven, ist gegen Azlocillin nicht größer als gegen Carbencillin. Jedoch liegt die Konzentration im Plasma nach i.v. Kurzinfusion in der angeführten Dosis von je 5,0 g auch oberhalb der minimalen Hemmkonzentration der weniger empfindlichen Proteus-Stämme.

Gentamicin (Refobacin®, Sulmycin®) gehört in die Klasse der Aminoglykosid-Antibiotica und besitzt eine Reihe von charakteristischen Eigenschaften, die allen Aminoglykosiden gemein ist. Es beginnt beim Wirkungsmechanismus, der darauf beruht, daß sich die Aminoglykoside in der Bakterienzelle an die Ribosomen anlagern und den Code für den Einbau der Aminosäuren in die Proteine verfälschen. Auf diese Weise entstehen Eiweiße mit falscher Aminosäurensequenz, die ihre biochemische Funktion selbstverständlich nicht ausüben können.

Aminoglykoside sind relativ starke Basen, weil sie mehrere Amino- und Guanidino-Gruppen enthalten, daher ist ihre Wirksamkeit bei höheren pH-Werten besser als bei niedrigen, denn in der nicht-ionisierten Form, die bei alkalischem pH vorliegt, dringen sie besser in die Bakterien ein.

Die Aminoglykoside werden enteral nicht oder so schlecht resorbiert, daß die orale Anwendung nur für die örtliche Wirkung an der Darmschleimhaut in Frage kommt, jedoch nicht für die systemische Wirkung. In der Regel werden sie intramuskulär injiziert. Sie werden verhältnismäßig schnell unverändert renal ausgeschieden. Die Plasmahalbwertszeit von Gentamicin beträgt etwa 2 Stunden, daher muß es pro Tag 3 bis 4mal gegeben werden.

Bei eingeschränkter Nierenfunktion ist die Elimination verzögert, deshalb muß bei Nierenkranken die Dosis herabgesetzt werden.

Die Toxizität beruht in erster Linie auf der Anreicherung in den Sinnesepithelien des Hör- und Gleichgewichtsorgans und in den Epithelien des proximalen Nierentubulus.

Die Aminoglykoside besitzen eine besondere Affinität zu den Zellmembranen dieser Epithelien, werden dort angelagert und auf spezielle Weise ins Zellinnere transportiert. Der Auswärtstransport erfolgt durch einen Prozeß, dessen Kapazität begrenzt ist. Daher reichern sich Aminoglykoside in den Nierenepithelien und in den Sinnesepithelien der Schnecke und der Bogengänge an. Dies ist die Grundlage der Nephro- und der Ototoxicität.

Die meisten Patienten, bei denen eine Hör- und Gleichgewichtsstörung beobachtet wurde, hatten eine Niereninsuffizienz, und die Dosisreduktion, die erforderlich gewesen wäre, war nicht vorgenommen worden.

Im allgemeinen treten die Gleichgewichts- und Hörstörungen am Ende der 2. Behandlungswoche auf, und zwar zuerst Schwindel, Ohrensausen, Nystagmus, Übelkeit, Erbrechen und Ataxie, erst danach kommt es zu Ausfällen im Hörvermögen, die zunächst die hohen Tonlagen betreffen. Bei sofortigem Absetzen nach Auftreten der ersten Anzeichen, sind die Störungen meistens reversibel. Es gibt aber auch Fälle, in denen die Taubheit bestehen blieb.

Vor der Anwendung von Aminoglykosiden muß auf jeden Fall der Kreatininwert im Plasma bestimmt und eine Hör- und Gleichgewichtsprüfung vorgenommen werden. Da bettlägerige Patienten Gleichgewichtsstörungen erst relativ spät bemerken, sollte man durch Befragen und einfache klinische Tests täglich nach dieser Nebenwirkung fahnden.

Das breite antibakterielle Spektrum der Aminoglykoside erstreckt sich auch auf Pseudomonas aeruginosa und auf indol-positive Proteusstämme. Jedoch liegen die minimalen Hemmkonzentrationen von Gentamicin bei den empfindlichen Stämmen im Bereich von 2 μg/ml, bei einem Teil der Stämme auch darüber. Mit einer Einzeldosis von 80 mg Gentamicin i.m. sind bei Nierengesunden manchmal Plasmakonzentrationen von 4 bis 5 μg/ml zu erreichen, bei anderen aber nur 1,5 bis 2 μg/ml. Bei der Halbwertszeit von 2 Stunden sind hemmende Konzentrationen nicht sehr lange vorhanden.

Obwohl Gentamicin bactericid wirken kann, steht bei den im Körper erreichbaren Konzentrationen doch die bacteriostatische Wirkung im Vordergrund. Nur bei einem Teil der empfindlichen Pseudomonasstämme reicht die Konzentration für eine bactericide Wirkung aus. Dennoch war die Zahl der primär gegen Gentamicin resistenten Pseudomonasstämme bisher gering.

Aber das scheint sich nun zu ändern, das Vorkommen resistenter Stämme nimmt zu. Aus diesem Grunde ist es nützlich, für diese Fälle weitere Aminoglykoside zur Verfügung zu haben. Häufig sprechen Pseudomonas- und Proteus-Stämme, die eine Gentamicin-Resistenz aufweisen, auf andere Aminoglykoside an. Derartige Glykoside sind Sisomicin (Extramycin®, Pathomycin®), Tobramycin (Gernebcin®), Amikacin (Biklin®) und Kanamycin (Kanabristol®, Kanamytrex®). Bezüglich der Nephro- und Ototoxicität unterscheiden sich diese neueren Antibiotica nicht vom Gentamicin, aber sie stellen für die Therapie eine wertvolle Bereicherung dar. Folgende Reihenfolge ist zu empfehlen: primär Gentamicin oder Sisomicin; 1. Reserve Tobramycin; 2. Reserve Amikacin.

5. Kombination von Carbenicillin mit Gentamicin gegen Pseudomonas aeruginosa

Außerdem wird bei der Behandlung der Pseudomonas-Infektionen häufig von dem allgemeinen Prinzip der Chemotherapie Gebrauch gemacht, daß die Kombination von zwei

bacterided Mitteln mit verschiedenen Angriffspunkten synergistisch wirken. Gentamicin verstärkt in kleinen Konzentrationen die antibakterielle Wirksamkeit von Carbenicillin
in einem Ausmaß, das erheblich über eine Addition hinausgeht. Durch die Zugabe von
0,2 μg/ml Gentamicin, also 1/10 der therapeutisch im Plasma zu erreichenden Konzentration, wird die minimal bacteride Konzentration von Carbenicillin gegen Pseudomonas
von 200 auf 80 μg/ml herabgesetzt. Daß dieser Synergismus auch beim Azlocillin besteht,
ist inzwischen festgestellt worden.

Bei der kombinierten Anwendung von Carbenicillin und Gentamicin dürfen beide
Stoffe nicht in der gleichen Infusionslösung zusammengebracht werden, denn Carbenicillin ist wie alle Penicilline eine Säure, und Gentamicin ist eine Base, so daß sich ein
schwerlösliches Salz bilden kann, das ausfällt und nicht wirkt. Beide Antibiotica müssen
also getrennt appliziert werden.

6. Nalidixinsäure (Nogram®)

Nalidixinsäure ist ein Chemotherapeuticum, das nur bei Harnwegsinfektionen angewendet
werden kann, denn im Blut werden keine wirksamen Konzentrationen erreicht, sondern
nur im Harn. Außerdem hat das Mittel den Nachteil, daß es schon nach 10- bis 14tägiger
Anwendung zu einer „one-step-Resistenz" führen kann. Folglich kann Nalidixinsäure nur
sehr limitiert eingesetzt werden, vorwiegend als sog. Hohlraumdesinfizienz, eine Indikation, die sich nicht überzeugend begründen läßt.

Dazu kommt, daß von den Coli-Stämmen 15 bis 20% primär resistent sind, von Pro-
teus-Stämmen etwa 20% und von Aerobacter ca. 35%. Enterokokken und Pseudomonas
sind generell nicht als empfindlich auf Nalidixinsäure anzusehen. Aus diesen Gründen
kann die Nalidixinsäure höchstens als Reservemittel eingesetzt werden. Ärzte sehen keine
Veranlassung, die Nalidixinsäure überhaupt zu verordnen.

7. Chloramphenicol

Für viele Jahre war Chloramphenicol eines der führenden Mittel zur Behandlung der
Pyelonephritis. Davon haben auch heute noch nicht alle Ärzte abgelassen, weil sie selbst
noch nie eine der gefürchteten irreversiblen Blutbildungsstörungen beobachtet haben. Dieser Standpunkt wird sich nur schwer rechtfertigen lassen, obwohl die Chloramphenicol-
Agranulocytose nur sehr selten vorkommt. Man schätzt die Häufigkeit heute auf 1 : 20000.
Es kann also durchaus richtig sein, daß viele Ärzte eine derartige Schädigung niemals zu
sehen bekommen, auch wenn sie Chloramphenicol häufiger verordnen. Es bleibt dem Zufall überlassen, wen dieses Unglück trifft. Sicher ist jedoch, daß so manche Chlorampheni-
col-Agranulocytose verkannt worden ist, denn die Blutbildveränderungen können mitunter erst Wochen oder sogar einige Monate nach Absetzen des Medikaments auftreten. Die
zweite Heimtücke liegt darin begründet, daß sich bisher keine klare Beziehung zur Dosis
herausfinden ließ. Es gibt Agranulocytosen, die schon nach einer Behandlung über wenige
Tage mit der normal üblichen Dosis auftraten.

Aus diesen Gründen darf Chloramphenicol nur noch angewendet werden, wenn mit anderen Chemotherapeutica kein ausreichender Effekt zu erzielen ist, also nur in seltenen Ausnahmefällen.

Bei Neugeborenen und vor allem bei Frühgeborenen ist zusätzlich eine zweite Gefahr zu bedenken, nämlich eine toxische Wirkung, die als Gray-Syndrom bekannt geworden ist. Daher sollte Chloramphenicol bei Säuglingen nur in der Klinik verabfolgt werden und nur von Ärzten, die mit der Dosierung besonders vertraut sind.

V. Chemotherapie bei der chronischen Pyelonephritis

Die Behandlung der akuten Exacerbation bei chronisch rezidivierender Pyelonephritis wird genauso durchgeführt, wie bei der Ersterkrankung, d. h. 1—2—3 Wochen Chemotherapie mit voll wirksamen Dosen und regelmäßigen bakteriologischen Kontrollen im Abstand von 6 Wochen.

Die Dauerbehandlung über viele Monate oder sogar über 1 oder 2 Jahre hat keine besseren Resultate gebracht.

Tabelle 57. Prädisponierende Faktoren für die Infektion des Harntraktes

1. Harnstauung	*2. Stoffwechselkrankheiten*
Mißbildungen	Diabetes mellitus
Konkremente	Hyperurikämie
Abknickung	Nephrolithiasis
Vesico-urethraler Reflux	Exsikkose
Schwangerschaft	
Prostatahypertrophie	*3. Nierenschädigung*
Descensus uteri	Phenacetin (u. a. Analgetica)
Neurogene Blasenstörung	Aminoglykoside
Atropin, Akineton® und andere	Cephalosporine
Parasympatholytica	Laxantien

Die Behandlung der Infektionen des Harntraktes mit Hohlraumdesinfizientien, die heute noch in großem Umfang geübt wird, sollte einer zielgerichteten Chemotherapie weichen. Außerdem ist es jedoch notwendig, daß frühzeitig nach der Ursache für die meistens vorhandene Harnstauung gesucht und diese beseitigt wird. Darüber hinaus müssen wir lernen, den Diabetes, die Hyperurikämie und auch die Stoffwechselstörungen zu beherrschen, die zur Harnsteinbildung führen. Schließlich sollte es uns gelingen, die Nierenschädigung durch Arzneimittel zu vermeiden — allen voran die Schädigung durch Phenacetin, die leider noch immer nicht ausgestorben ist.

Literatur

Appel, W.: Labordiagnostik bei Nieren- und Harnwegserkrankungen. Med. *3*, 670 (1975).

Bendush, C. L., Allen, C. L.: Experience with Tobramycin Sulfate in the Laboratory and the Clinic. An Overview. Infection *3*, Suppl. 1, 128 (1975).

Brühl, P., Grundlach, G., Wintjes, K., Eichner, W., Bastian, H. P.: Neue Untersuchungen zur Pharmakokinetik der Nalidixinsäure. Arzneimittel-Forsch. *23*, 1311 (1973).

Dimmling, Th.: Vergleichsstudie über drei derzeit gebräuchliche Tetracyclinderivate zur intravenösen Anwendung (Serum- u. Urinspiegel). Med. Klin. *67*, 1632 (1972).

Dokumente zu Bactrim Roche. Chemotherapy *14*, Suppl., 1 (1969).

Gayer, J.: Die Therapie der Pyelonephritis. Dtsch. med. Wschr. *102*, 834 (1977).

Gritz, K., Naumann, P.: Klinische Erfahrungen bei der Behandlung von Pyocyaneus-Infektionen der Harnwege mit Carbenicillin. Arzneimittel-Forsch. *19*, 1237 (1969).

Hitchings, G. H.: Species differences among dihydrofolate reductases as a basis for chemotherapy. Postgrad. med. J. *45*, Suppl., 7 (1969).

Jackson, G. G., Arcieri, G.: Ototoxicity of Gentamicin in Man: A survey and controlled analysis of clinical experience in the United States. J. Infect. Dis. *124*, Suppl., 130 (1971).

Knothe, H.: Antibakterielle Wirksamkeit zweier Trimethoprim-Sulfonamid-Kombinationen. Chemotherapy *22*, 62 (1976).

Koch, U. J., Schumann, K. P., Küchler, R., Kewitz, H.: Efficacy of Trimethoprim, Sulfamethoxazole and the Combination of Both in Acut Urinary Tract Infection. Chemotherapy *19*, 314 (1973).

Kunz, H. H., Sieberth, H. G., Freiberg, J., Pulverer, G., Schneider, F. J.: Zur Bedeutung der Blasenpunktion für den sicheren Nachweis einer Bakteriurie. Dtsch. med. Wschr. *100*, 2252 (1975).

Lebeck, G.: Wesen und Bedeutung der infektiösen Resistenz. Dtsch. med. J. *23*, 3 (1972).

Linzenmeier, G., Neussel, H.: Die Kombination Sulfamethoxazol-Trimethoprim in vitro. Zbl. Bakt. Hyg. I., Abt. Orig. A *221*, 511 (1972).

Lode, H., Kemmerich, B., Koeppe, P., Langmaack, H.: Vergleichende Pharmakokinetik und klinische Erfahrungen mit einem neuen Aminoglykosid-Derivat: Sisomicin. Dtsch. med. Wschr. *100*, 2144 (1975).

Lode, H., Gruner, K., Koeppe, P., Langmaack, H.: Pharmakokinetik und klinische Erfahrungen mit Amikacin. Dtsch. med. Wschr. *101*, 1312 (1976).

Lode, H., Niestrath, K., Koeppe, P., Langmaack, H.: Pharmakokinetik und klinische Erfahrungen mit zwei neuen Penicillinen: Azlocillin und Mezlocillin. Verh. dtsch. Ges. Inn. Med. *83*, 1704 (1977), Wiesbaden.

Loew, H., Losse, H.: Neuere Aspekte der chronischen Pyelonephritis. Dtsch. Ärzteblatt *1975*, 333.

Logan, T. B., Prazma, J., Thomas, W. G., Fischer, N. D.: Tobramycin Ototoxizity. Arch. Otolaryngol. *99*, 190 (1974).

Murray, M. J., Kronenberg, R.: Pulmonary reactions simulating cardiac pulmonary edema caused by Nitrofurantoin. New Engl. J. Med. *273*, 1185 (1965).

Ritzerfeld, W.: Bakteriologische Grundlagen der antibakteriellen Chemotherapie der Pyelonephritis. Therapiewoche *24*, 2, 113 (1974).

Schassen, H.-H.: Die antimikrobielle Wirksamkeit von Sisomicin. Infection *4*, 35 (1976).

Tobramycin-Symposion: Z. Klin. Therap. Infekt. *1975*, Suppl. 1.

Weber, E., Gundert-Remy, U., Hahn, K.-J., Nebel, G., Schaumann, E., Walter, E.: Nebenwirkungen und Gefahren bei der Anwendung antiinfektiöser Medikamente. Dtsch. med. J. *23*, 266 (1972).

Auflösung und Verhütung von Nierensteinen

R. Nagel und H. Marquardt

Die Steinhäufigkeit ist heute fast so groß wie die Diabeteshäufigkeit, aber Harnsteine treten meist schon zwischen dem 25. und 40. Lebensjahr auf und neigen in einem erheblichen Prozentsatz zu Rezidiven.

Eine medikamentöse Auflösung ist nur bei den *Harnsäuresteinen* und den extrem seltenen Cystinsteinen möglich. Bei den anderen Steinarten können Rezidive nur durch eine angemessene Lebensführung und Ernährung vermieden werden.

I. Pathogenese der Nierensteinbildung

Unter bestimmten Bedingungen entstehen im Harn aus organischen Säuren oder aus Salzen Mikrolithe, die ohne weiteres ausgeschwemmt werden können. Durch Einschluß größerer Kristalle und Aggregation kann es dann, z. B. infolge Übersättigung des Harnes, zur Bildung von Makrolithen, also Harnsteinen, kommen, die nicht mehr ausgeschwemmt werden können. Übersättigung und Instabilität des Harnes kann durch Mehrausscheidung steinbildender Substanzen, wie Calcium, Harnsäure, Cystin bzw. durch Veränderung des Urin-pH, zustande kommen.

Harnsäure und Cystin fallen im sauren Milieu aus, Calciumphosphate im alkalischen.

Daraus ergibt sich bereits ein therapeutisches und prophylaktisches Prinzip: bei Harnsäure und Cystinsteinen muß der Urin alkalisiert, bei Phosphatsteinen dagegen angesäuert werden.

Oxalatsteine, die etwa 60% ausmachen, lassen sich medikamentös nicht auflösen. Bei den selteneren Phosphatsteinen ist die Situation nicht wesentlich besser.

Die Ursache der Harnsteinentstehung kann in prärenalen, renalen oder postrenalen Erkrankungen zu finden sein.

1. Primärer Hyperparathyreoidismus
2. Störungen des Purinstoffwechsels (Gicht)
3. Osteolytische Prozesse (Immobilisation)
4. Proliferative Prozesse u. a.

Abb. 44. Prärenale Faktoren

Abb. 45. Renale Faktoren

> 1. Tubuläre Hyperacidogenese (sog. „Säurestarre")
> 2. Idiopathische Hypercalcurie u. a.

Abb. 46. Postrenale Faktoren

> 1. Harnabfluß-Störungen
> 2. Infekte

II. Orale medikamentöse Auflösung von Harnsäuresteinen

Mit oraler Therapie lassen sich Harnsäurekonkremente auflösen, die heute bei 20% der Steinleidenden vorliegen. Die *Harnsäuresteinbildung* beruht entweder auf einer zu hohen Harnsäurekonzentration oder auf einer zu geringen Löslichkeit infolge niedrigen pH-Wertes im Harn. Da Harnsäure im sauren Milieu schwer und im alkalischen Urin leichter löslich ist, verbessern Substanzen, die den Urin alkalisieren, die Löslichkeit von Harnsäure so stark, daß Harnsäuresteine aufgelöst werden können.

Bei der Therapie muß allerdings berücksichtigt werden, daß die Löslichkeit der Phosphate bei einer Alkalisierung des Harnes abnimmt und eine Ausfällung von Phosphaten stattfinden kann, sofern der Harn zu stark alkalisiert wird. Aus diesem Grunde muß bei der längerfristigen Behandlung von Harnsäurekonkrementen das pH des Urins zwischen 6,2 und 6,8 liegen und darf nicht über 7 ansteigen.

A. Uralyt®-U

Zur Neutralisierung des Harnes bei Harnsäurekonkrementen wird ein *Kalium-Natrium-Citrat-Gemisch* in Form eines Granulates (Uralyt®-U) in einer Dosis von 2–3 x 1 Meßlöffel (à 2,5 g) pro Tag genommen, entsprechend dem mit Spezialindikatorpapier der Firma Merck dreimal am Tag gemessenen Urin-pH. Diese Urin-pH-Kurve und das Spezialindikatorpapier sind ebenso wie der Meßlöffel der Medikamentenpackung von Uralyt®-U beigefügt (Abb. 47).

Kontraindikationen dieser Therapie sind Mischsteine mit Phosphat bei neutralem oder alkalischem Harnmilieu sowie eine massive Harnwegsinfektion.

B. Allopurinol

Bei der Harnsäuresteinauflösung wird die Harnsäureentstehung vermindert, indem durch Allopurinol (Zyloric®, Foligan®) die Xanthinoxydase gehemmt wird. Bei einer Dosierung von 200–400 mg/Tag wird weniger Xanthin zu Harnsäure oxydiert und somit die Harn-

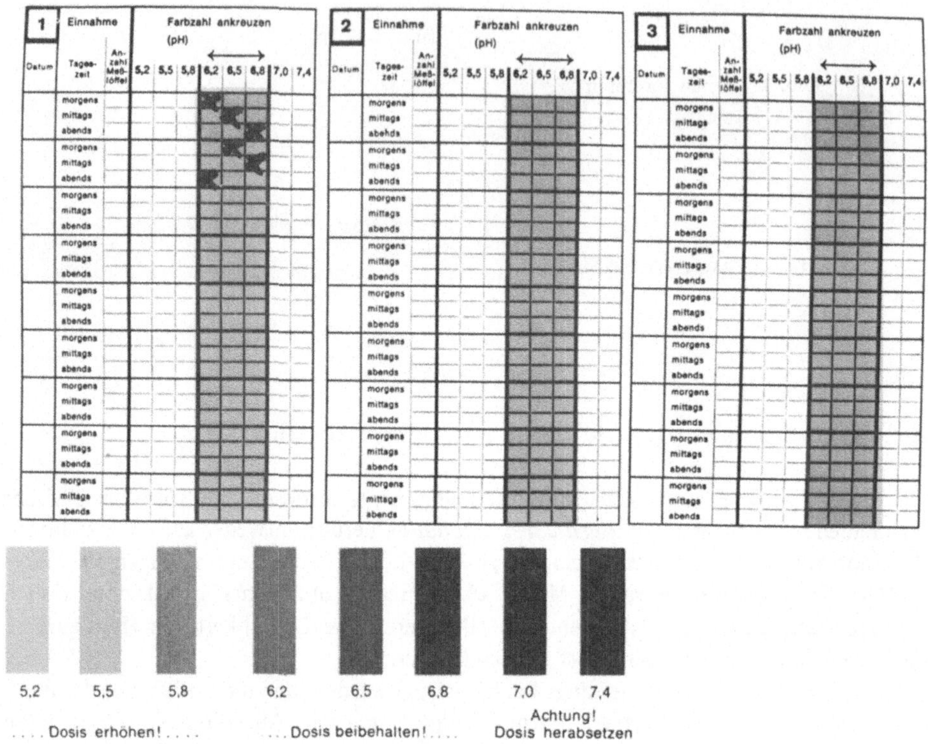

Abb. 47. Tägliche Kontrolle des Harn-pH-Wertes

1. Urin-pH (3 × täglich)	6.2–6.8	(Spezialindikatorpapier „MERCK") (Kontrolltabelle)
2. Medikament	a) Uralyt®-U:	2–3 × 1 Messlöffel à 2,5 g
	b) Allopurinol:	200–400 mg/die (Zyloric®, Foligan®, u. a.)
3. Infekt	Harnkultur	
4. Getränke	Fachinger, Fruchtsäfte	
5. Diät	Purinarme Kost	

Abb. 48. Harnsäure-Stein

säureausscheidung im Harn vermindert. Anstelle von Harnsäure wird im Urin dann das weitaus besser lösliche Hypoxanthin ausgeschieden.

Diese Therapie sollte mindestens ein Vierteljahr nach Auflösung eines Harnsteines oder Operation eines obstruierenden Harnsäure-Harnleitersteines durchgeführt werden und muß dann wieder aufgenommen werden, wenn Urinkontrollen erneute stark saure pH-Werte um 5,5 ergeben (Abb. 48). Ganz wesentlich sind langfristige Kontrolluntersuchungen der Patienten, da es sich bei der Harnsäuresteinbildung um ein Stoffwechselleiden handelt.

220

III. Prophylaxe bei Phosphat- und Oxalatsteinen

Eine Steinprophylaxe setzt eine genaue Analyse des operativ entfernten oder spontan ab-
gegangenen Steines voraus. Daneben sind vor allem die Bestimmung von Calcium, Phos-
phor, Harnsäure, Magnesium im Blut und Urin sowie die Bestimmung des Urin-pH und die
bakteriologische Untersuchung des Urins erforderlich.

Die Verhütung der Steinbildung basiert bei den noch nicht genannten Phosphat- und
Oxalatsteinen auf *allgemeinen* und *speziellen* Maßnahmen.

A. Allgemeine Maßnahmen

1. Ausreichende körperliche Bewegung
2. Reichlich Flüssigkeit (Diurese: 1,5–2,0 l/24 Std)
3. Infektbehandlung
4. Urin-pH, täglich kontrollieren
5. gemischte Kost mit wenig Milch und Milchprodukten
6. Harnabflußstauung beseitigen

Abb. 49. Allgemeine Maßnahmen

B. Spezielle Maßnahmen bei Phosphat- und Calciumoxalatsteinen

1. Phosphatsteine (Magnesium-Ammonium-Phosphatsteine)

Die Auflösung von Phosphatkonkrementen gelingt nur in statu nascendi.

Die Prophylaxe nach Operation oder Steinabgang hat im wesentlichen drei Faktoren
zu berücksichtigen:

— Bekämpfung des Harninfektes,
— Harnansäuerung,
— orale Verabreichung von Aluminiumgel.

a) Infektbekämpfung

Wichtigste medikamentöse Maßnahme ist die gezielte Infektbekämpfung durch Antibiotica, da sie eine der Ursachen der Steinbildung, den Infekt, beseitigt. Tetracycline dürfen
oral nicht mit Aluminiumhydroxid zusammen gegeben werden, weil sich schlecht lösliche
und nicht-resorbierbare Komplexe bilden.

b) Ammoniumchlorid

Durch *Harnsäuerung* soll das Harn-pH in den sauren Bereich verschoben werden, in dem Phosphate gut löslich sind und nicht ausfallen. Dazu eignet sich medikamentös unter ständiger Urin-pH-Kontrolle z. B. Ammoniumchlorid (Mixtura solvens, Extin®). Der Harn soll auf Werte unter 6,0 angesäuert werden. Dies gelingt meistens durch eine Dosierung von 3–4 x 2–3 Mixtura solvens Compretten® oder 3–4 x 2–4 Tabletten Extin®.

c) Aluminiumhydroxid

Die *Senkung der renalen Phosphatausscheidung* wird durch orale Gaben von Aluminiumhydroxid (Aludrox®) erreicht. Dabei werden die leicht löslichen Nahrungsphosphate gebunden und ihre intestinale Resorption verringert. Während in der Regel Phosphat zu 80% renal und zu 20% intestinal ausgeschieden wird, kehrt sich dieses Verhältnis unter Aluminiumhydroxid um. Wichtig ist dabei eine ausreichend hohe Dosierung von täglich ca. 20 Tabletten Aludrox®. Die geforderten Maßnahmen verlangen vom Patienten eine erhebliche Disziplin, um eine effiziente Steinbehandlung bzw. Steinrezidivprophylaxe zu erreichen (Abb. 50).

1. Urin-pH	< 6,0 (Indikatorpapier)	
2. Medikament	a) Mixtura Solvens (3–4 x tgl. 2–3 Compretten)	
	b) Extin® (3–4 x tgl. 2–4 Tabletten)	
	c) Aludrox® (20 Tabletten/Tag)	
3. Infekt	Harnkultur	
4. Flüssigkeit	Säuerlinge	
	Pils	
5. Diät	wenig Milchprodukte	
	wenig Zitrusfrüchte	

Abb. 50. Phosphatsteine (Mg-NH$_4$-Phosphat)

2. Oxalatsteine

Eine Auflösung der Oxalatsteine (60% aller Steine) ist heute noch nicht möglich. Durch eine langfristige Kontrolle der Patienten, unter Berücksichtigung verschiedener Stoffwechselfaktoren, wie primären Hyperparathyreoidismus, familiärer Hyperoxalurie u. a. Erkrankungen, ist jedoch eine Rezidivprophylaxe durchaus möglich. Gerade für diese Steine gilt, daß formalgenetische Faktoren stark in den Vordergrund der Verhütung von Rezidivsteinen rücken.

Zu den prädisponierenden Stoffwechselstörungen gehören:

— Die *Hypercalcurie*, die bei etwa 25—30% der Calcium-Oxalatsteinträger besteht. Zwar kommt es nicht bei jeder Hypercalcurie zur Steinbildung, es handelt sich bei dieser Stoffwechselstörung jedoch um einen erheblichen Risikofaktor.
— Bei *Hypomagnesurie* ist die Löslichkeit von Calcium-Oxalat so stark reduziert, daß es zur Steinbildung kommen kann. Deshalb sollte auch der Urin auf die Ausscheidung von Magnesium untersucht werden.
— Der *Hyperurikämie* und der *Hyperurikosurie* wird in der Oxalatsteingenese ebenfalls eine gewisse Bedeutung beigemessen, da ein erhöhter Harnsäurespiegel die Ausfällungstendenz von Calcium-Oxalat in vitro steigert und es zur sog. heterogenen Nucleation (Epitaxie) kommen kann. Die Harnsäure im Serum sollte aus diesem Grunde in 4 bis 6wöchentlichen Abständen kontrolliert werden.
— Die Bedeutung einer *Hyperoxalurie* ist noch nicht ganz abzusehen, wobei zu bemerken ist, daß die Bestimmung der Oxalsäure im Urin schwierig und mit einer hohen Fehlerbreite belastet ist.

Die genannten vier Teilfaktoren haben eine unterschiedlich bewertete Bedeutung in der Oxalatsteingenese. Sie lassen sich zumindest zum Teil gezielt medikamentös behandeln.

Diagnose (Calcium-Oxalat)

1. Hypercalcurie	$Ca^{++} > 250$—300 mg/24 Std bei üblicher gemischter Ernährung
2. Hypomagnesiurie	$Mg^{++} < 106 \pm 25$ mg/24 Std bei üblicher gemischter Ernährung
3. Hyperurikämie	Männer: $> 6{,}9$ mg% Frauen: $> 6{,}5$ mg%
4. Hyperurikosurie	> 500—1000 mg/24 Std bei üblicher gemischter Ernährung

Therapie

1. Hypercalcurie	a) Orthophosphat: 1,5—2,5 g/Tag (z. B. Reducto®) b) Hydrochlorothiacid: 25—100 mg/Tag
2. Hypomagnesiurie	Magnesium: 3 x 2—4 Tbl. à 330 mg (z. B. Biomagnesin®)
3. Hyperurikämie	Allopurinol: 200—400 mg/Tag (z. B. Bleminol®, Zyloric®, Foligan®)
4. Flüssigkeit	1 1/2—2 l Urinausscheidung/24 Std
5. Diät	wenig Milch und Milchprodukte wenig Obst (-Säfte)

Abb. 51. Oxalatsteine

a) Orthophosphat (Reducto®)

Die *Hypercalcurie* ist durch Orthophosphat (Natrium-Kalium-Phosphat, 962 mg/Drag.),
z. B. Reducto®, in Dosen von 1,5–2,5 g/Tag zu senken. In dieser Dosierung führt das
Orthophosphat zu einer Reduzierung der Calciumexkretion im Urin und zu einem Anstieg
der renalen Ausscheidung von Pyrophosphat, einem Lösungsvermittler. Es muß jedoch bei
dieser Behandlung darauf geachtet werden, daß *kein* Harnwegsinfekt vorliegt, da es sonst
zur Phosphatsteinbildung kommen kann.

b) Diuretica

Thiacide werden in jüngster Zeit in einer langsam steigenden Dosis von z. B. 25–100 mg/
Tag Hydrochlorothiacid (Esidrix®) empfohlen, da sie zu einer *verminderten Calcium-*
und *erhöhten Magnesiumausscheidung* im Urin führen. Nach neueren Forschungen besteht
sogar die Möglichkeit, daß die Oxalatausscheidung im Urin ebenfalls gehemmt wird. Bei
dieser Medikation ist jedoch zu beachten, daß sie zur Hyperurikämie und Glucosetoleranz-
verminderung führen kann, und es ist Vorsicht geboten bei Diabetes- und Herzglykosid-
behandlung wegen einer möglichen Hypokaliämie, so daß entsprechende Kontrolluntersuchungen (Serumelektrolyte, Blutzucker u. a.) regelmäßig erfolgen müssen.

c) Magnesium (Biomagnesin®)

Die *Hypomagnesiurie* bei Calcium-Oxalatstein-Patienten, die eine normale Calciumaus-
scheidung im Urin haben, kann durch orale Gaben von Magnesium (Biomagnesin®) in
einer Dosierung von 3 x 2–4 Tabletten á 330 mg/Tag ausgeglichen werden, um dadurch
eine bessere Lösungsvermittlung zu erreichen.

d) Allopurinol

Bei der *Hyperurikämie* bzw. *Hyperurikosurie* gibt man Allopurinol in einer Dosierung von
200 bis 400 mg/Tag. Unter dieser Dosierung kommt es zu einer signifikanten Reduzierung
der Harnsäure im Serum und Urin.

Ganz wesentlich ist eine ausreichende *Flüssigkeitszufuhr*, die zu entsprechenden Harn-
mengen von mindestens 1,5 bis 2 l in 24 Stunden führt.

Diätetisch sollten Milch und Milchprodukte sowie Fruchtsäfte und stark oxalsäure-
haltige Nahrungsmittel (Obst, Gemüse) eingeschränkt werden, wenn eine Hypercalcurie
vorliegt, obgleich eine rigorose diätetische Behandlung kaum von den Patienten durchgehalten wird und in der Harnsteinprophylaxe sicher nur eine untergeordnete Rolle spielt.

Entscheidend ist bei jeder Harnsteinrezidivprophylaxe, daß man die Zusammensetzung
des Steines kennt und die Patienten dann, wie z. B. Patienten mit einem Diabetes, einer
permanenten Kontrolle und Überwachung unterzogen werden.

Bei Beachtung der genannten Faktoren ist es heute, trotz noch sehr lückenhafter
Kenntnisse über die Kausalgenese, möglich, einige Steine aufzulösen und bei anderen
Risikofaktoren auszuschalten, um dadurch eine Senkung der Rezidivquote beim Harn-
steinleiden zu erreichen.

224

Literatur

Bastian, H.P., Brühl, P.: Rezidivprophylaxe beim Harnsteinleiden Münch. med. Wschr. *115*, 2079 (1973).

Fleisch, H., Bisaz, S.: Pathophysiologie der Urolithiasis. Z. Urol. *59*, 785 (1966).

Gerke, P., Terhorst, B.: Renale Elektrolytveränderungen durch Allopurinol. Urologe A, *13*, 166 (1974).

Hautmann, R., Hering, J., Terhorst, B., Lutzeyer, W.: Neue Gesichtspunkte in der Behandlung des Oxalatsteinleidens. Urologe A, *15*, 148 (1976).

May, P., Straube, W.: Pathogenese und Klinik der Harnsteine III. In: Fortschritte Urol. u. Nephrol. Darmstadt, Steinkopff: 1975.

Pak, C. Y. C., Delen, C. S., Bartter, F. C.: Successful treatment of recurrent nephrolithiasis (Calcium stones) with Cellulose phosphate. New Engl. J. Med. *290*, 175 (1974).

Schwille, P. O.: Überblick zur symptomorientierten Prophylaxe der Urolithiasis. Therapiewoche *26*, 5900 (1976).

Yendt, E. R., Cohanim, M.: The Management of Patients with Calcium Stones. Brit. J. Urol. *48*, 507 (1976).

Behandlung von Schlafstörungen

H. Coper

I. Ursachen von Schlafstörungen

Schlafstörungen sind weder eine selbständige Krankheit noch eine nosologische Einheit und stellen primär kein pharmakotherapeutisches, sondern ein diagnostisches bzw. differentialdiagnostisches Problem dar. Ihre Ursachen und Ausdrucksformen sind bekanntlich sehr verschieden. So können hirnorganische Veränderungen z. B. nach Encephalitis direkt mit einer Beeinträchtigung der Schlaf-Wachregulation verknüpft sein. Für die endogene Depression ist Schlaflosigkeit geradezu ein Kardinalsymptom. Mittelbar können Schlafstörungen Folge nächtlich auftretender Schmerzen sein, wie beispielsweise die charakteristischen Parästhesien beim Karpal-Tunnel-Syndrom oder das mit nächtlichen Muskelkrämpfen einhergehende Krampus-Syndrom. Auch eine einfache Herzinsuffizienz kann speziell beim älteren Menschen der Grund für schlechten Schlaf sein. Nicht selten sinkt bei Hypertonikern der Blutdruck während der Nacht bzw. am frühen Morgen ab, da zu diesem Zeitpunkt der trophotrop-cholinerge Anteil des vegetativen Systems gegenüber dem ergotrop-adrenergen überwiegt. Das durch die relative Hypoxie im ZNS ausgelöste Aufwachen und eventuelle Umherwandern können sogar als eine sinnvolle Notfallreaktion des Organismus angesehen werden, z. B. um ein weiteres Absinken des Blutdruckes zu verhindern.

Das therapeutische Prinzip zur Beseitigung von Schlafstörungen wird daher in vielen Fällen nicht symptomgerichtet sein, so daß Schlafmittel keineswegs immer das adäquate Behandlungsinstrumentarium darstellen.

Voraussetzung für eine sinnvolle Therapie von Schlafstörungen ist eine eingehende Analyse des Schlafverhaltens nach Einschlafzeit, Schlaflänge, individuellem Schlafrhythmus, Häufigkeit der Schlafunterbrechungen usw. Die Angaben darüber sind bekanntlich recht subjektiv und in der Praxis nur schwer zu überprüfen, müssen aber für die Bewertung des Therapieerfolges registriert werden.

Die meisten Schlafstörungen gehen auf unspezifische Ursachen endogener, exogener oder auch reaktiver Art zurück, wobei sie durch so verschiedene — sicher nicht gleichgewichtige — Faktoren wie Lärm, Wetter, psychische Belastung oder soziale Bedingungen ausgelöst sein können. Die Zahl der Personen, die davon betroffen sind, ist seit dem Ende des II. Weltkrieges in allen Industrienationen enorm angestiegen. In diesem Zusammenhang ist es aber bemerkenswert, daß viele Menschen, die sich als schlafgestört empfinden, in psychologischen Testuntersuchungen überdurchschnittlich häufig emotional unausgeglichen, ängstlich und unsicher sind. Außerdem äußern sie vielfach funktionelle Beschwerden (Strauch, 1975).

II. Schlafmittelverbrauch

Die Reaktion auf diesen allgemein bekannten und unstrittigen Sachverhalt ist in den einzelnen Ländern unabhängig von der kulturhistorischen Entwicklung und dem politischen System nahezu gleich und äußert sich in einem von Jahr zu Jahr immer größeren Verbrauch von Schlaf- und Beruhigungsmitteln.

In der ČSSR hat sich die Verschreibung von Barbituraten von 1958–1965 verdoppelt (Vondracek et al., 1968). In Australien entfielen 1966 13,2% aller Rezepte auf Schlafmittel, 1962 waren es noch 8,8%. Dieser Zuwachs bedeutet eine Verdoppelung des Schlafmittelverbrauches (Oswald, 1968). 1968 wurden im Rahmen des National Health Service in Großbritannien 24,7 Mio. Rezepte für Barbiturate und 5,5 Mio. für nicht-barbiturathaltige Hypnotica ausgestellt (Bayer, 1973). In den USA stieg der legale Umsatz in den Jahren 1965–1972 allein an methaqualonhaltigen Arzneimitteln um 400%, und die Kurve führt weiter aufwärts (Stille, 1976). Um einen Überblick über das Ausmaß des chronischen Gebrauchs von bromhaltigen Schlafmitteln zu gewinnen, wurde 1973/74 von jedem neu aufgenommenen poliklinischen und stationären Patienten zweier psychiatrischer Kliniken (Berlin und Göttingen) Bromid im Serum bestimmt. Erschreckend ist der Abusus vor allem bei Frauen. Über 10% der Patientinnen aus der unausgelesenen Poliklinik-Stichprobe zeigten deutlich erhöhte Serum-Bromid-Konzentrationen (Müller-Oerlinghausen et al., 1975). Selbst in einer betriebsärztlichen Untersuchungsstelle hatten 3% der Mitarbeiter Bromid im Blut (Poser et al., 1974). Noch stärker ist der Verbrauch von Beruhigungsmitteln vom Typ der Tranquilizer gestiegen. Von Januar bis März 1967 entfielen in den USA von den 7 Arzneimitteln mit dem höchsten Umsatz allein 3 auf Ataraktika. 1968 wurden in Großbritannien 12,7 Mio. Verschreibungen für Benzodiazepine vorgenommen (Bayer, 1973), in der Bundesrepublik im gleichen Jahr (Peters u. Seidel, 1970) ca. 500000 Packungen Diazepam aller Größen pro Monat hergestellt (weitere Angaben lassen sich aus dem Report des European Public Health Committee entnehmen). Ohne Zweifel haben die Verschreibungsgewohnheiten der Ärzte diese Entwicklung begünstigt und ihr keinen Einhalt geboten.

A.D. Clift (1972) verfolgte die Verschreibung von Schlafmitteln an 152 Patienten über ein Jahr. 50 Patienten erhielten Schlafmittel aufgrund ihrer eigenen freien Entscheidung. Die restlichen 102 Patienten wurden eingehend ermahnt, den Gebrauch von Schlafmitteln, wenn irgend möglich, einzuschränken. Nach einem Jahr nahmen in der ersten Gruppe 32% Schlafmittel, in der zweiten Gruppe lediglich 8%. Von Zerssen et al. (1968) verglichen in drei psychiatrischen Institutionen die Anzahl der in der Klinik verbrachten Nächte, in denen Patienten Schlafmittel erhielten. In der einen Klinik waren es bei einer Liegedauer von 54 Tagen 3,5%, in der zweiten im gleichen Zeitraum 11,9% und in der dritten bei einer Liegedauer von 39 Tagen sogar 44,9%.

Bochnik (1975) stellte in einer multizentrischen Studie mit Internisten, Nervenärzten und Allgemeinpraktikern fest, daß 31% aller Patienten Schlafmittelrezepte erhielten und 41% wurden Sedativa verschrieben. Bochnik hat diese Verschreibungsgewohnheiten näher analysiert und unter anderem festgestellt:

Schlafmittel wurden besonders häufig für Frauen verordnet, die älter waren als 53 Jahre und eine auffällige Primärpersönlichkeit aufwiesen. Sie hatten Konflikte und Sorgen besonders in Ehe und Familie, neigten dazu, Sozialleistungen auszunutzen, waren unvernünftig in ihrer Einstellung zu Medikamenten und wurden vom Arzt als schwierig empfunden. Signifikant seltener war die Schlafmittelverordnung bei jüngeren Männern, die schnell ihre Krankheit überwinden wollten, den Arzt nur bei ernstem Anlaß aufsuchten und gegenüber Medikamenten eine vernünftige Einstellung hatten.

In einer Untersuchung von Kaufman et al. (1972) sind einige Gründe für die häufige Verschreibung von Tranquilizern klar dargelegt. Viele Patienten wünschen eine derartige Verordnung, und der Arzt gibt ihrem Verlangen nach. Außerdem glauben besonders stark beschäftigte Ärzte, durch Aushändigung eines Rezeptes ihr Gespräch mit dem Patienten abkürzen oder der näheren Analyse der Beschwerden und der Lebensprobleme der Patienten ausweichen zu können.

Aus derartigen Untersuchungen ergeben sich folgende, in den nächsten Abschnitten behandelte Fragen:

1. Unter welchen Voraussetzungen sind Hypnotica oder Tranquilizer zur „Behebung von Schlafstörungen" geeignet?
2. An welchen Kriterien kann die therapeutische Wirksamkeit von Beruhigungsmitteln gemessen werden?
3. Sind Schlaf- und Beruhigungsmittel so harmlos, daß sie in dem geschilderten Umfang ohne Risiko eingenommen werden können?

III. Indikationen für Schlafmittel

Selbstverständlich dürfen Schlafstörungen als Symptom einer primär nicht zentralbedingten Erkrankung wie Herzinsuffizienz, Kreislaufregulationsstörung etc. oder auch Schmerzen nicht mit Sedativa oder Hypnotica, sondern müssen durch eine auf das Grundleiden gerichtete Therapie behandelt werden.

Negative Begleiteffekte des technischen Fortschritts, für die Schlafstörungen ein Beispiel sind, können medikamentös überhaupt nicht beseitigt werden. Leider wird bei den Patienten immer wieder mehr oder weniger unbewußt die Hoffnung genährt, Schwierigkeiten im Leben, die sich als Krankheitssymptome darstellen, lassen sich mit Hilfe von Tabletten überwinden. Zweifellos können mit Schlaf- und Beruhigungsmitteln subjektiv häufig als quälend empfundene Schlaflosigkeit, die durch Überforderung, dauernde Spannung oder andere psychische Belastungen reaktiv entstehen, vorübergehend verdrängt werden. Doch wird zu wenig berücksichtigt, daß sich die Grundsituation der Betroffenen durch Einnahme von Medikamenten meist überhaupt nicht ändert, sie vielmehr zum Dauerkonsum verführt werden, der sich nicht verantworten läßt.

Andererseits ist es unsinnig, das Nichtverwenden von Sedativa zum Prinzip zu machen. Es gibt genügend Indikationen, bei denen es geraten ist, Patienten aus aktuellem Anlaß mit Hilfe entsprechender Arzneimittel zu beruhigen oder ihnen einen ungestörten Nachtschlaf zu verschaffen, z. B. bei Schlaflosigkeit

— in ungewohnter Umgebung, z. B. erste Nacht im Hotel, Krankenhaus, Schlafwagen;
— durch angespannte geistige Tätigkeit bis zum Schlafengehen;
— durch abendliche Aufregung oder Streit;
— durch Erlebnisse, die den Betreffenden noch stundenlang beschäftigen;
— durch psychische Belastung wegen schwerer Krankheit;
— durch Erwartungsangst, z. B. vor Operationen oder anderen schwerwiegenden Ereignissen;
— nach langen Flugreisen mit wesentlicher Zeitverschiebung.

Darüber hinaus ist es in bestimmten Fällen sicher auch berechtigt, wenn nicht sogar erforderlich, im Rahmen eines klaren Therapieplanes für eine begrenzte Zeit Schlaf- oder Beruhigungsmittel zu verordnen. Ohne einen solchen Therapieplan sollte die Verabreichung derartiger Medikamente auf 1 bis 2 Wochen beschränkt werden. Bei intermittierenden Schlafstörungen sollte die Einnahmehäufigkeit 4 bis 6 Nächte pro Monat nicht überschreiten.

Daher dürfen Schlafmittel nicht in Großpackungen verordnet werden, obwohl diese preisgünstiger sind.

IV. Kriterien für die Wirksamkeit von Schlafmitteln

Die klassischen Schlafmittel (Barbiturate, Harnstoffderivate, Piperidinverbindungen usw.) führen proportional zur Höhe der Dosis, zur Sedierung, zum Schlaf, zum Bewußtseinsverlust, zur Narkose, zum Koma und in den Tod durch Atemlähmung. Tranquilizer haben dagegen 3 therapeutisch ausnutzbare Wirkungen, die sich bei Schlafstörungen gegenseitig ergänzen, die Anxiolyse, die sedative Wirkung und die zentrale Muskelrelaxation. Ihre therapeutische Breite ist in der Regel wesentlich größer als die der herkömmlichen Schlafmittel, das Vergiftungspotential somit geringer. Narkosen und Koma treten in Dosen, die oral eingenommen werden können, bei den meisten Menschen nicht auf. Die Tranquillantien können jedoch die Wirkung von Schlafmitteln, Narkotica, Opiaten und Alkohol so wesentlich verstärken, daß eine gleichzeitige Anwendung erhebliche Gefahren mit sich bringt.

Die einzelnen Wirkqualitäten können tierexperimentell relativ leicht nachgewiesen und gemessen werden. Da jedoch ein sicherer sedativer und hypnotischer Effekt allein noch kein ausreichender Maßstab für ein gutes Beruhigungs- bzw. Schlafmittel sein kann, müssen auch seine unerwünschten Wirkungen aufgezeigt werden. Viele lassen sich am Tier nicht ohne weiteres feststellen. Schwierig ist es z. B., durch Tierversuche Aussagen über psychische Effekte, über „hang over", das Abhängigkeitspotential oder eine Inkompatibilität mit anderen Pharmaka zu machen. Tierexperimentell gewonnene Ergebnisse müssen daher am Menschen überprüft und ergänzt werden. Hierbei ergeben sich erhebliche methodische Probleme. Schon die Festlegung der richtigen Dosis eines Schlafmittels beim Menschen stößt auf große Schwierigkeiten, da die Reaktion auf Schlafmittel individuell sehr verschieden und vom Zustand des Patienten abhängig ist. Nicolis und Silvestri (1967) fanden bei 68 Patienten mit leichter Schlafstörung keinen Unterschied zwischen Placebo und 100 mg Phenobarbital. Bei schwereren Schlafstörungen dagegen waren 100 mg Phenobarbital dem Placebo deutlich überlegen. Überhaupt wird der wichtige, jedoch schwer formalisierbare und quantifizierbare Placeboeffekt häufig nicht genügend beachtet. Auch Schlafmittel können so unterdosiert sein, daß sie nicht mehr bewirken als ein Placebo. Darüber hinaus ist die Toleranzentwicklung gegenüber sedativ wirkenden Pharmaka zu berücksichtigen. Ein akut deutlich nachweisbarer Effekt kann schon nach wenigen Tagen verloren gehen und wird sich dann nicht mehr von dem eines Placebos unterscheiden.

Die Beurteilung der Wirksamkeit eines Beruhigungsmittels und die Abgrenzung von einem Placeboeffekt erfordern demzufolge eine kritische Einstellung, größere Erfahrung und Sachkunde.

V. Kosten und Risiken bei der Daueranwendung von Schlafmitteln

In der Bundesrepublik Deutschland werden zur Zeit ca. 20 verschiedene Barbiturate entweder als Einzelsubstanz oder als Kombinationspräparate angeboten. Es gibt über 50 verschiedene Präparate, die Carbromal und Bromisoval enthalten und ebenso viele methaqualonhaltige Medikamente. Die Kosten für eine wirksame Dosis schwanken für Hypnotica zwischen DM 0,15 und DM 1,15, für Tranquilizer zwischen DM 0,25 und DM 0,70. Die unterschiedliche Indikation als Beruhigungs-, Einschlaf- oder Durchschlafmittel erklärt die große Spannweite im Preis nicht. Arzneimittelkombinationen sind nicht teurer oder billiger als Einzelsubstanzen. Mischungen von sedativ wirkenden Pharmaka mit verschieden langer Halbwertszeit als Allzweckschlafmittel zu verwenden, ist reine Augenwischerei, zumal wenn die Einzelbestandteile unterhalb der effektiven Dosis liegen.

Nichtbarbiturathaltige Hypnotica, wie Pyrithyldion (Benedorm, Persedon®), Methyprylon (Noludar®), Glutethimid (Doriden®), Methaqualon und auch die noch zum Teil frei verkäuflichen Harnstoffderivate, haben prinzipiell die gleiche Wirkung wie Barbiturate (Coper, 1975). Die Begleitwirkungen sind keineswegs geringer. Eine pharmakologische Begründung für die Anwendung von Baldrian- und Hopfenpräparaten gibt es nicht, auch wenn ihnen seit langem sedative Eigenschaften zugeschrieben werden.

Alle Hypnotica führen zu meßbaren Veränderungen des Schlafrhythmus (REM-Anteil, Motorik, Muskeltonus). Die Normalisierung erfordert, zumal bei längerer Einnahme derartiger Medikamente, mehrere Wochen. Nach dauernder Verwendung hypnotisch wirkender Substanzen kommt es zu einer fortschreitenden Abnahme des Antriebs bis zum völligen Verlust von Eigeninitiative, zu einer Verlangsamung des Denkens und auch gefühlsmäßigen Abstumpfung. Darüber hinaus können Polyneuropathien, Sprachstörungen, Nystagmus und Ataxien auftreten. Alle Schlafmittel können zu psychischer, aber auch physischer Abhängigkeit führen. Da die Furcht vor Gewöhnung und eventuellen Nebenwirkungen recht groß ist, wechseln die Patienten häufig die Medikamente in der falschen Hoffnung, auf diese Weise Schaden zu vermeiden. Durch Bromide kann bei chronischer Anwendung zusätzlich ein Bromismus auftreten.

Die Benzodiazepine haben eine wesentlich größere therapeutische Breite als andere Schlafmittel. Von den Begleitwirkungen werden Obstipation, Harnverhaltung oder auch Störungen von Libido und Potenz als nachteilig empfunden. Bei ambulanter Therapie können die an sich erwünschten Wirkungen hinsichtlich Sedation und Muskelrelaxation bei der Berufsausübung oder im Straßenverkehr auch gefahrvoll sein. Zwar ist das Abhängigkeitspotential der Benzodiazepine relativ klein, aber infolge des Massenkonsums dieser Mittel ist die absolute Zahl von Abhängigen beachtlich. Darüber hinaus ist die Wechselwirkung von Pharmaka ein Problem, dessen Bedeutung ständig zunimmt. Da die Einnahme von Tabletten bei vielen Menschen zum normalen Leben gehört, kommt es immer häufiger zu nicht beabsichtigten Kombinationseffekten. Nicht nur der Alkohol wirkt synergistisch mit Tranquilizern und Schlafmitteln, auch gleichzeitige Gabe zentralwirksamer Pharmaka (Neuroleptica, Tranquilizer, Antidepressiva, Hypnotica, Analgetica, aber auch bestimmter Antihypertonica, Antihistaminica und damit zahlreicher Grippemittel) kann deren sedativen Effekt verstärken. Das Einnehmen von Schlaf- und Beruhigungsmitteln ist also keineswegs ohne Risiko.

Der Arzt besitzt in Anweisungen zur Lebensführung, in Hilfen zur Verarbeitung psychologischer und situativer Schwierigkeiten, in der Beratung bei sozialen Problemen und Beseitigung äußerer Störfaktoren ein so umfangreiches Therapieinstrumentarium, daß er für die Behandlung des Symptoms Schlaflosigkeit auf die Verordnung eines Schlafmittels häufig verzichten kann und sollte.

Literatur

Bayer, I.: The abuse of psychotropic crugs. Bull. Narcotics *25*, No. 3, 11 (1973).

Bochnik, H. J.: Zur Psychiatrie der Schlafstörungen. In: Der gestörte Schlaf (H. Kaiser, Hrsg.), S. 54. Deutscher Ärzte-Verlag, Ft-Nr. 15, 1975.

Clift, A. D.: Factors leading to dependence on hypnotic drugs. Brit. Med. J. 1972, 614.

Coper, H.: Die Pharmakologie der Schlafmittel. In: Der gestörte Schlaf (H. Kaiser, Hrsg.), S. 136. Deutscher Ärzte-Verlag, Ft-Nr. 15, 1975.

European Public Health Committee: Abuse of Medicines. Report by a working party. Council of Europe, European Public Health Committee, Strasbourg 1975.

Kaufman, A., Brickner, P. W., Varner, R., Mashburn, W.: Tranquilizer control. J. Amer. med. Ass. *221*, No. 13, 1504 (1972).

Müller-Oerlinghausen, B., Klingenfuss, B., Poser, S., Poser, W.: Bedeutung und klinisch-chemische Diagnostik des chronischen Abusus bromhaltiger Schlafmittel. Med. Klin. *70*, 1784 (1975).

Nicolis, F. B., Silvestri, L. G.: Hypnotic activity of placebo in relation to severity of insomnia: A quantitative evaluation. Clin. Pharmacol. Ther. *8*, 841 (1967).

Oswald, I.: Drugs and sleep. Pharmacol. Rev. *20*, 273 (1968).

Peters, U. H., Seidel, M.: Medikamentenmißbrauch und Sucht bei Diazepam. Arzneimittel-Forsch. *20*, 876 (1970).

Poser, W., Poser, S., Echternkamp, M.: Mißbrauch bromhaltiger Schlaf- und Beruhigungsmittel. Dtsch. med. Wschr. *99*, 2489 (1974).

Stille, G.: Methaqualon-Mißbrauch − ein ernstes Problem. Deutsches Ärzteblatt *14*, 959 (1976).

Strauch, I.: Psychologische und soziologische Ursachen von Schlafstörungen. In: Der gestörte Schlaf (H. Kaiser, Hrsg.), S. 29. Deutscher Ärzte-Verlag, Ft-Nr. 15, 1975.

Vondracek, V., Prokupek, J., Fischer, R., Ahrenbergova, M.: Recent patterns of addiction in Czechoslovakia. Brit. J. Psychiat. *114*, 285 (1968).

v. Zerssen, D., Stephan, E., Kaiser, I.: Der Schlafmittelmißbrauch und seine Verhütung. Der Nervenarzt *10*, 459 (1968).

Psychopharmaka in der Allgemeinpraxis

B. Müller-Oerlinghausen und E. Fähndrich

Von den Psychopharmaka sind für die Praxis nur die Neuroleptica, Antidepressiva, Tranquilizer und Hypnotica wichtig.

Diese Substanzen können in ihrer Wirkung nicht völlig voneinander getrennt werden. Sie wirken zwar schwerpunktmäßig, z. B. entweder antipsychotisch oder antriebssteigernd, aber viele Antidepressiva haben eben in hohen Dosen auch neuroleptische Wirkungen (sie sind ja auch aus Phenothiazinen entwickelt worden), andererseits sind Tranquilizer und Neuroleptica im weiteren Sinne auch antidepressiv wirksam.

1. Neuroleptica

a) Oral anwendbare Präparate

Es gibt bekanntlich starke (hochpotente) und schwache (niedrigpotente) Neuroleptica. Mit der Stärke oder Potenz ist nicht die Sedation gemeint, sondern die Intensität der antipsychotischen Wirkung, die im allgemeinen mit der Stärke der extrapyramidal-motorischen Nebenwirkungen, also vor allem dem sog. Parkinsonoid einhergeht (Beispiel: Haloperidol). Die niedrigpotenten oder „weichen" Neuroleptica zeichnen sich dagegen durch eine starke sedative Wirkung aus: man muß sie 20 bis 50mal höher dosieren, um vergleichbare antipsychotische Wirkungen zu erzielen, sie verursachen seltener ein Parkinsonoid oder Dyskinesien, besitzen dafür aber sehr viel stärkere vegetative Nebenwirkungen, d. h. sie verursachen z. B. hypotensive Störungen, Mundtrockenheit, Obstipation etc. (Beispiel: Neurocil®, Truxal®, Melleril®). Während z. B. Haloperidol bei akuter psychotischer Erregung eingesetzt wird, verwenden wir etwa das Neurocil® bei schweren Schlafstörungen sowohl schizophrener als depressiver Kranker. Dennoch ist wichtig sich klarzumachen, daß auch eine Substanz wie Neurocil® nicht eine Art von „Super-Sedativum" ist, sondern einen ganz anderen und wesentlich spezifischeren Angriffspunkt besitzt als Barbiturate.

Wegen der langen biologischen Halbwertszeit aller dieser Substanzen muß bei abendlicher Gabe am folgenden Tag noch mit orthostatischen Störungen gerechnet werden, insbesondere aber mit einer deutlichen und unter Umständen gefährlichen Potenzierung der Alkoholwirkung.

Für die *langfristige* Behandlung Schizophrener kommen vor allem die modernen Depot-Neuroleptica in Frage, die alle eher zur Gruppe der hochpotenten, wenig sedierenden Neuroleptica zu rechnen sind: die meisten werden intramuskulär im Ein- bis Zwei-Wochen-Abstand verabfolgt, z. B. Lyogen®, Dapotum® oder Imap®. Semap® ist die einzige Substanz, die oral in wöchentlichem Abstand gegeben werden kann; über die Zuverlässigkeit der Einnahme ("compliance") bei dieser Applikationsform ist ein endgültiges Urteil noch nicht möglich. An der einmal von der Klinik eingestellten Dosis sollte man möglichst nichts ändern, weil diese Präparate, wie andere Depot-Präparate auch, natürlich schlecht steuerbar sind. Bei Bedarf kombiniert man möglichst mit einem „weichen" Neurolepticum. Eine Dauermedikation mit zusätzlichen Anticholinergica, z. B. Akineton® als Antidot gegen das Parkinsonoid, sollte wenn möglich vermieden werden — sie ist in sehr vielen Fällen bei der Dauertherapie überflüssig.

c) Nebenwirkungen

Wer die Fortführung einer neuroleptischen Behandlung übernimmt, muß über die wichtigsten Nebenwirkungen informiert sein. Die *gefährlichsten* Nebenwirkungen sind einerseits die häufig auftretende sog. *Späthyperkinesie* und zum anderen die sehr seltene *Agranulocytose:* beide Komplikationen sind nach dem, was wir heute wissen, nicht vorhersagbar, obwohl gewisse Risikofaktoren bekannt sind.

Aufgrund der bekannten Nebenwirkungen, über die man, wenn irgend möglich, den Patienten oder dessen Angehörige, genau aufklären sollte, ist es erforderlich, bei einer neuroleptischen Langzeittherapie in sinnvollen und regelmäßigen Abständen zumindest Kontrollen des Blutbildes, der Leberfunktion, der Glucose-Toleranz sowie des EKGs durchzuführen. Ebenso wichtig sind die regelmäßige neurologische und psychiatrische Untersuchung.

Schwierig kann dabei vor allem die Unterscheidung der häufig angegebenen „inneren Unruhe" bei chronisch Schizophrenen von dem sehr quälenden Symptom der Akathisie sein. Die Unterscheidung ist wichtig, weil die Behandlung eine jeweils andere sein muß: im ersten Fall muß eventuell die Dosierung des Neurolepticums geändert oder ein anderes Präparat verwandt werden; die Akathisie reagiert häufig auf Valium®, nicht dagegen auf Anticholinergica; je nach den Umständen muß auch hier die Dosis des Neurolepticums geändert, d. h. gesenkt werden.

2. Antidepressiva

a) Indikationen und Gegenindikationen

Während die Anwendung von Neuroleptica in der Allgemeinpraxis wohl eher eine Seltenheit bleiben wird, ist bei den *Antidepressiva* eine andere Situation gegeben. Auf dem Gebiet der Antidepressiva entsteht nun leider zur Zeit erhebliche Verwirrung, weil immer mehr Firmen mit ständig neuen Substanzen hier um verlockende Marktanteile kämpfen.

Die Neuentwicklung von Antidepressiva ist an sich durchaus zu begrüßen, da die bisher verfügbaren Substanzen keineswegs optimal sind: sie besitzen häufig erhebliche, vor allem vegetative Nebenwirkungen und Risiken, und ihre globale Erfolgsquote ist im Durchschnitt etwa 70%, d. h. das Doppelte der Remissionsquoten, die man unter Placebo-Behandlung sieht. Dem Nicht-Facharzt ist sehr zu raten, sich zunächst an langbewährte, konventionelle Präparate zu halten, deren Wirkungsprofil, Nebenwirkungen und Risiken weitgehend bekannt sind. Auch bei den Antidepressiva gibt es regelhafte Wirkungszusammenhänge, insofern als z. B. die mehr dämpfenden Substanzen, also die vom sog. Amitriptylin-Typ, meist auch stärkere vegetative Nebenwirkungen verursachen, jedenfalls soweit es sich um Substanzen aus der Gruppe der tricyclischen Antidepressiva handelt.

Für die *stärker antriebssteigernden Substanzen* besteht in der allgemeinen Praxis, wie schon oben erwähnt, nur selten eine Indikation. Relative *Kontraindikationen* für tricyclische Antidepressiva sind: Glaukom, Prostatahypertrophie. Als absolute Kontraindikationen sollte man Harnverhalten und die Pylorusstenose ansehen. Akute Suicidalität ist immer ein Einweisungsgrund zur stationären Behandlung. Gerade durch die antriebssteigernde Komponente der Antidepressiva kann zudem das Suicidrisiko gefährlich erhöht werden.

Die antidepressive Behandlung muß in jedem Fall lange genug, d. h. bis zum Abklingen der depressiven Phase, durchgeführt werden. In keinem Fall sollten Antidepressiva abrupt abgesetzt werden, da dies zu erheblichen „Entzugserscheinungen" führen kann.

Über die Frage, wann und ob überhaupt eine Dauerbehandlung mit Antidepressiva indiziert ist, kann beim gegenwärtigen Stand unserer Kenntnisse noch nichts Abschließendes gesagt werden.

<u>b) Nebenwirkungen</u>

Die Nebenwirkungen der Antidepressiva sind bekanntlich zahlreich. Dabei ist ganz besonders und immer wieder auf das häufig verkannte anticholinergisch bedingte Delir hinzuweisen. Wichtig ist die Tatsache, daß insgesamt gerade die Standard-Antidepressiva toxikologisch ein wesentlich größeres Risiko darstellen, z. B. bei Einnahme in suicidaler Absicht, als die Neuroleptica, u. a. wegen der erheblichen Kardiotoxicität dieser Substanzen. In dieser Hinsicht sind die meisten der neueren, erst in den letzten Jahren auf den Markt gekommenen Präparate, wie etwa das Ludiomil®, Tolvin®, Alival®, unbedenklicher; sie sind andererseits keineswegs so breit erprobt und geprüft wie etwa Amitriptylin oder Imipramin. Außerdem sind sie etwa doppelt so teuer wie die Handelspräparate von Amitriptylin und Imipramin. In dieser Situation empfehlen wir deshalb dem Nicht-Facharzt, möglichst mit den schon länger bekannten Substanzen zu arbeiten, von diesen aber wiederum eher die stärker dämpfenden einzusetzen; das schließt nicht aus, daß in speziellen Fällen, z. B. bei sehr alten Patienten, bei Vorliegen eines Glaukoms, einer Prostatahypertrophie etc., auch einmal neuere Antidepressiva eine interessante und wichtige Alternative sein können.

3. Lithium

Zur Zeit dürfte bei phasisch verlaufenden Depressionen des unipolaren oder bipolaren Typs am ehesten eine prophylaktische Behandlung mit Lithiumsalzen in Frage kommen.

Diese Behandlung gehört aber in die Hand des Facharztes; denn die therapeutische Breite der Lithiumsalze ist gering, weswegen sie nur gegeben werden dürfen, wenn die Möglichkeit zu regelmäßigen Lithium-Blutspiegeluntersuchungen (unter standardisierten Bedingungen!) gegeben ist und außerdem die Bereitschaft besteht, zusätzlich weitere Untersuchungen in sinnvollen Abständen durchzuführen. Der häufigste Fehler bei der Lithiumprophylaxe in der Praxis scheint die Unterdosierung zu sein, wobei ein therapeutischer Nutzen nicht erwartet werden kann.

4. Tranquilizer und deren Kombinationen

Gerade der Nicht-Facharzt sollte sich trotz aller berechtigten Kritik am Abusus von Valium® nicht abhalten lassen, da, wo es sinnvoll und gerechtfertigt ist, für *begrenzte* Zeit *Tranquilizer* (allein oder kombiniert) einzusetzen, wenn nötig auch in höherer Dosierung und gerade zu Beginn einer antidepressiven Behandlung: damit läßt sich unter Umständen die notwendige Dosis des Antidepressivums vermindern und damit auch das Risiko typischer Nebenwirkungen. Die Kombination ist allerdings den Einzelsubstanzen nur dann überlegen, wenn sowohl die depressive als die Angstsymptomatik stark ausgeprägt sind. Wenn Antidepressivum und ein Benzodiazepinderivat zusammen appliziert werden, so sollte dies, wenn irgend möglich, in einer individuellen Kombination geschehen. Die Verwendung von Limbatril®, einer fixen Kombination, führt häufig dazu, daß viel zu hohe Dosen des Librium®-Anteils appliziert werden, die die Patienten dösig und apathisch werden lassen.

Bei schweren Schlafstörungen depressiver Patienten wird man gelegentlich neben dem Antidepressivum, das man übrigens bei nicht zu hoher Tagesdosis (75–100 mg/die) auch unbedenklich abends geben kann, ein weiches Neurolepticum, z. B. Neurocil® oder Truxal®, verordnen müssen. Im Gegensatz zu der Kombination mit Tranquilizern ist hier aber mit stärker ausgeprägten Interaktionen auf der pharmakokinetischen und pharmakodynamischen Ebene zu rechnen. Einige mögliche Gründe für eine kombinierte Therapie sind folgende:

– Ungenügende Wirkung eines Antidepressivums;
– Notwendigkeit, das Intervall zu überbrücken, bis die antidepressive Wirkung von Tricyclica einsetzt;
– ungenügende Angstdämpfung;
– Schlaflosigkeit;
– medikamentös bedingte motorische Unruhe bzw. Antriebssteigerung (Suicidgefahr, wenn gleichzeitig Stimmung noch depressiv; Umschlag in Manie);
– Dosissteigerung des Antidepressivums erscheint wegen Nebenwirkungen nicht möglich.

Das ideale Psychopharmakon gibt es bislang nicht; weder existieren hochselektive, „spezifische" Psychopharmaka, noch gibt es das „Breitbandantidepressivum" oder „Breitbandneurolepticum". Man kann aber durch gezielten Einsatz verschiedener therapeutischer

Verfahren – von einer sinnvoll kombinierten Medikation, inklusive z. B. der notwendigen Digitalisierung, bis zur kleinen Psychotherapie – den therapeutischen Erfolg wesentlich optimieren. Voraussetzung hierfür ist ein unerläßliches Minimum an psychiatrischem und psychopharmakologischem Basiswissen.

5. Wann müssen Psychopharmaka eingesetzt werden?

In Notfällen:

- *Psychotischer Erregungszustand:* Hier sollte man nicht zu zaghaft sein. Am besten sind 10 mg Haloperidol i.v.; wenn dies nicht möglich ist: i.m. Anschließend Einweisung in die psychiatrische Klinik.
- *Psychogener Ausnahmezustand* („Schreikrampf" oder „Weinkrampf"): Hier ist Valium® 10 mg, i.v. appliziert am wirkungsvollsten. Valium® sollte nicht i.m. gegeben werden, da es hierbei u. U. schlechter resorbiert wird als bei oraler Gabe. Sollte also eine i.v.-Injektion nicht möglich sein, dann lieber orale Verabreichung.
- *Schwere akute depressive Zustände:* Hier reicht wegen der Latenz ein Antidepressivum nicht aus, sondern es muß zunächst simultan ein Tranquilizer verordnet werden. Bei Agitiertheit kann auch ein Neurolepticum sehr hilfreich sein.
- *Der „Horror-Trip":* Dieser Zustand ist sehr gut durch Valium® kupierbar.

6. Wann kann und soll der Nicht-Psychiater Psychopharmaka einsetzen?

- In der Weiterbehandlung psychisch Kranker nach Klinikentlassung;
- in Zusammenarbeit mit einem niedergelassenen Fachkollegen;
- bei Patienten mit einer bekannten psychischen Erkrankung, z. B. einer phasischen Depression, wo Diagnose und Behandlung bekannt sind;
- in den häufig akuten Belastungssituationen, von denen anzunehmen ist, daß sie z. B. unter Tranquilizer überhaupt nur oder angstfreier durchgestanden werden können.

7. Wann soll der Nicht-Psychiater keine Psychopharmaka einsetzen?

- Bei erstmalig auftretenden schweren psychischen Störungen. Hier sollten der Fachkollege bzw. die psychiatrische Klinik eine diagnostische Abklärung durchführen und eine Behandlung einleiten;
- bei schweren neurotischen Störungen, die das Leben des Patienten entscheidend beherrschen, wie z. B. schwere Angstneurosen, Zwangsneurosen, Phobien usw., da hier häufig allein mit Tranquilizern kein ausreichender Erfolg zu erzielen ist;
- bei Sucht;
- bei akuter Suicidgefahr.

Parkinson-Therapie

H. Kewitz

I. Pathogenese

Dem Parkinson-Syndrom, charakterisiert durch Tremor, Rigor, Bradykinese und die typischen Gangstörungen, liegt eine gesteigerte Aktivität cholinerger Neurone im Striatum zugrunde, die beim Gesunden durch Dopamin gebremst wird. Diese gesteigerte Aktivität kann entweder durch eine Schädigung der Dopamin-bildenden Neuronen in der Substantia nigra oder durch eine Degeneration der Dopamin-Receptoren an den cholinergen Neuronen im Striatum bedingt sein.

Die Degeneration der Dopamin-Receptoren kommt seltener vor; in den meisten Fällen handelt es sich um den *Untergang von Neuronen in der Substantia nigra* (präsynaptischer Parkinson), d. h. es wird weniger Dopamin gebildet. Dopamin hemmt die cholinergen Neuronen im Striatum, die beim präsynaptischen Parkinson z. T. denerviert sind. Diese Denervierung führt zu einer Empfindlichkeitssteigerung der Dopamin-Receptoren, die kompensatorisch den Verlust von dopaminergen Neuronen bis zu einem gewissen Grade ausgleichen kann.

Für die Arzneitherapie ergeben sich aus der Pathophysiologie vier Prinzipien:

1. Substitution von Dopamin (L-Dopa);
2. Steigerung der Dopaminbildung in den noch verbliebenen Neuronen (Amantadin);
3. Ersatz von Dopamin durch andere Stoffe, die an den gleichen Receptoren angreifen (Apomorphin, Bromocriptin);
4. Hemmung den in den cholinergen Neuronen vermehrt gebildeten Acetylcholins durch Anticholinergica (Atropin, Akineton®, Cogentinol®).

Die Parkinson-Behandlung ist eine Dauertherapie, die vom Arzt, vom Patienten und dessen Angehörigen Geduld und Verständnis fordert.

Der Laie kann sich das physische und psychische Unvermögen des Kranken nur schwer erklären, daher können die im Zusammenleben auftretenden Schwierigkeiten und die drohende Vereinsamung des Kranken nur durch ständig wiederholte ärztliche Gespräche mit dem Kranken selbst und mit seinen Angehörigen überwunden werden.

Intensive *Krankengymnastik* und *soziale Betreuung* stellen die wichtigsten Grundlagen dar, auf denen die Arzneitherapie aufgebaut werden kann. Arzneitherapie allein führt meistens nicht zu einem befriedigenden Ergebnis.

Die Krankheitsursache läßt sich durch Arzneimittel nicht beheben, aber die Krankheitssymptome können gemildert oder beseitigt werden.

Dazu müssen die Arzneimittel regelmäßig ohne Unterbrechung und unter Vermeidung abrupter Änderungen der Dosierung oder des therapeutischen Konzeptes angewendet werden.

II. Medikamentöse Therapie

1. L-Dopa

a) Wirkungsweise

Die *Substitution des Überträgerstoffes Dopamin kann durch die Applikation von L-Dioxyphenylalanin (L-Dopa) erreicht werden.* Dopamin selbst ist therapeutisch nicht brauchbar, weil es nur schlecht die Bluthirnschranke überwindet.

Durch das erhöhte Angebot von L-Dopa wird in den noch verbliebenen Neuronen der Substantia nigra durch Abspaltung der Carboxylgruppe vermehrt Dopamin gebildet, das im Striatum auf nicht-denervierte, normal empfindliche und auf denervierte, supersensitive Neuronen trifft.

Auf diese Weise wird ein Teil der durch Neuronenuntergang in der Substantia nigra bedingten Ausfälle ersetzt.

L-Dopa wird zu einem großen Teil extracerebral decarboxyliert, daher sind sehr hohe Dosen notwendig. Die Dosis läßt sich jedoch reduzieren, wenn gleichzeitig ein Decarboxylasehemmstoff gegeben wird, der die Bluthirnschranke schlecht durchdringt und daher nur in der Peripherie die Decarboxylaseaktivität wirksam erniedrigt. Heute werden vorwiegend derartige Kombinationspräparate verwendet (Madopar®, Nacom®).

Die Erhaltungsdosis beträgt 0,5 bis 1,0 g pro Tag und sie kostet 2,– bis 3,– DM.

b) Nebenwirkungen

Wegen der Nebenwirkungen (Tabelle 58) muß die Therapie mit kleineren Dosen begonnen und die Dosissteigerung sehr langsam, je nach der individuellen Verträglichkeit in Abständen von ein bis zwei Wochen vorgenommen werden.

Tabelle 58. Nebenwirkungen von L-Dopa

A. Magen-Darm-Symptome
- Appetitlosigkeit, Übelkeit, Erbrechen treten anfangs bei den meisten Patienten auf.
  (Die Symptome verschwinden allmählich, können jedoch zu Gewichtsverlusten führen);
- Durchfall oder Obstipation;
- Völlegefühl, Bauchschmerzen, Flatulenz;
- Ulcus-Blutungen und Perforationen wurden in einigen Fällen beobachtet.
  Floride Magen- und Duodenal-Ulcera sind Kontraindikationen.

B. Herz und Kreislauf
- Blutdruckabfall im Stehen und Orthostase bei ~ 30% der Patienten.
  Verschwindet im Laufe von Wochen oder Monaten bei Fortsetzen der Therapie. Dosissteigerung langsam vornehmen! Kann bei arteriellen Stenosen zu gefährlichem Abfall des poststenotischen Perfusionsdruckes und -volumens führen, so daß bei Gefährdeten Schlaganfall oder Herzinfarkt auftreten kann.
- Arrhythmien: Sinustachykardie, supraventriculäre und ventriculäre Extrasystolie, Vorhof-Flattern, Vorhof-Flimmern sind beobachtet worden und kommen besonders bei bereits bestehender Neigung zu Arrhythmien vor. (β-adrenerge Wirkung von Dopamin).
  Vorsicht bei ischämischer Herzerkrankung und nach Infarkt. Eventuell sind β-Blocker notwendig. Besondere Vorsicht bei Asthmatikern, die mit β-Adrenergica behandelt werden, additive Effekte sind zu erwarten.

C. Nervensystem
– Zwangsbewegungen, typische und häufige Späterscheinungen bei erfolgreicher Therapie nach
  Erreichen der vollwirksamen Dosis; nicht bei Therapieversagen, bei einseitigem Parkinson-Syndrom
  nur auf der kranken Seite. Dosis-Reduktion vermindert Zwangsbewegungen und therapeutische
  Wirksamkeit.
  Erscheinungsformen der Dyskinesien:
  – Choreoathetotische Bewegungen;
  – Grimassieren;
  – Zungenschlundsyndrom (häufigste Form);
  – Kaubewegungen, Schmatzen, rhythmisches Öffnen des Mundes;
  – Wiegen und Drehen des Kopfes;
  – Ausfahrende Hand- oder Armbewegungen;
  – Myoclonus, Opisthotonus;
  – Schmerzhafte Muskelverspannung.
– Frühsymptome: Nervosität, ängstliche Verstimmung, Agitiertheit, Somnolenz, Schlafstörungen,
  Angstträume; meistens nur vorübergehend.
– Mitunter Dysphonie, die auf Muskelhypotonie beruhen soll und sich deutlich von anderen Sprech-
  störungen, die sonst beim Parkinson-Syndrom vorkommen, unterscheidet.
– Verwirrtheit und Delirium erfordert Dosisverminderung oder Absetzen.
– Psychotische Reaktionen wie Illusionen und Halluzinationen sind nur bei Bestehen einer psy-
  chotischen Grundkrankheit zu erwarten.
– Ausnahmsweise hypomanische Zustände.
– Sexuelle Stimulierung, tritt nur nach hoher Dosierung auf (mitunter sehr quälend).
– „On-off"-Effekt, gewöhnlich nach mehrjähriger Therapie mit L-Dopa. Unabhängig von der zuge-
  führten Dosis plötzlich auftretende abrupte Akinese, die nach Minuten, Stunden oder Tagen
  ebenso plötzlich wieder verschwindet.

D. Allergie
Da es sich um eine physiologisch vorkommende Substanz handelt, sind die sonst vorkommenden
Hautallergien nicht zu erwarten.

E. Augen
– Akutes Glaukom kann bei engem Vorderkammerwinkel ausgelöst werden.
– Bei Glaukoma simplex ist sorgfältige Überwachung des Augeninnendruckes notwendig.
– Sowohl Miosis wie Mydriasis sind beobachtet worden; sie treten 1 bis 2 Stunden nach der Ein-
  nahme auf.
Etwaige Dunkelfärbung des Harnes ist harmlos und beruht auf den Abbauprodukten des L-Dopas.

---

c) Dosierung

Man beginnt mit 2 x tägl. (morgens und abends) 125 mg und steigert von Woche zu Woche
auf 3 und 4 x (zusätzlich nachmittags) 125 mg. Anschließend werden die Einzelgaben
sukzessive auf 250 mg gesteigert, eventuell unter Verlängerung der Steigerungsintervalle
auf zwei bis drei Wochen.

Das Auftreten von Zwangsbewegungen (Grimassieren, ruckartige Kopfbewegung, ausfahrende Hand-, Arm- oder Schulter-Zuckungen, Muskelverspannungen) zeigt an, daß die
optimale Dosis überschritten und eine Dosisreduzierung um 125 bis 250 mg angezeigt ist.
Mitunter ist eine optimale Besserung der Parkinson-Symptome nur zu erreichen, wenn bis
zu einem gewissen Grade auch Zwangsbewegungen in Kauf genommen werden. Bei Patienten, bei denen L-Dopa unwirksam ist, treten wie beim Gesunden keine Dyskinesien
auf. Dosierungen über 1,0 g sind nur ausnahmsweise erforderlich. Dosen über 1,5 g führen
nicht zu weiteren Verbesserungen, sondern steigern nur noch die Nebenwirkungen.

Vitamin B$_6$ steigert die Decarboxylase-Aktivität in der Peripherie und vermindert dadurch die Wirksamkeit von L-Dopa. Dieser Effekt von Vitamin B$_6$ wird durch die heute übliche Zugabe eines Decarboxylase-Hemmstoffes zum L-Dopa praktisch aufgehoben. Dennoch sind Gaben von Vitamin B$_6$ (von Laien in Vitamin-Mischpräparaten ohne Wissen des Arztes eingenommen) zu vermeiden.

d) Therapeutische Wirksamkeit von L-Dopa

Die Behandlung führt bei 70 bis 80% der Kranken zu einer deutlichen Besserung, die mitunter durch die gleichzeitige zusätzliche Anwendung von Stoffen mit einem anderen Angriffspunkt und anderem Wirkungsmechanismus gesteigert werden kann.

Die häufig von vornherein geübte Kombinationsbehandlung ist jedoch nicht begründet, weil der Anteil der verschiedenen Stoffe an dem therapeutischen Erfolg im Einzelfall nicht abgeschätzt werden kann. Wenn das Parkinson-Syndrom auf Läsionen (Kalkeinlagerung) im Striatum beruht, ist L-Dopa unwirksam.

2. Amantadin (Symmetrel®, PK-Merz®)

a) Wirkungsweise

Amantadin wurde ursprünglich als Grippeprophylakticum empfohlen, wird aber heute für diesen Zweck nicht mehr verwendet, weil der Effekt zu gering war. Diese Anwendung hat aber zu der Zufallsentdeckung geführt, daß Amantadin beim Parkinson wirksamer ist als die Anticholinergica.

Amantadin wird von manchen Ärzten als erstes Mittel eingesetzt. Bei nicht ausreichender Besserung geben sie L-Dopa dazu, von dem häufig verhältnismäßig kleine Dosen genügen. Dies hängt mit der besonderen Wirkungsweise des Amantadins zusammen, die auf einer Erleichterung der Dopaminfreisetzung aus den präsynaptischen Nervenendigungen beruht.

Amantadin kann also auch eingesetzt werden, um das wirksamste Mittel, nämlich L-Dopa, so lange wie möglich in Reserve zu halten, denn L-Dopa kann häufig nicht unbegrenzt angewendet werden. Nach einigen Jahren kann die Wirksamkeit nachlassen. Man erklärt sich diesen Wirkungsverlust mit weiterem Zerfall von Neuronen in der Substantia nigra und der dadurch herabgesetzten Kapazität zur Bildung und Speicherung von Dopamin.

b) Therapeutische Wirksamkeit

Bei leichteren Fällen kann Amantadin allein ausreichend wirksam sein. Es hat sich besonders zur Besserung der Bradykinese bewährt. Amantadin kann als zusätzliches Medikament auch bei den Patienten nützlich sein, die wegen der Nebenwirkungen keine ausreichenden Dosen von L-Dopa vertragen. Der Effekt von Amantadin ist gewöhnlich schon nach zweiwöchiger Behandlung in vollem Umfang vorhanden. Bei Striatum-Degeneration versagt die Behandlung mit Amantadin.

c) Dosierung

Man benötigt in der Regel morgens und abends je eine Tablette von 100 mg, manchmal genügen 100 mg am Morgen, manchmal ist eine 3. Tablette erforderlich. Da die Substanz unverändert im Harn ausgeschieden wird, muß bei eingeschränkter Nierenfunktion mit geringeren Dosen behandelt werden. Die Tagesdosis von Amantadin kostet 0,40 bis 1,20 DM und ist damit wesentlich billiger als das 4 bis 5mal so teure L-Dopa.

d) Verträglichkeit

Die Verträglichkeit von Amantadin ist als gut zu bezeichnen. Als *Nebenwirkungen* kommen vor:

Schlafstörungen, denn Amantadin hat eine gewisse zentralerregende Wirkung. In derartigen Fällen sollte die abendliche Einnahme wegfallen, denn die Wirkungsdauer reicht meistens aus, um 18 Stunden zu überbrücken.

Livide Marmorierungen der Haut an den Beinen und *Knöchelödeme* kommen häufiger vor und sind analog zur Dopaminfreisetzung im Gehirn durch eine gesteigerte Noradrenalinfreisetzung in der Peripherie bedingt, die wohl vorwiegend zur Kontraktion venöser Gefäße führt.

Appetitlosigkeit, Übelkeit und *Obstipation* kommen selten vor und verschwinden bei verminderter Dosis. Ernst zu nehmen sind Verschlechterung einer *Herzinsuffizienz, Orthostase, Harnverhaltung und erhöhte Krampfbereitschaft,* die jedoch zu den Raritäten zählen.

Angstträume, Verwirrtheit und *Halluzinationen* können bei der kombinierten Anwendung mit Anticholinergica vorkommen.

3. Anticholinergica, Antihistaminica, Phenothiazine und Dibenzodiazepine

a) Wirkungsweise

Anstelle einer Hemmung der cholinergen Aktivität im Striatum durch *Dopamin,* das an den *inhibitorischen Receptoren des Zellkörpers,* also am *Beginn der Neurone* angreift, kann durch *Anticholinergica* ein ähnlicher Effekt erzielt werden, der sich an den gleichen Neuronen abspielt, nur an deren *Nervenendigungen,* indem das dort freigesetzte Acetylcholin an der Ausübung seiner Überträgerfunktion gehindert wird.

b) Indikationen

Anticholinergica werden bei leichtem Parkinson als alleinige Mittel verwendet oder zur Unterstützung der L-Dopa-Wirkung — insbesondere bei Patienten, die L-Dopa nur in begrenzter Dosierung vertragen.

Eine Steigerung der Wirkung von Amantadin durch Anticholinergica ist nicht sicher nachgewiesen. Bei dem durch Neuroleptica hervorgerufenen Parkinson-Syndrom (selten auch durch tricyclische Antidepressiva) sind Anticholinergica die Mittel der Wahl, L-Dopa und Amantadin sind hier nicht wirksam.

c) Präparate

Früher verwendete man Belladonna-Zubereitungen oder eines der Reinalkaloide, z. B. Atropin oder Scopolamin. Heute stehen sehr viele synthetische Anticholinergica zur Verfügung, die zwar prinzipiell die gleichen Wirkungen haben, aber stärker zentral wirken und daher in der therapeutischen Dosierung geringere Wirkungen in der Peripherie ausüben.

Zu den Anticholinergica sind auch einige bei Parkinson empfohlene *Antihistaminica* zu rechnen, die gewöhnlich ebenfalls eine anticholinergische Wirkung besitzen.

Ebenso haben *bestimmte Phenothiazinderivate starke anticholinerge Wirkungen*, z. B. Profenamin (Dibutil®) oder Metixen (Tremarit®). Sie haben sich bei manchen Kranken besonders zur Bekämpfung des Tremors bewährt.

Die meisten Phenothiazinderivate sind allerdings als Neuroleptica gebräuchlich, und diese lösen sogar Parkinson-Symptome aus, weil sie wie Haloperidol die Dopamin-Receptoren blockieren. Hier sind also Vorsicht und Überlegung angebracht, denn sehr nahe verwandte Verbindungen können entgegengesetzte Effekte hervorrufen, die für den Kranken Besserung oder Verschlechterung bedeuten.

Ein Neurolepticum mit etwas anderer Struktur, das Dibenzodiazepin-Derivat *Clozapin* (Leponex®) hat ebenfalls eine ausreichende anticholinerge Wirkung und steigert außerdem, wie die tricyclischen Antidepressiva, durch die Hemmung der Wiederaufnahme freigesetzten Dopamins in die Nervenendigung dessen Wirkung auf die Dopaminreceptoren. In manchen Fällen kann mit diesem Mittel schon mit relativ kleinen Dosen von 25 bis 50 mg ein günstiger Effekt auf Tremor und Rigor erzielt werden.

Clozapin kann wie die Phenothiazine und die tricyclischen Antidepressiva zu *plötzlich auftretender Agranulocytose* führen. Davor muß deshalb besonders gewarnt werden, weil auch regelmäßige *Blutbildkontrollen keinen ausreichenden Schutz* vor dieser gefährlichen Nebenwirkung darstellen. Hier hilft nur, den Patienten eindringlich über die häufigsten Symptome der Agranulocytose (Fieber, Tonsillitis, Stomatitis, Vaginitis) zu unterrichten, damit er unverzüglich das Mittel absetzt und sofort, d. h. auch sonn- und feiertags, im Urlaub sowie außerhalb der üblichen Einbestellungen, einen Arzt aufsucht und darauf dringt, daß wenigstens die Leukocyten gezählt werden, bevor er die nächste fällige Dosis einnimmt.

d) Dosierung

Ein bei uns häufig benutztes Anticholinergicum ist das Biperidin (Akineton®), das in Einzeldosen von 2 bis 4 mg drei bis viermal täglich verordnet wird. Man richtet sich bei der allmählich vorzunehmenden Steigerung der Dosis nach dem Auftreten der *Überdosierungserscheinungen.* Dies sind *in der Peripherie:* Mundtrockenheit, Tachykardie, Pupillenerweiterung, Obstipation, trockene, gerötete Gesichtshaut und eventuell sogar Temperatursteigerung; cerebral: Nervosität, Unruhe, Verwirrtheit, Halluzinationen, von denen die beiden letzteren besonders bei gleichzeitiger Anwendung von Schlafmitteln zu befürchten sind und zu schweren akuten Psychosen führen können.

Ältere Patienten vertragen höhere Dosen schlechter als jüngere Patienten. Beim *Glaukom* kann durch die Mydriasis eine Verschlechterung auftreten. Eine wesentliche Gefahr besteht in erster Linie beim engen Vorderkammerwinkel, weniger bei dem üblichen Glaucoma simplex, jedoch wird auch hier die Glaukom-Therapie beeinträchtigt.

Bei *Prostatahypertrophie* ist die erschwerte Blasenentleerung zu berücksichtigen, die zu einer plötzlich auftretenden völligen Harnverhaltung führen kann. Hier sollten Fehldeutungen eigentlich nicht vorkommen, denn Katheterisieren ist der einzige und sichere Weg zur Beseitigung dieses quälenden Zustandes. Nur darf dann nicht vergessen werden, die Parkinson-Behandlung zu ändern.

Die Verträglichkeit der einzelnen Anticholinergica ist individuell verschieden, daher kann es nützlich sein, mehrere Präparate zur Auswahl zu haben, z. B. Trihexyphenyl (Artane®), Benzatropin-Methansulfonat (Cogentinol®), Procyclidin (Osnervan®) oder Sormodren®.

4. Neuere Dopaminergica zur Parkinson-Behandlung

Bei Patienten, die primär oder nach mehrjähriger Behandlung nicht oder nicht mehr ausreichend auf L-Dopa ansprechen, kommen als Ursache für das Versagen unter anderem in Frage:

a) Eine so weitgehende Zerstörung der dopaminergen Neuronen in der Substantia nigra, daß die verbliebenen Neuronen zur genügenden Dopaminproduktion nicht mehr ausreichen oder

b) die Degeneration betrifft nicht die Neuronen in der Substantia nigra, sondern sie ist im Striatum lokalisiert. In diesem Falle sind nämlich keine Dopamin-Receptoren mehr vorhanden („postsynaptischer Parkinson").

Nur im Falle a) ist mit anderen Stimulantien der Dopamin-Receptoren eine Wirkung zu erzielen. Zu dieser Gruppe von Dopaminergica gehören das *Apomorphin* und einige davon abgeleitete Derivate und das *Bromocriptin,* ein mit Brom substituiertes Mutterkornalkaloid, das in Einzeldosen von 2,5 mg zum Abstillen und bei der Akromegalie verwendet wird. Über Dopamin-Receptoren wird in diesem Fall im Zwischenhirn die Abgabe von Hemmstoffen für die Synthese von Prolactin und Wachstumshormon gesteigert.

Zur *Parkinson-Behandlung mit Bromocriptin* werden höhere Dosen benötigt, die zwischen 50 und 100 mg pro Tag liegen. Damit kann bei einem Teil der Kranken Besserung erzielt werden, manchmal ohne gleichzeitige Gabe von L-Dopa, manchmal in der Kombination mit L-Dopa.

Bei manchen Patienten läßt sich der nur unter der L-Dopa-Behandlung auftretende „on-off"-Effekt mit Bromocriptin beseitigen. Man versteht darunter das plötzliche und abrupte, von einer Minute zur anderen einsetzende völlige Versagen der Willkürbewegungen, das Minuten, Stunden oder Tage anhalten und dann genauso abrupt wieder verschwinden kann.

Die Erfahrungen mit Bromocriptin sind jedoch bisher noch sehr limitiert, so daß eine endgültige Bewertung nicht vorgenommen werden kann. Wegen der hohen Herstellungskosten wird diese Therapie vermutlich sehr teuer werden.

III. Parkinson-Syndrom bei Hypoparathyreoidismus

In der Literatur sind einige Fälle von Parkinson-Syndrom beschrieben, bei denen L-Dopa
und andere Parkinson-Mittel völlig versagten, und bei denen sich röntgenologisch oder
erst durch Computer-Röntgentomographie Kalkeinlagerungen im Striatum nachweisen
ließen. Dabei handelte es sich um Patienten, die 15 bis 20 Jahre vorher thyreoidektomiert
worden waren und die jetzt einen Hypoparathyreoidismus mit Erniedrigung des Serum-
Calciums und Erhöhung des Serum-Phosphates aufwiesen. In einigen Fällen war durch
Gaben von Vitamin D und Calcium eine Besserung des Parkinson-Syndroms zu erzielen
oder das Fortschreiten der Erkrankung aufzuhalten. Der Mechanismus dieser metastatischen
Kalkeinlagerung ins Striatum scheint ungeklärt zu sein. Das gleiche Bild soll auch bei
Hyperparathyreoidismus vorgekommen sein.

IV. Zusammenfassung

Das Parkinson-Syndrom beruht in der Regel auf einer Degeneration dopaminbildender
Neurone, die hemmend auf cholinerge Neurone im Striatum einwirken. Mittel der ersten
Wahl ist L-Dopa in Kombination mit einem nur peripher eingreifenden und nicht ins Gehirn eindringenden Hemmstoff der Dopa-Decarboxylase (Madopar®, Nacom®). Die Dosierung erfolgt einschleichend. Bei leichtem Parkinson kann auch Amantadin angewendet werden, das die Freisetzung von Dopamin steigert. Amantadin kann auch zur Unterstützung der L-Dopa-Wirkung benutzt werden.

Wird L-Dopa nicht vertragen und damit kein ausreichender Effekt erzielt, stehen die
herkömmlichen Anticholinergica zur Verfügung. Beim Parkinson-Syndrom, das durch
Neuroleptica ausgelöst ist, wirkt L-Dopa nur sehr schlecht, weil die Dopamin-Receptoren
blockiert sind. Hier sind Anticholinergica angezeigt.

In Ausnahmefällen, in denen L-Dopa versagt, können auch andere Stimulantien der
Dopamin-Receptoren, wie Apomorphin-Derivate oder Bromocriptin, angewendet werden.

Eine besondere, gegen L-Dopa resistente Form ist das postsynaptische Parkinson-
Syndrom mit Verkalkungen im Striatum, die nach Parathyreoidektomie vorkommt. Die
Behandlung dieser Form ist noch sehr unvollkommen.

Literatur

Birkmayer, W., Neumayer, E.: Die moderne medikamentöse Behandlung des Parkinsonismus. Z. Neurol.
202, 257 (1972).

Calne, D.B., Leigh, P.N., Teychenne, P.F., Bamji, A.N.: Treatment of Parkinsonsism with Bromocriptine.
Lancet 1974 II, 1355.

Calne, D.B.: Development in the Treatment of Parkinsonism. New Engl. J. Med. 295, 1433 (1976).

Christiani, K., Möller, W.-D.: Die medikamentöse Therapie des Parkinson-Syndroms. Münch. med.
Wschr. 115, 711 (1973).

Clemens, R., Clemens, U.: Zum Stellenwert von L-Dopa in der medikamentösen Behandlung des
Parkinson-Syndroms. Inn. Med. 2, 137 (1975).

Clemens, R.: Die Behandlung des Parkinson-Syndroms. Dtsch. med. Wschr. 101, 420 (1976).

Cotzias, G.C., Papavasiliou, P.S., Tolosa, E.S., Mendez, J. S., Bell-Midura, Margaret: Treatment of Parkinson's Disease with Aporphines. New Engl. J. Med. *294*, 567 (1976).

Fieschi, C., Nardini, M., Casacchia, M., Tedone, M. Elisabetta: Amantadine for Parkinson's Disease. Lancet *1970*, 945.

Girke, W., Xenakis, Ch.: Nebenwirkungen der L-Dopa-Therapie Dtsch. med. Wschr. *100*, 2165 (1975).

Goodwin, F. K., Brodie, H. K. H., Murphy, D. L., Bunney, W. E.: Administration of a peripheral decarboxylase inhibitor with L-Dopa to depressed patients. Lancet *1970*, 908.

Klawans, H.L., Lupton, M., Simon, Laura: Calcification of the basal ganglia as a cause of levodopa-resistant parkinsonism. Neurology *26*, 221 (1976).

Lieberman, A., Kupersmith, M., Estey, Elli, Goldstein, M.: Treatment of Parkinson's disease with bromocriptine. New Engl. J. Med. *295*, 1400 (1976).

Parkes, J.D., Calver, D.M., Zilkha, K.J., Knill-Jones, R.P.: Controlled Trial of Amantadine Hydrochloride in Parkinson's Disease. Lancet *1970*, 259.

Parkes, J. D., Marsden, P., Zilkha, K. J., Baxter, R. C. H.: Amantadine dosage in treatment of parkinson's disease. Lancet *1970*, 1130.

Pletscher, A., Bartholini, G.: Selective rise in brain dopamine by inhibition of extracerebral levodopa decarboxylation. Clin. Pharmacol. Ther. *12*, 344 (1969).

Stammler, A., Vielhaber, K.: Die Behandlung des Parkinsonsyndroms mit L-Dopa in Kombination mit einem Decarboxylasehemmer. Fortschr. Neurol. Psychiat. *40*, 564 (1972).

Völler, G.W.: Die Behandlung des Parkinson-Syndroms mit Amantadin. Dtsch. med. Wschr. *95*, 934 (1970).

Wieland, Th.: Antamanid. Seine Entdeckung, Isolierung, Strukturaufklärung und Synthese. Angewandte Chemie *80*, 209 (1968).

Therapie der Migräne

H. Kewitz

I. Pathogenese

Migräne ist ein weitverbreitetes und sehr quälendes Kopfschmerzleiden, das auf einem Tonusverlust extrakranieller und meningealer arterieller Gefäße beruht. Die Schmerzen werden vermutlich durch überschießende Pulsationen der Gefäßwände hervorgerufen. Die dadurch bedingten Zerrungen führen zur Erregung der sensiblen Nervenendigungen in der Gefäßadventitia.

Zahlreiche Befunde lassen einen Zusammenhang mit der vermehrten Bildung, Freisetzung oder enteralen Aufnahme von Aminen, insbesondere von Serotonin, Tyramin oder Histamin vermuten.

Da die Ursache dieser anfallsweise und meistens halbseitig auftretenden Pulsationen jedoch nicht bekannt ist, läßt sich nur eine symptomatische Therapie durchführen, die sich aus der ärztlichen Erfahrung entwickelt hat. Empirisch experimentell ergab sich, daß manche der wirksamen Stoffe Serotonin-Antagonisten sind. Aber auch β-Receptoren-Blocker sowie α-Receptoren-Stimulantien haben sich bei manchen Patienten als wirksam erwiesen.

Wir unterscheiden bei der Migräne die Behandlung des akuten Anfalls von der Intervall-Behandlung, die auf eine Minderung der Häufigkeit und der Schwere der Anfälle abzielt.

II. Anfallsbehandlung

1. Acetylsalicylsäure und Paracetamol

Bei leichteren, im Abstand von mehreren Wochen auftretenden Anfällen genügt es, die Schmerzen mit 1,0 bis 1,5 g Acetylsalicylsäure zu bekämpfen oder mit 0,5 bis 1,5 g Paracetamol (Ben-u-ron®).

2. Ergotamin

Die schweren, sich mitunter sogar mehrmals wöchentlich wiederholenden, mit Übelkeit, Erbrechen, Sehstörungen, Ödemen und Benommenheit verbundenen und Stunden anhaltenden Anfälle erfordern eine gezielte Behandlung mit Mutterkornalkaloiden. Die Alkaloidé tonisieren die Gefäße und unterdrücken auf diese Weise deren überschießende Schwingungen der Pulswellen.

Zur Kupierung des Anfalls ist Ergotamin das Mittel der Wahl.

Die orale Anwendung ist dafür wenig geeignet, weil den Patienten meistens so übel ist, daß sie nichts einnehmen können und weil Ergotamin aus dem Magen-Darm-Trakt nur schlecht resorbiert wird. Die rectale Anwendung ist wegen der ungenügenden und unzuverlässigen Resorption ebenfalls wenig geeignet.

Am wirksamsten ist die i. m. Injektion von 0,5 mg Ergotamin (Gynergen®), die nach 30 Minuten wiederholt werden darf, falls kein ausreichender Effekt eintritt. Bei Patienten, die den bevorstehenden Anfall an den Prodomalsymptomen erkennen, kann durch eine Injektion zu diesem Zeitpunkt der Anfall verhindert werden. Es ist zweckmäßig, in den folgenden 30 Minuten nach der Injektion in einem abgedunkelten Raum zu ruhen.

Oft sind die Extremitätenarterien ebenfalls von der durch Ergotamin hervorgerufenen Gefäßkontraktion betroffen, so daß bei längerem oder schnellerem Laufen Wadenschmerzen auftreten.

Zur Selbstinjektion können sich Migränepatienten in aller Regel nicht aufraffen, daher kann ihnen diese wirksame Hilfe meistens nicht zugute kommen. Als Ausweg bietet sich die Inhalation von Ergotamin mit Hilfe eines Dosieraerosols an. Auf dem Markt befindet sich nur der Ergotamin Medihaler®, aus dem für jede Inhalation 0,45 mg freigegeben werden. Der Patient muß ausprobieren, ob er einen zweiten, 5 Minuten später zu verabfolgenden Stoß benötigt, um den Anfall zu verhindern oder zu beseitigen. Drei Stöße sind nur ausnahmsweise erforderlich. Bei der Mehrzahl der Patienten ist Ergotamin in dieser Form ausgezeichnet wirksam.

Innerhalb eines Tages darf nicht mehr als 2 mg Ergotamin angewendet werden, und dann darf die Behandlung nicht öfter als 4mal in der Woche wiederholt werden. Akut führt die Überdosierung zu zentral ausgelöster Übelkeit, zu Erbrechen und zu Durchblutungsstörungen.

Arterielle Verschlußkrankheiten und Hypertonie sind selbstverständlich Kontraindikationen.

Bei zu häufig wiederholter Anwendung höherer Dosen können Nekrosen an Zehen, Fingern, Nase oder Ohren herbeigeführt werden (Ergotismus gangraenosus). Es kommt immer wieder vor, daß Ärzte bei Durchblutungsstörungen und Gangrän nicht an das in den Migränemitteln enthaltene Ergotamin denken. Gelegentlich sind auch bedrohliche Gefäßspasmen am Augenhintergrund beobachtet worden.

Die Verordnung von Kombinationspräparaten aus Ergotamin mit Analgetica und Barbituraten ist nicht zweckmäßig. Diese Präparate verleiten zur Einnahme überhöhter Dosen, weil die Wirksamkeit ungenügend ist. Sie können zur Abhängigkeit, zu Nierenschäden, zu Cytopenien und auch zum Ergotismus gangraenosus führen.

III. Intervallbehandlung

Bei leichten und in mehrwöchigen Abständen auftretenden Anfällen lohnt sich die Intervallbehandlung nicht. Sie ist aber bei allen schweren Formen dringend anzuraten, weil sie meistens gut vertragen wird und zur Anfallsfreiheit, mindestens aber zur starken Verminderung der Häufigkeit und Schwere der Anfälle führt.

1. Dihydriertes Ergotamin

Am besten hat sich dihydriertes Ergotamin bewährt, das unter dem Warenzeichen Dihydergot® im Handel ist. Im Gegensatz zum nativen Ergotamin hat das hydrierte Ergotamin nur noch sehr geringe Wirkungen auf den Uterus, es wirkt aber tonuserhöhend auf die Gefäßmuskulatur und hemmend auf die adrenergen α-Receptoren. Man verordnet entweder morgens und abends je 1 Tablette des Retard-Präparates, die 2,5 mg enthält oder 3mal täglich 20 Dihydergot®-Tropfen (= je 2 mg). Die Medikation muß täglich über Wochen und Monate, manchmal jahrelang durchgeführt werden. Bei Übelkeit oder Erbrechen ist die Dosis zu reduzieren und der Verträglichkeit anzupassen. Dafür gibt es auch Tabletten mit 1 mg.

Ausnahmsweise können bei entsprechender Veranlagung depressive Verstimmungen und Müdigkeit auftreten, so daß die Therapie nicht durchgehalten werden kann. Die Gefährdung im Straßenverkehr oder am Arbeitsplatz verdient Beachtung.

2. Sandomigran®

Ist mit dem dihydrierten Ergotamin kein ausreichender Erfolg zu erzielen, dann kann der Serotoninantagonist Pizotifen (Sandomigran®) eingesetzt werden. Man beginnt mit 3 x 0,5 mg und kann die Dosis auf das Doppelte oder sogar das Dreifache erhöhen.

Auch hier können sich Müdigkeit und depressive Verstimmung störend bemerkbar machen, besonders am Beginn der Behandlung. Da Pizotifen auch eine gewisse anticholinerge Wirkung besitzt, ähnlich wie Atropin, ist beim Glaukom und wegen der Harnverhaltung bei der Prostatahypertrophie eine sorgfältige Überwachung notwendig.

3. Dociton® und Catapresan®

Bei der Intervallbehandlung haben auch zwei Mittel zur Verminderung der Anfälle geführt, die sonst in der Hochdruckbehandlung eingesetzt werden: der β-Receptoren-Blocker Propranolol (Dociton®) und der vorwiegend im ZNS angreifende α-Receptoren-Stimulator Clonidin (Catapresan®).

Beide werden in vergleichsweise kleinen Dosen angewendet: Dociton® 3 x 40 mg, Catapresan® 1 bis 2 x 0,15 mg täglich. Die Erfahrungen mit diesen beiden Präparaten sind jedoch nicht sehr umfangreich, aber ein Versuch ist durchaus gerechtfertigt, wenn die anderen Mittel nicht ausreichend wirken.

Ob andere β-Receptoren-Blocker wirksam sind, ist nicht genügend erprobt.

4. Kost

Bei manchen Patienten liegt eine ausgeprägte Überempfindlichkeit gegen Alkohol vor, so daß schon minimale Mengen jedweder alkoholischer Getränke am nächsten Tag prompt zu einem Anfall führen. Die gleiche Folge kann der Genuß von Lebensmitteln haben, die größere Mengen von Aminen (Tyramin, Histamin, Serotonin) enthalten, z. B. Käse, Joghurt, Schokolade, bestimmte Weinsorten.

Ob derartige Überempfindlichkeiten vorliegen, läßt sich durch sorgfältige Beobachtung leicht ermitteln.

Wenn es gelingt, durch eine gezielte Migräne-Behandlung den Dauergebrauch großer Mengen von Schmerz- und Betäubungsmitteln zu unterbinden, wie sie in den zahlreichen sinnlosen Kombinationspräparaten enthalten sind, ist dem Migränekranken ein großer Dienst erwiesen.

Literatur

Fanchamps, A.: Einteilung, Pathogenese und medikamentöse Behandlung der Migräne und verwandter Kopfschmerzen. Med. Welt *26*, 1518 (1975).

Friedman, A. P.: Reflexions on the treatment of headache. Headache *11*, 148 (1972).

Heyck, H.: Die medikamentöse Therapie der Migräne und des Cluster-Kopfschmerzes. Dtsch. med. Wschr. *100*, 1293 (1975).

Medical Letter *18*, 55 (1976).

Shafar, J., Tallet, E. R., Knowlson, P. A.: Evaluation of Clonidin in Prophylaxis of Migraine. Double blind trial and follow-up. Lancet *1972 I*, 403.

Zenglein, R.: Behandlung der Migräne. Dtsch. med. Wschr. *100*, 557 (1975).

Arzneimittel im Alter[1]

I. Geriatrica

Einleitung

H. Kewitz

Seit eh und je trachten die Menschen nicht nur nach Gesundheit und Lebensverlängerung, sondern auch nach Bewahrung jugendlicher Leistungsfähigkeit und nach Verjüngung. Das dem Zelltod lange vorausgehende allmähliche Nachlassen der Zellfunktionen, die Atrophie von Geweben und Organen soll aufgehalten, wenn möglich rückgängig gemacht werden. Da nachprüfbare Konzepte über erfolgreiche Verfahren fehlen, ist der Spekulation, der Suggestion und sogar der Scharlatanerie Tür und Tor geöffnet. Aus der gläubigen Hoffnung auf den Einfallsreichtum der organischen Chemiker, verknüpft mit den trügerischen Teilkenntnissen über die Regulationsmechanismen im Zellstoffwechsel, ist ein unfaßbares Vertrauen in die Wirksamkeit von Arzneimitteln entstanden, die das „Altwerden" aufhalten sollen.

Für diesen Zweck sind wohl die Präparate gedacht, die in der Roten Liste unter der Kategorie „Geriatrica" zusammengefaßt werden. Die für diese Präparate angegebenen *Indikationen* beruhen auf den durchaus begründeten und berechtigten Klagen vieler alter Menschen und laufen auf so unbestimmte und schwer definierbare Begriffe hinaus, wie z. B. allgemeine Abnutzungserscheinungen, Leistungsminderung, Nachlassen der körperlichen und geistigen Spannkraft, leichte Ermüdbarkeit, Gedächtnisschwäche, vegetative Dysregulation im Greisenalter, psychische Dysharmonien, Aufbrauchkrankheiten, vorzeitiges Altern, Erschöpfung, Antriebsschwäche, Schlaflosigkeit, Gereiztheit, Unruhe und Verwirrtheitszustände.

Das pathogenetische Prinzip dieser Beschwerden kennen wir nicht, und daher kann es kein rational therapeutisches Konzept geben. Dennoch existiert die Gruppe von Präparaten, die als Geriatrika bezeichnet wird, und man wird fragen, welche Wirkstoffe in diesen Präparaten enthalten sind.

Die Analyse der 75 Präparate, die in der Roten Liste von 1974 als Geriatrica bezeichnet werden, zeigt, daß es sich ganz überwiegend um Mischungen handelt, von denen 77% Vitamine und Wuchsstoffe (Tabelle 59), mehr als 25% sog. Spurenelemente, 24% Hormone und 32% Procain enthalten (Tabelle 60). Vitamine und Hormone nehmen also bei den Geriatrica einen breiten Raum ein. Vielleicht liegt das auch daran, daß man Vitamine und Hormone früher generell für „gut" und unschädlich gehalten hat. Heute weiß man

---

1 Überarbeitete und erweiterte Fassung von „Die sogenannten Geriatrika im Kreuzverhör", aus der Zeitschrift für Gerontologie, Heft 5, S. 315—338 (1975). Mit freundlicher Genehmigung des Dr. Dietrich Steinkopff Verlages, Darmstadt.

Tabelle 59. Vitamine und Wuchsstoffe in 75 „Geriatrica"

	Zahl	%		Zahl	%
keine Vitamine	17	23			
Vitamin B_1	37	50	Vitamin D	16	21
Vitamin B_6	37	50	Inosit	16	21
Vitamin E	37	50	Folsäure	15	20
Vitamin A	32	43	Pantothensäure	14	19
Vitamin C	30	40	Orotsäure	12	16
Vitamin B_2	27	36	Cholin	11	15
Nicotinamid	23	31	Lecithin	10	13
Vitamin B_{12}	19	25	Hefe-Extrakt	3	4

Tabelle 60. Inhaltsstoffe von 75 „Geriatrica"

	Zahl der Präparate	% der Gesamtzahl
Mit Spurenelementen:		
Magnesium	19	25
Eisen	12	16
Mangan	10	13
Kupfer	10	13
Zink	4	5
Kobalt	3	4
Jodid	4	5
Fluorid	3	4
Mit Hormonen:		
Androgene und Anabolica	8	11
Östrogene	7	9
Schilddrüsenhormone	3	4
Mit unspezifischen Wirkstoffen:		
Procain	24	32
Rutin	24	32
Haematoporphyrin	12	16

natürlich längst, daß diese Annahme nicht zutrifft. Aber zum Arzneimittel wird ein Stoff immer erst dann, wenn er in wirksamen Mengen zugeführt wird. Kleinere, also unwirksame Dosen können als Placebo angesehen werden. Dies trifft, wie gezeigt werden wird, auch für viele Inhaltsstoffe der Geriatrica zu, nicht nur für Vitamine und Hormone.

Der wichtigste Einwand gegen die überflüssige Einnahme von Polyvitamin-Präparaten richtet sich gegen die Folsäure. Liegt nämlich wirklich ein Vitamin-B_{12}-Mangel vor, dann reicht das Vitamin B_{12}, das in den Präparaten enthalten ist, zur Substitution nicht aus, aber die Folsäure kaschiert den Mangel, indem sie die Blutbildveränderungen verhütet. Die B_{12}-Mangelerscheinungen am peripheren und zentralen Nervensystem dagegen schreiten fort und werden irreversibel, weil Folsäure dort nicht in der Lage ist, B_{12} zu ersetzen. Aus Tabelle 59 geht hervor, daß 77% der sog. Geriatrica Vitamine und 20% auch Folsäure enthalten. Mit der Anwendung dieser 20% ist also auch ein gesundheitliches Risiko verknüpft, das im Einzelfall sogar schwerwiegend sein kann.

Spurenelemente (Tabelle 60) stellen die zweite große Gruppe von Inhaltsstoffen in den sog. Geriatrica dar. Die Gefahren, die sie mit sich bringen, sind eigentlich durchweg indirekter Art. Das Konzept, daß Magnesium die Arteriosklerose verhütet, ist längst aufgegeben, und Krankheiten durch Mangel an Mangan, Kupfer, Zink und Kobalt gehören bestenfalls zu den Raritäten. Eisenmangel und die daraus resultierende Anämie dagegen sind häufig frühzeitige Zeichen für okkulte Blutverluste, deren Ursache aufgespürt werden muß. Schon eine Erschwernis der Diagnostik ist als Nachteil dieser Präparate anzusehen, denn der beabsichtigte therapeutische Nutzen beim Eisenmangel läßt sich mit ihnen nicht erzielen.

Ernster stellt sich die Szene bei den Sexualhormonen dar. Von den Östrogenen ist vielleicht abzusehen, weil die in den Geriatrica enthaltenen Mengen von weniger als 1 μg nicht ins Gewicht fallen (die Contraceptiva enthalten z. B. 50 μg). Aber 11% der Präparate sind mit Androgenen, meistens mit Methyltestosteron ausgerüstet. Daß die Altersveränderungen nicht auf einer Involution der Keimdrüsen beruhen, gehört heute zum gesicherten Wissen, aber es gibt keinen Beweis dafür, daß sich die anabole Wirkung der Androgene bei der Muskelschwäche des alten Menschen günstig auswirkt. Selbst wenn es gelänge, die Muskelmasse zu vermehren, würden die durch Arteriosklerose verengten Blutgefäße die notwendige Steigerung der Durchblutung nicht zulassen, die unelastischen Sehnen und Bänder und die osteoporotischen Knochen sind den größeren Belastungen nicht gewachsen. Diesem zweifelhaften therapeutischen Nutzen steht ein handfestes Risiko gegenüber. Der mit Androgenen behandelte Greis setzt sich nicht nur durch eine krankhaft gesteigerte Sexualität bestimmten Gefahren aus, sondern ein klinisch bis dahin nicht in Erscheinung getretenes Prostata-Ca kann aktiviert werden. Bei der alten Frau kann die Steigerung der Sexualität ebenfalls quälende Formen annehmen. Hinzu kommen als weitere Nebenwirkungen die Stimmveränderungen infolge des Kehlkopfwachstums und eventuell auch eine Alopecie.

Eine besondere Faszination übt das Procain aus, das von der rumänischen Ärztin Anna Aslan zur Behandlung von Altersbeschwerden eingeführt wurde. Immer noch wird darüber gestritten, ob das unveränderte Molekül oder die Spaltprodukte für etwaige günstige Wirkungen verantwortlich sein könnten.

Strukturell ähnlich ist das im Helfergin® enthaltene Meclofenoxat aufgebaut. Auch hier entsteht bei der Spaltung ein physiologisches und ein körperfremdes Produkt, nur ist es umgekehrt wie beim Procain, dort ist die den aromatischen Ring enthaltende Säure, die p-Aminobenzoesäure, körpereigen und das Diäthylamino-äthanol fremd, hier ist das Dimethyl-amino-äthanol körpereigen und die Chlorphenoxyessigsäure fremd. Die Spaltprodukte Diäthylamino-äthanol und Dimethyl-amino-äthanol sind auch allein in vielen Mischpräparaten vorhanden.

Diese Stoffe werden in größtem Umfang und in sehr kleiner, und daher unwirksamer, Dosierung eingenommen, und man muß den Verdacht haben, daß auch viele Ärzte mit der suggestiven Wirkung der Namen und Gerüchte versuchen, ihre eigene Verjüngung zu betreiben. Die genauere Analyse der Daten, die *H. Coper* vorgenommen hat, wird vielleicht manchem die Augen öffnen. Schließlich ist von den Geriatrica das im Encephabol® enthaltene Pyrithioxin zu erwähnen. Chemisch ist es mit dem Vitamin B$_6$ nahe verwandt, aber die biologische Wirkung wird durch die formal geringfügig erscheinende Umwandlung einer OH-Gruppe in eine SH-Gruppe und die Bildung des Disulfids völlig verändert.

Die modernste Entwicklung auf diesem Gebiet stellt das mit einem weitgehenden Werbeversprechen eingeführte Piracetam dar, das die Handelsnamen Normabräin® und

Nootrop® erhalten hat. Angeblich sind keine Unverträglichkeit und kein Risiko zu erwarten, sondern nur Verbesserung der Hirnleistung bei allen Altersgruppen, auch bei alten Menschen, eine „Renaissance des geistigen Lebens".

Nun ist zu fragen, aufgrund welcher Befunde und Überlegungen diese hier genannten Stoffe bei den oben angeführten Indikationen empfohlen werden. Dazu haben Fachleute der jeweiligen Gebiete Stellung genommen.

Soweit klinische Untersuchungsergebnisse über Geriatrica vorliegen, ist die Methode, mit der sie gewonnen wurden, selbstverständlich von ausschlaggebender Bedeutung. Daher muß man die Stärken und Schwächen der Untersuchungsverfahren berücksichtigen, wenn man zu einer zuverlässigen Bewertung kommen will. Wegen der großen Bedeutung der klinischen Methoden auf diesem Gebiet, ist eine kritische Studie darüber vorangestellt.

II. Methodenkritische Überlegungen zur Prüfung von Geriatrica

S. Kanowski

Voraussetzungen für eine rationale Pharmakotherapie sind:
- Ein anhand wohlumschriebener Symptome klinisch diagnostizierbares und von anderen Erkrankungen abgrenzbares Krankheitsbild.
- Kenntnis der ätiologischen, wenigstens aber wesentlicher pathogenetischer Bedingungen.
- Kenntnis der Prognose und der Eigentümlichkeiten des Verlaufs der Krankheit.
- Definierte Therapieziele.
- Vorhandensein einer wissenschaftlich überprüften, in Beziehung auf die definierten Therapieziele effizienten pharmakodynamisch wirksamen Substanz.

Trotz der intensiven Entwicklung der Pharmakologie während der vergangenen Dezennien dürften die genannten Voraussetzungen nur selten voll erfüllt sein. Besondere Schwierigkeiten setzen einer rationalen Therapie die psychischen Erkrankungen und die Alterserkrankungen wegen ihrer *multikonditionalen Pathogenese* entgegen. Was die Alterserkrankungen betrifft, tritt erschwerend hinzu, daß wir über die dem Altern zugrunde liegenden Prozesse nur sehr wenig wissen.

Unter Berücksichtigung der aufgeführten Voraussetzungen für eine rationale Pharmakotherapie, der Unkenntnis über die Alterungsprozesse und der Multimorbidität bei alten Menschen, wird jedem einleuchten, wie fragwürdig der Begriff „Geriatrica" als Bezeichnung für eine bestimmte Klasse von Pharmaka ist; er läßt sich nicht einmal hypothetisch rechtfertigen.

Die Fragwürdigkeit beginnt mit der Definition von Therapiezielen und schlägt in Ratlosigkeit um, wenn biochemische und biophysikalische Grundprozesse benannt werden sollen, deren pharmakodynamische Beeinflussung es zugleich als möglich und logisch erscheinen läßt, das Therapieziel auch zu erreichen.

Wenn der Begriff „Geriatricum" auch nur eine geringe Rechtfertigung behalten soll, müssen zwei Voraussetzungen erfüllt sein:

1. Die zu behandelnden Symptome müssen sich definieren lassen, ihre Entstehung muß mit dem Alter zusammenhängen oder wesentlich durch Alterungsvorgänge mitbe-

stimmt sein. Mit einiger Wahrscheinlichkeit muß erwartet werden können, daß die Symptome durch medikamentöse Behandlung wenigstens teilsweise reversibel sind.

2. Die Effizienz der „Geriatrica" muß sich mit der verfügbaren klinisch-wissenschaftlichen Untersuchungsmethodik nachweisen lassen.

Unter praktischen Gesichtspunkten sind drei mögliche Gruppen von Alterserkrankungen zu unterscheiden, nämlich:

1. Solche, die nur zufällig ältere Menschen ebenso treffen wie jüngere und keine Verlaufsbesonderheiten im höheren Lebensalter aufweisen.
2. Erkrankungen, die zwar nicht altersspezifisch sind, aber doch im höheren Lebensalter anders verlaufen als in jüngeren Lebensphasen und demzufolge eines modifizierten therapeutischen Ansatzes bedürften.
3. Erkrankungen, die sich ausschließlich im höheren Lebensalter manifestieren und als spezielle Alterskrankheiten zu gelten haben.

Die Alterspharmakologie hat sich vor allem mit der 2. und 3. Gruppe zu befassen. Möglicherweise liegen der methodischen Laxheit auf dem Felde klinisch-pharmakologischer Prüfung in der Geriatrie zwei *negative Altersstereotype* zugrunde. Nämlich, daß erstens wegen der Multimorbidität eine exakte diagnostische Abgrenzung der verschiedenen Krankheitsprozesse in der Regel nicht möglich sei und zweitens, wegen der angeblich schlechten Prognose aller Erkrankungen im höheren Lebensalter alles versucht werden könnte, weil eigentlich „nichts mehr zu verderben sei". Die pharmazeutische Industrie mag dabei die Fülle sich anbietender ökologischer Nischen sowie die auf dem gleichen Niveau wie eine undifferenzierte „Schrotschußdiagnostik" liegende „Schrotschußargumentation" gereizt haben, diesen Markt extensiv zu erobern.

Im folgenden sollen einige der wichtigsten Schwierigkeiten, die sich der klinischen Medikamentprüfung in der Geriatrie entgegenstellen, erörtert und die daraus sich für klinische Prüfprogramme ableitenden Forderungen zur Diskussion gestellt werden [Übers. s.: 1, 8, 9].

1. Dosierung, paradoxe Reaktion, Nebenwirkungen

Es ist bekannt, daß die Reaktion des älteren Organismus sich gegenüber Haupt- *und* Nebenwirkungen von Medikamenten sowohl quantitativ als auch qualitativ ändern kann.

Quantitativ handelt es sich in der Regel um eine Empfindlichkeitssteigerung, so daß die Dosierung niedriger als bei jüngeren Patienten gewählt werden kann und auch oft gewählt werden muß, weil gleichzeitig mit einem höheren Risiko von Nebenwirkungen zu rechnen ist. In diesem Zusammenhang ist es wichtig darauf hinzuweisen, daß sich auch die Relation der Dosisschwellen für die erwünschten und unerwünschten Wirkungen ungleichmäßig verändern können, so daß u. U. auch eine veränderte therapeutische Breite resultiert.

Qualitative Veränderungen sind unter dem Begriff der paradoxen Reaktion bei verschiedenen Medikationen bekannt geworden. Diese sogenannten Paradox-Reaktionen, oder Umkehreffekte der Medikamentwirkung bei älteren Patienten, werden in der Regel auf biologische Veränderungen zurückgeführt. Daß aber auch andere Mechanismen wirksam sind, die methodische Prüfprobleme zur Folge haben, zeigen die Untersuchungen von

Kastenbaum und Mitarb. [11] und Lyerly und Mitarb. [13]. Die erste Gruppe fand, daß Phenothiazine bei bestimmten Alterspatienten stimulierend und Amphetamin dämpfend wirkte. Die zweite Arbeitsgruppe konnte nachweisen, daß die Reaktion auf das Amphetamin von der Information abhing, die die ambulant behandelten Patienten durch den Versuchsleiter erhielten. Patienten, die Amphetamin erhielten und denen gesagt wurde, daß dieses Medikament eine dämpfende Wirkung haben werde, reagierten entsprechend und zeigten andererseits im Testversuch bessere Leistung als diejenige Gruppe, denen eine stimulierende Wirkung des Medikamentes vorausgesagt worden war. Dieses Beispiel zeigt eindrücklich den bestimmenden Einfluß, den *Erwartungshaltung des Patienten* und *Informationsvermittlung des Versuchsleiters* auf die Medikamenteffekte, selbst bei pharmakologisch wohldefinierten, hochwirksamen Substanzen ausüben.

2. Multimorbidität/Polypathologie

Bei Patienten im höheren Lebensalter liegen häufig mehrere Krankheitsprozesse gleichzeitig vor. Daraus ergeben sich für klinisch-pharmakologische Prüfungen verschiedene Konsequenzen.

a) Unerkannte Organerkrankungen können die Effizienz einer Prüfmedikation maskieren. Beispiel: Die Wirkung eines Antidepressivums kommt nicht zur Geltung, weil das auf einer dekompensierten Herz-, Leber- oder Niereninsuffizienz beruhende depressive Syndrom im Grunde genommen als eine symptomatische Depression klassifiziert werden muß und dessen erfolgreiche Behandlung demzufolge die Beseitigung des Grundleidens voraussetzt.
b) Die verschiedenen organischen Grundprozesse können mit dem Therapieverlauf, d. h. dem geprüften Medikament interferieren. So kann beispielsweise eine zuvor nicht kompensierte Herzinsuffizienz zur Folge haben, daß der gewünschte angstbeseitigende Effekt eines Tranquilizers nicht eintritt, sondern dagegen ein hirnorganisches Psychosyndrom manifest wird.
c) Die Interferenz der verschiedenen Therapieverfahren:
Häufig, ja sogar in der Regel ergibt sich die Situation, daß die verschiedenen extracerebralen Organprozesse eine spezifische Therapie verlangen und damit die Abgrenzung des Effektes der zu prüfenden Substanz erschwert wird oder sogar unmöglich ist, sofern es nicht gelingt, für die Prüfphase stabile und vergleichbare Therapiebedingungen zu schaffen. Wie diffizil die Problematik sein kann, möge durch den Hinweis beleuchtet werden, daß ein nicht erkannter Mangel in der Nahrung allein durch die Krankenhauskost nach der Aufnahme kompensiert werden kann und einen therapeutischen Effekt eines geprüften Geriatricums psychisch stimulierender Wirkung vortäuscht.

Abschließend sei darauf hingewiesen, daß z. B. auch Störungen der Seh-, Hör- und Sprachfähigkeit die Prüfergebnisse wesentlich zu beeinflussen vermögen.

3. Soziopsychologische Einflüsse

Es ist durch Erfahrungen und Untersuchungen hinreichend belegt, daß vor allem dann, wenn es sich um Medikamente handelt, deren Indikation im psychischen Bereich liegt, deren Wirkung vom soziologischen Hintergrund mit determiniert wird und dies in zweierlei Weise [4]:

Zum einen gibt der sozialpsychologische Hintergrund den Resonanzboden ab, auf dem das Medikament zur Wirkung kommt, d. h. es gibt also eine direkte Interaktion zwischen Medikament und sozialpsychologischen Faktoren. So kann beispielsweise die bei psychisch Alterskranken so häufig anzutreffende soziale Isolierung zu einer den Therapieeffekt bestimmenden „unspezifischen" therapeutischen Variablen werden, indem wiederum eine Medikamentwirkung vorgetäuscht wird, während doch nur die soziale Kommunikationsmöglichkeit in einem klinisch-stationären Milieu oder Zuwendung und Interesse des Prüfteams therapeutisch wirksam waren. Dieses knappe Beispiel muß an dieser Stelle genügen, um die Fülle möglicher additiver und interaktioneller Wechselwirkungen von Medikament und sozialpsychologischem Hintergrund zu skizzieren.

4. Behandlungsmilieu

Dieser Problemkreis stellt im Grunde eine Spezialisierung des eben angesprochenen generellen Problems dar. *Vogel* und Mitarb. [14] konnten 1966 nachweisen, daß Unterschiede zwischen Glutaminsäure und Placebo-Medikation bei Alterspatienten im Hinblick auf ihr cognitives Verhalten nur dann zugunsten des Glutaminsäurepräparates nachzuweisen waren, wenn das Medikament auf einem aktiven sozialtherapeutischen Milieuhintergrund wirksam war, während ein passives therapeutisches Milieu keine Unterschiede zum Placebo erkennen ließ. Es gibt eine Reihe weiterer Untersuchungen, die Ähnliches bewiesen. Daraus folgt bei der Beurteilung von klinischen Prüfergebnissen die bedeutsame Frage: „Wo und welche Patienten wurden untersucht?" Schon allein die Tatsache, ob es sich um ambulante Patienten, Patienten einer Akut-Klinik, einer Chronisch-Kranken-Abteilung oder eines Pflegeheimes handelt, kann das Prüfergebnis wesentlich bestimmen, wobei in diesem Zusammenhang wiederum die Interaktion verschiedener Einflußgrößen in Rechnung zu stellen ist: nämlich unterschiedliche Verteilung von Krankheitsgruppen in den verschiedenen Institutionen, unterschiedliches Symptomprofil, unterschiedliche Symptomintensität und unterschiedliche Krankheitsprogredienz, zugleich aber die eingangs erwähnten Faktoren des unterschiedlichen therapeutischen Milieus. Sofern keine genauen Daten vorliegen, die den Einfluß der genannten Faktoren abschätzen lassen, scheint als logische Konsequenz zu folgern, daß aus negativen Untersuchungsergebnissen, die keinen Wirkungsunterschied zwischen Verum und Placebo erkennen lassen und an schwer beeinträchtigten, chronisch kranken, älteren Menschen in einem therapeutisch inaktiven Milieu erhoben wurden, nicht unbedingt die Wirkungslosigkeit der untersuchten Substanz geschlossen werden kann. Umgekehrt sind unter den gleichen Bedingungen gewonnene positive Befunde ungleich gewichtiger als positive Medikamenteffekte, die an ambulanten Patienten oder solchen eines Akut-Krankenhauses erhoben werden konnten. Doch belehrt eine Durchsicht klinisch-geriatrischer Prüfergebnisse, daß die Problematik noch komplexer sein muß und selbst so logisch erscheinende Schlüsse, wie die eben angedeuteten, nur sehr eingeschränkte Gültigkeit haben. Es zeigt sich nämlich, daß die Streubreite positiver und negativer, kontrollierter und unkontrollierter Prüfergebnisse für identische Substanzen, ja selbst für die Placeboreaktionsraten in der Geriatrie viel größer ist als in irgendeinem anderen Feld klinisch-pharmakologischer Prüfungen. Da werden einerseits hohe Substanzeffekte bei niedriger Placeborate, gewonnen an chronischen Patienten in Pflegeheimen, ebenso berichtet wie das Gegenteil. Selbst für Substanzen, für deren pharmakodynamische Wirkung sich gar keine Erklärung anbietet, wie z. B. das Procain, liegen scheinbar eindeutige Wirkungsnachweise aufgrund von Doppelblindstudien vor. Die einzig mögliche Erklärung für diese Diskrepanzen ist dann die, daß entweder die Patientenauswahl nicht methodenkritischen Ansprüchen genügt oder die Befunderhebung ganz unzureichend und auf freier, subjektiver, grober Einschätzung beruhte oder schließlich geringfügige statistische Signifikanz überbewertet bzw. Zahlenrelationen gelegentlich sogar manipuliert erscheinen.

5. Wahl der zu beobachtenden Parameter, Validität, Reliabilität, Beobachtungszeit

Hier wird ein Bereich angeschnitten, dessen Diskussion eigentlich ein eigenes Symposion rechtfertigte und eine nur so kursorische Erörterung, wie sie unter diesen Umständen hier möglich ist, eigentlich als nicht erlaubt erscheinen läßt.

Die auszuwählenden Beobachtungsparameter — auch als *Indikatorvariablen* bezeichnet — sollen solche Merkmale sein, die eine Änderung im Verlauf des von der Therapie angezielten Krankheitszustandes verläßlich angeben [3]. Die Auswahl der Merkmale hängt damit entscheidend von der Definition des Therapiezieles ab.

Kann im Bereich somatischer Erkrankungen die Auswahl der zu beobachtenden Parameter zumindest in einigen Bereichen noch einigermaßen zufriedenstellend gelöst werden, so ergeben sich besonders auf dem Felde psychischer Leistungsfähigkeit gravierende Probleme und Unsicherheiten, die zum großen Teil von der Forschung noch nicht methodisch hinreichend gelöst sind. Sind psychopathologische Symptome im Rahmen psychotischer Störungen wie Halluzinationen, Wahnbildung, Suicidalität, Intensität depressiver Verstimmungen noch einigermaßen verläßlich auf ihr Vorhandensein/nicht mehr Vorhandensein oder Abklingen einzuschätzen, so ergeben sich z. B. bei der Beurteilung von Konzentrationsfähigkeit, Auffassungsstörungen, Gedächtnisleistungen erhebliche Schwierigkeiten. Gerade diese Parameter aber sind bei der Beurteilung der Effizienz sogenannter Geriatrica von zentraler Bedeutung. Auch der Einsatz testpsychologischer Methoden konnte die Situation bisher noch nicht entscheidend verbessern, weil sich der Anwendung dieser Verfahren bei Alterspatienten große Schwierigkeiten entgegenstellen. Hier spielen *mangelnde Motivation,* fehlende altersbezogene *Standardisierung* der Testverfahren, fehlende Erfahrungen über Lerneffekte sowie Fragen der *Validität* und der *Reliabilität* eine entscheidend limitierende Rolle. Unter dem Validitätsproblem ist die Frage zu verstehen: messen Gedächtnistests beispielsweise überhaupt Gedächtnisfunktion und wenn ja, messen sie die für das definierte Therapieziel relevanten Gedächtnisfunktionen, während unter Reliabilität die Qualität der Reproduzierbarkeit, der mit einer bestimmten Methodik erfaßten Daten gemeint ist.

Die Problematik der Wahl des *Beobachtungszeitpunktes* und *Beobachtungszeitraumes* hat wiederum gerade auch für geriatrische Patienten besondere Bedeutung, was ganz besonders für den Beobachtungszeitpunkt zutrifft, wie sich leicht einsehen läßt, wenn man sich vergegenwärtigt, daß beispielsweise Unruhe, Verwirrtheit, Schwankungen der Wachheit bestimmten biorhythmischen Verteilungsmustern bzw. deren pathologischer Inversion folgen. Nächtliche Verwirrtheitszustände, überhaupt das *Vigilanzniveau* können nicht beurteilt werden, wenn die Untersuchung nur einmal am Tage, vormittags oder zur Mittagszeit stattfindet [5, 6]. Damit entfallen aber wichtige Therapiekriterien. Was den Beobachtungszeitraum betrifft, so ergibt sich hier die bedeutsame Frage, wie lang ist die Wirkungslatenz eines Medikamentes, nach welchem Zeitraum ist die Wirkungslosigkeit als gesichert anzunehmen? Beide Fragen sind nicht generell, sondern in Abhängigkeit vom jeweils zugrunde liegenden Krankheitsbild zu beantworten.

6. Hypochondrie

Eine weitere Besonderheit stellt die bei Alterspatienten häufig anzutreffende Neigung zu hypochondrischer Symptomatik dar [5].

Im Zusammenhang mit Medikamentprüfungen hat sie vor allem Einfluß auf die Intensität und Häufigkeit von Nebenwirkungen, sofern man hierunter alle unter einer bestimmten Medikation auftretenden Mißempfindungen begreift.

Hypochondrische Tendenzen können aber auch das Ergebnis der Behandlung somatischer Erkrankungen verfälschen, indem sie Therapieeffekte maskieren.

7. Verlaufscharakter der Krankheitsprozesse

Abschließend sei nur darauf hingewiesen, daß, wie schon eingangs dargestellt, eine sichere Beurteilung eines Therapieeffektes nur dann möglich ist, wenn spontane Verlaufstendenz und Prognose des behandelten Krankheitsbildes mit Sicherheit bekannt sind. Gerade diese Bedingung ist aber für viele Alterserkrankungen nicht erfüllt.

Aus dem hier nur sehr kursorisch erörterten und anderen nicht erwähnten Gründen, müssen folgende Anforderungen an klinische Prüfprogramme in der Geriatrie gestellt werden:

1. Definition des Prüfzieles: handelt es sich um eine pilot-study, den Vergleich einer neuen Substanz gegenüber bereits bewährten mit gleichem Indikationsbereich oder Eröffnung eines neuen, bisher noch nicht bestellten therapeutischen Feldes?
2. *Definition des Therapiezieles* bzw. der Therapieziele in möglichst exakter, auf jeden Fall aber nachprüfbarerer Weise.
3. Genaue *Festlegung der Prüfparameter* und Beschreibung wie und zu welchem Zeitpunkt sie erhoben, dokumentiert und der Auswertung zugeführt werden.
4. Genaue *Charakterisierung der in die Untersuchung einbezogenen Patienten,* wobei es nicht ausreicht, lediglich Geschlecht, Alter und Diagnosen anzugeben, sondern sämtliche zumutbaren und verfügbaren körperlichen und psychischen Untersuchungsbe-

funde müssen in die Charakterisierung mit einbezogen werden. Von besonderer Wichtigkeit ist die Charakterisierung der bisherigen Verlaufstendenz des zu behandelnden Krankheitsbildes sowie der übrigen erfaßten Erkrankungen. Bei Medikamentprüfungen, die in irgendeiner Weise die cerebrale Funktion zum Gegenstand ihrer Indikation haben, ist die Einbeziehung von testpsychologischen Untersuchungsmethoden und EEG-Befunden unerläßlich [10].

5. Genaue *Beschreibung der neben der Prüfmedikation laufenden anderen Behandlungsverfahren.* Dies betrifft sowohl die medikamentöse Behandlung als auch das psychosoziale therapeutische Milieu.

6. *„Doppelblindtechnik".* Trotz der Begrenzungen der Doppelblindtechnik, auf deren kritische Diskussion hier nicht eingegangen werden kann, sondern auf entsprechende Literatur verwiesen werden muß [2, 7, 12], ist die Anwendung der Doppelblindtechnik gerade bei geriatrisch-klinischen Prüfungen, die psychische Funktionsstörungen zum Ziel haben, unverzichtbar, weil in der Mehrzahl der Fälle die sog. unspezifischen Therapievariablen, wie Einfluß der Krankheitsprozesse, Einfluß des Untersuchungsmilieus und des Untersuchers, sonstige psychosoziale Faktoren, nicht exakt kontrolliert werden können. Es sei aber massiv unterstrichen, daß die Doppelblindtechnik nicht dazu geeignet ist, eine völlig unzulängliche und unzureichende Befunderhebung zu kompensieren. Steht diese nicht auf methodisch einwandfreien Füßen, nutzt die ganze Doppelblindtechnik überhaupt nichts.

7. Bei allen Geriatrica, die den Anspruch erheben, den cerebralen Stoffwechsel in irgendeiner Weise zu beeinflussen, ist der *Nachweis von EEG-Veränderungen* zu fordern. Lassen sich EEG-Veränderungen nicht nachweisen, ist zunächst grundsätzlich in Zweifel zu ziehen, daß die Substanz eine cerebrale Wirkung ausübt. Die EEG-Analyse muß dabei moderne Techniken der maschinellen EEG-Auswertung berücksichtigen und sollte sich tunlichst der Möglichkeit bedienen, mit Hilfe des EEG das Vigilanzniveau zu beurteilen.

Weder die Diskussion der Problematik noch die Aufzählung der Bedingungen darf als vollständig angesehen werden. Vollständigkeit war auch nicht Aufgabe dieser Darstellung. So kann auch abschließend auf die *ethische Problematik,* die sich bei klinisch-pharmakologischen Prüfungen in der Geriatrie in besonderer Weise ergeben kann, nur hingewiesen werden.

Literatur

1. Bender, A.: Exper. Geront. *1,* 237 (1965).
2. Bente, D., Feder, J., Helmchen, H., Hippius, H., Rosenberg, L.: Arzneimittel-Forschung (Drug-Res.) *24,* 205–207 (1974).
3. Busch, H., Helmchen, H.: Nervenarzt *44,* 569–575 (1973).
4. Chien, C.-P.: Amer. J. Psychiat. *127,* 1070 (1971).
5. Cole, J. O.: Methods for Evaluating Drug Efficacy in Geriatric-Psychiatric Disorders. In: Principles and Problems in Establishing the Efficacy of Psychotropic Agents. Public Health Service Publication No. 2138 (Jan. 1971).
6. Gierke, W., Kanowski, S.: Acta geront. *2,* 279–286 (1972).
7. Helmchen, H.: Arzneimittelforschung *19,* 881–882 (1969).
8. Helmchen, H., Müller-Oerlinghausen, B.: Arzneimittelforschung *24,* 976–980 (1974).

9. Kanowski, S.: Pharmakopsychiatrie *2*, 119–129 (1969).
10. Kanowski, S.: Der Nutzen klinischer Elektronenzephalographie für die Objektivierung und Standardisierung psychopathologischer Prozesse und deren therapeutische Beeinflussung. In: Schlaf- und Verhaltensstörungen im Alter. Wieck, H. H., Bocker, F., Lang, E. (Hrsg.) Baden-Baden, Brüssel: Gerhard Witzstrock GmbH 1973.
11. Kastenbaum, R., Slater, P., Aisenberg, R.: Gerontologist *4*, 68–71 (1964).
12. Kuschinsky, G.: Dtsch. Ärztebl. *10*, 663–667 (1975).
13. Lyerly, S., Ross, S., Krugmann, A., Clyde, D.: J. Abnorm. Soc. Psychol. *68*, 3211–3227 (1964).
14. Vogel, W., Broverman, D. M., Draguns, J. G., Klaiber, E. L.: Psychol. Bull. *65*, 367–382 (1966).

III. Vitamine

D. Michel

Bereits Stepp, der Entdecker der Vitamine („lebensnotwendige Amine"), nahm an, daß das Alter mit einem Vitaminmangel einhergehe. Durch die Interpretation des Alters i. S. eines Defizitmodells schien diese Ansicht um so mehr gestützt zu werden, als im Alter häufig zu beobachtende Erscheinungen und einzelne bei A- und insbesondere bei Hypovitaminosen anzutreffende Symptome manche Übereinstimmung erkennen lassen [6]. Wenn heute kraft einer sehr suggestiven Firmenwerbung Polyvitaminpräparate geradezu als „Basisgeriatrica" bezeichnet und angepriesen werden, so mögen die angedeuteten Überlegungen zwar ausschlaggebend gewesen sein; eine Erklärung für die Zweckmäßigkeit einer Substitution mit Polyvitaminpräparaten wird aber genauso wenig gegeben wie für die Notwendigkeit einer unspezifischen Behandlung einer physiologischen Lebensperiode – des Alters –, die nicht zuletzt durch irreversible Gewebs- und Zellveränderungen und durch eine zunehmende Zahl von Erkrankungen, die einer gezielten Therapie bedürfen, gekennzeichnet ist. Verschiedene Befunde sprechen dafür, daß der Mensch, wären allein Alternsvorgänge bestimmend, im Durchschnitt ein Alter von 110–120 Jahren erreichen könnte. Tatsächlich stirbt der Mensch aber im Mittel zwischen dem 65. und dem 75. Lebensjahr, und zwar nicht am Alter, sondern an Krankheiten. Diese Tatsachen vermögen kaum die Erfordernis einer Behandlung des Alters schlechthin, sondern nur die Notwendigkeit einer besseren Therapie einzelner beim älteren Menschen offenbar gehäuft und in gefährlicherer Form vorkommender Erkrankungen zu unterstreichen, damit der Mensch sein genetisch programmiertes Lebensende tatsächlich erreichen kann.

Erhebungen in den Niederlanden machten wahrscheinlich, daß etwa 10% der Menschen um das 65. Lebensjahr Vitaminpräparate mit und ohne ärztliche Verordnung einnehmen, während Personen jenseits des 80. Lebensjahres prinzipiell nicht zu den Anhängern einer Vitamintherapie gehörten [9].

Geht man von den Beipackzetteln aus, so stellen die als Geriatrica deklarierten Polyvitaminpräparate Hilfe gegen „das Altern schlechthin, allgemeine Altersinsuffizienz, Dysfunktionen des gesamten Zellgewebes, Gedächtnisschwäche, Präsklerose, allgemeine und lokalisierte Arteriosklerose, verzögerte Rekonvaleszenz, verminderte Widerstandskraft, herabgesetzte Stimmungslage, Osteoporose, Erschöpfungszustände, Verdauungsstörungen, Gicht, Leberfunktionsstörungen, Steinleiden" u. a. m. in Aussicht. Sie versprechen damit weitaus mehr, als an Wirkungen von den verwandten Vitaminen bekannt ist. Soll derartigen Versprechungen aber auch nur das geringste Vertrauen entgegengebracht werden, müßten meines Erachtens zumindest folgende Voraussetzungen erfüllt sein:

a) Die Bedarfsnormen des alten Menschen haben bekannt zu sein und dürfen nicht einfach von früheren Altersklassen übernommen werden. Diese Bedarfsnormen sind tatsächlich aber nicht bekannt.

b) Es müssen Anhaltspunkte dafür bestehen, daß eine verminderte Vitaminzufuhr oder -synthese im Alter eine bedeutsame Rolle spielt. Ad hoc vorgenommene Untersuchungen haben zwar zu der Annahme geführt, daß Exokarenzen bezüglich einzelner Vitamine bei älteren Menschen vorkommen können (insbesondere Vitamin A, B_1, B_2 und Nicotinsäureamid), um ein generelles geriatrisches Problem handelt es sich hierbei jedoch nicht. Die Wertigkeit dieser Erhebungen ist nicht aus der Möglichkeit einer verminderten Vitaminaufnahme, sondern nur aus dem Auftreten und dem Nachweis effektiver Mangelerscheinungen ablesbar. Signifikante Vitaminmangelerscheinungen wurden jedoch selbst bei jenen alten Menschen nicht gefunden, für die eine verminderte Zufuhr erheblicheren Ausmaßes errechnet worden war. Nochmals sei in diesem Zusammenhang auf die fehlenden Altersbedarfsnormen, aber auch auf die methodischen Schwierigkeiten hinsichtlich der Aufstellung einer Einfuhr-Verbrauchs-Bilanz verwiesen. Eine ungenügende Synthese im Organismus als Ursache von Vitaminmangelzuständen im Alter wäre für die Vitamine B_2, B_6, D, H, K, PP, Pantothen- und Folsäure denkbar. Nachgewiesen scheint lediglich in manchen Regionen ein häufigerer PP-Mangel [8].

c) Ein absoluter Vitaminmangel könnte weiterhin auf altersbedingten Störungen der Vitaminresorption oder -speicherung beruhen, sowie auf einem beschleunigten Abbau (Vitamine wirken als Katalysatoren und nicht als Energiespender!) oder auf einer herabgesetzten Ansprechbarkeit des Erfolgsorgans (relativer Vitaminmangel). Eine Beeinträchtigung der Resorption und Speicherung läßt sich theoretisch schon deshalb unterstellen, weil der Magen-Darmtrakt vom Gebiß über die Produktion von Verdauungsenzymen bis zur intestinalen Resorptionsfläche erheblichen alternsphysiologischen regressiven Veränderungen unterworfen ist und weil verschiedene Speicherungsorgane (z. B. Leber, Nebenniere) atrophieren.
Entgegen diesen theoretischen Vorstellungen haben aber detaillierte Untersuchungen [2, 3, 7] keine Hinweise auf eine generell langsamere oder unvollständigere Resorption von Vitaminen bis in das höchste Alter erbracht, und zwar auch nicht unter den wahrscheinlich ungünstigeren Voraussetzungen eines Altenwohnheimes für Fürsorgeempfänger.
Über alterskorrelierende Änderungen des Vitaminabbaues, der Vitaminausscheidung und der Vitaminwirksamkeit schließlich ist kaum etwas bekannt. Klinisch bedeutsamere Änderungen sind, soweit ich zu übersehen vermag, bisher nur für die Speicherung und Elimination von Vitamin B_{12} festgestellt worden [4].
Mit anderen Worten: Klinische Fakten rechtfertigen nicht die Hypothese einer Störung der Resorption, der Speicherung, des Abbaus, der Ausscheidung und der biologischen Verwertbarkeit einzelner oder mehrerer Vitamine im Alter.

d) Eine routinemäßige Vitaminsubstitution könnte dann zu empfehlen sein, wenn das Altern per se als vitaminabhängiger Prozeß angesehen werden müßte, wenn im Alter gehäuft A- oder Hypovitaminosen beobachtet würden oder wenn mit dem Alter zeitlich oder kausal zusammenfallende Erkrankungen durch einen relativen oder absoluten Vitaminmangel begünstigt oder hervorgerufen würden.

Alle drei Voraussetzungen sind nicht gegeben:

Die experimentelle Gerontologie hat bisher keine Fakten aufgedeckt, die Vitaminmangelzustände mit dem physiologischen Alterungsvorgang in Verbindung bringen lassen könnten.

Altersspezifische A- oder Hypovitaminosen mit charakteristischen und mehr oder minder pathognomonischen Krankheitserscheinungen sind nicht bekannt. Es gibt lediglich einzelne Vitaminmangelerkrankungen, deren Manifestation vorwiegend in das höhere Lebensalter fällt (z. B. perniziöse Anämie).

Vorübergehend wurde aufgrund tierexperimenteller Beobachtungen einem Vitamin A- und Vitamin E-Mangel Bedeutung für die Arteriosklerose zuerkannt. Inzwischen darf als erwiesen gelten, daß die Fütterungsatheromatose der Hühner, Rhesusaffen und Hunde nicht der menschlichen Arteriosklerose gleichgesetzt werden darf. Bei diesen Tieratheromatosen gewonnene therapeutische Erfahrungen mit Vitaminkombinationen sind mithin nicht nur nicht auf den Menschen übertragbar, sondern konnten in der Humanmedizin auch nicht bestätigt werden. Es wurden sogar Ergebnisse publiziert, die für eine Begünstigung der Herzinfarktentstehung durch Vitamin D sprechen könnten [5].

Auf der Grundlage der derzeitigen Kenntnisse läßt sich damit eine Vitamintherapie im Alter, will sie sich an naturwissenschaftlichen Kriterien orientieren, nur bei echten A- und Hypovitaminosen begründen. Sie sind selten, stellen echte Krankheiten und kein Attribut des Alters dar und können eine prophylaktische Therapie auf Vitaminbasis nicht rechtfertigen.

Vor allem aber beanspruchen sie nicht die als Geriatrica angepriesenen Polyvitaminpräparate, deren Vitamingehalt den tatsächlichen Tagesbedarf häufig nicht unerheblich, maximal bis zum 200fachen überschreiten kann, sondern Monovitaminpräparate.

Die unter dem anspruchsvollen Titel „Basistherapie des Alters" nach dem Gießkannenprinzip „wirkende" Behandlung mit Polyvitaminpräparaten, deren einziger Vorteil in ihrer Unschädlichkeit zu sehen ist [1], muß nach unseren derzeitigen Kenntnissen dagegen als Placebotherapie bezeichnet werden. Nun kann – auch beim älteren Menschen – ein Placeboeffekt durchaus wünschens- und erstrebenswert sein. Wenn dieser Effekt, wie sich aus den in der Roten Liste aufgeführten Geriatrica auf Vitaminbasis berechnen läßt, im Mittel aber pro Tag knapp DM 1,– kostet, ist dieser Preis für den aufgrund seiner vielfältigen Gebrechen und Beschwerden hilfesuchenden alten Menschen zu hoch.

Literatur

1. Bucher, K.: Allgemeine Richtlinien für therapeutische Bemühungen. In: Krankheiten der über Siebzigjährigen. Otto Gsell (Hrsg.) Bern-Stuttgart: Huber, 1964.
2. Drube, H. C., Reinwein, H.: Verh. dtsch. Ges. Innere Med. *67*, 845 (1961).
3. Jahnke, K., Burger, A.: Medizin und Ernährung *4*, 281 (1964).
4. Kautzsch, E.: Act. Gerontol. *1*, 405 (1971).
5. Linden, V.: Brit. Med. J. 1974/3, 647.
6. Michel, D.: Geriatrika. Münch. Med. Wschr., 1973, 1900.
7. Oberdisse, K., Jahnke, K.: Internist *3*, 156 (1962).
8. Verzár, F., Gsell, D.: Ernährung und Gesundheitszustand der Bevölkerung der Schweiz. Eidgenöss. Gesundheitsamt Bern (1962).
9. Zonneveld, R. J. von: Script. Geriatr. *15*, 37 (1972).

IV. Anabolica als Geriatrica?

H. Kaiser

Als anabol wirksam bezeichnet man Substanzen, welche die celluläre Eiweißsynthese stimulieren und damit eine negative Stickstoffbilanz ausgleichen können. Negative Stickstoffbilanz kann die Folge vieler Krankheiten sein, z. B. akuter und chronischer Entzündungszustände, konsumierender Prozesse, Magen-Darm-Krankheiten, welche zu Malabsorption und Maldigestion führen, eiweißverlierender Nierenkrankheiten, Schilddrüsen- und Nebennierenrindenüberfunktion einschließlich des therapeutisch induzierten Hypercorticismus. Die Regeneration von Körpereiweiß ist beim alten Menschen erwiesenermaßen erschwert.

Eine sichere anabole Wirkung haben nur die männlichen Keimdrüsenhormone. Obwohl die Theorien von Steinach und Voronoff, daß das Altern eine Folge der Keimdrüseninvolution sei, endgültig widerlegt sind, glauben immer noch viele Patienten und Ärzte an die verjüngende Wirkung der Geschlechtshormone. So stehen diese im Ruf, nicht nur altersbedingte Schwächezustände zu beheben, sondern auch dem körperlichen Abbau vorbeugen zu können, d. h. echte Geriatrica zu sein.

Dem großzügigen Einsatz dieser Hormone bei alten Menschen standen die sexualspezifischen Wirkungen im Wege. Dieses Handicap ist ausgeräumt, seit es der chemischen Industrie gelungen ist, das Testosteron so abzuwandeln, daß die Wirkungen auf den Eiweißhaushalt voll erhalten, die androgenen Effekte aber erheblich reduziert sind. Als in dieser Hinsicht optimal gelten die Präparate Nandrolon (Durabolin®), Methandrostenolon (Dianabol®) und Methenolon (Primobolan®). Solche synthetischen Testosteronderivate bezeichnet man heute als anabole Steroide oder kurz *Anabolica*.

Sie sind keine omnipotenten „Kräftigungsmittel", sondern haben in der Geriatrie ihre *klaren Indikationen:*

— metastasierendes Mammacarcinom;
— präsenile Involutionsosteroporose (wobei nur eine Besserung der Beschwerden, aber keine Heilung der Erkrankung möglich ist);
— Krankheiten, welche selbst oder deren Behandlung (z. B. Corticoide) zu negativer Stickstoffbilanz führen.

Da die Anabolica nur die Eiweißsynthese anregen, ist ausreichende Zufuhr von Eiweißbausteinen mit der Nahrung Voraussetzung für ihre Wirkung.

Entgegen manchen Empfehlungen stellen folgende Krankheitszustände in der Geriatrie *keine Indikation* für Anabolica dar:

— Appetitlosigkeit und Anorexie, sofern es nicht gelingt, genügende Mengen Eiweißbausteine zuzuführen;
— Eiweißmangelzustände bei intestinaler Absorptionsstörung;
— senile oder steroidbedingte Osteoporose;
— sogenannte Altersschwäche, so lange nicht durch eingehende Untersuchung eine organische Ursache ausgeschlossen ist.

Wie jede differente Therapie ist auch die Anwendung von Anabolica mit *Nebenwirkungen* belastet:

– Größte Gefahr ist die *Propagierung eines Prostatacarcinoms*. Deshalb ist ihr Einsatz bei Verdacht auf oder bestehendem Prostatacarcinom absolut kontraindiziert. Bei jeder länger dauernden Verabreichung eines Anabolicums sind regelmäßige Prostatakontrollen, evtl. mit Biopsie, erforderlich. Andere Carcinome werden dagegen durch Anabolica nicht nachteilig beeinflußt.

– Alle Anabolica sind fakultativ *leberschädigend*, am meisten die 17-alkylierten Substanstanzen wie Methandrostenolon (Dianabol®), Oxymesteron (Oranabol®) oder Androstanazol (Stromba®). Diese Präparate führen nicht selten zu cholestatischen Hepatosen mit und ohne Ikterus. Sie sollten deshalb nicht verwendet werden. Außerdem sind bei jeder längeren Anabolicatherapie die Leberparameter (Transaminasen, alkalische Phosphatase, Bromsulfaleintest) zu kontrollieren.

– Jedes Anabolicum kann bei Frauen einen *virilisierenden Effekt* haben, speziell auf den Kehlkopf mit der Folge eines Brüchig- und Tieferwerdens der Stimme. Auch sexuelle Stimulierungen kommen vor. Diese möglichen Nebenwirkungen müssen im Einzelfalle gegenüber dem zu erwartenden therapeutischen Erfolg abgewogen werden.

Zusammenfassung

1. Anabolica sind hochwirksame und differente Testosteronderivate, welche den Eiweißaufbau im Organismus stimulieren.
2. Voraussetzung für ihre Wirkung ist ausreichende Zufuhr von Eiweiß mit der Nahrung (im Alter 1,5 bis 2 g pro Kilogramm täglich); bei Anorexie ist ihre Verabreichung sinnlos.
3. In der Geriatrie ist befristeter Einsatz, hauptsächlich bei Krankheitszuständen, welche zu negativer Stickstoffbilanz führen, begründet.
4. Die möglichen Nebenwirkungen müssen beachtet werden; 17-alkylierte Präparate sollten keine Verwendung finden.
5. Anabolica sind demnach Medikamente mit gezielten Indikationen und strengen Kontraindikationen und keine allgemein roborierenden Mittel. Ihre ungezielte Anwendung als sogenannte Geriatrica ist also abzulehnen.

Literatur

1. Falck, I.: Die Therapie mit Anabolika in der Geriatrie. In: Script. Geriatric. Doberauer, W. (Hrsg.) Bd. 15. Wien: Eigenverlag Österr. Ges. f. Geriatrie. 1972.
2. Husmann, F., Suchan, P.: Die Hormonbehandlung im Senium. Ztschr. f. Gerontol. *3*, 197 (1970).
3. Jesserer, H.: Pharmakotherapie des Bewegungsapparates. In: Klinische Pharmakologie und Pharmakotherapie. Kuemmerle, H. P., Garrett, E. R., Spitzy, K. H. (Hrsg.) 2. Auflg. München: Urban & Schwarzenberg 1973.
4. Kaiser, H.: Therapiewoche *14*, 758 (1964).
5. Kaiser, H.: Dtsch. Med. Wschr. *97*, 1573 (1972).
6. Kaiser, H.: Regeneration und Rehabilitation im Alter. In: Rehabilitation aus ärztlicher Sicht. Hrsg. von der Bayrischen Akademie für Arbeits- und Sozialmedizin, München: 1974.
7. Kley, H. K., Krüskemper, H. L.: Med. Klin. *68*, 295 (1973).
8. Krüskemper, H. L.: Acta Gerontol *1*, 191 (1971).
9. Lachnit, K. S., Zwerina, R.: Münch. Med. Wschr. *107*, 1125 (1965).

10. Littmann, K. P.: Internist *14*, 621 (1973).
11. Martin, G. A.: Klinik der Arzneimittelschädigung der Leber. In: Aktuelle Hepatologie. Siede, W., (Hrsg.) München-Gräfelfing: Banaschewski 1974.
12. Schaffner, F., Opper, H., Chesrow, E.: Amer. J. Med. *26*, 249 (1959).
13. Tausk, M.: Pharmakologie der Hormone Stuttgart: Thieme 1970.

V. Die Urteilsbildung über die Wirksamkeit von Procain in der Geriatrie

H. Coper

Die Schwierigkeit für den praktischen Arzt und ganz besonders für den Laien, sich ein Urteil über die Procaintherapie zu bilden, hat mehrere Gründe:

1. Oft wird eine unzulässige kausale Verknüpfung tierexperimentell erhaltener Befunde mit klinisch erwünschten Wirkungen vorgenommen.

2. Klinische Untersuchungen enthalten meist eine ins Detail gehende Beschreibung von Nebensächlichkeiten, die den Eindruck erwecken, es sei auch die letzte, einer objektiven Beurteilung dienende Einzelheit berücksichtigt worden, während wichtige, z. T. unerläßliche Angaben fehlen.

3. Vielfach werden ganz unverbindliche Formulierungen gewählt, die für viele Tatbestände zutreffen können. Mit unmißverständlichen, eindeutig definierten Indikationen und Therapiezielen wird dagegen sehr sparsam umgegangen. Durch die Wahl der Worte kann der Ungeübte in vielen Publikationen trotz Statistik kaum Wirksamkeit von Scheineffekt unterscheiden.

4. Bezeichnend ist auch, daß die Arbeiten sich häufig auf vorhergehende positiv urteilende Publikationen beziehen, deren Relevanz als unzweifelhaft und sicher hingestellt wird.

Zum Beispiel wird angegeben, Procain gelange auch bei oraler Anwendung unverändert ins Blut. Als Beweis für diese Behauptung wird stets eine Arbeit herangezogen, in der Procain bei der Ratte intraduodenal in einer Dosierung von 150 mg/kg verabreicht worden war. Unter diesen Bedingungen läßt sich zweifellos unverändertes Procain im Blut nachweisen. Nach Applikation kommt es zu einem schnellen Anstieg mit einem Gipfel von 72,5 γ Procain/ml Blut nach 8 Minuten. Danach fällt die Kurve zunächst steil, dann etwas flacher ab. Gemessen an der Anaesthesie der Lungendehnungsreceptoren ist nach 30 Minuten keine Wirkung mehr vorhanden. Aus diesen Ergebnissen geht klar hervor, daß Procain nur bei hoher Konzentration im Darm auch unverändert resorbiert wird. Bei Gabe von 50 mg/Mensch bestehen jedoch völlig andere Verhältnisse. Die Procainmenge, die vom Darm ins Blut übertreten kann, ist etwa 200mal geringer. Da die esterhydrolytische Spaltung 1–2 mg/kg/min beträgt, kann unter diesen Bedingungen keine wirksame Konzentration im Blut erreicht werden. Die als Beweis für die orale Resorption von Procain herangezogenen Ergebnisse treffen also für die beim Menschen empfohlene Dosierung nicht zu. Eine klinisch wirksame Konzentration von unverändertem Procain kann vielmehr als ausgeschlossen gelten. Ähnliches gilt für die neuerdings mehrfach herangezogene Hemmung der Monoaminoxydase durch Procainhydrochlorid. Bei einer Konzentration von ca. 20 μg/ml Blut ist die Monoaminoxydase um 50% gehemmt. Diese Konzentration kann aber normalerweise nicht erreicht werden. Eine weitere Diskussion auf der Grundlage dieser experimentellen Befunde ist demnach nicht sehr sinnvoll. Daher werden andere Argumente herangezogen.

Zum Beispiel könnten durch die Spaltprodukte Diäthylaminoäthanol und Paraaminobenzoesäure die dem Procain zugeschriebenen Wirkungen zustande kommen. Diäthylaminoäthanol wird nach oraler Applikation schnell resorbiert und vornehmlich über die Niere ausgeschieden. Ein Teil bleibt im Organismus und kann phosphoryliert und in die Phospholipide, vornehmlich in Diacylglycerinphosphatide, eingebaut werden. Dieser Befund sagt aber überhaupt nichts darüber aus, ob dadurch eine Funktionsänderung herbeigeführt werden kann und ob diese sich dann auch noch vorteilhaft auswirkt. In der Dosis, die 50 mg Procain entspricht, hat Diäthylaminoäthanol keine Wirkung, wie sie vom Procain als Gerotherapeuticum zur Regeneration und Revitalisierung erwartet wird. Paraaminobenzoesäure, das zweite Spaltprodukt, wird in die Gruppe der B-Vitamine eingeordnet und ist bei Mikroorganismen zur Synthese von Folsäure erforderlich. Beim Warmblüter kann Paraaminobenzoesäure nicht in Folsäure eingebaut werden und dieses Vitamin nicht ersetzen.

Zu 2.: In einer Untersuchung an 232 Patienten aus der Ambulanz einer psychiatrisch-neurologischen Universitätsklinik, eines neurologischen Krankenhauses und von frei praktizierenden Ärzten wurden die Daten aus 7 Testverfahren, die bestimmte Leistungen messen und einem Standardinterview einer „high speed"-Computer-Analyse unterzogen und nach K. H. 3® eine statistisch signifikante Verbesserung im Bereich der psychischen Leistungsdimension, der allgemeinen Merkfähigkeit, der visuellmotorischen Koordination und einiges mehr gefunden. Mit welcher Pseudogenauigkeit allein die Datenerhebung beschrieben wird, mögen folgende Sätze belegen: „Die Rohdaten wurden nach einem geeigneten Schlüssel auf Lochkartenstammbogen übertragen und von dort auf Lochkarten gestanzt. Für jeden Patient wurden pro Testvorgang zwei Karten benötigt, das ergibt bei 250 Patienten und drei Versuchsdurchgängen 1500 Karten."

Was die Patienten als Grundkrankheit hatten, wie der Verlauf des Leidens gewesen ist, welche Medikamente die Probanden zusätzlich zum K. H. 3® erhalten hatten etc. ist nicht angegeben. Jeder Erfahrene weiß, daß diese offenbar nicht berücksichtigten Faktoren das Untersuchungsergebnis beeinflussen können.

In einer anderen Publikation ist die Verwendung von Sentenzen bemerkenswert, die in den letzten Jahren in der gesellschaftspolitischen Diskussion häufig gebraucht worden sind, mit der Wirkung eines Geriatricums aber nichts zu tun haben. So wird unter dem Titel „Die Erhaltung des Leistungsniveaus bei älteren Berufstätigen" in der Einleitung „Der ständig anwachsende Konkurrenzkampf" erwähnt, „der die Betriebe zur Sicherung ihrer Existenz zwingt, die Produktivität immer weiter zu steigern". Man erfährt, daß „der Berufstätige Partner der Maschine wird" und „der Mensch trotz modernster Fabrikationsmethoden die wichtigste Produktivkraft bleibt". „Damit nun auch der ältere Arbeitnehmer gegenüber jüngeren Kollegen weiterhin mithalten kann, ist es wünschenswert, eine Verlangsamung der physiologisch bedingten Lebensvorgänge zu erreichen, die mit einer Restabilisierung und Reaktivierung seiner körperlichen und geistigen Leistungsfähigkeit Hand in Hand geht."

Von diesem letzten Satz ist es natürlich nicht schwer, den direkten Weg zur Anpreisung des Geriatricums zur Regeneration und Reaktivierung zu finden. Zur eigentlichen Untersuchung wird ausgeführt: „Die guten Erfahrungen der verschiedenen Autoren veranlaßten uns, eine Prüfreihe mit K. H. 3® durchzuführen. Diese erstreckte sich über einen

Zeitraum von 20 Monaten. Als Probanden wurden 60 Mitarbeiter eines Maschinenbaubetriebes und deren Angehörige ausgewählt, 59% Männer und 41% Frauen, die in einem Vortrag über den Zweck der Prüfreihe informiert wurden. Die Teilnahme war jedem freigestellt. Das Alter der Probanden lag überwiegend zwischen 40 und 70 Jahren, sie waren durchweg gesund und ihrem Alter entsprechend leistungsfähig." Ohne auf Einzelheiten der Meßmethoden eingehen zu können, war das erstaunliche Ergebnis, daß bei 68% bzw. 65% der Gruppe, die K. H. 3® eingenommen hatten, die Leistung in zwei Tests signifikant besser ausfiel, während bei 62% bzw. 69% der Probanden, die ein Placebo erhalten hatten, das Ergebnis sogar schlechter wurde. Warum bei über der Hälfte völlig gesunder Arbeitnehmer, die keinen Wirkstoff bekommen, in relativ kurzer Zeit die Leistungsfähigkeit abnehmen soll, bleibt das Geheimnis des Untersuchers.

In einer sehr umfangreichen empirischen Studie über die Wirksamkeit von K. H. 3® auf seelische Zustände und Verhaltensweisen alternder Menschen wird neben der ausführlichen Beschreibung der angewandten Tests und der statistischen Auswertung über die Probanden gesagt: „Die berufliche Zusammensetzung unserer Population ist einheitlich aus dem Erziehungs- und Bildungsraum: sie sind zum allergrößten Teil Studienräte an Gymnasien und anderen weiterführenden Schulen, einige waren Theologen, Volksschullehrer oder Sozialpädagogen. Die von dieser Berufsgruppe ständig geforderte Interaktion mit Kindern und Jugendlichen verlangt ein erhebliches Maß an psychischen und physischen Kräften. Entsprechend ist auch der Energieverschleiß und damit die Bedürftigkeit nach Revitalisierung. Trotz dieser für Untersuchungsvorhaben günstigen Voraussetzungen war es nicht einfach, diese Art von Versuchspersonen für unseren Plan zu gewinnen, da bei dieser anspruchsvollen Berufsgruppe ein erhöhtes Maß an Skepsis, Kritik und Informationsbedürfnis erst zu überwinden war. Die End- oder Wiederholungsuntersuchungen wurden von Mitte Juni bis Ende Juli durchgeführt, in einer Zeit, in der die meisten unserer Versuchspersonen kurz vor den Sommerferien standen — zum Teil im Streß der Abiturprüfungen — also sehr erholungsbedürftig waren, während sie zur Zeit der Anfangsuntersuchungen gerade die Weihnachtsferien hinter sich hatten. Dieser Umstand darf bei der Interpretation der Endergebnisse nicht ganz außer Acht gelassen werden." In der Gesamtschau am Ende der Untersuchungen wird auf ein sozialpsychologisches Phänomen aufmerksam gemacht, das in der Auswertung offenbar nicht berücksichtigt wurde. Die Autoren schreiben: „In unserer Population zeigten sich verschiedentlich starke Auswirkungen der Gruppeneinstellung positiv wie negativ, wenn nämlich der Direktor bzw. die Direktorin einer Schule zu unserem Präparat eine positive Einstellung zeigte, stellte sich diese in der Mehrzahl der Fälle auch bei den übrigen Untersuchungsteilnehmern des Kollegiums ein und umgekehrt."

Zu 3. und 4.: Während für die sehr allgemein gehaltenen, auf hohem Abstraktionsniveau angesiedelten Indikationen wie reduzierte körperliche und geistige Leistungsfähigkeit, psychische Dysharmonien und biologisch bedingte Altersbeschwerden eine Reihe anfangs charakterisierter Arbeiten vorliegen, gibt es für die Indikationen zentrale Mangeldurchblutung, altersbedingte depressive Verstimmungen, degenerative Parodontopathien, altersbedingte Kreislaufschwäche mit Schwindelanfällen, Blutdruckkrisen, Durchblutungsstörungen etc. keine einzige nach den Kriterien der Wissenschaft durchgeführte Untersuchung, die die Wirksamkeit von K. H. 3® belegt.

Einer der erfahrensten Gerontologen, A. D. Bender zusammen mit Kormendy und Powell, hat die bis 1970 vorliegende Literatur über die Procaintherapie zusammengefaßt.

Zunächst stellt er fest, daß keine der ursprünglichen Untersuchungen von Aslan und anderen osteuropäischen Autoren kontrolliert waren und alle Nachuntersuchungen in den USA, England und Kanada die von Aslan beschriebene Wirkung nicht bestätigen konnten. Es sind daraufhin viele Anstrengungen gemacht worden, eine Erklärung für diese Diskrepanz zu finden. Da das amerikanische und das rumänische Produkt in der Zusammensetzung nicht völlig identisch waren, sind schließlich in einer kontrollierten klinischen und Doppelblindstudie bei alten Patienten beide Präparationen vergleichend geprüft worden. Wirksam war keines der Präparate. Bender schließt seine Übersicht mit der Feststellung: Nach immerhin zwei Jahrzehnten kann die Frage nach dem Nutzen von Procain in der geriatrischen Medizin immer noch nicht vollständig beantwortet werden. Es gibt aber wenig Hoffnung, daß die Procaintherapie von irgend einem Wert sein wird.

Literatur

1. Aslan, A.: Therapiewoche *7*, 14 (1956).
2. Aslan, A.: Therapiewoche *8*, 10 (1957).
3. Bender, A. D., Kormendy, C. G., Powell, R.: Exper. Gerontologie *5*, 97–129 (1970).
4. Czerwenka, W. H., Maly, J., Quantem, R., Tschabitscher, H.: Wiener Med. Wschr. *13*, 217–224 (1970).
5. Goodman, L. S., Gilman, A. (eds.): The Pharmacological Basis of Therapeutics. London-Toronto: Macmillan 1970.
6. Mac Farlane, M. D.: Federation Proc. Vol. *34*, No. 1, 108–110 (1975).
7. Mock, A.: Die Wirksamkeit von K. H. 3-Geriatricum auf seelische Zustände und Verhaltensweisen alternder Menschen. Arbeitsgruppe für psychologische Forschung und Beratung, Köln, 1969.
8. Müller-Herold, U.: Tierexperimentelle Untersuchungen zur Wirkung oral verabreichten Procains. Inaug. Diss. (Köln 1969).
9. Schulte, K. E., Dreymann, E., Müllmann, H.: Arzneimittel-Forschung (Drug-Res.) *22*, 13–81 (1972).

VI. Procain und Helfergin® aus klinischer Sicht

Ingeborg Falck

K. H. 3® ist in Deutschland das am besten bekannte Präparat, das Procain enthält. Aus dem Procàin entsteht im Körper durch Hydrolyse Diaethylaminoaethanol und Para-aminobenzoesäure. K. H. 3® enthält außerdem Haematoporphyrin, das als Katalysator die Wirkung verbessern soll. Im Helfergin® ist ebenfalls ein Ester enthalten, bei dessen Spaltung allerdings Dimethylaminoaethanol und Parachlorphenoxyessigsäure entsteht. Helfergin® wird in ganz wesentlich höheren Dosen empfohlen als Procain.

1. Procain

Bei der Anwendung von Novocain® als Lokalanaestheticum glaubte man einen verjüngenden Effekt gesehen zu haben, und darauf geht die Anwendung in der Geriatrie zurück. Die

Wirkungsweise des Präparates ist für diese Indikation nicht geklärt. Es soll im ZNS ,biokatalytische Prozesse' in Gang bringen und damit eine Beeinflussung der innersekretorischen Drüsen hervorrufen.

Frau Aslan wies vor allem auf den vitalisierenden Allgemeineffekt hin. Procain wurde dann von verschiedenen Autoren, auch beim apoplektischen Syndrom angewendet. Siggelkow führte Doppelblindversuche durch und wendete es vor allem bei dem postapoplektischen Syndrom an. Er sah z. B. keine Wirkung auf den Blutdruck.

Später wurde Procain auch bei Durchblutungsstörungen des Gehirns angewendet, z. B. von Aslan bei 10000 Patienten; die angewendeten Kriterien halten aber einer kritischen Prüfung nicht stand. Unter anderem geht eine Empfehlung zur Anwendung von K. H. 3® auf eine Arbeit von P. Lüth zurück, die darauf beruht, daß 30 ältere Menschen ambulant behandelt und dann nach subjektiven Kriterien beurteilt wurden.

Neuere Arbeiten über die Erhaltung des Leistungsniveaus bei älteren Berufstätigen sind ebenfalls schwer zu beurteilen, denn für die Erhaltung des Leistungsniveaus spielen schwer erfaßbare Faktoren eine Rolle, daß aus diesen Untersuchungen kein Wirksamkeitsnachweis abzuleiten ist.

Schwer verständlich sind Behauptungen, daß bei Tieren unter K. H. 3® das Fell schön glänzend werde, oder Berichte von Aslan, daß bereits ergrautes Haupthaar wieder dunkel werde. Das Ergrauen des Haares ist nämlich weitgehend genetisch determiniert und steht in keinem gesicherten Zusammenhang mit dem Alterungsprozeß. Von wesentlichen Nebenwirkungen scheint K. H. 3® allerdings frei zu sein, was selbstverständlich die Frage aufwirft, ob das Präparat denn bei oraler Anwendung in den empfohlenen sehr kleinen Dosen überhaupt irgendwelche Wirkungen hat. In England und in USA hat man mit K. H. 3® bisher keine Wirkungen gesehen. Das Council of Drugs der American Medical Association hat das Präparat daher nicht empfohlen. Aufgrund welcher Erfahrungen Leberparenchymschäden, Niereninsuffizienz und Coronarsklerose als Kontraindikationen angesehen werden, ist schwer zu verstehen. Da aber bei den meisten älteren Menschen mit hirnarteriellen Durchblutungsstörungen auch eine Coronarsklerose vorliegt, wäre das Medikament schon aufgrund dieser Angaben nur in den seltensten Fällen anwendbar.

2. Helfergin®

Helfergin®, das die internationale Kurzbezeichnung Centrophenoxin trägt, ist in Ampullen und als Dragées im Handel. Es soll den Glucosetransport durch die Bluthirnschranke steigern und den Abtransport von Lipofuscin aus dem ZNS bewirken. Eine geringfügige Steigerung der Hirndurchblutung ist bei 1000 mg i.v. kurze Zeit, d. h. 15 Minuten nach der Applikation nachgewiesen worden. Schon 500 mg waren unwirksam. Aber mit anderen Präparaten wie Actihaemyl®, Theophyllin, Raubasin (Lamuran®), Fludilat® (Bencyclan) und Dusodril® (Naftidrofuryl) und Xantinol-nicotinat, d. h. Complamin®, steht selbst dieser Nachweis noch aus.

Verwertbare klinische Nachweise der Wirksamkeit liegen nicht vor. Berichte über günstige Wirkungen bei Aphasikern, wobei es sich vor allem um posttraumatische Zustände jüngerer Menschen handelte, lassen keine Schlußfolgerungen auf die Verhältnisse zu, die in der Geriatrie vorliegen.

Nach meiner persönlichen Erfahrung befragt, kann ich nur sagen, daß ich einige Male Patienten gesehen habe, die sich nach Helfergin® subjektiv munterer fühlten. Bei der Multitherapie, die bei unseren Patienten durchgeführt wird, und aufgrund der schwierigen Ein- oder Umgewöhnungsphase im Alterskrankenhaus, ist mir eine zuverlässige Aussage jedoch nicht möglich, d. h. von unübersehbarer eindeutiger Wirksamkeit kann keine Rede sein. Um die vielleicht vorhandene klinische Effektivität aufzudecken, bedarf es sicher einer sehr aufwendigen Untersuchung mit einer Methode, die genügend Empfindlichkeit und Trennschärfe besitzt, damit auch geringe Besserungen nach längerer Behandlungsdauer erfaßt werden können. Bisher liegen solche Untersuchungen nicht vor.

Literatur

1. Falck, I.: Script. Geriat. *15*, 201 (1972).
2. Gottstein, U.: Med. Klinik *68*, 947 (1973).
3. Jansen, W.: Internistische Praxis *9*, 153 (1969).
4. Killian, H.: Z. Geront. *2*, 52 (1969).
5. Kurz, H.: Internist. Praxis *9*, 151 (1969).
6. Lüth, P.: Med. Klinik *53*, 1272 (1958).
7. Siggelkow, H.: Dtsch. Ges. Wes. *22*, 50 (1967).
8. Siggelkow, H.: Die intravasale Procaintherapie in der Geriatrie. Dresden: Steinkopff 1970.
9. Steinmann, B.: Praxis *53*, 1272 (1958).
10. Steinmann, B.: Dtsch. Med. Wschr. *92*, 1160 (1967).
11. Steinmann, B.: Der Arzneimittelbrief *2*, 29 (1968).

VII. Zum Wirkungsnachweis der encephalotropen Substanzen (Pyrithioxin[1] und Piracetam[2])

S. Kanowski

1. Pyrithioxin

Bei dieser Substanz handelt es sich um ein schon lange im Handel befindliches Präparat, das von der Herstellerfirma als Neurodynamicum bezeichnet wird. In neuesten Prospekten heißt es, daß die Substanz „die Glucoseverwertung und den Umsatz am Proteinsynthese- system" fördere und „die Vigilanz durch direkte Aktivierung" hebe. Was läßt sich nun zum Wirkungsnachweis und den behaupteten Wirkungszielen anhand der dem Ref. vorlie- genden Untersuchungsergebnisse sagen?

Die *cerebrale Wirksamkeit* des Pyrithioxins kann aufgrund von tierexperimentellen und klinisch-experimentellen, vorwiegend neurophysiologischen Untersuchungen als gesichert angesehen werden. Diemath [4] wies schon 1966 anhand von Tiefenelektroden- Ableitungen während neurochirurgischer Operationen nach, daß es vor allem im Mandel- kern und im Gyrus cinguli zu sehr eindrucksvollen Erhöhungen der nervalen Erregbarkeit

---

1 Encephabol®.
2 Nootrop®, Normabrain®.

kommt, so daß eine Stimulation limbischer Zentren als gesichert anzusehen ist, während motorische Kerngruppen im Thalamus nur bei einem Teil der untersuchten Patienten regelhafte Veränderungen erkennen ließ. Bei intravenöser Applikation zeigten sich die EEG-Veränderungen innerhalb von 4–6 Minuten nach Infusionsbeginn und verschwanden nach Beendigung der Infusion ebenfalls innerhalb weniger Minuten. Die Ergebnisse wurden mit einer Kontrollgruppe verglichen. Interessant war auch die Beobachtung, daß die nach elektrischer Reizung normalerweise auftretenden bioelektrischen Ermüdungszeichen unter Pyrithioxinwirkung weitgehend fehlten, wobei allerdings einschränkend die gerade bei dieser Reaktion große individuelle Schwankungsbreite vom Autor betont wird. Künkel und Westphal [9] konnten an gesunden, jungen Probanden mit Hilfe automatischer EEG-Analyse visuell nicht nachweisbare EEG-Veränderungen aufzeigen, die zwei Stunden nach oraler Gabe auftraten und mindestens sechs Stunden überdauerten und im Sinne cerebraler Aktivierung und Vigilanzanhebung von den Autoren interpretiert wurden (Zunahme der Ausprägung der dominanten α-Frequenz und gleichzeitiger Abnahme von ϑ-Frequenz-Einstreuung).

Zu interessanten Befunden gelangten auch Stoica und Mitarb. [14], die sowohl den Einfluß von Pyrithioxin auf den klinischen Verlauf von Postapoplektikern als auch auf deren Vanillinmandelsäure-Ausscheidung und Blutzuckerverlauf nach Insulinbelastung untersuchten. Sie gingen dabei von einer früheren Beobachtung aus, daß nämlich schwere postapoplektische Verläufe sich von leichteren transitorischen ischämischen Attacken biochemisch unterschieden, indem die schweren Verläufe nach Insulingaben eine verminderte Vanillinmandelsäure-Ausscheidung und eine länger anhaltende Hypoglykämie erkennen lassen. Sie interpretierten diesen Befund als eine Folge der Reagibilitätsverminderung stammhirnlokalisierter Regulationszentren. In einer Vergleichsuntersuchung prüften sie den klinischen Verlauf sowie die biochemischen Veränderungen an drei Patientengruppen, die entweder Pyrithioxin oder Coffein bei jeweils gemeinsamer Basismedikation von Papaverin und einer Mischung von Vitamin C und Rutin erhielten. Eine dritte Kontrollgruppe wurde ausschließlich mit der Basismedikation behandelt. Es ließ sich zeigen, daß Pyrithioxin die insulinreaktive Vanillinmandelsäure-Ausscheidung auf normales Niveau anhob, die Blutzuckerwerte nach Insulingabe ebenfalls normalisierte und in statistisch signifikanter Korrelation mit der erhöhten Vanillinmandelsäure-Ausscheidung auch zu einer klinischen Besserung führte. Es ist zu betonen, daß nach Angaben der Autoren die Patienten in den einzelnen Gruppen hinsichtlich Alter und Schwere der Erkrankung vergleichbar waren.

Hoyer und Mitarb. [1, 8] fanden bei 50 Patienten mit einem hirnorganischen Psychosyndrom, gewisse Anhaltspunkte für eine Verbesserung der Glucoseutilisation durch Pyrithioxin.

Wie sieht es nun aber mit den Ergebnissen klinischer Untersuchungen aus? Hier ist zunächst darauf hinzuweisen, daß das Pyrithioxin von der Herstellerfirma nicht als spezifisches Geriatricum, sondern bei cerebralen Funktionsminderungen verschiedener Genese als indiziertes „Neurodynamicum" empfohlen wird.

An den Anfang der Betrachtungen sei eine sehr ausführliche und methodisch fast einwandfreie Untersuchung von Deusinger und Haase [3] gestellt, die die Problematik des klinischen Wirkungsnachweises recht eindeutig widerspiegelt. Die Autoren überprüften die Wirkung von Pyrithioxin bei 80 gesunden Versuchspersonen im Alter von 16–66 Jahren im Hinblick auf verschiedene Dimensionen der *Gedächtnisfunktion*. Sie gingen — sehr zu Recht — davon aus, daß das Gedächtnis nicht nur von anderen psychischen Partialfunktionen mitbeeinflußt ist, sondern in sich selbst keine Funktionseinheit darstellt. Schon dem

Kliniker ist ja längst geläufig, daß die unmittelbare *Merkfähigkeit* (Sekundengedächtnis)
vom *Kurzzeit-* und *Langzeitgedächtnis* unterschieden werden muß. Die von den Autoren
untersuchten Gedächtnisdimensionen zielten auf das Kurzzeitgedächtnis und das unmittelbare Behalten. Die geprüfte Hypothese der Untersuchung lautete: Pyrithioxin fördere
die Gedächtnisleistung. 48 Probanden nahmen vier Wochen lang dreimal täglich 100 mg
Pyrithioxin ein, während 32 Probanden vier Wochen lang dreimal täglich ein Placebo erhielten, wobei sie ebenfalls in der Annahme waren, ein gedächtnisförderndes Medikament
verabreicht zu bekommen. Kritisch ist allerdings anzumerken, daß aus der Originalarbeit
nicht hervorgeht, ob es sich um die Bedingung eines einfachen oder doppelten Blindver-
suches handelt. Die Gedächtnisfunktion wurde dreimal während des Experimentes geprüft:
zu Beginn vor der Medikation, nach zwei Wochen und nach vier Wochen. Die Ergebnisse
wurden mit Hilfe varianzanalytischer und nicht-parametrischer Methoden statistisch analysiert.

Hierbei ergab sich nun, daß nach einer 2wöchigen Prüfphase sowohl in der Verum- als
auch in der Placebo-Gruppe statistisch bedeutsame Leistungssteigerungen, wenn auch in
unterschiedlichen Testbereichen, festzustellen waren. Daraus zogen die Autoren berech-
tigterweise zunächst einmal den Schluß, daß offensichtlich erhebliche Lerneffekte und
vielleicht auch eine unspezifische Placebowirkung im Spiele waren. Als weitere Erklärungs-
möglichkeit für die Leistungssteigerung in der Placebo-Gruppe bot sich jedoch auch die
Tatsache an, daß offensichtlich zufälligerweise, trotz der randomisierten Probandenvertei-
lung, die Placebo-Gruppe durchschnittlich jünger und mit einem etwas höheren Intelli-
genzquotienten begabt war. Während der nächsten zwei Beobachtungswochen überwogen
dann allerdings die psychometrisch nachweisbaren Leistungsverbesserungen in der Pyri-
thioxin-Gruppe etwas deutlicher gegenüber der Placebo-Gruppe, so daß die Autoren insgesamt den Schluß zogen, daß das Pyrithioxin in der Tat einige testpsychologisch prüfbare
Gedächtnisfunktionen bei normalen, gesunden Probanden zu verbessern imstande ist. Sie
betonen aber gleichzeitig die Schwierigkeiten, die sich einer Isolierung von Pyrithioxin-
Übungs- und Placebo-Effekten entgegenstellen. Über den Wirkungsmechanismus ver-
mochte diese Versuchsordnung verständlicherweise nichts auszusagen.

Hippius u. Mitarb. [7] prüften Pyrithioxin an 38 stationär behandelten Patienten mit
einem Durchschnittsalter von 55 Jahren und dem Syndrom eines „Versagenszustandes im
mittleren und höheren Lebensalter“. Bei 27 der 38 Kranken ließ sich ein organisches Sub-
strat pneumencephalographisch nachweisen. Es wurde versucht, die eventuelle Leistungssteigerung mit Hilfe des Kugeltestverfahrens zu objektivieren, außerdem wurden mne-
stische Störungen, depressive Verstimmungen, affektive Störungen, Antriebsverminderung,
hypochondrische Klagsamkeit klinisch eingeschätzt. Aufgrund der statistischen Auswertung zeigte sich im Vergleich zu einer Standard-Therapie mit Nicotinsäure und Xantin-
Pyridin-Präparaten bei zufallsverteilter Stichprobe lediglich eine Tendenz einer stärkeren
Wirkung des Pyrithioxins, wobei Männer statistisch signifikant besser reagierten als Frau-
en, so daß ein statistisch signifikant positiver Effekt des Pyrithioxins nur bei Männern zu
sichern war. Die Untersucher kamen zu dem Schluß, daß erstens das Kugeltestverfahren
keine geeignete Methode sei, um den leistungssteigernden Effekt von Neurodynamica zu
objektivieren, und daß zweitens dispositionelle Faktoren, wie z. B. das Geschlecht der
Patienten, bei der Ergebnisanalyse mit berücksichtigt werden müssen. Daraus folgt im Hinblick auf die Versuchsplanung, daß es auch darauf ankommt, Wechselwirkungen zwischen
mehreren Faktoren zu beurteilen, wozu geeignete statistische Verfahren, wie zum Beispiel

die varianzanalytische Methodik, von vornherein in die Versuchsplanung mit einbezogen
werden sollten.

Zwei japanische Autoren [5] prüften Pyrithioxin an Altenheim- und Krankenhausin-
sassen mit vornehmlich hirnorganischen Psychosyndromen auf arteriosklerotischer Grundlage mit Hilfe der Doppelblindtechnik und Sequentialanalyse und konnten einen positiven
Effekt der Therapie bestätigen. Sie beobachteten vor allen Dingen eine Zunahme der
Spontaneität, der *emotionalen Stabilisierung, Abnahme der Müdigkeit* und gleichzeitige
Verbesserung des Schlafes. In der Diskussion weisen sie darauf hin, daß nicht alle positiven Effekte sich ohne weiteres auf eine direkte Vigilanzstimulierung durch das Pyrithio-
xin beziehen lassen, so daß Hilfsannahmen zum Wirkungsprinzip gemacht werden müssen.
Die zitierte Arbeit hebt sich positiv wegen relativ genauer Charakterisierung der einzelnen
Patienten ab, die Befundeinschätzung selbst scheint aber nur in sehr grober Weise quanti-
fizierend erfolgt zu sein.

Eine holländische Untersuchung [2] an 132 Patienten einer Anstalt für chronisch
Kranke unter einfach blinden Bedingungen ergab ebenfalls recht positive Resultate in der
Behandlung des hirnorganischen Psychosyndroms mit hohen Dosen — 1200 mg Pyrithio-
xin/die — bei mittleren und schweren Graden der Symptomatik. Der Autor weist darauf
hin, daß eine Latenzperiode von 4—6 Wochen in Rechnung zu stellen ist. Die Befunderhebung erfolgte standardisiert und semiquantitativ. Einschränkend ist jedoch zu vermerken,
daß keine Kontrollgruppe verwendet wurde und auch keine rechte Möglichkeit bestand,
die Progredienz einzuschätzen, da die Untersuchung jeweils 10 Tage nach der Neuauf-
nahme der Patienten begonnen wurde und die Besserung lediglich ca. 50% der Patienten
umfaßte.

Abschließend sei eine methodisch recht sorgfältige Untersuchung aus dem Wiener-
Ludwig-Boltzmann-Institut [11] zitiert. Hier wurden mit Hilfe der Doppelblindtechnik
90 alkoholkranke Männer im Alter zwischen 20 und 68 Jahren untersucht. Ursprünglich
war der Vergleich zweier unterschiedlicher Pyrithioxindosierungen geplant, jedoch mußte
die niedrige Dosisgruppe wegen schiefer Altersverteilung bei der Auswertung unberück-
sichtigt bleiben, so daß sich die Untersuchung auf die 800 mg-Dosierung beschränkte. Als
Beurteilungskriterien wurden EEG-Werte sowie psychometrische Testergebnisse herangezogen. Die Behandlung wurde stationär über sechs Wochen durchgeführt. Es ergab sich,
daß im EEG, selbst bei pathologischen Ausgangswerten, kein Einfluß des Pyrithioxins zu
verifizieren war. Hingegen wiesen einige der testpsychologischen Parameter, insbesondere
der Benton-Test, der D-2-Test sowie die Leistungen im Raven-Test, signifikante Leistungssteigerungen auf. Dabei fanden die Autoren, daß die Intensität des medikamentös bedingten Substitutionseffektes vom Alter, vom Ausgangsniveau der Intelligenz sowie von der
Ausgangsleistung in dem Sinne abhängt, daß bei höherem Lebensalter und niederen Ausgangswerten die Leistungssteigerungen bzw. die Differenz zwischen Placebo und Pyrithioxin am deutlichsten ausgeprägt waren.

Zusammenfassend darf gesagt werden, daß die cerebrale Wirksamkeit des Pyrithioxins
als gesichert angesehen werden kann, daß sich gewisse Hinweise für einen vigilanzstimulie-
renden Effekt aufgrund von neurophysiologischen und für einen glucoseutilisationsför-
dernden Effekt aufgrund von neurochemischen Untersuchungsmethoden finden, der Wirkungsmechanismus aber trotzdem im einzelnen noch als ungeklärt angesehen werden muß.
Die vorliegenden klinischen Prüfergebnisse lasssen einen leistungssteigernden Effekt in bestimmten testpsychologisch erfaßbaren Bereichen vermuten, und zwar sowohl bei gesunden Probanden als auch bei Alterspatienten mit hirnorganischem Psychosyndrom. Die Un-

sicherheit dieser Beurteilung resultiert überwiegend aus generell noch nicht überwundenen methodischen Schwierigkeiten.

2. Piracetam

Hier handelt es sich um eine neue und interessante Substanz, eine Ringstruktur, die sich von der Aminobuttersäure ableiten läßt. Die Substanz wird von zwei Firmen unter verschiedenen Namen auf den Markt gebracht[1]. Die Art und Weise der Werbung, wie sie für Normabraïn® durchgeführt wird, übertrifft alles, was sich durch die vorliegenden Untersuchungsbefunde rechtfertigen ließe. Slogans wie „Renaissance des geistigen Lebens" oder „Normalisierung der gestörten Hirnfunktionen", und als Leitsymptome für die Indikation „Störungen im Bereich der Konzentration, des Lernens und des *Denkens*" dürften heute nicht mehr überzeugen. In dem von der Firma offenbar als wissenschaftlich angesehenen Teil ihrer Werbeaussendung heißt es über Art und Wirkungsweise des Präparates: „… enthält einen neu entwickelten Wirkstoff, der gestörte Funktionen der Hirnrinde normalisiert". Eine solche nahezu Null-Information dürfte Ärzten nicht zugemutet werden.

Was liegt nun an diskutablen Untersuchungsbefunden vor? Bei tierexperimentellen Untersuchungen zeigte Piracetam *verbesserte Lerneffekte, verkürzte cerebrale posthypoxische Erholungszeit, Verhinderung hypoxiebedingter Löschung neuaufgenommener Informationen* und eine *Intensivierung der Übertragung cortical evozierter Potentiale von einer Hemisphäre auf die andere.* Hinzu kommen gewisse Hinweise auf eine mögliche *Steigerung* der *Proteinsynthese* im Gehirn.

Unter den klinischen Untersuchungsergebnissen sind einige durchaus positiv, jedoch ist die Untersuchungsmethodik in keinem Fall als überzeugend anzusehen, die Prüfungen zielen auf ein recht umfangreiches Indikationsfeld ab, die Absicherung der im ersten Anlauf gewonnenen Untersuchungsergebnisse blieb jedoch weit zurück.

Stegink [13] berichtet über einen Doppelblindversuch an 196 psychogeriatrischen Patienten aus der Ambulanz mit einem Durchschnittsalter von 67 Jahren. Etwa 22 psychische und körperliche, nicht näher definierte Einzelsymptome wurden verfolgt, und zwar in wöchentlichen Kontrolluntersuchungen wie es heißt, „in einer neurologischen und kurzen psychologischen Untersuchung". Der psychologische Bericht „basierte auf dem allgemeinen Eindruck des Interviewers sowie auf Auto- und Hetero-Anamnese". Dabei wurde stets der aktuelle Befund mit dem zuletzt vorausgegangenen verglichen. Zwar bringt dies den Vorteil, wie die Autoren meinen, auch kleine Veränderungen feststellen zu können, andererseits ist eine Einschätzung der klinischen Besserung über den gesamten Untersuchungszeitraum nicht möglich. Dieser Einwand sowie die nicht optimale Befunderhebung schränken das insgesamt als positiv bewertete Ergebnis einer statistisch signifikanten Überlegenheit vom Piracetam gegenüber Placebo deutlich ein.

Heinitz [6] untersuchte 60 geriatrische Patienten des Westfälischen Landeskrankenhauses Geseke im offenen Versuch und kam zu positiven Effekten des Piracetam im Vergleich zu den vorausgelaufenen Behandlungsphasen und aufgrund von Auslaßversuchen, die allerdings ebenfalls offen durchgeführt wurden, bei 10 der 60 Patienten. Bei 10 Patienten wurden außerdem Hirnszintigramme durchgeführt, wobei sich in 8 der 10 Fälle eine

---

1 Nootrop® und Normabraïn®.

Besserung unter Piracetam abzeichnete. Kontrollversuche stehen jedoch hierzu ebenfalls aus. So kommt dieser Untersuchung eigentlich nur kasuistische Evidenz zu.

Drei weitere Untersuchungen wurden uns kürzlich in einer vorläufigen, noch nicht publizierten Form vorgelegt, so daß eine abschließende Beurteilung noch nicht möglich ist. In einem Fall handelt es sich um eine Doppelblinduntersuchung, im anderen ebenfalls um eine Doppelblinduntersuchung mit placebo-cross-over-Technik. Die erstere betraf 50 ambulante Patienten mit depressiven Syndromen mit und ohne hirnorganische Zeichen in der zweiten Lebenshälfte. Bei der letztgenannten Studie ließ sich eine Überlegenheit vom Piracetam gegenüber Placebo lediglich bei der Globalwertung der Symptomatologie erkennen, während — möglicherweise infolge der geringen Probandenzahl — in den Bereichen „psychomotorische Aktivität" und „Wachheit" sowie „Angst und Gedächtnisstörungen" ein Unterschied zwischen beiden Behandlungsregimen nicht aufdeckbar war. Auch bei der ersterwähnten Untersuchung von Patienten mit cerebrovasculärer Arteriosklerose ergab sich eine Überlegenheit des Piracetams bei der globalen Einschätzung, bei der Betrachtung der Einzelsymptome hingegen nur in bestimmten Bereichen. Im gewissen Gegensatz zu der zweiterwähnten Studie werden hier als positive Zielsymptome „Müdigkeit" und „Konzentrationsstörungen" genannt.

Weitere spezifische Untersuchungen psychogeriatrischer Populationen sind uns nicht bekannt.

Die verschiedenen Autoren berichteten übereinstimmend von einer antriebssteigernden und depressionsaufhellenden Wirkung des Piracetams.

Weitere klinische Prüfungen sind durchaus gerechtfertigt. Sie sollten aber methodisch besser abgesichert sein. Die derzeit vorliegenden Untersuchungsergebnisse stehen im krassen Gegensatz zu der großdimensionierten Werbekampagne.

Literatur

1. Becker, K., Hoyer, S.: Dtsch. Z. Nervenheilk. *188*, 200–209 (1966).
2. De Biscop, G., Dhont, R.: Investigation into the use of Pyrithioxine (Encephabol) in a department of chronic diseases and geriatry. Medikon, Europ. Press, 1975, Jg. 4, H. 10, S. 19–23.
3. Deusinger, I., Haase, H.: Pharmakopsychiatrie-Neuro-Psychopharmakol. *5*, 283–294 (1972).
4. Diemath, H. E.: Klin. Med. *8*, 458–462 (1966).
5. Haruhara, C., Fujisaw, K.: Seishira Igaku *9*, No. 12, 943–949 (1967).
6. Heinitz, M. von: Fortschr. Med. *6*, 293–298 (1975).
7. Hippius, H., Kunkel, H., Lavall, P.: Exp. Med. Int. Congress, Series No. *129*, 1009–101 (1966). Proceedings of the Vth International Congress of the Collegium Internat. Neuropsychopharmacologicue Washington 28.–31. 3. 1966.
8. Hoyer, S.: Zerebrale Ernährungsstörungen im Alter: Einordnung und therapeutische Möglichkeiten. Lugano: Aesopus GmbH 1973.
9. Kunkel, H., Westphal, M.: Pharmakopsych. *41*, 42–49 (1970).
10. Marx, H.: Therapiewoche *24*, 3375 (1974).
11. Masarik, J., Demel, J.: Therapiewoche *24*, 4033 (1974).
12. Schulte, J. am Esch, Pfeiffer, G.: Med. Klinik *69*, 1235–1238 (1974).
13. Steglink, A. J.: Arzneimittel-Forschung (Drug.-Res.) 22, 975–977 (1972).
14. Stoica, E., Stefanescu, E., Gheorghie, M.: Europ. Neurol. *7*, 348–363 (1972).
15. Suchenwirth, R.: Z. Allg. Med. u. Therap. *10*, 467–469 (1973).
16. Tacke, B., Freistein, H., Kempf, H., Windheuser, A.: Pharmakopsych. *8*, 81–89 (1975).
17. Voelkel, A.: Arzneimittel-Forschg. (Drug.-Res.) *24*, 1127 (1972).

VIII. Besonderheiten einiger im Alter häufig angewendeter Arzneimittel

H. Kewitz

1. Mittel zur Verbesserung der Hirndurchblutung

Verschiedene Untersuchungen am Menschen haben gezeigt, daß es außer Papaverin kein Mittel gibt, das die Hirndurchblutung verbessert, und Papaverin ist nicht brauchbar, weil es in den Dosen, die notwendig wären, unvertretbare Nebenwirkungen hat. Überdies wäre der Nachweis einer gesteigerten Hirndurchblutung zwar ein guter Anhalt, aber noch nicht einmal ein ausreichendes Indiz für die therapeutische Wirksamkeit gegen „Altersbeschwerden". Eine Verbesserung der Hirnfunktion ist auch bei den Mitteln bisher nicht erwiesen, von denen behauptet wird, daß sie eine verbesserte Aufnahme von *Sauerstoff, Glucose, Phosphat* oder anderer Nährstoffe ins Hirn oder eine Steigerung des Zellstoffwechsels bewirken sollen. Experimente, die zeigen, daß z. B. mit solchen Mitteln vorbehandelte Ratten nach der Injektion von markierter Glucose mehr Radioaktivität im Gehirn speichern oder daß beim Menschen die arteriovenöse Sauerstoffdifferenz größer ist oder im EEG bestimmte Veränderungen zu sehen sind oder die Erstickungstoleranz verbessert wird, mögen wissenschaftlich interessant sein, aber daraus auf eine therapeutische Wirksamkeit gegen Altersbeschwerden beim Menschen zu schließen, ist nicht gerechtfertigt. Auch der doppelte Blindversuch muß nicht beweisend sein, denn statistisch signifikante Unterschiede, die sich bei dem Vergleich von Teilkollektiven des ursprünglichen Untersuchungsmaterials ausrechnen lassen, müssen zu Irrtümern führen, und diese dürfen nicht der Wahrscheinlichkeitsrechnung angelastet werden, wie es auch schon geschehen ist.

In letzter Zeit wird für ein Mittel besonders mit dem Hinweis auf eine Herabsetzung der Viscosität des Blutes geworben. *Pentoxifyllin (Trental®)*, ein Theophyllinderivat, kann das Sludge-Phänomen, das infolge reaktiver oder sekundärer Polyglobulie auftritt, z. B. bei Emphysembronchitis, nicht wesentlich vermindern. Viel wichtiger ist es, die Luftwege von Schleim, Entzündung und Eiter freizuhalten, damit die Polyglobulie nicht stärker wird.

Hirndurchblutung und Hirnstoffwechsel sind im Alter tatsächlich vermindert, und es liegt daher nahe, die nachlassende Funktion des Gehirns darauf zurückzuführen, aber zwingend ist die Kausalkette nicht. Hier ist daran zu erinnern, daß es bei viel besser übersehbaren Involutionserscheinungen, z. B. bei der Altersschwerhörigkeit, die auf einer Atrophie der Sinnesepithelien in der Schnecke beruht, oder bei der zunehmenden Einschränkung der Akkomodationsfähigkeit der Linse, noch nie gelungen ist, mit Arzneimitteln eine Verbesserung zu erzielen.

Das therapeutische Konzept, das den Arzt veranlassen könnte, Konzentrationsschwäche, Störungen der Merkfähigkeit, Schwindel, leichte Ermüdbarkeit oder ähnliche Zeichen der cerebralen Insuffizienz mit gefäßerweiternden Mitteln zu bekämpfen, hat offenbar keinen durchschlagenden Erfolg gebracht. Gottstein (1974) hat darauf hingewiesen, daß die ausgeprägteste Form der Mangeldurchblutung des Gehirns, der durch einen ischämischen Infarkt bedingte Schlaganfall, besonders häufig bei Patienten mit arterieller Hypertension auftritt.

Das heißt, die wichtigste Maßnahme zur Sicherung einer optimalen Hirndurchblutung ist die Verhütung der Hirnarteriosklerose durch Ausschaltung der Risikofaktoren, unter denen Hochdruck mit an der obersten Stelle steht.

2. Digitalisglykoside

Hier ergibt sich die Frage, welches Glykosid im Alter vorzuziehen ist. Die spezifische Wirkung am Herzen ist nach heutiger Kenntnis bei allen Glykosiden die gleiche, in der Kinetik dagegen gibt es Unterschiede, die ausgenutzt werden können. Zu wählen ist zwischen Digoxin und Digitoxin. Digitoxin wird vollständig resorbiert, und daran ändert sich auch im Alter nichts. Die Elimination ist weitgehend unabhängig von der Nierenfunktion und beträgt 5 bis 10% pro Tag, so daß die Erhaltungsdosis 5 bis 10% von der Vollwirkdosis beträgt. Somit spielt die Vergeßlichkeit keine so große Rolle, denn das Mehr oder Weniger von 1 oder 2 Tagesdosen, d. h. Veränderungen der Vollwirkdosis um 10%, ist unbedeutend.

Beim Digoxin dagegen muß die Dosierung bei eingeschränkter Nierenfunktion herabgesetzt werden. Die Erhaltungsdosis beträgt 20 bis 25% von der Vollwirkdosis, d. h. die wiederholte Einnahme der doppelten Tagesdosis kann bereits zur Intoxikation führen. Vergessen wir nicht, daß die Digitalisglykoside zu den Arzneimitteln mit der geringsten therapeutischen Breite gehören und in der Praxis am häufigsten zu bedrohlichen Vergiftungen führen und daß diese bevorzugt bei älteren Patienten auftreten.

3. Abführmittel

Bekanntlich beobachten viele alten Leute ihre Verdauung besonders sorgfältig und meinen, täglich eine oder besser zwei Darmentleerungen seien unbedingt erforderlich. Daher spielen Abführmittel bei ihnen eine große Rolle, und nicht selten provozieren sie durch die Medikation chronischen Durchfall. Durch Wasser- und Elektrolytverluste können sie sich erheblichen Schaden zufügen und schließlich tatsächlich eine Darmträgheit erzeugen. Jedoch müssen andererseits, am besten durch entsprechende Kost, Verhärtungen des Stuhls vermieden werden. Übermäßiges Pressen führt nämlich zu einer erheblichen Blutdrucksteigerung, die eine tödliche Hirnblutung nach sich ziehen kann. Im anglo-amerikanischen Sprachgebrauch ist dafür der Ausdruck „bed-pan-death" geprägt worden.

Die Blutungsgefahr ist selbstverständlich unter einer Behandlung mit Anticoagulantien besonders groß. Und diese Behandlung wird heute zur Verhütung von Hirnembolien bei Patienten mit Vorhofflimmern und bei Kranken mit arteriosklerotischen Plaques in den extrakraniellen Gefäßen empfohlen, wenn das Vorhofflimmern durch Kardioversion oder durch Konversion mit Isoptin®, β-Blockern oder Chinidin in Verbindung mit Digitalis nicht behoben werden kann oder die Gefäßstenose operativ nicht anzugehen ist.

Überdies treten Blutungen unter Anticoagulantien bei älteren Menschen häufiger auf als bei jungen. Bei 50% der über 60jährigen Frauen ist unter der Behandlung mit Warfarin mit Blutungen zu rechnen.

4. Schlafmittel

Viele alte Leute glauben, daß ihre cerebralen Störungen auf zu wenig Schlaf beruhen. Das prompt verordnete Schlafmittel verschlimmert jedoch den Schwindel, die Gangunsicherheit, die Müdigkeit und die Konzentrationsschwäche. Es wäre vernünftiger, den Patienten darüber aufzuklären, daß das Schlafbedürfnis im Alter zurückgeht. Es beträgt im Mittel bei 50jährigen nur noch 5 bis 7 Stunden. Aufklärung oder Placebo können hier mitunter Wunder bewirken. Die Anwendung von Benzodiazepinen (Valium®, Adumbran®, Tavor®) oder auch Flurazepam (Dalmadorm®) hat sich besser bewährt als die von Barbituraten. Ihre zentral muskelrelaxierende Wirkung kann bei alten Leuten jedoch stärker ins Gewicht fallen, weil sie häufig unter Muskelschwäche leiden.

5. Antidiabetica

Einige Besonderheiten sind auch bei der Diabetesbehandlung zu beachten. Erste und wichtigste Feststellung ist die, daß der Diabetes häufig auch dann medikamentös behandelt wird, wenn Diät allein ausreichen würde. Die Erfahrung lehrt, daß bei Patienten mit erheblichem Übergewicht (15 bis 20%) schon eine Gewichtsreduktion von einigen Kilo den Diabetes in vielen Fällen so erheblich abschwächt, daß keine Antidiabetica mehr notwendig sind (s. Beitrag „Diabetes mellitus"). Das ist eine großer Vorteil, weil im Alter doch häufiger Unpäßlichkeiten auftreten, die mit Appetitlosigkeit einhergehen. Besonders beim Glibenclamid (Euglucon®) droht dann unmittelbar die Gefahr der Hypoglykämie. Alte Leute, die keine Betreuung haben und den Zustand nicht zu deuten wissen, können dann rasch zugrunde gehen.

Häufig wird auch versucht, die Einstellung des Diabetes mit oraler Therapie zu erzwingen, weil es schwierig ist, im Alter noch die Injektionstechnik für Insulin zu erlernen. Dann bedient man sich der zusätzlichen Gabe von Biguaniden (Silubin®, DB®, Dipar®), manchmal werden sogar fixe Kombinationen mit Sulfonylharnstoffen verwendet. Appetitminderung, Übelkeit und Magenunverträglichkeit gehören zu den häufigen Nebenwirkungen der Biguanide, wodurch die oben schon geschilderte Gefahr der Hypoglykämie erst recht heraufbeschworen wird.

Dazu kommt eine zweite, zwar seltene aber ebenfalls *lebensbedrohliche Nebenwirkung* der Biguanide, nämlich die Lactatacidose. Diese Gefahr läßt sich nur vermeiden, indem

— die Indikation sorgfältig geprüft wird
  (übergewichtige Diabetiker mit hohem Serum-Insulin);
— die Kontraindikationen beachtet werden,
  (besonders die eingeschränkte Nierenfunktion),
— Arzt und Patient die Frühsymptome der Lactatacidose nicht übersehen,
  (plötzlich auftretende Appetitlosigkeit, Übelkeit, Erbrechen, Bauchschmerzen, Diarrhö).

Bei den betroffenen Patienten liegen noch zusätzliche Krankheiten vor, meistens solche, die mit O_2-Mangel, d. h. vermehrter Lactatbildung, einhergehen. Derartige Krankheiten kommen im Alter häufiger vor, z. B. Herzinsuffizienz, Ateminsuffizienz, etwa infolge von Emphysembronchitis, aber auch Fieber, insbesondere bei septischen Erkrankungen, und vor allem eine *eingeschränkte Nierenfunktion,* die fast eine obligatorische Voraussetzung darstellt. Daher sind regelmäßige Kontrollen des Serum-Kreatinins oder des Rest-N im Abstand von 2 bis 3 Monaten unbedingt erforderlich.

Nach einer Phase mit beschleunigter und vertiefter Atmung fallen die Patienten innerhalb von 1 bis 2 Tagen ins Koma, aus dem sie häufig nicht zu retten sind. Dieser Zustand wird auch von den Ärzten nicht immer richtig gedeutet, weil darüber zu wenig bekannt ist. Es ist wichtig zu wissen, daß sich die Lactatacidose schon Tage vorher durch plötzliche Übelkeit, Erbrechen, Bauchschmerzen und Durchfall ankündigt. Zu diesem Zeitpunkt ist der Zustand noch leicht rückgängig zu machen, wenn das Biguanid sofort abgesetzt wird. Man muß also regelmäßig die Nierenfunktion prüfen, die anderen Kontraindikationen im Auge behalten und den Patienten über die Vorboten der Lactatacidose unterrichten.

6. Glucocorticoide

Hohes Alter ist keine Kontraindikation für die Anwendung von Glucocorticoiden, im Gegenteil, man kann gerade alte Menschen mit PcP oder mit Emphysembronchitis von mancher Qual befreien und ihnen nicht nur die stark antiphlogistische Wirkung zugute kommen lassen, sondern auch den euphorisierenden Effekt. Bei vernünftiger Dosierung werden die Glucocorticoide in der Regel gut vertragen. Aber bei den Betagten ist sorgfältigste Überwachung notwendig, wobei zwei der Nebenwirkungen besonders zu berücksichtigen sind: Die Rarefizierung des Knochens, die durch eiweißkatabole Wirkung in Verbindung mit der gestörten Resorption und verstärkten Ausscheidung von Calcium zustande kommt, pfropft sich nämlich auf die physiologische Altersosteoporose auf und kann, da die Wirbelsäule bevorzugt betroffen ist, zu Wirbeleinbrüchen mit ihren verheerenden Folgen führen. Das zweite ist die Magenblutung, die mitunter gerade bei den alten Leuten wenig Symptomatik hervorruft, und daher wird die Diagnose manchmal erst in Tabula gestellt. Unter den Arzneimittelnebenwirkungen mit tödlichem Ausgang ist dies die häufigste. Wir hatten zwei Fälle unter 160 Sektionen, und Jansen u. Mitarb. (1975) berichteten über 12 unter 10000 Sektionen.

7. Anticholinergica

Bei alten Männern kann durch therapeutische Dosen von Anticholinergica auch schon nach einer einzigen Dosis, z. B. durch zur Operationsvorbereitung gegebenes Atropin oder wegen Parkinson-Syndrom gegebenes Akineton® oder Cogentinol®, eine akute Harnverhaltung ausgelöst werden.

Gesteigerte Dosen, wie sie bei der Behandlung des Parkinson-Syndroms leicht erreicht werden, können insbesondere in Verbindung mit einer Schlaftablette zu schweren psychotischen Verwirrungszuständen führen, die man unter Aufsicht abklingen läßt, denn die Ausscheidung erfolgt innerhalb weniger Stunden, und eine Antidotbehandlung sollte unterlassen werden, denn sie schafft nur neue Probleme. Die Mundtrockenheit, die nach

Anticholinergica und manchmal auch nach Clonidin (Catapresan®) auftritt, kann das Sprechen so erheblich beeinträchtigen, daß der Unkundige an zentral bedingte Sprachstörungen denkt.

Liegt gleichzeitig ein Glaukom vor, müßte der Augenarzt von der Anwendung der anticholinergischen Mittel unterrichtet werden, denn die Wirksamkeit der von ihm verordneten Cholinergica (Pilocarpin, Eserin) wird abgeschwächt.

IX. Abschließende Bemerkungen

Der Versuch, bei einem alten Menschen jedes Symptom medikamentös zu behandeln, scheitert häufig bereits an Äußerlichkeiten. Ihre Vergeßlichkeit schützt viele alte Leute vor zu vielen Arzneimitteln und bringt sie andererseits in unvermutete Gefahren. Auf dieses Glücksspiel darf sich der Arzt nicht einlassen, sondern er muß bei seinen Verordnungen solche Unzulänglichkeiten in Rechnung stellen, wie sie bei alten Menschen häufiger vorkommen.

Die erste Aufgabe bei der Arzneiverordnung in der Geriatrie lautet also, das Entbehrliche wegzulassen und die Verschreibung auf das unbedingt Notwendige zu beschränken.

Entbehrlich sind vor allem die Arzneimittel, deren *therapeutische Wirksamkeit nicht nachgewiesen* ist, insbesondere dann, wenn mit der Anwendung ein Risiko verbunden ist.

Literatur

Gottstein, U.: Zur Pathogenese zerebraler Durchblutungsstörungen. Therapiewoche *28*, 3038 (1974).
Gottstein, U.: Pharmakotherapie zerebraler Durchblutungsstörungen. Therapiewoche *28*, 3122 (1974).
Held, K., Gottstein, U.: Pathogenese und Therapie zerebraler Zirkulationsstörungen im Alter. Z. Gerontol. *5*, 324 (1972).
Jansen, H. H., Höpker, W. W., Dornberger, V., Fauser, U.: Unerwünschte medikamentöse Nebenwirkungen im Alter aus pathologisch-anatomischer Sicht. Z. Gerontol. *8*, 339 (1975).
Leutner, V.: Schlaf und Schlafmittel. Med. Welt *27*, 1 (1976).
Michel, D.: Geriatrica: Geschäftigkeit wegen des Alters oder Geschäft mit den Alten? Münch. med. Wschr. *115*, 1900 (1973).

Indikationen für β-Receptorenblocker und Risiken bei ihrer Anwendung

Eine bewertende Übersicht

H. Kewitz

I. Wirkungsweise und Wirkungsort

Die Wirkung der β-Receptorenblocker beruht nicht auf einer Eigenwirkung, sondern darauf, daß sie das aus den Endverzweigungen des Sympathicus austretende Noradrenalin daran hindern, mit den β-Receptoren im Erfolgsorgan in Wechselwirkung zu treten. Sie verdrängen das Noradrenalin jedoch nicht von den α-Receptoren, obwohl diese in unmittelbarer Nachbarschaft im gleichen Erfolgsorgan lokalisiert sind. Beide Arten von Receptoren werden durch den gleichen Überträgerstoff aktiviert, aber durch verschiedene Hemmstoffe blockiert. Die Hemmstoffe sind also receptorspezifisch, und sie hemmen auch die Wirkung anderer Sympathicomimetica, z.B. die von Adrenalin aus der Nebenniere oder von solchen Sympathicomimetica, die als Arzneimittel von außen zugeführt werden.

Die Funktionsbeeinträchtigung durch Blockade der β-Receptoren in den einzelnen Organen hängt erstens von der Zahl der β-Receptoren im Verhältnis zur Zahl der α-Receptoren und zweitens von der jeweiligen Aktivität der sympathischen Innervation ab.

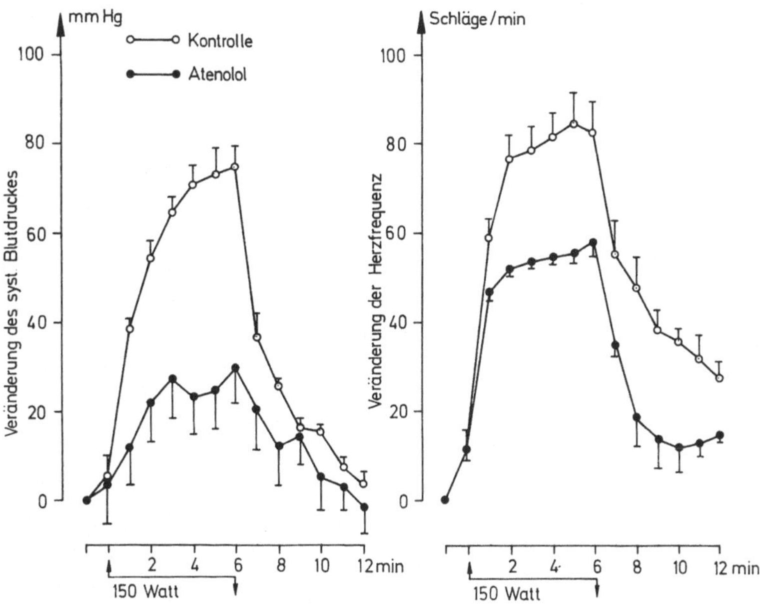

Abb. 52. Wirkungen von 200 mg Atenolol 90 min. vorher oral auf Blutdruck und Herzfrequenz unter Fahrradergometer-Belastung (6 Probanden) (Grobecker et al.)

Tabelle 61. Die über Aktivierung adrenerger α- und β-Receptoren ausgelösten Wirkungen sympathikomimetischer Amine. Zusammengestellt nach Levy u. Ahlquist (1956) unter Berücksichtigung weiterer Angaben von de Groat u. Volle (1966), Epstein u. Braunwald (1966) und Strubelt (1966)

α-Receptoren	β-Receptoren
Kontraktion der Gefäßmuskulatur	Erschlaffung der Gefäßmuskulatur
Erschlaffung der Darmmuskulatur	Erschlaffung der Darmmuskulatur
Kontraktion der Uterusmuskulatur[a]	Erschlaffung der Uterusmuskulatur[a]
Kontraktion des M. dilatator pup.	Erschlaffung der Bronchialmuskulatur
Kontraktion der Milzmuskulatur	Positiv chronotrope Wirkung
Kontraktion der Nickhaut	Positiv inotrope Wirkung
Kontraktion der Pilomotoren	Positiv dromotrope Wirkung
Kontraktion der Samenblase	Kalorigene Wirkung
Glykogenolyse in der Leber[b]	Glykogenolyse in Herz- und Skeletmuskel
	Lipolyse[c]

[a] Je nach Species und funktionellem Stadium (Zyklus, Gravidität) rufen Sympathikomimetika eine Erschlaffung oder Kontraktion hervor.

[b] Nur bei manchen Species reine α-mimetische Wirkung.

[c] Nur bei manchen Species reine β-mimetische Wirkung.

Tabelle 62. Hämodynamische Veränderungen durch β-Receptorenblocker

	Akut	Chronisch
Herzfrequenz	↓	↓
Schlagvolumen	↓	↓
peripherer Widerstand	↑	0
Blutdruck	0	↓

Das Herz besitzt nur β-Receptoren (Tabelle 61), und in Ruhe ist der Einfluß des Sympathicus gering. Infolgedessen hat die Blockade der β-Receptoren in Ruhe nur wenig Auswirkungen. Bei körperlicher Belastung dagegen erfolgt die Funktionssteigerung des Herzens über eine Aktivierung des Sympathicus, und dementsprechend wirkt sich eine Blockade von β-Receptoren nun viel stärker aus (Abb. 52). Die Steigerungen der Kontraktilität, der Frequenz und der Erregungsleitung werden gebremst.

Auch an den Bronchien gibt es keine α-Receptoren (Tabelle 61), daher führt β-Receptorenblockade zum Überwiegen des Parasympathicus und somit zur Konstriktion der Bronchialmuskulatur und zur Erhöhung des Atemwegswiderstandes. Das ist z. B. an der Verkleinerung der Sekundenkapazität erkennbar.

Anders ist es an den Arteriolen, dort gibt es α- und β-Receptoren, an den Haut- und Schleimhautgefäßen überwiegend α-, an den Muskelgefäßen überwiegend β-Receptoren (Tabelle 61). Da die Arteriolen über α-Receptoren verengt und über β-Receptoren erweitert werden, führt die β-Receptorenblockade zum Ansteigen des peripheren Widerstandes. Daher kommt es akut auch nicht zum Blutdruckabfall, obwohl das Herzzeitvolumen vermindert ist (Tabelle 62). Der Blutdruckabfall stellt sich erst im Laufe einiger Wochen ein (Abb. 53), weil die Erhöhung des peripheren Widerstandes bei der Daueranwendung von

282

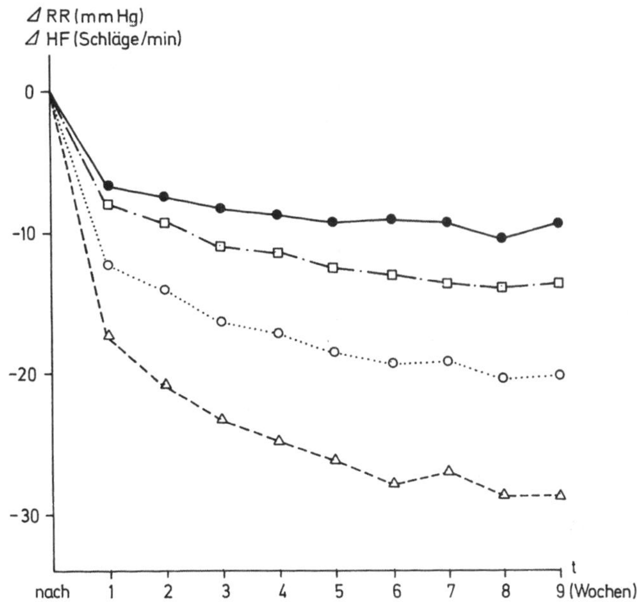

Abb. 53. Änderung des Blutdrucks und der Herzfrequenz unter Visken® 15 mg. Ausgang- und Endwerte sind in Klammern angegeben. RR syst. (180 mmHg, 153 mmHg) Δ – – – – Δ, RR diast. (100 mmHg, 88 mmHg) □ – · – □, RR mittel (134 mmHg, 115 mmHg) ○·····○, HF (83 Schläge/min, 74 Schläge/min) ●——●. (Rosenthal et al. Med. Welt 28, 1969 (1977))

β-Receptorenblockern auf noch nicht geklärte Weise nachläßt und sogar unter den Ausgangswert absinkt. Auch nach Absetzen der β-Receptorenblocker bleibt die Blutdrucksenkung noch einige Wochen bestehen.

II. Indikationen

Die Hauptindikationsgebiete für adrenerge β-Receptorenblocker sind:

1. Die arterielle Hypertension;
2. die Angina pectoris;
3. das hyperkinetische Kreislaufsyndrom;
4. tachykarde Rhythmusstörungen;
5. die Hyperthyreose einschließlich der Thyreotoxischen Krise;
6. die subvalvuläre hypertrophische Aortenstenose;
7. der essentielle Tremor;
8. die Prävention des Re-Infarktes und des plötzlichen Herztodes.

III. Kontraindikationen

Kontraindiziert sind β-Receptorenblocker erstens bei Kranken, deren Herz auf den sympathischen Antrieb angewiesen ist, um ein ausreichendes Minutenvolumen aufrechtzuerhalten, d. h. bei manifester durch Digitalis nicht kompensierbarer Herzinsuffizienz, zweitens beim Bronchialasthma oder anderen Formen der obstruktiven Lungenerkrankung und drittens bei sinoaurikulärem, atrioventrikulärem Block und bei starker Sinusbradycardie. Bei Belastungsherzinsuffizienz muß durch Digitalisglykoside vor der Anwendung von β-Receptorenblockern eine vollständige Kompensation herbeigeführt werden. Gelingt diese Kompensation nicht, sind β-Receptorenblocker nicht indiziert. Bei Überleitungsstörungen ist jedoch zu berücksichtigen, daß β-Receptorenblocker und Digitalis in dieser Hinsicht synergistisch wirken, so daß bei gleichzeitiger Anwendung ein Block verschlimmert oder ausgelöst werden kann.

IV. Therapeutische Wirkungen und Nebenwirkungen

Der therapeutisch wichtigste Effekt der β-Receptorenblocker spielt sich am Herzen ab. Ein zweiter wichtiger Angriffspunkt könnte das Kreislaufzentrum in der Medulla oblongata sein. Die Antitremorwirkung kommt an den Muskelspindeln in der Peripherie zustande. Die Blockade der adrenergen β-Receptoren in anderen Organen ist im wesentlichen für die Nebenwirkungen verantwortlich. Dazu gehört die Widerstanderhöhung in den Arteriolen, die Tonuserhöhung der Bronchialmuskulatur, die Motilitätssteigerung des Darmes, die Kontraktion des Uterus in der Schwangerschaft, die Verminderung der Glykogenolyse und die Hemmung der Insulingabe aus den Inselzellen.

V. Klinische Bedeutung besonderer Eigenschaften

Nun gibt es aber dank des „Einfallsreichtums der pharmazeutischen Erfinder" inzwischen etwa 20 verschiedene β-Receptorenblocker, die sich chemisch, pharmakologisch und klinisch sehr stark ähneln.

Zur Zeit spielen in der Werbung drei Eigenschaften eine große Rolle, die bei den einzelnen Präparaten verschieden stark ausgeprägt sind:

1. Die Cardioselektivität;
2. die intrinsitorische Aktivität oder sympathomimetische Eigenwirkung;
3. die unspezifische chinidinartige Wirkung, die auch als membranabdichtend oder die Na-Kanäle verschließend oder lokalanaesthetisch bezeichnet wird.

1. Cardioselektivität

Die cardioselektive Wirkung beruht auf einer Unterscheidung der β-Receptoren in zwei Untergruppen, nämlich in β_1- und β_2-Receptoren. Sie unterscheiden sich nur dadurch voneinander, daß die einen im Tierexperiment auf manche β-Sympathicomimetica oder β-Receptorenblocker schon bei etwas geringeren Konzentrationen ansprechen als die anderen. Die β-Receptoren im Herzen gehören zum Typ β_1, die β-Receptoren in der Bronchialmuskulatur, in den Arteriolen und an den glycogenolytischen Enzymen zum Typ β_2. Daraus ließe sich ableiten, daß Stoffe, die selektiv β_1-Receptoren hemmen, nur am Herzen angreifen und damit die für viele Indikationen therapeutisch wichtigste Wirkung besitzen, jedoch nicht zu den gefürchteten Nebenwirkungen wie Bronchospasmus, Raynaud und verstärkte Hypoglykämie führen. Leider ist es nicht so einfach.

Die Unterschiede in der Affinität zu den beiden Receptoruntergruppen führen selbstverständlich nur in einem eng umgrenzten Konzentrationsbereich zu Unterschieden in der Wirkungsstärke. Man müßte daher in der Lage sein, genau die Plasmakonzentration einzustellen, die nur am Herzen wirkt und noch nicht an den Bronchien. Diesem Erfordernis steht jedoch entgegen, daß die Plasmakonzentrationen bei gleicher Dosierung individuell um das 20fache schwanken können. Selbst bei den günstigsten Präparaten beträgt die Variationsbreite noch Faktor 4. Meistens wird also eine derartig genaue Einstellung auf einen bestimmten Konzentrationsbereich klinisch nicht zu erreichen sein, zumal die klinische Wirksamkeit häufig erst bei maximaler Dosierung auftritt. Außerdem hat sich herausgestellt, daß im Herzen nicht nur β_1-Receptoren, sondern auch β_2-Receptoren vorhanden sind. Dadurch wäre auch theoretisch die Organselektivität erheblich limitiert. In diesem Zusammenhang wird häufig eine von Thiringer und Svedmyr mit Asthmakranken durchgeführte Studie zitiert, deren Ergebnis auf Abb. 54 dargestellt ist. Hier ist gezeigt worden, daß der β_1 selektive β-Receptorenblocker Metoprolol (Beloc®) bei einmaliger Gabe die Wirkung von Isoprenalin an den Bronchien dieser Asthmatiker nicht hemmt, daß aber eine äquipotente Dosis des nicht selektiven β-Blockers Propranolol die Isoprenalin-

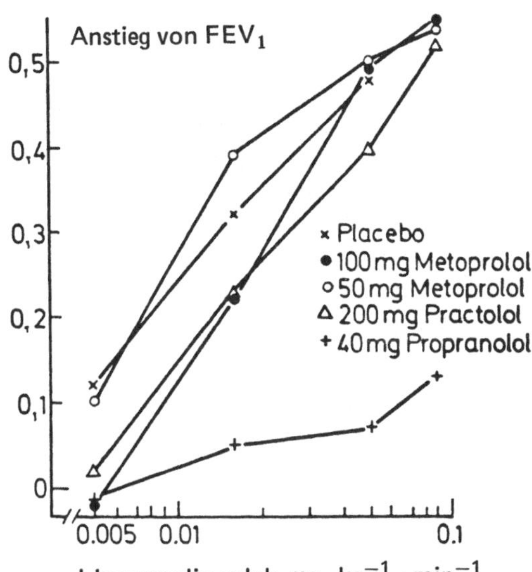

Abb. 54. Mittlerer Anstieg der Sekunden-Kapazität unter Isoprenalin nach Vorbehandlung mit β-Receptorenblockern oder Placebo bei Asthmatikern (n=8) (Thiringer und Svedmyr 1976)

wirkung aufhebt. Zur Interpretation dieser Befunde möchte ich die Autoren wörtlich in Übersetzung zitieren. Sie schreiben: „Es ist wichtig besonders zu betonen, daß die Selektivität, die in der vorgelegten Studie gezeigt wurde, nur für die dabei verwendeten Dosen gilt. Ob die Befunde auch auf höhere Dosen übertragen werden können, müßte erst noch untersucht werden. Kein β_1-Receptorenblocker darf als absolut ungefährlich angesehen werden, wenn er allein an Asthmatiker verabfolgt wird". Und in einem späteren Abschnitt heißt es einschränkend: „Ein selektiver β_1-Receptorenblocker könnte Asthmatikern ohne das Risiko einer Störung der Atemfunktion nur zusammen mit einem optimal dosierten β_2-Stimulator gegeben werden." Damit ist die sehr begrenzte Bedeutung der Cardioselektivität für die therapeutische Anwendung von β-Receptorenblockern ausreichend gekennzeichnet.

2. Sympathomimetische Eigenwirkung

Die zweite Werbeaussage betrifft die intrinsitorische oder β-sympathomimetische Eigenwirkung von β-Receptorenblockern. Gemeint ist die minimale Herzbeschleunigung, die durch diese β-Receptorenblocker entweder in vitro am isolierten Herzen oder bei solchen Tieren hervorgerufen werden kann, deren Noradrenalinspeicher zuvor durch Reserpin entleert und deren Nebennieren entfernt wurden. Die geringe Zunahme der Herzfrequenz, die am Tier unter diesen schwer mit der klinischen Situation am Menschen vergleichbaren Bedingungen auftritt, könnte als Stimulation der β-Receptoren gedeutet werden.

Am Menschen läßt sich diese Wirkung selbstverständlich nicht zeigen. Die stark abgeschwächte Stimulation der β-Receptoren, so wird argumentiert, verhindere, daß die β-Receptoren vollständig ausgeschaltet werden können, also zu starke und damit unerwünschte Effekte eintreten. Auch diese Spekulation zielt auf die Verminderung der schwerwiegenden Nebenwirkungen wie Bradycardie, Bronchospasmus, Durchblutungsstörungen und Hypoglykämie ab. Theoretisch wäre eine derartig günstige Auswirkung zwar vorstellbar, aber bei der praktischen Anwendung in der Therapie hat sich eben doch gezeigt, daß auch β-Receptorenblocker mit intrinsitorischer Aktivität zu extremer Bradycardie, zu Bronchospasmus, zum Raynaud-Phänomen und zur Hypoglykämie führen können. Die Annahme, daß diese Nebenwirkungen seltener vorkämen, ist bisher nicht belegt und läßt sich auch nur schwer beweisen. Im Einzelfall kann es allerdings gelingen, bei starker Bradycardie oder beim Raynaud etwa unter Dociton® durch Wechsel des Präparates, z. B. auf Visken® oder Prent®, diese Nebenwirkungen zu vermeiden.

Auf der anderen Seite behaupten die Konkurrenten, daß Präparate mit intrinsitorischer Aktivität häufiger Schlafstörungen hervorrufen. Auch das ist nicht belegt. Alle β-Receptorenblocker können Alpträume auslösen oder Schlaflosigkeit verursachen.

3. Unspezifische, chinidinartige Membranwirkung

Mit der unspezifischen chinidinartigen oder lokalanaesthetischen Wirkung brauchen wir uns nur kurz zu befassen, denn sie spielt klinisch deshalb keine Rolle, weil die Konzentrationen, die dafür erforderlich sind, bei therapeutischer Dosierung nicht erreicht werden. Ursprünglich hatte man geglaubt, daß dieser Effekt zumindest teilweise die antiarrhythmische Wirkung von Dociton® begründen könnte. Da eine solche membranabdichtende Wirkung auch zu einer Verminderung der Kontraktionskraft des Herzens führt, hatte man auch die mitunter ausgelöste Herzinsuffizienz damit in Zusammenhang gebracht. Diese Deutung ist sicher nicht zutreffend. Richtig ist dagegen, daß bei jedem β-Receptorenblocker Herzversagen auftreten kann, mitunter akut unter dem Bild des Lungenödems oder auch langsam fortschreitend als chronische biventriculäre Stauungsinsuffizienz. Das Fehlen der unspezifischen chinidinartigen Wirkung bei den neueren Präparaten stellt also keinen Vorteil, ihr Vorhandensein bei den älteren Präparaten keinen Nachteil dar.

4. β-Receptorenblocker mit α-Receptoren hemmender Wirkung

Eine pharmakologische Eigenschaft ist noch zu erwähnen, die bisher nur bei einem der β-Receptorenblocker nachgewiesen wurde, nämlich eine zusätzliche hemmende Wirkung auf α-Receptoren. Man hat diese Verbindung, die den Namen „Labetalol" trägt und in Deutschland unter dem Warenzeichen Trandate® im Handel ist (Tabelle 63), in unserem Lande bisher wenig beachtet. Jedoch sind die aus England berichteten Erfahrungen bei der Hochdruckbehandlung recht interessant. Im Gegensatz zu den herkömmlichen,

Tabelle 63. β-Receptorenblocker

Warenzeichen	Freiname	mg/Tag	DM
Dociton	Propranolol	160–320	1,14–2,27
Betadrenol	Bupranolol	100–200	0,60–1,20
Sotalex	Sotalol	240–540	1,04–2,77
Disorat	Methypranol	40– 60	1,21–1,82
„β_1 selektiv"			
Beloc	Metoprolol	100–300	0,67–2,00
Lopresor	Metoprolol	100–300	0,70–2,10
Tenormin	Atenolol	100–200	1,38–2,76
mit „intrinsic activity"			
Visken	Pindolol	15– 30	1,05–2,10
Trasicor	Oxprenolol	160–320	0,99–1,98
Aptin	Alprenolol	400–800	1,10–2,20
Doberol	Toliprolol	100–200	0,77–1,54
Sinorytmal	Toliprolol	100–200	0,79–1,58
mit „intrinsic activity" und „β_1 selektiv"			
Prent	Acebutol	400–800	1,20–2,40
Stresson	Bunitrolol	20– 40	0,98–1,97
β- und α-Receptoren blockierend			
Trandate	Labetalol	400–1000	1,26–3,15

spezifisch an den β-Receptoren angreifenden Stoffen, tritt die blutdrucksenkende Wirkung nicht erst im Laufe von ein bis zwei Wochen ein, sondern sofort, weil gleichzeitig mit der Verminderung des Herzzeitvolumens durch die β-Receptorenblockade, *infolge* der α-Receptorenblockade der periphere Widerstand herabgesetzt und nicht heraufgesetzt wird. Selbstverständlich würde man befürchten, daß eine solche Verbindung häufiger zur Orthostasereaktion führt. Aber bei einschleichender Dosierung soll es nur selten dazu kommen. Die Verbindung wird sicher auch bei uns bald zur Sprache kommen und in der Konkurrenz mit den bisherigen β-Blockern eine Rolle spielen.

VI. Prävention des Re-Infarktes und des plötzlichen Herztodes

Neben etlichen anderen, vor allem neurologischen Indikationen wie Anxiolyse und Migräne, bei denen entscheidende therapeutische Erfolge bisher nicht nachzuweisen waren, wurde in letzter Zeit die Dauerbehandlung mit β-Receptorenblockern zur Prävention des Herzinfarktes und des plötzlichen Herztodes sowie zur Limitierung des nekrotischen Bezirks bei eingetretenem Infarkt empfohlen. Diese Empfehlung stützt sich vor allem auf zwei Studien, eine mit Practolol (Dalzic®) an 3038 Patienten, die 1975 in England durchgeführt wurde und eine zweite mit 2mal 200 mg Alprenolol (Aptin®) pro Tag an 230 Patienten, die 1974/75 in Göteborg abgeschlossen wurde. Anlaß zu diesen Studien war die Überlegung, daß die mit ca. 50% immer noch sehr hohe Letalität des Herzinfarktes nur dann gesenkt werden könnte, wenn es gelänge, das Kammerflimmern zu verhüten, das unmittelbar nach dem Infarkt zum plötzlichen Herztod führt, noch bevor ein Arzt zur Stelle ist, und wenn es gelänge, den eingetretenen Infarkt möglichst klein zu halten. Das

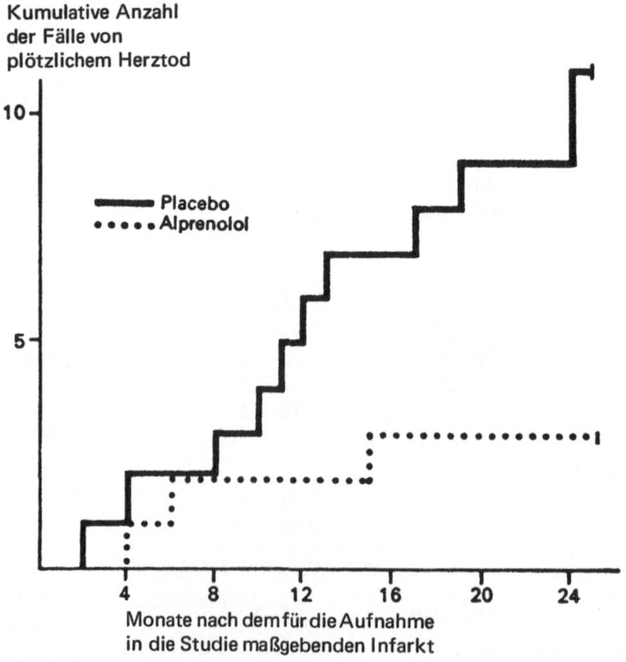

Abb. 55. Kumulative Anzahl der Fälle von plötzlichem Herztod bei den mit Alprenolol behandelten Patienten und bei den Kontrollen während einer zweijährigen Beobachtungsperiode (Göteborger Studie)

Kammerflimmern könnte als Folge von Schmerz- und Todesangst durch die massive Adrenalinausschüttung aus der Nebenniere ausgelöst werden. Zumindest führt die Adrenalinausschüttung jedoch zur Tachycardie und Contractilitätssteigerung, also zu erhöhtem O_2-Bedarf, so daß zusätzliche Myocardzellen am Rande der ischämischen Zone absterben und der Infarkt größer wird. Über den gleichen Mechanismus wäre auch der Übergang einer passageren Ischämie, also eines Angina-pectoris-Anfalles in einen Infarkt, denkbar. Die Hemmung der übermäßigen Adrenalinwirkung auf das Herz durch Blockade der β-Receptoren, müßte zur Präventation dieser krankheitsauslösenden oder verschlimmernden Mechanismen geeignet sein. Unter den nach dem ersten Infarkt ständig mit einem β-Receptorenblocker Behandelten sind significant weniger plötzliche Todesfälle aufgetreten als unter den Patienten, die keinen β-Receptorenblocker erhielten (Abb. 55). In der zweiten Studie zeigte sich ein ähnliches Ergebnis (Tabelle 64). Ob sich die Infarkthäufigkeit herabsetzen läßt und ob die Ausdehnung des Infarktes vermindert werden kann, ist aufgrund dieser Resultate nicht zu entscheiden. Darüber müssen weitere Untersuchungen Auskunft geben.

Tabelle 64. Gesamtzahl der Todesfälle und Infarktrezidive (Multizentrische internationale Studie, Green et al.)

	Practolol	Placebo	Statistische Signifikanz (P)
Kardial bedingte Todesfälle	47	73	0,02
Nicht tödlich verlaufene Infarktrezidive	69	89	0,10
Sämtliche Fälle von Herzkomplikationen	116	162	0,01
Nicht kardial bedingte Todesfälle	5	3	
Todesfälle nach Ausschluß aus der Studie (kardial bedingt)	39	37	
Todesfälle nach Ausschluß aus der Studie (nicht kardial bedingt)	6	4	

VII. Interaktionen und Besonderheiten bei Begleitkrankheiten

β-Receptorenblocker sind spezifisch wirkende Arzneimittel, deren Anwendung sorgfältige ärztliche Überwachung erfordert. Sie lassen sich beim Hochdruck mit Diuretica und auch mit Vasodilatantien kombiniert anwenden.

Bei der gleichzeitigen Gabe von Clonidin (Catapresan®) oder α-Methyldopa (Sembrina®, Aldometil®, Presinol®) hingegen kann es durch Stimulation der α-Receptoren zum Blutdruckanstieg kommen. Über den gleichen Mechanismus ist die alleinige Anwendung von β-Receptorenblockern beim Phäochromocytom gefährlich.

Beim Diabetiker sind zwei Faktoren zu berücksichtigen:

1. Die Neigung zur Hypoglykämie wird gesteigert, weil die Gegenregulation, die durch Adrenalin bewirkte Abspaltung von Glucose aus Glykogen, gehemmt ist. Die Hypoglykämie ist außerdem gefährlicher, weil die Symptome Tachycardie, innere Unruhe und Tremor durch β-Receptorenblockade verschleiert werden.

Tabelle 65. Besondere Vorsicht mit β-Receptorenblockern bei:

1. *Blutdrucksteigerung*
   – durch Kombination mit Clonidin oder α-Methyldopa;
   – bei Phäochromocytom, ohne α-Receptorenblocker;
   – bei Überdosierung.

2. *Diabetes*
   – Hypoglykämie,
     a) verstärkt,
     b) verschleiert;
   – Glucosetoleranz verschlechtert,
     endogene Insulinabgabe gehemmt.

3. *Angina pectoris*
   – abruptes Absetzen verschlimmert,
     Infarktrisiko.

4. *Durchblutungsstörungen*
   – Claudicatio intermittens: verschlechtert;
   – Raynaud-Phänomen;
   – Wadenkrämpfe;
   – Kalte Hände und Füße.

5. *Schwangerschaft*
   – Wehenauslösung;
   – Atemstörungen beim Neugeborenen.

2. Beim Altersdiabetiker kann es im Laufe der Zeit zu einer Verschlechterung der Zuckertoleranz kommen, weil die Insulinabgabe aus den Inselzellen gehemmt wird (Tabelle 65).

Beim Koronarkranken darf die Therapie mit β-Receptorenblockern nicht abrupt unterbrochen werden, denn schon nach 24 Stunden kann eine erhebliche Zunahme der Angina pectoris mit der Gefahr des Infarktes eintreten.

Periphere Durchblutungsstörungen können durch das Überwiegen der α-Receptorenstimulation verschlimmert werden.

VIII. Dosierung und Verträglichkeit

Die erforderliche Dosis variiert in ziemlich weiten Grenzen und muß dem Einzelfall angepaßt werden. Für die Hypertoniebehandlung sind im Durchschnitt etwas höhere Dosen notwendig als für die Therapie der Angina pectoris. Beim hyperkinetischen Kreislaufsyndrom, bei Lampenfieber und Sinustachycardie kommt man meistens mit geringeren Dosen aus.

Für den Hypertoniker ist es zweckmäßig, die gesamte Tagesdosis auf einmal zu verabreichen; bei der Angina pectoris hingegen ist es besser, sie auf zwei oder drei Einzelgaben zu verteilen.

Die meisten Patienten nehmen β-Receptorenblocker ohne jede Abneigung, weil abträgliche Erscheinungen fehlen und sich manchmal sogar ein gewisses Wohlbefinden einstellt, vielleicht weil die unangenehmen körperlichen Symptome unbewußter oder subjektiv empfundener Anspannung gemildert werden.

Bei denen, die eine symptomlose Hypertonie haben, ist diese gute Verträglichkeit für die notwendige positive Einstellung zu der Behandlung von Vorteil. Auch dadurch sind β-Receptorenblocker anderen Antihypertensiva überlegen, denn es wird leichter gelingen, eine regelmäßige und langjährige Behandlung aufrechtzuerhalten. Dadurch wird es häufiger möglich sein, die Folgen der Hypertonie, des Herzinfarkts und Schlaganfalls zu verhüten, und infolgedessen wäre die Behandlung mit β-Receptorenblockern nicht nur medizinisch sondern auch wirtschaftlich vernünftig, obwohl β-Receptorenblocker teurer sind als Reserpin.

IX. Schlußbemerkungen

Mit der nötigen Sachkunde angewendet, zählen β-Receptorenblocker bei Hypertonie, Angina pectoris, Tachycardien verschiedenster Ursache und bei der Hyperthyreose zu den wertvollsten und gut verträglichen Mitteln. Das große Angebot vieler qualitativ gleichartiger Präparate ist kein Nachteil. Jedoch ist es notwendig, den übertriebenen Werbeaussagen der Konkurrenten zu widerstehen. Wertvolle Neuschöpfungen sind selten; hoffen wir, daß sie auch in Zukunft nicht ausbleiben. Sie fordern unsere erhöhte Wachsamkeit heraus, denn mit jedem neuen Mittel könnte ein unvorsehbares noch unbekanntes Risiko verknüpft sein. Gerade bei den β-Receptorenblockern hatten wir ein solches Beispiel mit dem Practolol, das bei uns als Dalzic® gehandelt wurde. Aufmerksamen Ärzten in England ist es zu verdanken, daß das Unglück nur begrenzte Ausmaße angenommen hat und nicht noch mehr Menschen durch Hyperkeratose, Xerophthalmie oder Peritoneal- und Pleurafibrose geschädigt wurden.

Der therapeutische Nutzen ist bei allen heute angebotenen β-Receptorenblockern als etwa gleichwertig anzusehen. Wesentliche, klinisch relevante Unterschiede sind bisher nicht eindeutig nachgewiesen worden. Zu bevorzugen sind die Präparate, die in kleinerer Dosis wirksam sind und die bei oraler Gabe weniger in der Leber festgehalten werden, also eine bessere biologische Verfügbarkeit besitzen (Tabelle 66).

Tabelle 66. Biologische Verfügbarkeit von β-Receptorenblockern

Warenzeichen	Freiname	% der oralen Dosis biologisch verfügbar
Aptin	Alprenolol	~10
Dociton	Propranolol	~30
Trasicor	Oxprenolol	~25–30
Beloc, Lopresor	Metoprolol	~40–50
Visken	Pindolol	~100

Literatur

Alderman, E. L., Coltart, D. J., Wettach, G.E., Harrison, D. C.: Coronary Artery Syndromes After Sudden Propranolol Withdrawal. Annals of Internal Med. *81*, 625 (1974).

Davidson, C., Thadani, U., Singleton, W., Taylor, S.H.: Comparison of antihypertensive activity of beta-blocking drugs during chronic treatment. Brit. Med. J. 1976/2, 7.

Diamond, S., Medina, J.L.: Double blind study of propranolol for migraine prophylaxis. Headache 1976, 24.

Editorial: Beta-adrenergic Blockade and Anxiety. The Lancet 1976, 611.

Galloway, D.B., Glover, S.C., Hendry, W.G., Logie, A.W., Peptrie, J.C., Smith, M.C., Lewis, J.A., Simpson, W.T.: Propranolol in hypertension: a dose-response study. Brit. Med. Journ. 1976/2, 140.

Green, K.G. et al.: Improvement in prognosis of myocardial infarction by long-term beta-adrenoceptor blockade using practolol. A multicenter international study. Brit. med. J. 1975/III, 735.

Greenblatt, D.J., Koch-Weser, J.: Adverse reactions to propranolol in hospitalized medical patients: A report from the Boston Collaborative Drug Surveillance Program. Amer, Heart J. *86*, 478 (1973).

Grobecker, H., Saavedra, J. M., Mc Carty, R., Chiueh, C. C.: Dopamine-β-hydroxylase activity and catocholamine concentrations in plasma: experimental and essential hypertension. Postgrad. Med. J. *53*, Suppl. 3, 43 (1977).

Holland, O. B., Kaplan, N.M.: Propranolol in the treatment of Hypertension. New Engl. J. *294*, 930 (1976).

Hypersensitivity to adrenergic stimulation after propranolol withdrawal in normal subjects. Annals intern. Med. *87*, 433 (1977).

Jackson, G., Atkinson, L., Oram, S.: Double-blind Comparison of Tolamolol, Propranolol, Practolol, and Placebo in the Treatment of Angina Pectoris. Brit. Med. J. 1975, 708.

Kielholz, P. (Ed.): Beta-blockers and the central nervous system. Verlag Hans Huber, Bern – Stuttgart – Vienna 1977.

Lloyd-Mostyn, R.H., Oram, S.: Modification by propranolol of cardiovascular effects of induced hypoglycaemia. The Lancet 1975, 1213.

Marshall, A.J., Roberts, C.J., Barritt, D.W.: Raynaud's phenomenon as side effect of beta-blockers in hypertension. Brit. M. J. 1976/1, 1498.

Murphy, M. L., Hultgren, H. N., Detre, K., Thomsen, J., Takaro, T.: Treatment of Chronic Stable Angina. A Preliminary Report of Survival Data of the Randomized Veterans Administration Cooperative Study. New. Engl. Journ. Med. *297*, 621 (1977).

Nies, A. S. Shand, D. G.: Clinical Pharmacology of Propranolol. Circul. *52*, 6 (1975).

Persson, I.: The Antihypertensive Effect of Pindolol (Visken) Alone and Combined with Clopamide (Brinaldix). Europ. J. Clin. Pharmacol. *11*, 419 (1977).

Rosenthal, J., Kaiser, H., Hammerschmidt, D., Wetzel, D.: Praxis der Hochdrucktherapie mit einem β-Receptorenblocker, Die Med. Welt *28*, 1969 (1977).

Saameli, K.: Die pharmakologische Charakterisierung β-sympatischer Substanzen. In: Die therapeutische Anwendung β-sympathicolytischer Stoffe. Herausg. H. J. Dengler, F.K. Schattauer-Verlag, Stuttgart-New York 1972.

Stafford, G.W., Brewer, D.L., Orgain, E.S.: Long-Term Propranolol Therapy for Angina Pectoris. Amer. J. Cardiol. *37*, 420 (1976).

Thiringer, G., Svedmyr, N.: Interaction of orally administered Metoprolol, Practolol and Propranolol with Isoprenaline in asthmatics. Europ. J. clin. Pharm. *10*, 163 (1976).

Vedin, A., Wihelmsson, C., Werkö, L.: Chronic alprenolol treatment of patients with acute myocardial infarction after discharge from hospital. Acta Medica Scand., Suppl. 575. Verlag Almqvist & Wiksell Trycheri AB, S-751 81 Uppsala, Sweden.

Waal-Manning, H. J.: Hypertension: Which Beta-Blocker? Drugs *12*, 412 (1976).

Wilhelmsson, C., Vedin, A., Wilhelmsen, L.: Der Einfluß von Beta-Blockern auf die Häufigkeit von Infarktrezidiven und plötzlichem Herztod nach Myocardinfarkt. In: Die kardioprotektive Wirkung der Beta-Blocker. Herausg. F. Gross. Verlag Hans Huber. Bern, Stuttgart, Wien 1977.

Unerwünschte Wirkungen von Arzneimitteln: Mechanismen, Erfassung, Bedeutung[1]

H. Kewitz

I. Einleitung

Für die Bewertung von Arzneimitteln sind deren unerwünschte Wirkungen genauso wichtig wie die therapeutische Wirksamkeit [6]. Irreversible oder lebensbedrohliche Nebenwirkungen können für die Zulassung sogar von überwiegender Bedeutung sein. Aber die unerwünschten Wirkungen sind häufig zu vermeiden [16], daher lohnt es sich, ihre Mechanismen und Entstehungsbedingungen zu studieren, um sie zu beseitigen und damit den Wert der Arzneimittel zu steigern. *Durch die Kenntnis von den Nebenwirkungen kann die Arzneitherapie modifiziert und dadurch verbessert werden.*

Dank der industriellen Entwicklung sind Vielfalt und Wirksamkeit von Arzneimitteln heute tatsächlich größer als je zuvor, und der stark angestiegene Verbrauch spiegelt das Vertrauen wider, das Gesunde und Kranke der Chemie jetzt noch entgegenbringen [10]. Die Gefahr des Umschlages ins Gegenteil steht jedoch vor der Tür, denn mit den fatalen Arzneimittelkatastrophen im Rücken wird das Laienpublikum inzwischen mit Alarmmeldungen über Arzneimittelgefahren überschüttet, Unruhe geschaffen und das Vertrauen zum Arzt geschmälert. In dieser Situation brauchen die Ärzte gesichertes Wissen über die Arzneimittelrisiken, und sie müssen selbst dazu beitragen, dieses Wissen zu schaffen und es sich gegenseitig zu vermitteln. Die außerordentlich kleine Zahl von Ärzten [13], die der ständigen Aufforderung, Nebenwirkungen zu melden, nachkommt, zeigt doch sehr deutlich, daß die Ärzteschaft noch nicht erkannt hat, welche Gefahren ihr hier drohen. So lange die Ärzte nicht souverän ihren Patienten gegenüber die Halbwahrheiten richtigstellen können, die Fernsehen und Presse verbreiten, wird das Vertrauen Schritt für Schritt untergraben werden, und der Berufsstand der Bevormundung durch Staat und Gesellschaft nähergebracht.

Schon jetzt ist die Nutzen/Risiko-Abwägung, eigentlich eine typisch ärztliche Entscheidung, ein bürokratischer Prozeß geworden, der in Behörden abläuft und daher zwangsläufig zu Ergebnissen führt, die der behördlichen Interessenlage entsprechen. Bezüglich der Nebenwirkungen wird jede Behörde, um die Verantwortung zu begrenzen, dazu neigen, zunächst die Gefahren zu überschätzen, was keineswegs im Interesse der Patienten liegt, denen das betreffende Mittel helfen könnte. Der Anwalt dieser Patienten ist der Arzt, der genau weiß, unter welchen Bedingungen eine Gefahr heraufzieht (beim Griseofulvin z. B. in der Frühschwangerschaft oder bei der Daueranwendung), und aufgrund dieser Kenntnisse auch mit den Stoffen umgehen kann, die potentiell gefährlich sein können. Dieses Renommee der Ärzteschaft ist in Gefahr verlorenzugehen, und es muß mit glaubhaftem Anspruch erneut zur Geltung gebracht werden.

---

1 Überarbeitete und erweiterte Fassung von H. Kewitz: Unerwünschte Wirkungen von Arzneimitteln. Der Internist, Band 19, Heft 6 (1978).

Die heute tätigen Ärztegenerationen haben während des Studiums und während ihrer Weiterbildung kaum Gelegenheit gehabt, sich näher mit Nebenwirkungen zu befassen. Daher ist ihr Blick für die bedeutsame Gruppe der durch Arzneimittel bedingten Krankheiten nicht geschärft und sie sind außerdem nicht darauf gefaßt, daß immer neue durch Arzneimittel bedingte Krankheiten auftreten können.

Bei diesen meist unvorhersehbaren Krankheiten muß die kausale Verknüpfung mit der Anwendung bestimmter Arzneimittel aufgedeckt und damit der wesentlichste Schritt zu einer kausalen, häufig zur vollständigen Heilung führenden Therapie eingeleitet werden. Der ärztliche Sachverstand aller ist notwendig, um diese Aufgabe zu erfüllen.

An einigen Zahlen läßt sich zeigen, welchen Platz die durch Arzneimittel bedingten Krankheiten einnehmen. Sie gehören sicher nicht zu den Raritäten. Sie führten an der Inneren Klinik des Klinikums Steglitz in Berlin mit einem Anteil von 6% etwa so häufig zur Krankenhausaufnahme wie die Krankheiten der Muskeln und Gelenke [19]. Die Patienten mußten im Durchschnitt 16 Tage stationär behandelt werden. Der Anteil an der Gesamtzahl der Pflegetage betrug 6,5%.

II. Definition

Selbstverständlich wird der die ärztliche Therapie bestimmende Grundsatz „primum nil nocere" nicht nur durch die Nebenwirkungen der Arzneimittel verletzt, sondern nicht minder durch Unwirksamkeit, durch eine falsche Indikation und durch Nichtbeachtung der Kontraindikationen, aber in diesem Aufsatz soll nur von den Nebenwirkungen die Rede sein.

Man versteht unter Nebenwirkungen diejenigen *schädlichen Effekte, die bei therapeutischer Dosierung und bei zutreffender Indikation auftreten, und die nicht zu dem beabsichtigten Erfolg beitragen.* Da sie häufig nicht nebensächlich sind, bezeichnet man sie heute besser so wie im Titel dieser Arbeit als unerwünschte oder unbeabsichtigte Wirkungen.

III. Entstehung von unerwünschten Wirkungen

Die Mechanismen, durch die Nebenwirkungen zustande kommen, sind genau wie bei den therapeutischen Wirkungen teils bekannt und teils unbekannt, einige sind vermeidbar, andere sind unvermeidbar. Eine Gesetzmäßigkeit oder eine Logik, auf die sich die Annahme gründen ließe, daß zwischen der therapeutischen Wirksamkeit und der Schwere von Nebenwirkungen zwangsläufig eine Proportionalität bestehe, gibt es nicht. Es besteht also die aussichtsreiche Chance, das durch Nebenwirkungen bedingte Risiko der Arzneitherapie zu reduzieren, d. h. einen wesentlichen Teil ärztlichen Handelns durch wissenschaftliche Forschung zu verbessern. Das Besondere dieser Forschung besteht darin, daß sich jeder Arzt, der niedergelassene und der im Krankenhaus tätige, daran beteiligen kann und ethisch zu dieser Teilnahme sogar verpflichtet ist.

Fassen wir Arzneimittel als ärztliche Spezialinstrumente auf, mit denen unblutige Eingriffe an ganz bestimmten Funktionen im Inneren von Zellen, an spezifischen Membranabschnitten oder an ganz bestimmten anderen verborgenen Strukturen des Körpers vorgenommen werden, dann ist der Vergleich mit chirurgischen Operationen und deren Risiken naheliegend. Obwohl diese chemischen Instrumente spezifisch geformt und so konstruiert sind, daß sie vornehmlich an ganz bestimmten Receptoren des Zielorgans angreifen, werden sie häufig auch mit anderen chemisch ähnlichen Gruppierungen, mit benachbarten Regionen oder mit gleichen Receptoren in anderen Organen Beziehungen eingehen und dort ungünstige Funktionsstörungen auslösen können.

Prinzipiell kommen folgende Ursachen für das Entstehen von Nebenwirkungen in Frage:

Tabelle 67. Nebenwirkungen entstehen durch:

1. Relative Überdosierung
   a) infolge erhöhter Empfindlichkeit
   b) infolge verminderter Elimination

2. Mitreaktion spezifischer Receptoren in anderen Organen

3. Reaktion mit unspezifischen Receptoren
   a) im Zielorgan
   b) in anderen Organen

4. Genetische Besonderheiten

5. Allergische Reaktionen

6. Besondere physiologische Zustände
   (z. B. Schwangerschaft, Neugeborenenalter, Stillzeit)

7. Pathologische Zustände

8. Interaktionen mit anderen Arzneimitteln

9. Die durch Arzneimittel hervorgerufenen Zustandsänderungen
   (z. B. veränderte Darmflora, Immunreaktion, Kreislaufreak-
   tion, Hormonregulation)

10. Nachhaltige Veränderungen von Ribonuclein- und Desoxyribonucleinsäuren
    (z. B. mutagene und cancerogene Wirkungen)

1. *Eine relative Überdosierung* kann für unerwünschte Wirkungen verantwortlich sein. Sie läßt sich manchmal durch eine erhöhte Empfindlichkeit der Receptoren erklären, z. B. Digitalisintoxikation bei therapeutischem Blutspiegel, aber vermindertem Serumkalium, oder verstärkte Wirkung von Cumarinen bei Vitamin K-Mangel.

Die Arzneikonzentration kann aber auch trotz therapeutischer Dosierung über dem therapeutischen Bereich liegen, z. B. Digoxin bei eingeschränkter Nierenfunktion, Haloperidol bei Lebercirrhose mit Umgehungskreislauf oder Cumarine bei Verdrängung aus der Plasma-Albumin-Bindung, z. B. durch das lipidsenkende Clofibrat oder durch Phenylbutazon (Butazolidin®) bzw. sein Oxydationsprodukt (Tanderil®).

2. *Für die Mitreaktion der gleichen Receptoren* in einem Organ ist das am Magen-Darm-Trakt spasmolytisch und sekretionshemmende Atropin ein Beispiel, das am Auge eine Mydriasis hervorruft und daher bei engem Vorderkammerwinkel einen akuten Glaukomanfall provozieren und bei Prostatahypertrophie zur Blasensperre führen kann. Das gilt

natürlich auch für andere Parasympathicolytica, und zwar solche, die oftmals beim Parkinson eingesetzt werden, und andere, die als Antidepressiva im Gebrauch sind.

3. *An einem anderen Zielorgan und über einen anderen Receptor* als bei der therapeutischen Wirkung kommen sehr viele Nebenwirkungen zustande, z. B. die Hemmung der Prothrombinsynthese bei der Rheumabehandlung mit Acetylsalicylsäure, die Porphyrie durch Induktion der δ-Aminolävulinsäure-synthetase in der Leber unter Phenobarbital oder die Thrombosen in Venen oder Arterien unter Contraceptiva.

4. *Ein genetisch determiniertes atypisches Enzym* mit abweichenden Eigenschaften bedingt z. B. die Atemlähmung nach Succinylcholin durch stark verlangsamte Spaltung infolge atypischer Serumcholinesterase oder die hämolytische Anämie unter Sulfonamidbehandlung bei Glucose-6-phosphatdehydrogenase-Mangel der Erythrocyten [3].

5. *Antigen-Antikörper-Reaktionen* können bei jedem Arzneimittel vorkommen. Das Arzneimittel oder ein im Körper entstandener Metabolit können als Halbantigene (Penicillin) oder bei hochmolekularen Stoffen auch als Vollantigene (Insulin) fungieren [14].

6. *Auch außergewöhnliche physiologische Zustände* können Nebenwirkungen bedingen. Ein Beispiel dafür sind die teratogenen Wirkungen, z. B. die von Griseofulvin, bei einer Anwendung in der Frühschwangerschaft.

Ein zweites Beispiel ist die Wehen auslösende Wirkung von Ergotamin bei der Migränetherapie in der Schwangerschaft. Drittens ist das Gray-Syndrom durch Chloramphenicol beim Neugeborenen und Frühgeborenen zu nennen, das auf der noch nicht ausgereiften Nierenfunktion und der noch nicht voll ausgebildeten Glucuronidierungsfähigkeit in der Leber beruht.

7. Ebenso können *pathologische Zustände* das Auftreten von Nebenwirkungen begünstigen. Eine latente Herzinsuffizienz kann durch β-Receptoren-Blocker in eine manifeste Stauungsinsuffizienz umgewandelt werden, sogar akut mit Lungenödem [1]. Die bei Harnwegsinfektion angewendete Nalidixinsäure setzt z. B. die Krampfschwelle herab, so daß es bei Epileptikern zum Anfall kommen kann [1].

Bei Lebercirrhose sind ulcerogene Wirkungen, bei Asthmatikern die atemlähmenden Effekte von Opiaten oder der Bronchospasmus durch β-Receptoren-Blocker besonders zu fürchten, und bei Niereninsuffizienz dürfen Kalium und viele andere renal ausgeschiedene Mittel nur vorsichtig dosiert werden.

8. Die Interaktionen mit anderen gleichzeitig verabfolgten Arzneimitteln [21] kommen z. B. als Ursache für die erhöhte Lebertoxicität von Phenacetin und Paracetamol durch Enzyminduktoren wie Barbiturate, die anticonvulsiven Hydantoine oder das Tuberculostaticum Rifampicin in Frage, weil solche Stoffe die Bildung von zelltoxischen Produkten aus Paracetamol und Phenacetin in der Leber beschleunigen.

Die zur Hochdruck- oder Angina-pectoris-Behandlung eingesetzten β-Blocker (Dociton®, Visken® und viele andere Präparate dieser Art) hemmen die glykogenolytische Wirkung von Adrenalin, die bei der Blutzuckersenkung, z. B. durch Insulin oder Sulfonylharnstoffe, eine Gegenregulation herbeiführt. Dadurch können β-Blocker die Entwicklung einer bedrohlichen Hypoglykämie begünstigen und deren Symptome: Herzklopfen, Unruhe und Tremor obendrein noch verschleiern, so daß die Gefährdung des Patienten zusätzlich erhöht ist.

9. *Als Folge einer durch ein Arzneimittel herbeigeführten Zustandsänderung* ist z. B. die
Veränderung der Darmflora durch Antibiotica aufzufassen. Dadurch kann es zu einer
Superinfektion des Darmes mit Pilzen kommen oder sogar eine nekrotisierende Staphylo-
kokken-Enteritis eintreten [1,8].

Hierher gehören auch die hypertensiven Krisen, die gelegentlich nach Absetzen von
Clonidin (Catapresan®) auftreten, eine Verschlimmerung der Angina pectoris oder sogar
ein Herzinfarkt nach Absetzen von β-Blockern, die Exacerbation einer alten Tuberkulose
unter Prednisolon oder die erhöhte Krebshäufigkeit unter immunsuppressiver Therapie.

10. *Die nachhaltigen Wirkungen auf die Nucleinsäuren* nehmen eine Sonderstellung ein,
weil sie in der Regel erst nach längerer Latenzzeit auftreten. Chloramphenicol kann durch
irreversible Veränderungen an den Ribonucleinsäuren im Laufe von Wochen oder Monaten
zur aplastischen Anämie führen.

Dagegen treten cancerogene Wirkungen durch Arzneimittel erst nach Jahren in Erscheinung und können durch Veränderungen von Desoxyribonucleinsäuren bedingt sein
[6].

IV. Vermeidbarkeit von Nebenwirkungen

Die Betrachtung der Entstehungsmechanismen von Nebenwirkungen führt zu Überlegungen
über die Vorhersehbarkeit, Prävention und Behandlung.

Die *relative Überdosierung* läßt sich in aller Regel voraussehen und damit auch vermeiden. Hierher gehören die Digitalisintoxikationen, die sich in vielen Fällen verhüten
ließen, wenn die Konditionen und die sich daraus ergebenden Gefahren bedacht würden.
Die irreversiblen Hörschäden durch Aminoglykosid-Antibiotica wie Gentamicin, Amikacin,
Neomycin und Streptomycin treten vorwiegend bei Patienten mit Niereninsuffizienz auf
und ebenso die Polyneuropathie durch Nitrofurantoin.

Die Mitreaktionen an den gleichen Receptoren in einem anderen Organ lassen sich
nur schwer umgehen. Die darauf beruhenden Nebenwirkungen können allenfalls durch
örtliche Anwendung, z. B. Inhalation bei Asthma oder Augentropfen beim Glaukom, vermieden werden. Ansonsten kann man nur versuchen dafür zu sorgen, daß sie nicht zu
klinisch relevanten Erscheinungen führen. Das heißt, Ulcuskranken sollte man möglichst
kein Reserpin, keine Acetylsalicylsäure und keine Steroide, sondern Diuretica, β-Blocker
oder Clonidin als Antihypertensiva und Paracetamol als Analgeticum verordnen. Manchmal kommt uns jedoch als glücklicher Zufall die Tachyphylaxie zu Hilfe, durch die z. B.
der meningeale Kopfschmerz nach organischen Nitroverbindungen im Laufe einiger Tage
verschwindet.

Den in ihrem Mechanismus von der therapeutischen Wirksamkeit völlig getrennten
Nebenwirkungen ist schwerer zu begegnen. Hier ist in erster Linie die Entwicklung von
Arzneistoffen mit größerer Spezifität oder mit einem besser geeigneten Angriffspunkt zu
fordern. Spezifität heißt in diesem Zusammenhang leichte oder bessere Wirkung bei
kleinerer Konzentration am Wirkungsort. Dadurch kann es gelingen, unspezifische Nebenwirkungen zurückzudrängen. Oder man kann versuchen, ein indirektes Wirkungsprinzip
durch eine direkte Wirkung auf die krankhaft veränderte Funktion zu ersetzen. Es ist
z. B. besser, den Blutzucker durch kleine Dosen Insulin mit Verbesserung der Glucose-
penetration in die Zellen zu senken als durch große Dosen Biguanide mit Steigerung der

anaeroben Glykolyse. Bei Hochdruck erscheint es vorteilhafter und mit weniger Nebenwirkungen erkauft, den Blutdruck durch Ausschaltung eines Teiles des Sympathicus, nämlich der β-Receptoren, zu senken als durch die generelle Hemmung der Überträgerfunktion am Sympathicus mit Guanethidin, das häufig zur Orthostase führt.

Genetisch determinierte atypische Enzyme gibt es zum Glück relativ selten, und einige kann man einfach und zuverlässig testen. Vermutlich sind genetische Faktoren jedoch bei den seltenen und unvorhersehbaren Nebenwirkungen häufiger im Spiel, als zur Zeit bekannt ist [23].

Über die individuellen Unterschiede in der Bereitschaft zu allergischen Reaktionen, der am weitesten verbreiteten Nebenwirkungsart, weiß man nur wenig. Häufig lassen auch die Testverfahren im Stich, so daß nur die Reexposition in Frage kommt. Obwohl damit ein gewisses Risiko verknüpft ist, müßte darauf zurückgegriffen werden, wenn keine andere Möglichkeit besteht; denn für jeden Patienten, der eine Allergie entwickelt hat, ist es wichtig zu erfahren, welches Mittel er in Zukunft vermeiden muß. Eine spätere unwissentliche Reexposition, die nicht unter Kontrolle erfolgt, könnte lebensgefährlich verlaufen.

Selbstverständlich darf ein Reexpositionstest nicht ambulant und auch in der Klinik nur unter sehr vorsichtiger Steigerung der Dosis, beginnend mit etwa 1/4 der geringsten therapeutischen Einzeldosis durchgeführt werden. Bei dem gegenwärtigen Stand des Wissens und der Erfahrungen kommt es vor allen Dingen darauf an, zunächst die noch viel zu häufig vorkommenden Wiederholungen von allergischen Reaktionen durch dasselbe Mittel bei demselben Patienten zu verhüten.

Der Kampf gegen die Nebenwirkungen ist keineswegs hoffnungslos, denn sie sind keine schicksalhaft und gesetzmäßig unabwendbaren Attribute des therapeutischen Fortschrittes. Auch unter den wichtigen und wegen ihrer großen therapeutischen Bedeutung unentbehrlichen Arzneimitteln gibt es solche mit beispielhaft wenigen Nebenwirkungen. Eines, das der Idealforderung nahe kommt, ist das Penicillin, das lediglich allergische Nebenwirkungen besitzt, die ganz überwiegend harmlos verlaufen, und nur bei einem von 100000 Patienten in der bedrohlichen Form des anaphylaktischen Schocks auftreten. Hier kann Adrenalin (0,1 mg i.v. oder 0,5 mg i.m.) lebensrettend sein und sollte stets bereit liegen.

Als zweites Beispiel eines nahezu idealen Arzneimittels ist das hochgereinigte Cobalamin (Vitamin B_{12}) zu nennen, das früher in Form von Leberextrakt angewendet, mit zahlreichen Nebenwirkungen belastet war. Leider hat diese gute Verträglichkeit zu der sinnlosen Anwendung von Vitamin B_{12} gegen Schulmüdigkeit und Neuropathien geführt.

Im Gegensatz dazu ist die Therapie mit Cytostatica stets eine Gratwanderung zwischen der therapeutisch erwünschten Schädigung der Tumorzellen und der Schädigung des noch gesunden Knochenmarkes, des Immunsystems und der Schleimhautepithelien.

V. Erfassung von Arzneimittelnebenwirkungen

Nebenwirkungen sind wesentlich schwieriger nachzuweisen oder auszuschließen als die therapeutische Wirksamkeit, weil sie nur bei einem kleinen Teil der Patienten eintreten und weil man am Menschen keine dem kontrollierten therapeutischen Versuch entsprechende, aber auf die Nebenwirkungen abzielenden experimentellen Vergleichs-

Tabelle 68. Verfahren zur Erfassung von unerwünschten Arzneimittelwirkungen und deren Hauptzwecke

1. Kontrollierte klinische Therapieversuche:
   Orientierung über häufiger vorkommende unerwünschte Wirkungen bei neuen Arzneimitteln

2. Freiwilliges Meldesystem:
   Wichtigste Quelle für Verdachtsdiagnose auf
   a) unvorhersehbare neue Nebenwirkungen
   b) ungewöhnliche Krankheitserscheinungen
   c) seltene, unerwünschte Wirkungen neuer Arzneimittel (< 2 Jahre im Handel)
   d) unerwartete Zunahme von bereits bekannten Nebenwirkungen
   e) unerwünschte Effekte bei Dauertherapie oder nach einer Latenzzeit

3. Systematische Sammlung in jedem Krankenhaus:
   a) Schwere bedrohliche Nebenwirkungen auch nach einer Latenzzeit oder Dauertherapie
   b) Nebenwirkungen, die zur Krankenhauseinweisung führen

4. Intensive Arzneimittelüberwachung in wenigen großen Zentren:
   a) Analyse der kausalen Zusammenhänge
   b) Analyse der Bedingungen, die zu unerwünschten Wirkungen führen
   c) Nutzen-Risiko-Untersuchungen
   d) Prüfung bei Verdachtsfällen aus Nr. 2 und Nr. 3

5. Spezielle Studien:
   z. B. Fall-Kontroll-Untersuchungen oder prospektive Studien

studien durchführen kann. Daher müssen alle verfügbaren Daten herangezogen werden, aus denen sich Hinweise auf Nebenwirkungen ableiten lassen.

Die Fahndung beginnt im Laboratorium mit Tierversuchen, einschließlich eingehender Untersuchungen an isolierten Enzym-, Zell- oder Organsystemen, der Anwendung bei verschiedenen Applikationsweisen, der chronischen Gabe und mit sorgfältigen pharmakokinetischen Studien, um auch die etwaigen toxischen Metaboliten zu erfassen. Schließlich wird das Mittel ausgewählt, das die größte therapeutische Breite verspricht [6].

Dann erfolgt die erste Anwendung am Menschen, die Verträglichkeitsprüfung, die Dosisfindung und die Abgrenzung der Indikation. Bis dahin kann man eigentlich nur von Untersuchungen an einzelnen Personen sprechen, bis der erste kontrollierte klinische Versuch durchgeführt wird, der vielleicht 50 oder 100 Patienten umfaßt. Nebenwirkungen, die dabei nicht in Erscheinung treten, sind seltener als bei 5% der Behandelten zu erwarten [18].

Die kontrollierte klinische Erprobung in Phase III umfaßt bereits mehrere hundert, eventuell sogar mehrere tausend Patienten, und entsprechend werden dabei Nebenwirkungen entdeckt, die nur bei 1% der Patienten oder noch seltener auftreten. Die Erfahrung hat gezeigt, daß es sehr schwerwiegende Nebenwirkungen gibt, die noch seltener vorkommen, z. B. Agranulocytosen durch Chloramphenicol mit einer Häufigkeit von etwa 1 : 20000 und noch dazu mit einer Latenzzeit von einigen Wochen oder Monaten nach Absetzen der Therapie. Außerdem gibt es Nebenwirkungen, die erst nach der Daueranwendung eintreten, die also bei den relativ kurzfristigen kontrollierten Versuchen noch nicht zum Vorschein kommen. Dazu gehören die thromboembolischen Krankheiten durch Contraceptiva, die pulmonale Hypertonie durch Appetitzügler, das Magenulcus durch Analgetica oder die Xerophthalmie und Hornhautschädigung durch den β-Receptoren-Blocker Practolol.

Ähnliche Schwierigkeiten macht es, die Nebenwirkungen zu entdecken, die nur unter bestimmten, außergewöhnlichen Konstellationen auftreten, z. B. nur bei Schwangeren und nur in einer ganz bestimmten Phase der Schwangerschaft, wie es beim Contergan® war, oder beim gleichzeitigen Vorliegen bestimmter anderer Krankheiten, wie bei der oft tödlichen Lactatacidose nach Biguaniden, die erst nach ca. 20 Jahren zu Konsequenzen geführt hat. Die Schädigung der Niere durch Phenacetin wurde sogar erst mehr als 50 Jahre nach dessen Einführung entdeckt. Weitere Beispiele sind leicht zu finden. Sie zeigen, daß die Fahndung nach Nebenwirkungen mit der Zulassung nicht abgeschlossen werden darf. Vielmehr ist es notwendig, nun mehrere verschiedene Verfahren einzusetzen, um die unvorhersehbaren schädlichen Effekte so früh wie möglich aufzudecken [10].

Nach wie vor beruhen die Ermittlungen in dieser Phase nach der Zulassung auf der Aufmerksamkeit und der Assoziationsfähigkeit der Ärzte. In unserem Lande hat es die Arzneimittelkommission übernommen, diese Beobachtungen zu sammeln, auszuwerten, zu brauchbaren Informationen zusammenzufassen und an die WHO weiterzugeben, die seit 1969 eine internationale Erfassung von Nebenwirkungen mit Hilfe moderner Computer-Technik organisiert hat [13].

Die Effizienz dieses Instrumentes ist sowohl national wie international stark eingeschränkt, weil nur sehr wenige Ärzte Berichte über Nebenwirkungen abgeben. Inman [4] hat hauptsächlich die allzu menschliche Schwäche der Gedankenlosigkeit für die völlig unzulängliche Beteiligung an der freiwilligen Meldung von Nebenwirkungen verantwortlich gemacht. Aus diesem Grunde ist die Meldung von Nebenwirkungen in einigen Ländern unter Strafandrohung gesetzlich vorgeschrieben worden, z. B. in Schweden für Ärzte und in den USA für Arzneimittelhersteller. Besonders wichtig ist die Feststellung, daß Berichte über unerwünschte Wirkungen streng vertraulich behandelt werden und von niemandem gegen die berichtenden Ärzte verwendet werden dürfen.

Die Meldung einzelner, zufällig entdeckter Nebenwirkungen kann zu den wertvollsten, auf andere Weise nicht erhältlichen Hinweisen führen. Die nicht zu überbietende Stärke dieses Instrumentes liegt in der großen Zahl der gleichzeitigen Beobachtungsfälle, wenn der Sachverstand und das Erfahrungsgut aller Ärzte zu einer Quelle von Informationen über Millionen von Patienten zusammengefaßt werden. Es könnte sich zu einem äußerst wirkungsvollen Frühwarnsystem entwickeln, wenn es gelänge, die Ärzte zur vollen Mitarbeit zu motivieren. Da sich nur ein oder zwei Prozent der Ärzte daran beteiligen, sind wir davon weit entfernt [13].

Ein solches Warnsystem muß jedoch durch andere Verfahren ergänzt werden, die es erlauben, erstens die Häufigkeit von Nebenwirkungen festzustellen, und zweitens, die geeignet sind, einen aufgekommenen Verdacht zu zerstreuen oder in Gewißheit umzuwandeln und dann zugleich festzustellen, für welchen Patienten unter welcher Bedingung eine Gefährdung vorliegt. In einem solchen Falle ist es schwierig und ethisch mitunter nicht vertretbar, noch längere Zeit abzuwarten oder erst zu diesem Zeitpunkt Untersuchungen einzuleiten, bei denen weitere Patienten der verdächtigen Schädigung ausgesetzt oder nicht davor bewahrt werden.

Aus diesem Grunde muß durch die Schaffung von Arzneimittel-Überwachungssystemen Vorsorge getroffen werden, damit beim Auftreten eines Verdachtes bereits Daten vorliegen oder in vertretbarer Zeit erhoben werden, die eine nähere Prüfung ermöglichen. Die dafür erforderlichen Verfahren wurden in den vergangenen 20 Jahren entwickelt. Zur Zeit beschränkt man sich in der Hauptsache auf die Erfassungen in wenigen Krankenhäusern, aber es wäre dringend notwendig, nunmehr Methoden auszuarbeiten, die auch in der Praxis niedergelassener Ärzte angewendet werden können [4].

Die einfache, möglichst lückenlose Registrierung von Nebenwirkungen sollte heute in jeder gut geleiteten Klinik organisiert sein [25].

Eine gesonderte Sammlung und Zusammenfassung dieser Daten im Rahmen größerer Städte, der Länder oder des Bundes ist wiederholt vorgeschlagen worden, bisher jedoch weder von den ärztlichen Standesorganisationen noch von den Gesundheitsbehörden eingeleitet worden. Viel aufwendiger, und daher nur an einzelnen Großkrankenhäusern einzusetzen, ist ein Erfassungssystem, das 1966 in Boston inauguriert wurde und als „Collaborative Drug Surveillance Program" bekannt geworden ist [20]. Dabei wird von eigens ausgebildeten Schwestern bei jedem Patienten genau aufgeführt, welche Mittel angewendet wurden, und zwar vor der Aufnahme ins Krankenhaus und während der stationären Behandlung, aus welchen Gründen, in welcher Menge, mit welchem Erfolg, in welcher Kombination und bei welchen gleichzeitig vorliegenden Krankheiten. Schwerwiegende Verschlechterungen des klinischen Zustandes durch unerwartete schwerwiegende Symptome werden besonders registriert. Mit Hilfe der Computertechnik ist eine umfassende Auswertung der Daten möglich und zahlreiche unerwartete Zusammenhänge sind mit diesem Verfahren gefunden worden. Mit dieser Methode können auch schwerwiegende, zur Krankenhauseinweisung führende akute oder nach einer Latenzzeit oder nach der Daueranwendung auftretende Schäden erfaßt werden. Dieses Verfahren ist das z. Zt. am besten ausgearbeitete, das weltweit Anerkennung gefunden hat und jetzt auch in mehreren anderen Ländern angewendet wird [4]. In Berlin ist es seit 1974 eingeführt. Über erste Ergebnisse wurde auf dem Internistenkongress 1977 in Wiesbaden berichtet [12]. Hier ist nochmals zu betonen, daß diese Ergebnisse nur begrenzte Aussagen liefern. Seltene Nebenwirkungen bei selten angewendeten Arzneimitteln lassen sich damit nicht erfassen, und ebenso ist die geringfügige durch Arzneimittel bedingte Zunahme von Krankheiten oder Symptomen nicht zu verifizieren, wenn die Krankheiten selbst schon spontan häufig vorkommen. Daher müssen weitere Instrumente bereitgehalten werden. Dazu gehört als ganz wichtiges Verfahren die sogenannte Fall-Kontroll-Studie, die sich bewährt hat, als zu prüfen war, ob Reserpin das Auftreten von Brustkrebs fördert. Dieser Verdacht hatte sich bei der Routineauswertung von Daten in Boston ergeben, wurde bei Nachprüfungen in England und Finnland nicht widerlegt und erst durch gezielte Fall-Kontroll-Studien endgültig aufgehoben [11].

VI. Bedeutung von Nebenwirkungen für die tägliche Arzneitherapie

Wenige Patienten verlassen die ärztliche Sprechstunde ohne Rezept, jeder Krankenhauspatient erhält im Schnitt 5 Arzneimittel und bei jedem 5. ist mit einer Arzneimittelnebenwirkung zu rechnen. Zum Glück sind viele Nebenwirkungen banal und harmlos, jedoch haben etliche einen Krankheitswert oder wirken sich sogar lebensbedrohlich aus.

Aber auch das Banale verdient mitunter Beachtung. Selbstverständlich wird die durch Reserpin hervorgerufene vorübergehende Müdigkeit keinen Arzt sonderlich aufregen, aber ein Busfahrer, ein Kassierer oder ein Kranführer [15] könnte die Therapie deshalb aufgeben und damit seine Lebenserwartung vermindern, besonders wenn der Hochdruck selbst bei ihm keine Beschwerden verursacht.

Die Mundtrockenheit durch Clonidin (Catapresan®) kann bei einem Lehrer, einem Richter, einer Verkäuferin oder einer Sprechstundenhilfe zu einer erheblichen Beeinträchtigung der Berufsausübung führen.

Die Anamnesen, die über die bisher eingenommenen Arzneimittel Auskunft geben, gehören immer noch zu den Ausnahmen, obwohl z. B. zahlreiche Patienten, bei denen funktionelle Magenbeschwerden, Gastritis oder ein Magenulcus diagnostiziert werden, regelmäßige Analgetica, bei uns am häufigsten Spalt-Tabletten®, einnehmen und wahrscheinlich daher ihre Beschwerden haben.

Bei jüngeren Frauen mit Thrombose, passagerer cerebraler Ischämie, starken Kopfschmerzen, Hochdruck oder idiopathischen Ödemen sollte man stets nach der Anwendung von Contraceptiva fragen, denn sie könnten als Krankheitsursache in Frage kommen.

Patienten mit Hypokaliämie sind häufig solche, die täglich Abführmittel einnehmen und unter den Folgen des Kaliumverlustes leiden [12]. Verordnet man diesen Patienten Digitalis, und das geschieht nicht so selten unter der Annahme einer latenten Herzinsuffizienz, obwohl in Wirklichkeit allgemeine Schwäche und Müdigkeit durch Kalium-Mangel vorliegt, dann kann auch die übliche therapeutische Dosierung der Glykoside zu Intoxikationserscheinungen führen.

Digitalis ist das Mittel, das am häufigsten Nebenwirkungen hervorruft, weil es eine geringe therapeutische Breite hat und viel zu oft angewendet wird [7]. Man kann getrost annehmen, daß 40 bis 50% unserer Patienten Digitalis erhalten, und etwa 10% durch Überdosierung gefährdet werden, also jeder Arzt auf diesem Gebiet genügend Erfahrung haben müßte. Dennoch ist hier noch viel Unsicherheit in der Beurteilung anzutreffen.

Die Bestimmung des Blutspiegels, die an vielen Orten inzwischen eingeführt worden ist, hat das Erkennen der Digitalisüberdosierung zwar erleichtert, aber der Spiegel allein sagt meistens nicht genügend aus. Zur Beurteilung gehört außerdem das klinische Bild, das EKG, der Serum-Kreatinin- und der Serum-Kalium-Spiegel, das Körpergewicht und das Alter.

Bei Niereninsuffizienz ist die Ausscheidung von Digoxin verlangsamt, d. h. die Dosis muß vermindert werden, damit der Spiegel nicht über den therapeutischen Bereich von 0,7–1,6 ng/ml hinaus ansteigt. Anzumerken ist, daß Strophanthin bei der Niereninsuffizienz noch ungünstiger ist als Digoxin, hier kann sogar die orale Anwendung von Strophanthin gefährlich werden. Dagegen scheint Digitoxin vorteilhafter zu sein, weil dessen Elimination bei Nierenversagen kompensatorisch stärker über die Leber erfolgt und eine Dosisreduktion in der Regel nicht erforderlich ist [22].

Eine geringere Dosierung ist bei Patienten unter 50 kg Körpergewicht stets anzuraten. Ältere Leute, etwa über 70 Jahre, haben gewöhnlich eine stärker verminderte glomeruläre Filtrationsrate, die nicht immer zu einem Kreatininanstieg führt. Dennoch benötigen sie eine geringere Dosierung von Digoxin.

Aber auch bei einem Digitalisspiegel innerhalb des therapeutischen Bereiches können Überdosierungserscheinungen vorkommen. Das ist etwa der Fall, wenn eine Hypokaliämie vorliegt, z. B. durch Diuretica, Abführmittel oder Prednisolon, oder wenn infolge respiratorischer Insuffizienz, Coronarsklerose oder Anämie eine Hypoxie des Myokards anzunehmen ist.

Man sieht also, daß der Digitalisspiegel nur unter Heranziehung mehrerer anderer Faktoren richtig interpretiert werden kann.

Häufig wird nun gefragt, was bei der Digitalisüberdosierung getan werden soll. In den allermeisten Fällen genügen eine Digitalispause und danach die Fortsetzung der Therapie mit einer kleineren Dosis oder mit unveränderter Dosis, aber nach Beseitigung der Hypokaliämie, falls diese der Grund für die relative Überdosierung war. Die Länge der Pause richtet sich nach der Höhe des Blutspiegels, dem Grad der Niereninsuffizienz und der Art des Glykosids. Bei normaler Nierenfunktion sinkt der Blutspiegel von Digoxin in zwei Tagen, der von Digitoxin in 7 bis 10 Tagen und der von Strophanthin in 24 Stunden um 50% ab. Dagegen ist die Halbwertszeit von allen drei Glykosiden bei völligem Nierenversagen gleich und beträgt etwa eine Woche.

Liegen schwere Rhythmusstörungen vor, z. B. eine ventriculäre Tachykardie oder ein AV-Block 2. oder 3. Grades, so ist die stationäre Überwachung notwendig.

Jedoch können auch leichte Überdosierungserscheinungen, z. B. eine Appetitlosigkeit, die noch nicht von kardialen Symptomen begleitet ist, auf indirektem Wege bedrohliche Auswirkungen haben. Ein Diabetiker, der nicht genügend ißt und dennoch unverändert Insulin spritzt oder sein orales Antidiabeticum weiter nimmt, kommt leicht in die Hypoglykämie. Ein Bronchitiker, der zu wenig trinkt, bekommt zähen trockenen Schleim, der nicht abgehustet werden kann und die Infektion begünstigt.

Die kunstgerechte Digitalisierung, nicht zu wenig und nicht zu viel und wirklich indiziert, gehört immer noch zu den schwierigsten therapeutischen Aufgaben des Arztes. Diese Aufgabe läßt sich mit Kombinationspräparaten oder mit biologisch nach Frosch-, Meerschweinchen- oder Katzen-Einheiten standardisierten Pflanzenauszügen viel schwerer bewältigen als mit reinen Glykosidpräparaten. Daher sind alle diese Zubereitungen generell abzulehnen. Sie haben heute keine vernünftige Indikation mehr.

Eine andere Gruppe von Arzneimitteln, die mit großem Nutzen, aber nicht immer unter Beachtung der Nebenwirkungen und der Kontraindikationen eingesetzt werden, sind die Glucocorticoide. Vor ihrer Daueranwendung müssen Nutzen und Gefahren in jedem Einzelfall sorgfältig abgewogen werden. Zu oft wird dem durchaus verständlichen Drängen der betroffenen Patienten nachgegeben, die subjektiv in der Regel eine erhebliche Erleichterung und eine Verbesserung der Stimmungslage, des Appetits und des Allgemeinbefindens verspüren. Dadurch wird aus einer nur als vorübergehend geplanten Anwendung zu leicht eine Dauermedikation. Während die kurzfristige Einnahme so gut wie niemals zu Nebenwirkungen führt und eine schrittweise ausschleichende Dosisreduktion nicht erforderlich ist, weil die Atrophie der Nebennierenrinde sich erst nach 2 bis 3 Wochen zu entwickeln beginnt, häufen sich die schwerwiegenden Reaktionen bei der Daueranwendung. Die Verschlechterung der Zuckertoleranz ist bei Diabetikern zu berücksichtigen, die Osteoporose der Wirbelsäule läßt sich weder durch Anabolica noch durch Fluorid aufhalten. Zum Glück resultiert daraus nur selten eine meist durch sonst harmlose Traumen ausgelöste Wirbelfraktur, aber zu Deckplatteneinbrüchen und Zusammensintern des Wirbelkörpers kommt es öfter. Über die ulcerogene Nebenwirkung der Clucocorticoide gibt es widersprüchliche Berichte, aber tödliche Magenblutungen, die ohne darauf hinweisende Symptome verlaufen und daher erst in tabula erkannt wurden, sind von verschiedenen Autoren beschrieben [8] und auch von uns mehrfach beobachtet worden.

Die cytopenischen Erkrankungen des Blutes kommen nur selten vor, aber die durch Arzneimittel bedingten sind häufiger als die idiopathischen. Fast immer sind Frauen betroffen, und in der Mehrzahl spielen Analgetica eine Rolle, jedoch nur ausnahmsweise die ausschließliche. Wenn Novalgin®, Indometacin, Dolviran® und noch ein Sulfonamidderivat als Diureticum gegeben wurden, der Diabetes mit ®Rastinon und die Herzrhythmusstörung mit Chinidin oder Aprindin behandelt wurden, dann ist eine einwandfreie Zuordnung zu einem dieser Mittel nicht möglich. Das Beispiel ist nicht theoretisch ausgedacht, sondern entspricht der Erfahrung [12].

Viele Ärzte sind noch immer der Ansicht, daß es zur Verminderung von Nebenwirkungen besser sei, mehrere Analgetica oder sogar Kombinationspräparate zu verordnen. Hier sei nochmals betont, daß diese Auffassung widerlegt ist und wegen der Nebenwirkungen nur ein Mittel angewendet werden sollte, damit die anderen noch zur Verfügung stehen, wenn eines wegen Nebenwirkungen abgesetzt werden muß. Generell können alle Analgetica zu cytopenischen Blutkrankheiten führen, Indometacin vielleicht selten, Phenylbutazon und Oxyphenylbutazon (Tanderil®) häufiger zur aplastischen Anämie, Metamizol (Novalgin®) häufiger zur Agranulocytose, Acetylsalicylsäure nur zur Thrombocytopenie [19]. Dazu gesellen sich alle Derivate von Sulfonamiden, die chemotherapeutisch wirksamen, die antidiabetischen Sulfonylharnstoffe und die diuretischen Thiazide. In der Aufzählung folgen die Thyreostatica, die Barbiturate, die Bromureide, die Chinolinabkömmlinge Resochin, Methaqualon, Chinidin, die heute viel verwendeten Neuroleptica [2], die tricyclischen Antidepressiva (5) und auch die Benzodiazepine [1].

Eine cytopenische Blutkrankheit kann sich langsam im Laufe von 1 bis 2 Wochen entwickeln oder von heute auf morgen eintreten. Genauso kann die Erholung innerhalb einer Woche, also sehr rasch erfolgen, sie kann sich über mehrere Wochen oder Monate hinziehen oder der Schaden kann sogar völlig irreversibel sein. Eine sichere Prognose ist schwer zu stellen. Sie ist in der Regel umso besser, je früher das verantwortliche Mittel abgesetzt wird. Daher ist es zweckmäßig, erstens bei einer Dauertherapie mit einem dieser Mittel am Anfang in kürzeren Zeitabständen (wöchentlich), später monatlich das Blutbild mit Differenzierung und Thrombocyten zu kontrollieren, und zweitens dem Patienten zu sagen, daß er das Mittel sofort absetzen und schnellstens in die Sprechstunde kommen muß, wenn Petechien, Hämatome oder starkes Nasenbluten auftreten (Thrombopenie), oder wenn Fieber, Angina oder Stomatitis ein schweres Krankheitsgefühl erzeugen (Agranulocytose).

Auch die Diabetes-Therapie mußte in den letzten Jahren wegen des Auftretens schwer erkennbarer unerwünschter Wirkungen neu konzipiert werden. Biguanide kommen nur noch für die wenigen Patienten in Frage, die mit Diät allein nicht einzustellen sind, aber kein Insulin spritzen können und mit Sulfonylharnstoffen nicht ausreichend zu behandeln sind. Wegen der nicht sicher vermeidbaren Lactatacidose bei verhältnismäßig geringem therapeutischem Nutzen sind Biguanide sonst nicht indiziert. Die Sulfonylharnstoffe haben den ersten Platz bei der Behandlung des Altersdiabetes verloren, weil bisher der Verdacht nicht ausgeschlossen werden konnte, daß sie die Entwicklung der Coronarsklerose fördern. An erster Stelle steht heute die Diät und Gewichtsreduktion, dann zusätzlich die Insulin-Therapie, und nur wenn sie abgelehnt wird oder nicht durchführbar ist, sollten Sulfonylharnstoffe verordnet werden.

Noch relativ wenig ist das „Rebound“-Phänomen bekannt, das beim Absetzen mancher Pharmaka auftritt. Die abrupte Unterbrechung der Hochdruckbehandlung vor allem, wenn Clonidin angewendet wurde, kann durch eine akute Ausschüttung von Katecholaminen zum krisenhaften Blutdruckanstieg führen. Die Behandlung dieses Zustandes erfordert den parenteralen Einsatz von α- und β-Receptoren-Blockern.

Das plötzliche Absetzen von β-Receptoren-Blockern bei Patienten mit ischämischer Herzerkrankung kann gehäufte Angina-pectoris-Anfälle, Rhythmusstörungen und sogar einen Herzinfarkt mit Kammerflimmern auslösen. Die sofortige erneute Einnahme des β-Receptoren-Blockers ist unbedingt erforderlich und führt zu rascher Besserung des Zu-

standes. Um derartigen Entzugserscheinungen vorzubeugen, soll das Absetzen dieser
Mittel stets stufenweise erfolgen.

An diesen und anderen Beispielen [10] zeigt sich, daß unerwünschte Arzneimittelwirkungen in der täglichen Praxis in vielfältiger Weise zu bedenken sind.

VII. Schlußbemerkungen

Weder ist die Vermutung berechtigt, daß das Fehlen von Nebenwirkungen auf das Fehlen
jeglicher Wirksamkeit schließen ließe, noch stimmt die Behauptung, daß unsere Arzneimittel erstaunlich „untoxisch" seien [9].

Millionenfach werden Menschen, die durch Penicillin oder Digitalis geheilt wurden
und keinerlei Nebenwirkungen verspürten, die erste These widerlegen, aber nachhaltiger
werden gegen die zweite These diejenigen protestieren, die durch wenige Einzeldosen
eines als Schlafmittel verwendeten Ureids eine lebensbedrohliche Thrombopenie bekamen,
oder die unter Corticoiden weitgehend beschwerdefreien Rheumatiker, die durch eine
Magenblutung gefährdet wurden. Es kann mit Recht erwartet werden, daß zukünftige
Arzneimittel mit verbesserter Selektivität weniger schädliche Nebenwirkungen aufweisen.
Das Ziel, Arzneimittel zu besitzen, die keine unvorhersehbaren Nebenwirkungen hervorrufen und dennoch therapeutisch wirksam sind, bleibt selbstverständlich unerreichbar.
Seinem Patienten gegenüber trägt allein der Arzt die ethische Verantwortung für Schäden
durch Arzneimittel, nicht der Hersteller und nicht die Zulassungsbehörde. Somit ist es
eine Aufgabe der Ärzte, sich für die Unschädlichkeit der Arzneimittel einzusetzen. Dazu
bieten sich mehrere Möglichkeiten, in erster Linie auf Nebenwirkungen zu achten, sie zu
melden (Tabelle 69), d. h. die Kollegen zu unterrichten und die Mittel zu bevorzugen, die

Tabelle 69. Was sollten Ärzte an die Arzneimittelkommission berichten?

---

1. Alle unerwünschten Wirkungen bei neuen Arzneimitteln (< 2 Jahre auf dem Markt)

2. Todesfälle durch Arzneimittel

3. Bleibende Schäden durch Arzneimittel

4. Bedrohliche Nebenwirkungen
   (die ohne ärztliches Eingreifen vermutlich zu bleibenden Schäden oder zum Tode führen würden)

5. Krankenhauseinweisungen wegen unerwünschter Wirkungen

6. Verdacht unvorhersehbarer und ungewöhnlicher unerwünschter Wirkungen

7. Unerwartete Zunahme von unerwünschten Wirkungen

8. Schäden nach Dauertherapie oder nach einer Latenzzeit

---

die geringsten Nebenwirkungen und die größte Selektivität aufweisen. Voraussetzung
dafür sind selbstverständlich Kenntnisse über die Art und das Zustandekommen von unerwünschten Wirkungen und gleichzeitig über den Mechanismus der therapeutischen Wirksamkeit der angewendeten Arzneimittel. Diese Kenntnisse sind der Inhalt der klinischen
Pharmakologie.

Literatur

1. Dukes, M.N.G.: Meyler's Side Effects of Drugs, Vol. 8. Amsterdam: Excerpta Medica 1975.
2. Engel, H.: Allergisch bedingte Agranulocytose während Promethazin-Therapie. Dtsch. med. Wschr. *101*, 1128 (1976).
3. Goedde, H.W.: Pharmakokinetik: Variabilität von Arzneimittelwirkung und Stoffwechselreaktionen. Internist (Berl.) *15*, 27 (1974).
4. Gross, F., Inman W.H.W.: Drug Monitoring. London/ New York/ San Francisco: Academic Press 1977.
5. Helmchen, H., Hippius, H. Matussek, N. Müller-Oerlinghausen, B.: Über Blutzellschädigungen durch tricyclische Psychopharmaka. Dtsch. Ärztebl. *72*, 2961 (1975).
6. Herken, H.: Die Feststellung der therapeutischen Breite des Arzneimittels. Internist (Berl.) *15*, 1 (1974).
7. Hull, S.M.: Discontinuation of maintencance Digoxin therapy in General Practice. Lancet *1977*, 1054.
8. Jansen, H.H.: Tödliche Arzneimittelnebenwirkungen aus pathologischer Sicht. Verh. dtsch. Ges. inn. Med. *83*, 1530 (1977).
9. Jick, H.: Drugs-Remarkably non-toxic. New Engl. J. Med. *290*, 824 (1974).
10. Kewitz, H.: Arzneimittel als Krankheitsursache. Internist (Berl.) *15*, 7 (1974).
11. Kewitz, H., Jesdinsky, H. J., Schröter, P. M., Lindtner, E.: Reserpine and Breast Cancer in Women in Germany. Europ. J. clin. Pharmacol. *11*, 79–83 (1977).
12. Kewitz, H.: Erhebungen über die Arzneitherapie in der Klinik. Verh. dtsch. Ges. inn. Med. *83*, 1487 (1977).
13. Kimbel, K.H.: Die Verantwortung des Arztes für die Erfassung von Arzneimittelnebenwirkungen. Verh. dtsch. Ges. inn. Med. *83*, 1550 (1977).
14. Klinger, W.: Arzneimittelnebenwirkungen. Stuttgart: Gustav Fischer 1971.
15. Kuschinsky, G.: Medikamente im Straßenverkehr. Dtsch. Ärztebl. *36*, 1977 (1976).
16. Levy, M., Kletter-Hemo, D., Nir, J., Eliakim, M.: Drug Utilisation and Adverse Drug Reaction in Medical Patients. Israel J. med. Sci. *13*, 1965 (1977).
17. Loogen, F., Beckmann, R., Dengler, H., Qual, K., Greiser, E., Jesdinsky, H. J.: Primäre pulmonale Hypertonie. Kreislauf-Forschung *61*, Addendum, 1972.
18. Martini, P., Oberhofer, G., Welte, E.: Methodenlehre der therapeutisch klinischen Forschung. Berlin – Heidelberg – New York: Springer 1968.
19. Mieser, P. A.: Drug-induced Thrombocytopenia. Sem. Hematol. *10*, 311 (1973).
20. Miller, R.R., Greenblatt D.J.: Drug effects in hospitalizes patients. New York/ London/ Sydney/ Toronto: John Wiley and Sons 1976.
21. Netter, K. J.: Ursachen von Arzneimittelnebenwirkungen. Internist (Berl.) *15, 20 (1*974).
22. Rietbrock, N., Kuhlmann, J.: Pharmakokinetische und klinische Aspekte der Glykosidtherapie bei Herzinsuffizienz. Med. Klin. *72*, 435 (1977).
23. Sjöquist, F., von Bahr Ch.: Interindividual differences in drug oxidation: Clinical importance. Drug Metabolism Disposition *1*, 469 (1973), (Herausgegeben von: Amer. Soc. Pharm. Exp. Ther.)
24. WHO Regional Office for Europe, Copenhagen 1977: Clinical Pharmacological Evaluation in Drug Control. Report on á Symposion, Deidesheim 26.–29. Oct. 1976, ICP/PHA 003.
25. WHO Regional Office for Europe, Copenhagen 1977: Clinical Pharmacological Services. Report on a working group. Bonn 26.–29. April 1977, ICP/PHA 005.

Wirksamkeitsnachweis bei neuen Arzneimitteln

H. Kewitz

I. Einleitung

Seit dem 1. Januar 1978 muß bei neuen Arzneimitteln die therapeutische Wirksamkeit und die Unbedenklichkeit nachgewiesen werden. Diese beiden Eigenschaften beziehen sich selbstverständlich auf ganz bestimmte Indikationen, denn Wirksamkeit und Unbedenklichkeit wären anders nicht zu definieren. Zum Beispiel muß bei einem adrenergen β-Receptorenblocker durch getrennte Untersuchungen gezeigt werden, daß der Blutdruck bei Hypertoniekranken gesenkt wird, daß sich bestimmte Rhythmusstörungen des Herzens beseitigen lassen und daß die Belastungstoleranz bei Angina pectoris verbessert wird. Bei diesen Prüfungen kann z. B. durch Vorurteile bei Patienten, Pflegekräften und auch bei Ärzten, durch nicht prognostizierbare spontane Veränderungen des Krankheitsverlaufes oder durch andere gleichzeitig durchgeführte therapeutische Maßnahmen eine Besserung oder Verschlechterung vorgetäuscht werden, die in Wirklichkeit nicht vorhanden ist. Daher genügen die konventionellen Beobachtungen an einzelnen Kranken nicht, um neue Arzneimittel auf ihre therapeutische Wirksamkeit zu prüfen.

II. Der therapeutische Vergleich

Die Grundlage der Prüfung ist die Messung der therapeutischen Wirksamkeit durch Anlegen eines Maßstabes, der von Fall zu Fall neu geschaffen werden muß. Die mit dem neuen Mittel erzielten therapeutischen Erfolge müssen mit den durch eine herkömmliche Therapie oder durch Placebo erzielten verglichen werden. Es handelt sich also um den Vergleich von Mittelwerten und Streuungen, die aus Untersuchungen an ausreichend großen Gruppen von Kranken gewonnen wurden.

1. Der historische Vergleich

Manchmal, z. B. bei selten vorkommenden Krankheiten, etwa bei cytopenischen Blutkrankheiten, bei Myelofibrose, bei Sudeck' Dystrophie, beim Conn-Syndrom, beim Cushing oder bei Addison' Krankheit wird nichts anderes übrig bleiben, als den sogenannten historischen Vergleich durchzuführen. Hier wird das neue Mittel an Behandlungsverfahren gemessen, die in der Vergangenheit angewendet wurden, weil es auch unter Heranziehung mehrerer Spezialkliniken nicht gelingt, in einer vernünftigen Zeit genügend Patienten zu finden, um vergleichbare gleichzeitig behandelte Gruppen zu bilden.

Bei Krankheiten mit sehr genau prognostierbar tödlichem Ausgang ist der historische Vergleich nicht nur ausreichend, sondern unumgänglich. Das bekannteste Beispiel dafür war der Wirksamkeitsnachweis von Streptomycin bei der tuberkulösen Meningitis. Der historische Vergleich ist außerdem bei kausal wirkenden neuen Mitteln möglich, z. B. bei der Antidotbehandlung von Vergiftungen und bei der Chemotherapie mancher Infekttionskrankheiten.

2. Der intraindividuelle Vergleich

Bei chronischen Leiden mit gut prognostizierbarem Verlauf ist auch der Vergleich zwischen verschiedenen Behandlungsphasen bei ein und derselben Gruppe von Patienten möglich. Eine genaue Darstellung ist in dem Lehrbuch „Methodenlehre der therapeutisch klinischen Forschung" von P. Martini, G. Oberhoffer und E. Welte, 4. Aufl. 1968, zu finden.

3. Der kontrollierte klinische Therapieversuch

In den meisten Fällen jedoch muß zur Prüfung der therapeutischen Wirksamkeit ein spezielles Verfahren angewendet werden, das unter der Bezeichnung kontrollierter klinischer Therapieversuch bekannt geworden ist.

Um in Deutschland die breite und korrekte Anwendung dieser Methode zu fördern, haben Biometriker, Kliniker und klinische Pharmakologen gemeinsam ein Memorandum[1] ausgearbeitet, in dem die grundsätzlichen Ziele, Voraussetzungen, Organisation und Auswertung dargestellt sind. Der Wortlaut des nachstehend abgedruckten Textes dieses Memorandums ist von den Vorständen der drei beteiligten Gesellschaften, der Deutschen Gesellschaft für Medizinische Statistik, Informatik und Dokumentation, der Deutschen Gesellschaft für Innere Medizin und der Deutschen Pharmakologischen Gesellschaft, noch nicht verabschiedet worden, aber mit wesentlichen inhaltlichen Änderungen ist nicht zu rechnen.

Beim kontrollierten klinischen Therapieversuch werden die zu vergleichenden Patientengruppen zur gleichen Zeit, am gleichen Ort, von den gleichen Ärzten und den gleichen Pflegepersonen behandelt, die eine Gruppe mit dem neuen Mittel, die andere mit einem herkömmlichen oder mit Placebo.

---

1 Das Memorandum wurde herausgegeben von H. J. Jesdinsky, Düsseldorf; unter Mitarbeit von H. Fink, Wuppertal; J. van de Loo, Münster und G. Oberhoffer, Bonn.

In dem Vorbereitungsausschuß zur Erstellung des Memorandums wirkten ferner mit:

K. Abt, Frankfurt/M.; J. Berger, Mannheim; H. Brenner, Mannheim; R. Burkhardt, Herdecke/Ruhr; K. Dannehl, Düsseldorf; W. van Eimeren, München; W. Gaus, Ulm; E. Godeshardt, Düsseldorf; E. Greiser, Düsseldorf; E. Hartmann, Berlin; P. Ihm, Marburg; H. Immich, Heidelberg; H. Kewitz, Berlin; G. Kienle, Herdecke/Ruhr; K. H. Kimbel, Köln; W. Köpcke, München; S. Koller, Mainz; J. Michaelis, Mainz; K. O. Rosenkranz, Frankfurt/M.; K. Siller, Ingelheim; J. Schmitker, Bielefeld; M. A. Schreiber, München; Maria Török, Hannover; K. Überla, München; N. Victor, Gießen; E. Walter, Freiburg i. Br.; Ellen Weber, Heidelberg; H. E. Wichmann, Köln; G. K. Wolf, Heidelberg.

a) Randomisierte Zuteilung

Ob der Versuch offen, einfach-blind oder doppel-blind, gegen Placebo oder gegen ein anderes Mittel durchgeführt wird, hängt von der Indikation, der Patientenart, den Wirkungen und Eigenschaften der zu testenden Arzneimittel sowie von den organisatorischen und personellen Möglichkeiten ab, aber eine Bedingung muß stets mit größter Genauigkeit eingehalten werden, nämlich die Zufallszuteilung der Patienten zu den Vergleichsgruppen. Dies ist die wichtigste und unverzichtbare Voraussetzung des kontrollierten klinischen Versuches. Das bedeutet für die beteiligten Ärzte und Patienten den Verzicht auf eine individuell angepaßte Therapie und die Unterordnung unter die im Versuchsplan vorgeschriebene Behandlung.

b) Voraussetzung und Interpretation

Dieser Verzicht auf individuelle ärztliche Behandlung ist nach ärztlicher Ethik nur zu vertreten, wenn aufgrund der vorhandenen Kenntnisse nicht entschieden werden kann, welches der zu vergleichenden Arzneimittel überlegen ist, d.h. beide müssen als gleich wirksam und gleich unbedenklich angesehen werden. Ausgangspunkt ist somit die sogenannte Null-Hypothese, also kein Unterschied. Ein etwaiger Unterschied könnte sich erst durch das Versuchsergebnis herausstellen. Er wird als wirklich vorhanden anerkannt, wenn die Wahrscheinlichkeit, daß der Unterschied durch Zufall bedingt ist (Irrtumswahrscheinlichkeit), kleiner ist als 1%. Das heißt bei hundertmaliger Wiederholung des Versuches würde sich 99mal die Überlegenheit des einen Mittels gegenüber der Vergleichsbehandlung zeigen, und nur bei einem von 100 Versuchen wären beide Mittel gleich wirksam. Durch Konvention könnte bei bestimmten Indikationen die zulässige Irrtumswahrscheinlichkeit auf 5% angehoben werden.

c) Möglichkeit des Irrtums

Unabhängig von der vereinbarten Grenze der noch zulässigen Irrtumswahrscheinlichkeit ergeben sich zwei Schlußfolgerungen, die häufig nicht genügend berücksichtigt werden. Erstens kann der durchgeführte Versuch tatsächlich durch Zufall der eine unter 100 sein, der anders ausgefallen ist als weitere 99 ausfallen würden. Das heißt, auch bei kleiner Irrtumswahrscheinlichkeit kann ein Irrtum selbst bei präziser Durchführung des Versuches nicht ausgeschlossen werden.

Der Irrtum kann sich auf beide Richtungen erstrecken, ein wirksames Mittel kann fälschlich abgelehnt werden und ein unwirksames Mittel kann fälschlich als wirksam anerkannt werden. Daraus ist abzuleiten, daß durch die Wiederholung des gleichen Versuches an einem anderen Krankengut die Zuverlässigkeit des Ergebnis verbessert wird, wobei der Beitrag der Einzelversuche mit zunehmender Zahl der Wiederholungen mehr und mehr zurücktritt.

Der zweite Punkt betrifft die Verallgemeinerungsfähigkeit des Versuchsergebnisses. Streng genommen gilt das gewonnene Resultat nur für die an der Untersuchung beteiligten Patienten, und eine Verallgemeinerung ist nur gestattet, wenn die in die Untersuchung einbezogenen Patienten einen repräsentativen Teil der Gesamtheit der Patienten mit der gleichen Indikation darstellen. Diese Annahme mag häufig zutreffen, aber die Frage muß in jedem Einzelfall geklärt werden. Nicht selten lassen sich z. B. Ergebnisse, die an Krankenhauspatienten gewonnen werden, nicht auf ambulante Patienten übertragen. Selbstverständlich darf aus der Überlegenheit eines Mittels gegenüber einem anderen in einem kontrollierten klinischen Therapieversuch nicht geschlossen werden, daß dieses Mittel bei jedem einzelnen Patienten wirksamer ist als das für den Test verwendete Vergleichspräparat. Entsprechend darf aus dem Ergebnis, daß die Nullhypothese aufrechtzuerhalten ist, nicht geschlossen werden, daß das neue Mittel nicht doch bei einzelnen Patienten besser wirken könnte, als die herkömmliche Therapie. Mit anderen Worten, der kontrollierte klinische Versuch ist in der Regel nicht dazu geeignet, das Fehlen jeglicher therapeutischen Wirksamkeit nachzuweisen. Läßt sich aber mit diesem Test die therapeutische Überlegenheit nicht nachweisen, dann ist nicht damit zu rechnen, daß dieses neue Mittel wesentlich zur Bereicherung des Arzneischatzes beitragen kann, so daß auf die industrielle Herstellung und das Angebot als Fertigarzneimittel verzichtet werden muß. Nur selten wird auf diese Weise die fälschliche Ablehnung eines wertvollen Präparates vorkommen, ein Fehler, der theoretisch nicht gänzlich auszuschließen ist.

Andererseits bedeutet auch der positive Ausgang des kontrollierten klinischen Therapieversuches keinen Schutz vor Fehlentscheidungen. Die Wirksamkeit muß in der praktischen Anwendung endgültig bestätigt werden.

Dazu sind systematische Beobachtungen über die Wirkungen, Nebenwirkungen, Interferenzen und die mißbräuchliche Anwendung der auf dem Markt befindlichen Arzneimittel erforderlich (Phase IV-Studien).

4. Wirksamkeitsnachweis bei Kombinationspräparaten

Ein besonderes Problem stellt der Wirksamkeitsnachweis bei den Kombinationspräparaten dar, die ca. 60 bis 70% der zugelassenen Fertigarzneimittel ausmachen. Eine Berechtigung haben diese fixen Kombinationen nur, wenn ihre Anwendung vorteilhafter ist als die der Einzelsubstanzen, und wenn jeder Kombinationspartner zur klinischen Wirksamkeit beiträgt. Diese letzte Eigenschaft zu prüfen, ist bei zwei Komponenten noch eine lösbare Aufgabe, besonders wenn sie bei chronischen gut zu prognostizierenden Krankheiten eingesetzt werden. Dann ist der intraindividuelle Vergleich mit verschiedenen Behandlungsphasen gut geeignet, um die erforderlichen Prüfungen durchzuführen. Für alle anderen Fälle ist bisher kein Therapieversuch entwickelt worden. Es wäre zu wünschen, daß auch darüber sehr bald ein von Fachleuten verfaßtes Memorandum erscheint.

Vor allem muß der Arzt lernen, Werbeaussagen über verbesserte therapeutische Möglichkeiten richtig zu deuten. Zum Beispiel wäre die Verkürzung der Heilungsdauer eines Ulcus von 20 auf 19 Tage klinisch nicht relevant. Der etwas beschleunigte Abfall der Aktivität eines von fünf verschiedenen Plasmaenzymen bei Leberkrankheiten ist höchstwahrscheinlich durch Zufall bedingt, auch wenn die Differenz statistisch signifikant sein sollte. Wer viele Parameter mißt, hat eine umso größere Chance, Ergebnisse zu finden, die durch eine zufällige Konstellation zustandekommen. Konsequenzen, die aus derartigen Resultaten gezogen werden, sind eher geeignet, den therapeutischen Fortschritt zu hemmen als ihn zu fördern.

III. Memorandum zur Planung und Durchführung kontrollierter klinischer Therapiestudien

1. Vorbemerkungen

a) Entstehung des Memorandums

Eine Gruppe von klinischen Pharmakologen, Klinikern und Biostatistikern in der Deutschen Gesellschaft für Medizinische Dokumentation, Informatik und Statistik (GMDS) nahm Ende 1975 Diskussionen auf, um ein Memorandum über kontrollierte Therapiestudien zu erarbeiten.

Nach Verdeutlichung mancher voneinander abweichender Meinungen wurde eine anfangs nicht intendierte ausführliche Darstellung gewählt, die der Fülle der Probleme besser gerecht wird als eine Kurzfassung in Form weniger Thesen. Ein Anspruch auf Vollständigkeit wird nicht erhoben.

b) Zweck des Memorandums

Die vorgelegten Empfehlungen richten sich an alle mit der Planung, Durchführung und Auswertung kontrollierter klinischer Therapiestudien befassten Ärzte und Wissenschaftler. Sie sollen Grundforderungen solcher Studien und die Möglichkeiten und Grenzen der Interpretation ihrer Ergebnisse in einer allgemeinverständlichen Sprache ausdrücken. Bei aller gebotenen Allgemeinheit sind die Ausführungen gelegentlich bewußt konkret gehalten, obwohl die aus den verschiedensten Arbeitsbereichen stammenden Mitglieder der Gruppe sich die Zustimmung zu solchen Überlegungen damit z. T. nicht leichtmachten.

Auf die Darlegung von Einzelheiten des statistischen Modells und von Auswertungstechniken mußte verzichtet werden, ebenso auf die Beschreibung von ungenügend erprobten neueren methodischen Ansätzen. Trotzdem kann das Memorandum Ausgangspunkt für die weitere wissenschaftliche Diskussion sein.

Die vorliegenden Empfehlungen können auch Einrichtungen zur Förderung der Forschung und Schriftleitungen wissenschaftlicher Zeitschriften als Orientierung dienen.

2. Allgemeines

a) Ziel kontrollierter Therapiestudien

Die kontrollierte klinische Prüfung eines Behandlungsverfahrens hat zum Ziel, bei einer bestimmten Indikation die therapeutische Wirksamkeit und, soweit möglich, die Art und Häufigkeit eventueller Nebenwirkungen aufgrund sorgfältig geplanter und dokumentierter ärztlicher Beobachtungen festzustellen.

Wie jede empirische Untersuchung, so kann auch die kontrollierte klinische Prüfung keine Beweise im strengen Sinn liefern: Sie bietet die Grundlage für Entscheidungen, die nicht ohne die Möglichkeit eines Irrtums getroffen werden können. Der wesentliche Vorteil liegt jedoch darin, daß bezüglich der gewählten Zielkriterien (s. Abschn. 3e) die Wahr-

scheinlichkeiten statistischer Fehlschlüsse im vorhinein festgelegt werden können. So
kann unter zusätzlicher Berücksichtigung der Eignung des Wirksamkeitskriteriums, der
Angemessenheit des statistischen Ansatzes und der gewählten Beobachtungsbedingungen
die ärztliche Urteilsbildung auf einer rationalen Basis erfolgen (s. Abschn. 5).

b) Definition kontrollierter Therapiestudien

Als kontrollierte klinische Therapiestudien gelten nur nach dem Prinzip des Therapie-
vergleichs geplante Untersuchungen, bei denen die Patienten, die aus einer genau definierten Grundgesamtheit stammen, den Behandlungsverfahren nach dem Zufall zugeteilt werden. Unter „Behandlungsverfahren" kann dabei auch eine bestimmte Reihenfolge nacheinander anzuwendender Therapiearten zu verstehen sein.

Die „Randomisierung" ist ein wesentliches Kennzeichen kontrollierter Therapiestudien. Nachträgliche Auswertungen von Behandlungsergebnissen sind keine kontrollierten Therapiestudien.

c) Notwendige Voraussetzungen

Handelt es sich um eine Arzneimittelprüfung, so sollen vor der Durchführung der Studie
ausreichende Kenntnisse über die Pharmakokinetik, Pharmakodynamik und die Verträglichkeit der Substanzen beim Menschen vorliegen.

Kontrollierte klinische Therapiestudien schränken den Arzt in der Wahl der Behandlungsverfahren ein. Sie können daher nur dann ethisch vertreten werden, wenn noch keine
gesicherten Ergebnisse über die Wirksamkeit vorliegen oder diese kontrovers beurteilt werden. Außerdem sollten hinsichtlich der Wirksamkeit oder Verträglichkeit echte therapeutische Fortschritte zu erwarten sein und keine anderen Möglichkeiten der Erkenntnisgewinnung bestehen. Solche Möglichkeiten bieten sich z. B. in der Antibiotica- und Chemotherapie von Infektionskrankheiten, bei der oft die Ergebnisse von in-vitro-Versuchen bei
Kenntnis der Pharmakokinetik am Menschen unmittelbar auf den Menschen übertragbar
sind.

Die Grundsätze der vom Weltärztebund 1976 verabschiedeten Deklaration von Tokio
sind zu beachten. Nach dieser Erklärung darf keinem Patienten zur Klärung wissenschaftlicher Fragen die als beste erwiesene Therapie vorenthalten werden. Es gehört daher zu
den Voraussetzungen für die Durchführung einer kontrollierten Therapiestudie, daß es
dabei nicht um die Klärung einer wissenschaftlichen Frage ohne näheren Bezug zur praktischen Therapie gehen darf, auch nicht um eine Bestätigung schon vorhandenen Wissens,
sondern daß nach Abwägen aller Vorinformationen wirklich Unklarheit über die beste der
in der Studie verglichenen Therapiearten besteht und somit der Ausgang der Studie unge-
wiss ist.

d) Verantwortlichkeit

In der Regel soll die verantwortliche Planungsgruppe einer Therapiestudie aus Klinikern,
Biostatikern und Experten der zu prüfenden Therapie bestehen, also bei Arzneimittelprü-
fungen klinische Pharmakologen, bei Studien über physikalische Behandlungsverfahren

Physiotherapeuten, bei Prüfungen von Strahlenbehandlungen klinische Radiologen einbe-
ziehen.

Die Kliniker der Planungsgruppe repräsentieren die an der Studie beteiligten Ärzte,
ohne daß das Prinzip der persönlichen Verantwortung des behandelnden Arztes für seinen
Patienten eingeschränkt wird.

Pflicht des Arztes ist die Aufklärung des Patienten über die Chancen und Risiken der
Teilnahme (in der Bundesrepublik Deutschland entsprechend den §§ 40 und 41 des Gesetzes zur Neuordnung des Arzneimittelrechts vom 24. 8. 1976).

3. Planung

a) Studienprotokoll

In einem Studienprotokoll sind die Planung, Durchführung und Auswertung der Studie
niedergelegt. Hierzu gehören

— die genaue Fragestellung,
— die Methode der Patientenauswahl,
— das Vorgehen bei der Zuteilung der Behandlungsverfahren,
— genaue Dosierungsanweisungen und Untersuchungstermine,
— die Art der zu dokumentierenden Befunde (Erhebungsbogen),
— die Kriterien, aufgrund derer die Wirksamkeit beurteilt werden soll,
— genaue Angaben über die Anzahl der zu behandelnden Patienten
  bzw. die Art der Beendigung der Studie,
— die genaue Definition der Bedingungen, unter denen ein Patient nachträglich aus der
  Studie ausscheiden soll,
— die vorgesehenen statistischen Auswertungsverfahren,
— die beabsichtigten Schlußfolgerungen bei den verschiedenen möglichen Ergebnissen, soweit diese vorhersehbar sind.

Das Studienprotokoll soll zu allen in der Praxis auftauchenden Fragen Auskunft geben. Es
muß vor Beginn der Studie durch alle teilnehmenden Ärzte anerkannt sein. Die Ärzte ver-
pflichten sich damit, alle im Protokoll niedergelegten Vorschriften zu beachten.

Die Zuverlässigkeit der Ergebnisse einer Therapiestudie hängt von der Sorgfalt, mit
der das Studienprotokoll aufgesetzt ist, wesentlich ab. Eine besondere Bedeutung kommt
dem Protokoll bei multizentrischen Studien zu.

b) Fragestellung

Die Fragestellung muß vor Beginn der Studie in eingehender Diskussion völlig geklärt
sein. Die Planung der Studie ist darauf ausgerichtet, im Rahmen der gegebenen Bedingungen, abgesehen von dem Fall eines Abbruchs der Studie aus ärztlichen Gründen,
die Beantwortung der gestellten Fragen zu ermöglichen.

Bei selteneren Krankheiten und zur zeitlichen Begrenzung der Studie oder wenn
regional verschiedenes Ansprechen auf die Therapie geprüft werden soll, kommt eine
multizentrische Studie in Frage.

Typische Fragestellungen kontrollierter klinischer Studien sind:

1. Nachweis, daß eine Therapie den natürlichen Ablauf einer Krankheit überhaupt günstig beeinflußt,
2. Vergleich der therapeutischen Wirksamkeit von zwei oder mehreren Therapieformen untereinander,
3. Untersuchung der Konstanz der therapeutischen Wirksamkeit bei mehrfach wiederholter Anwendung,
4. Nachweis von Dosis-Wirkung-Beziehungen, evtl. der Vergleich dieser Beziehungen bei mehreren Therapieformen,
5. Beurteilung von Therapiekombinationen,
6. Vergleich der therapeutischen Wirksamkeit bei verschiedenen Krankengruppen.

Bei Fragestellung 1 kommt ein Placebo als Vergleichsbehandlung in Frage. Ist dies ethisch nicht vertretbar, so kann nur Fragestellung 2 bearbeitet werden.

Bei den Fragestellungen 3, 4 und 5 wird es sich meist um pharmakotherapeutische Studien handeln. Sie erfordern eine besonders enge Zusammenarbeit mit dem Biostatistiker. Einzelheiten spezieller Versuchspläne sind nicht Gegenstand dieser Empfehlungen.

Fragestellungen im Rahmen kontrollierter klinischer Therapiestudien sind auf die Prüfung praktisch anwendbarer Therapieformen ausgerichtet. Damit sind der Prüfung mancher Behandlungsverfahren, deren Anwendung zur Gewinnung theoretischer Erkenntnisse wünschbar wäre, etwa der Feststellung von Potenzierungen und Antagonismen bei Fragestellung 5, manchmal Grenzen gesetzt. Aus diesem Grund sind z. B. Scheinoperationen (Placebo in der Chirurgie) nicht zu rechtfertigen.

Aus Praktikabilitätsgründen ist anzuraten, nicht zu viele Fragestellungen in dieselbe Untersuchung einzubringen. Insbesondere bei multizentrischen Studien sollte man einfache Fragestellungen bevorzugen.

c) Auswahl der Patienten

Das Studienprotokoll legt Ein- und Ausschlußkriterien fest, nach denen die Patienten in die Studie aufgenommen werden sollen. Bei der Festlegung der Kriterien ist darauf zu achten, daß keine unerwünschte Selektion auftritt, z. B. in Richtung auf eine ungünstigere Prognose.

Ein- und Ausschlußkriterien dürfen im Verlauf der Studie nicht mehr verändert werden. Alle Patienten, welche den Einschlußkriterien genügen und für die kein Ausschlußgrund gegeben ist, sind ausnahmslos in die Studie aufzunehmen, sofern sie in die Teilnahme einwilligen.

Von denjenigen Patienten, die aufgrund der Ausschlußkriterien oder ihrer Nichteinwilligung nicht in die Studie genommen werden, müssen gewisse im Studienprotokoll festgelegte Daten und der Grund für die Nichtteilnahme dokumentiert werden.

Um genauere Aussagen über Unterschiede zwischen den Therapiearten zu gewinnen, faßt man oft ähnlich gelagerte Fälle zu homogeneren Untergruppen (Schichten) zusammen.

Wie die Erfahrung zeigt, ist eine wichtige Ursache für Inhomogenität der Einfluß von Ärzten und Abteilungen. Daher sind diese Faktoren zweckmäßige Schichtungskriterien. Bei multizentrischen Studien ist möglichst auch eine Schichtung nach Zentren vorzusehen.

Die Auswahl der Patienten, die an der klinischen Prüfung teilnehmen, wird oft keine Zufallsstichprobe aus der Population sein, für welche die zu prüfenden Therapiearten indiziert sind. Die Übertragung der zu beobachtenden Unterschiede der Wirksamkeit der Therapieverfahren auf die Population der später zu behandelnden Patienten geschieht in der Annahme, die wie immer geartete Selektion in der Gruppe der an der Studie teilnehmenden Patienten führe nicht zu einer Veränderung dieser Wirksamkeitsunterschiede.

Die Untersuchung der Frage, ob eine unterschiedliche therapeutische Ansprechbarkeit für verschiedene Therapieverfahren die Verallgemeinerungsfähigkeit der Ergebnisse einschränken kann, ist bei der Zielsetzung jeder Studie von Bedeutung (s. Abschn. 2a) und berührt auch die Interpretation der Ergebnisse (s. Abschn. 5).

d) Zufallszuteilung

Die einem Therapieverfahren zugeordneten Patienten sollen sich hinsichtlich wichtiger Prognosefaktoren nicht von den einem anderen Therapieverfahren zugeteilten Patienten unterscheiden. Diese Vergleichbarkeit („Strukturgleichheit") wird bei kontrollierten Therapiestudien durch zufällige Zuteilung der Therapieverfahren zu den Patienten angestrebt: Die Wahrscheinlichkeit dafür, daß stärkere Abweichungen der Verteilung von Prognosefaktoren zwischen verschieden behandelten Patientengruppen auftreten, ist bei Zufallszuteilung sehr klein.

Das Studienprotokoll regelt die Zuteilung der Therapieverfahren zu den Patienten. Gewöhnlich werden die Patienten gemäß der Reihenfolge des Eintritts in die Studie numeriert. Jeder Nummer ist aufgrund von Zufallszahlen schon vor Studienbeginn eine Therapieart zugeordnet. Bei nichtblinder oder einfachblinder Studienführung (s. Abschn. 3f) darf die zugeordnete Therapie dem verantwortlichen Arzt erst nach der Entscheidung über die Aufnahme in die Studie bekanntwerden.

Werden Schichten gebildet, so erfolgt die Zuteilung zufällig innerhalb der Schicht derart, daß die Therapieformen in jeder Schicht in einem ausgewogenen Verhältnis vorkommen. Manchmal werden Zeitabschnitte der Studie als Schichtungskriterien eingeführt, sog. „Zeitblöcke", mit dem Ziel, zeitabhängige Unterschiede in der Zusammensetzung der aufgenommenen Patienten bei der Auswertung zu berücksichtigen.

Wichtig ist, die Einwilligung des Patienten in die Teilnahme an der Studie einzuholen, bevor die Therapieform, der er zugeteilt wird, bekannt ist.

Wird der Vergleich zwischen den Therapien innerhalb desselben Patienten gewonnen, so sind die vorgesehenen verschiedenen Therapiesequenzen zufällig zuzuteilen. Dieser Untersuchungsplan wirft viele methodische Probleme auf (z. B. Berücksichtigung von Nachwirkungen) und ist nur bei chronischen Krankheiten anwendbar, deren therapeutische Beeinflussung mit einem reversiblen Kriterium zu messen ist. Ferner steht dem Genauigkeitsgewinn (durch Ausschaltung einer wichtigen Quelle von Heterogenität) oft ein Verlust an Verallgemeinerungsfähigkeit gegenüber, insbesondere dann, wenn eine unterschiedliche Ansprechbarkeit auf die Therapien vorliegen kann (vgl. Fragestellung 6 in Abschn. 3b) und nur kleine Stichprobenumfänge verwendet werden.

Ersatz der zufälligen Zuteilung durch eine systematische, z. B. nach geradem bzw. ungeradem Geburtstag, nach dem Tag der Aufnahme oder in der Art der alternierenden Reihe, ist nicht zu empfehlen. Die Erfahrung hat gezeigt, daß durch bewußtes oder unbewußtes Fehlverhalten der prüfenden Ärzte die Vergleichbarkeit verschieden behandelter Patientengruppen gestört werden kann.

e) Kriterien für die Wirksamkeit

Man sollte anstreben, mit einer einzigen oder mit wenigen Zielgrößen, nach denen die Wirksamkeit beurteilt werden soll, auszukommen. Zur Begründung dieser Forderung lassen sich folgende Überlegungen anführen:

1. Entsprechend dem vorrangigen Ziel einer kontrollierten Therapiestudie, die Wirksamkeit von Therapieformen zu vergleichen, ergibt sich die Konzentration auf ein wesentliches Merkmal. Dieses kann ein Leitsymptom der Krankheit sein, bei der die Therapieform angewendet werden soll, oder die Überlebensdauer bzw. Dauer der erzielten Remission.
2. Bei einer Vielzahl von Wirkungskriterien ist die Vorausbestimmung des benötigten Stichprobenumfangs bzw. die Ausarbeitung einer sequentiellen Strategie (s. Abschn 3h) erschwert.
3. Die Deutung der Ergebnisse multivariater statistischer Tests ist für die Therapiebeurteilung unbefriedigend, da einerseits über die Aussage der globalen Verschiedenheit des Verhaltens der Therapiegruppen hinaus im allgemeinen keine Schlüsse über das Verhalten in einzelnen Merkmalen möglich sind. Werden andererseits in dieser Situation mehrfach univariate Tests durchgeführt, so kann die Irrtumswahrscheinlichkeit erheblich über den ursprünglich angesetzten Wert ansteigen.

Die Forderung nach Beschränkung auf wenige Beurteilungskriterien steht der Dokumentation weiterer Merkmale nicht entgegen. Es muß festliegen, welche Daten als Zusatzinformation gesammelt und nur beschreibend dargestellt werden und für welche Daten ein statistischer Test entsprechend der Fragestellung der Studie vorgesehen ist.

Wegen der unter Punkt 1 angeführten Gründe versteht es sich von selbst, daß die Beurteilungskriterien für den Verlauf der behandelten Krankheit relevant sein sollten, also eine hohe Validität aufweisen sollten. Andererseits müssen sie sich im vorgesehenen Beobachtungszeitraum überhaupt verändern können. Schließlich sollten die Beurteilungskriterien reproduzierbar sein, d. h. bei wiederholter Beurteilung durch denselben Untersucher möglichst ähnliche Werte liefern, und keine große Beurteilervariabilität aufweisen, also möglichst „objektiv" sein.

Die letzte Forderung ist nicht erfüllt für Kriterien, deren Messung weitgehend vom Gutdünken des Arztes oder der Mitarbeit des Kranken abhängen kann. Trotzdem wird man sich für derartige Beurteilungskriterien dann entscheiden, wenn sie eine höhere Relevanz für die zu behandelnde Krankheit haben als andere objektiv messbare Größen.

Bei qualitativen Merkmalen ist oft ein Genauigkeitsgewinn dadurch zu erzielen, daß nicht das Vorliegen oder Nichtvorliegen eines Befundes, sondern die Zeit bis zum Eintritt der Änderung als Beurteilungskriterium gewählt wird.

Bei Studien mit variabler Dosis kann als Kriterium der Wirksamkeit auch die Dosis gewählt werden, die zur Erzielung einer Wirkung, z. B. Schmerzfreiheit, benötigt wird (s. Abschn. 3g).

f) Methode der Beobachtung

Man unterscheidet nichtblinde, einfachblinde und doppelblinde Studien.

Nichtblinde Studien wird man nur in besonderen Fällen zulassen, z. B. bei ausschließlicher Verwendung von Wirksamkeitskriterien, deren Ausprägung oder Messung weder der Patient noch der Arzt beeinflussen können, oder bei Therapieformen mit erheblichen Nebenwirkungen, deren Beherrschung die Aufmerksamkeit der Patienten erfordert (Chemotherapie der Tumoren und Hämoblastosen). Auch bei der Entscheidung für eine einfachblinde Studienführung, bei der nur der Patient nicht weiß, welche Therapieform angewendet wird, wohl hingegen der Arzt, sollten besondere Gründe gegeben sein, z. B. leichte Erkennbarkeit der angewandten Therapie durch den Arzt, vorhersehbare Notwendigkeit, Patienten aus vitaler Indikation rasch aus der Studie zu nehmen.

Doppelblindstudien, bei denen auch der unmittelbar den Kranken betreuende Arzt die angewandte Therapieform nicht kennt, sind in allen Fällen notwendig, in denen das subjektive Ermessen des Beobachters oder des Patienten eine wesentliche Rolle in der Erfolgsbeurteilung spielt.

In Fällen, in denen aus den genannten oder aus anderen in der Art der verglichenen Therapieformen liegenden Gründen, z. B. Diät, Physiotherapie, Radiotherapie, Doppelblindstudien nicht möglich sind, ist außer der Kontrolle der Einhaltung der Randomisation (s. Abschn. 3d) ganz besonders auf Gleichheit der Beobachtungsbedingungen zu achten. Das gilt für den Grad der ärztlichen Zuwendung zu dem Patienten, aber auch für die Aufmerksamkeit und Zuwendung des Pflegepersonals.

Auf eine Besonderheit bei Doppelblindstudien sei hingewiesen. Wenn die gleiche Erwartungshaltung bei Patient und Arzt besteht, kann es zu einer Verkleinerung tatsächlich vorhandener Unterschiede kommen, wenn subjektiv beeinflußbare Merkmale zum Beurteilungskriterium gewählt werden.

g) Dosierung

In der Pharmakotherapie besteht oft die Notwendigkeit, individuell zu dosieren, z. B. bei der Therapie des Hochdrucks. Diese Besonderheit der späteren Anwendung muß auch schon die Planung der kontrollierten Studien berücksichtigen.

Auch bei doppelblinder Studienführung ist eine variable Dosierung durchaus möglich. Im Studienprotokoll sind genaue Anweisungen zu geben, bis zu welcher Höhe bei mangelhafter Wirkung auf bestimmte Symptome die Dosis gesteigert werden darf. Haben zwei zu vergleichende Pharmaka eine unterschiedliche therapeutische Breite, so kann man z. B. für beide Therapiearten je zwei verschieden aussehende Tabletten vorsehen: Die zweite Tablettenart, die nur zur Dosissteigerung verwendet wird, enthält bei der Substanz mit der geringeren therapeutischen Breite kleinere Dosen.

Bei Studien mit variabler Dosierung kann die zur Erzielung einer bestimmten Wirkung notwendige Dosis zum führenden Burteilungskriterium werden (s. Abschn. 3e).

h) Auswertungsplan

Im Studienprotokoll sind das Auswertungsverfahren und die vorgesehenen statistischen Tests genau formuliert. Für den Auswertungsplan kommen zwei Strategien in Betracht:

1. Die sequentielle Strategie. Der Stichprobenumfang wird vorher nicht festgelegt (häufig wird lediglich eine maximale Patientenzahl vorgesehen), das Ende der Studie richtet sich nach dem Ergebnis der laufenden Zwischenauswertungen. Diese sollten den Ärzten, die mit der Behandlung der Studienpatienten beauftragt sind, nicht bekannt werden, um die Unabhängigkeit der Beobachtungen zu wahren. Um bei Ende der Studie die zu prüfenden Therapiearten gleichoft zugeteilt zu haben, bildet man „Zeitblöcke" (s. Abschn. 3d), innerhalb derer die Zuteilung zufällig erfolgt und die gewöhnlich nur doppelt so viele Patienten enthalten, wie Therapiearten zu prüfen sind. Man wird bei dieser Auswertung die doppelblinde Studienführung vorziehen, da anderenfalls die Therapiezuteilung für den letzten Patienten eines Zeitblocks immer schon vorher bekannt sein würde.

2. Die nichtsequentielle Strategie. In einem Auswertungsplan werden die Stichprobenumfänge vorher festgelegt. Obwohl dieser Auswertungsplan durchschnittlich größere Patientenzahlen erfordert als der sequentielle, bevorzugt man ihn wegen der leichteren Praktikabilität, besonders bei multizentrischen Studien. Auch wird man nichtsequentielle Pläne dann verwenden, wenn das Behandlungsergebnis erst nach längerer Beobachtung vorliegt.

Man kann in der Auswertungsplanung einen Mittelweg zwischen diesen Methoden wählen. Die hierhin gehörenden Mehrstufentests müssen vom Biostatistiker vorab ausgearbeitet und im Studienprotokoll enthalten sein. Den prüfenden Ärzten wird nach Erreichen einer bestimmten Anzahl von Fällen nur mitgeteilt, ob die nächste Stufe der Untersuchung durchgeführt werden soll, nicht das Zwischenergebnis selbst.

Nur solcherart im Protokoll vorgesehene Zwischenauswertungen mit entsprechend ausgearbeiteten Testverfahren garantieren, daß die zu Beginn der Studie vorgegebenen Wahrscheinlichkeiten für Fehlentscheidungen eingehalten werden. Statistische Testergebnisse sonstiger Zwischenauswertungen können einer methodischen Kritik nicht standhalten.

Durch diese Überlegungen wird die laufende Überwachung der Ergebnisse, insbesondere in Bezug auf schwerwiegende Nebenwirkungen, durch ein nicht mit der Betreuung der Studienpatienten befaßtes Gremium von Ärzten nicht berührt. Es muß jederzeit die Möglichkeit gegeben sein, eine Studie aus ärztlichen Gründen abzubrechen. In diesem Falle sollten statistische Tests solcher Merkmale, die mit dem Abbruch der Studien in Zusammenhang stehen, unterbleiben. Berichte über abgebrochene Studien sollten veröffentlicht werden, da auf diese Weise wichtige Informationen zur Planung weiterer Studien verbreitet werden.

4. Durchführung

a) Verantwortlichkeit

Ein Arzt muß voll verantwortlich für die Organisation sein, bei multizentrischen Studien in jedem Prüfzentrum ein Arzt, dazu ein überregionaler Koordinator. Die Kompetenz darf nicht zwischen mehreren Personen aufgeteilt werden. Der für die Organisation verantwortliche Arzt hat insbesondere die Zuteilung der Therapieverfahren, die genaue Dokumentation ausgeschlossener Patienten und die richtige Anwendung der Schichtungskriterien zu vertreten.

b) Kontrolle des Studienablaufs

Der ordnungsgemäße Ablauf der Studie muß fortlaufend überwacht werden, um organisatorische Fehler, wie Nichteinhaltung der Beobachtungszeiten, Unvollständigkeit der Befunde, frühzeitig zu erkennen und zu beheben.

Der Abschluß der Therapiestudie in der vorgesehenen Zeit ist besonders wichtig. Therapiestudien, die länger als 1 Jahr dauern, stellen an die Ausdauer der beteiligten Ärzte besonders hohe Anforderungen und leiden oft unter der personellen Fluktuation und Ermüdung der Teilnehmer.

Bei multizentrischen Studien sorgt der Koordinator dafür, daß die Studie durch gleichmäßige Mitarbeit aller Zentren so schnell wie möglich beendet wird. Das Studienprotokoll sollte Kriterien enthalten, nach denen der Koordinator nicht ordnungsgemäß mitarbeitende Zentren jederzeit nach Beginn der Studie ausschließen kann.

c) Abbruch der Behandlung

Wird bei einem Patienten die Behandlung abgebrochen, so ist der Grund genau zu dokumentieren. Eine Liste voraussehbarer Gründe enthält schon das Studienprotokoll. In Frage kommen

1. Widerruf der Einwilligungserklärung durch den Patienten;
2. Herausnahme aus der Studie aus ärztlichen Gründen, z. B. wegen Nebenwirkungen, ausbleibendem Therapieerfolg oder Auftreten anderer Erkankungen, die zum Ausschluß führen;
3. Abbruch aus „technischen" Gründen, z. B. Verlegung in eine andere Abteilung, Nichtbestätigung der ursprünglichen Diagnose.

Die Behandlungsdauer bis zum Abbruch aus den unter 1. und 2. genannten Gründen kann als Beurteilungskriterium (s. 3e) herangezogen werden. Fälle von Behandlungsabbruch aus den unter 3. angeführten Anlässen sind gewöhnlich unabhängig von der zugeteilten Therapieform und beeinträchtigen die Vergleichbarkeit der in der Studie verbleibenden Therapiegruppen daher nicht.

d) Kontrolle der Methoden

Für eine Studie eingesetzte spezielle Untersuchungsmethoden sollten einer Qualitätskontrolle unterliegen. Dies gilt für Blutspiegelbestimmungen der verabreichten Substanzen und ihrer Metaboliten ebenso wie für alle anderen Labormethoden, die großenteils schon routinemäßig einer überregionalen Qualitätskontrolle unterliegen (Ringversuche). Im Fall einer multizentrischen Studie ist zu erwägen, daß Meßgrößen, die über den Ein- oder Ausschluß entscheiden bzw. die Schichtzugehörigkeit festlegen, an einer zentralen Stelle bestimmt werden.

Bei subjektiv beeinflußbaren Größen sollte man nur dann die Beobachtervariabilität eingehend untersuchen, wenn es sich um Ein- oder Ausschlußkriterien handelt, z. B. um histologische Diagnosen an Biopsiematerial. Anderenfalls schützt hier die Doppelblindheit vor systematischen Verzerrungen.

e) Unerwartete Beobachtungen

Unerwartete Entdeckungen, seien sie an den in der Studie behandelten Patienten aufgetreten oder aus der Literatur entnommen, dürfen in keinem Fall dazu führen, nachträglich neue Fragestellungen in eine laufende Therapiestudie einzubringen. Sie können stets nur Anlaß sein, eine neue Studie zu planen oder auch dazu führen, die laufende Studie abzubrechen.

f) Auswertung

Da die Auswertung der Ergebnisse im Studienprotokoll genau festgelegt ist, sollte diese nach Abschluß der Studie zügig erfolgen können. Die Voraussetzung hierfür ist allerdings eine laufende Überprüfung der dokumentierten Daten auf Fehler, mit deren Korrektur nicht bis zum Abschluß der gesamten Studie gewartet werden sollte. Bei sequentieller Strategie ist das Ergebnis mit Abschluß der Studie bekannt, so daß keine weitere Zeit verlorengeht.

Bei multizentrischen Studien wird man immer auch anführen, ob die Ergebnisse der einzelnen Zentren wesentlich unterschiedliche Tendenzen aufweisen. Auch die Anzahl ausgeschlossener Fälle und der Patienten mit Behandlungsabbruch ist mit Angabe der Gründe nach Zentren getrennt aufzuführen.

g) Dokumentation und Archivierung

Erfahrungsgemäß werden im Rahmen der geplanten Datenerhebung von kontrollierten Therapiestudien weit mehr Befunde erfaßt, als später in einem angemessenen Zeitraum ausgewertet und in dem abschließenden Prüfbericht untergebracht werden können.

Zur Nutzung der Information, die ein oft mühsam gewonnenes, sorgfältig korrigiertes und der elektronischen Datenverarbeitung zugeführtes Material über das Ziel der Studie hinaus zusätzlich enthält, ist zu empfehlen, die Daten derart aufzubereiten, daß sie auch anderen Wissenschaftlern unter Berücksichtigung der gesetzlichen Datenschutzregelungen zur Verfügung stehen.

5. Interpretation

Die ärztliche Erkenntnisgewinnung ist das eigentliche Ziel jeder Therapiestudie. Dazu dient unter anderem auch die Technik der kontrollierten therapeutischen Untersuchung. Diese muß alle bei der Planung und Durchführung einer bestimmten Studie berücksichtigten Gesichtspunkte — einschließlich der in der Wirklichkeit des Alltags oft unvermeidlichen Mängel — zu einem Gesamturteil zusammenfassen (s. Abschn. 1b und 2a).

Es würde über den Rahmen dieses Memorandums hinausgehen, hierzu Empfehlungen zu geben. Es möge genügen, vor einem Vorgehen zu warnen, bei dem etwa eine statistisch signifikante oder nicht signifikante Änderung des Beurteilungskriteriums automatisch zu einer ärztlichen Empfehlung oder Ablehnung einer Therapie führt.

Auch müssen die Ergebnisse einer einzelnen Studie im Zusammenhang mit anderen Studien zu derselben Fragestellung gesehen werden. Die Ergebnisse einer Studie können nur solange die einzige Entscheidungsgrundlage für das ärztliche Handeln bieten, als nicht andere, womöglich gründlichere kontrollierte Studien zu anderen Schlüssen gelangen.

Arzneimittel-Richtlinien

des Bundesausschusses der Ärzte und Krankenkassen über die Verordnung von Arzneimitteln in der kassenärztlichen Versorgung (Arzneimittel-Richtlinien)

in der geänderten Fassung vom 16. Dezember 1974

(Veröffentlicht in der Beilage zum Bundesanzeiger Nr. 59 vom 26. 3. 1975 lfd. Nr. 12/75 Seite 14ff.)

Die vom Bundesausschuß der Ärzte und Krankenkassen gemäß § 368 p Abs. 1 der Reichsversicherungsordnung (RVO) beschlossenen Richtlinien dienen der Sicherung einer nach den Regeln der ärztlichen Kunst zweckmäßigen, ausreichenden und wirtschaftlichen ärztlichen Versorgung (§ 182 Abs. 2 RVO bzw. § 13 Abs. 2 des Gesetzes über die Krankenversicherung der Landwirte [KVLG] und § 368 e RVO)[1] der Versicherten und ihrer Angehörigen mit Arzneimitteln. Die Kosten trägt die Versichertengemeinschaft. Zum Zwecke der sinnvollen Verwendung der Gemeinschaftsmittel sollen die folgenden Richtlinien beachtet werden.

Allgemeines

1. Die in der kassenärztlichen Versorgung tätigen Ärzte treffen ihre Arzneimittelverordnungen nach pflichtmäßigem Ermessen innerhalb des durch das Gesetz bestimmten Rahmens. Die Ärzte sollen diese Richtlinien beachten, um den Versicherten und ihren Angehörigen nach den Regeln der ärztlichen Kunst eine ausreichende und zweckmäßige Versorgung mit Arzneimitteln unter Vermeidung entbehrlicher Kosten zukommen zu lassen.

2. Die Ärzte sind gehalten, die Rezepte sorgfältig und leserlich auszuschreiben, um Verwechslungen von Medikamenten bzw. Dosierungen zu vermeiden. Änderungen und Ergänzungen von Rezepten bedürfen einer erneuten Arztunterschrift mit Datumsangabe.

3. Die in der kassenärztlichen Versorgung tätigen Ärzte haben darauf hinzuwirken, daß auch für sie tätig werdende Vertreter und Assistenten diese Richtlinien kennen und beachten.

---

1 § 182 Abs. 1 RVO und § 13 Abs. 2 KVLG
Die Krankenpflege muß ausreichend und zweckmäßig sein; sie darf jedoch das Maß des Notwendigen nicht überschreiten.
§ 368 e RVO
Der Versicherte hat Anspruch auf die ärztliche Versorgung, die zur Heilung oder Linderung nach den Regeln der ärztlichen Kunst zweckmäßig und ausreichend ist (§ 182 Abs. 2 RVO und § 13 Abs. 2 KVLG). Leistungen, die für die Erzielung des Heilerfolges nicht notwendig oder unwirtschaftlich sind, kann der Versicherte nicht beanspruchen, der Kassenarzt und der beteiligte Arzt dürfen sie nicht bewirken oder verordnen; die Kasse darf sie nachträglich nicht bewilligen.

4. Arzneimittelverordnungen sollen in der Regel nur erfolgen, wenn sich der behandelnde Arzt von dem Zustand des Kranken überzeugt hat oder wenn ihm der Zustand aus der laufenden Behandlung bekannt ist.

5. Nicht jede Beratung erfordert ein Rezept. Vor der Verordnung von Arzneimitteln soll der Arzt prüfen, ob Arznei erforderlich ist oder ob sie durch andere Maßnahmen (hygienische, physikalische, diätetische) ersetzt werden kann.

6. Die Krankenkassen sollen die Versicherten allgemein und soweit nötig im Einzelfall darüber aufklären,

daß sie Anspruch auf eine ausreichende und nach den Regeln der ärztlichen Kunst zweckmäßige Versorgung mit Arzneimitteln haben,

daß sie jedoch die Verordnung von Arzneimitteln, die für die Erzielung des Heilerfolges nicht notwendig oder unwirtschaftlich sind, nicht beanspruchen können,

daß die Ärzte solche Arzneimittel auf Kosten der Krankenkassen nicht verordnen und daß die Krankenkassen sie nicht nachträglich bewilligen dürfen.

7. Die Arzneimittelverordnung eines Arztes soll stets im Zusammenhang mit seiner Gesamttätigkeit gesehen werden.

Auswahl der Arzneimittel

8. Für die Wirtschaftlichkeit einer Arzneimittelverordnung ist vor dem Preis der therapeutische Nutzen entscheidend. Die Wirtschaftlichkeit einer Behandlung ist zu beurteilen nach dem Verhältnis ihrer Kosten zur Sicherung des Erfolges und zu der dafür erforderlichen Zeit. Ziel der ärztlichen Behandlung ist vornehmlich die baldmögliche Wiederherstellung der Gesundheit oder Arbeitsfähigkeit.

Die Berücksichtigung der Wirtschaftlichkeit bei der Verordnung von Arzneimitteln besagt nicht, daß nur einfache und billige Arzneimittel verordnet werden dürfen; auch die Verordnung von teuren Arzneimitteln kann im Hinblick auf die Art der Erkrankung und die Umstände des Krankheitsfalles wirtschaftlich sein. Jedoch soll der Arzt — insbesondere vor der Verordnung solcher Arzneimittel — stets prüfen, ob sich der angestrebte Erfolg auch durch preisgünstigere Arzneimittel erreichen läßt.

Die Verordnung von Kombinationspräparaten kann unwirtschaftlich sein, z. B. wenn weder mit einzelnen Komponenten noch mit deren Synergismus eine therapeutische Wirkung verbunden ist.

9. Arzneimittel soll der Arzt nur verordnen, wenn ihre Wirksamkeit ausreichend gesichert ist. Der Nachweis therapeutischer Wirksamkeit durch objektivierte Ergebnisse, soweit dieser möglich ist, ist Sache des Herstellers. Erprobungen von Arzneimitteln auf Kosten des Versicherungsträgers sind unzulässig.

10. Die Kassenärztlichen Vereinigungen beraten die Ärzte hinsichtlich der Arzneimittelverordnung. Sie können zu diesem Zweck gutachtliche Stellungnahmen sowie sonstige sachdienliche Auskünfte einholen. Das Einholen von Auskünften und gutachtlichen Stellungnahmen von der Arzneimittelkommission der deutschen Ärzteschaft richtet sich nach Nummer 11.

11. Die Kassenärztliche Bundesvereinigung kann von der Arzneimittelkommission der deutschen Ärzteschaft eine gutachtliche Stellungnahme oder Auskunft zu der Frage einholen, ob bei einem Arzneimittel die in Nummer 9 bezeichnete Voraussetzung als erfüllt zu betrachten ist. Die Kassenärztliche Bundesvereinigung soll solche gutachtlichen Stellungnahmen oder Auskünfte einholen, wenn dies von einer Kassenärztlichen Vereinigung oder einem Bundesverband der Krankenkassen angeregt wird. Die gutachtlichen Stellungnahmen werden von der Kassenärztlichen Bundesvereinigung allen Kassenärzten und allen Krankenkassen bekanntgegeben. Die Auskünfte im Einzelfall werden von der Kassenärztlichen Bundesvereinigung der betroffenen Kassenärztlichen Vereinigung und der betroffenen Krankenkasse über den zuständigen Bundesverband übermittelt.

12. Arzneimittel, deren therapeutisch wirksame Bestandteile nicht gemäß § 9 des Arzneimittelgesetzes qualitativ und quantitativ deklariert sind, dürfen im Rahmen der kassenärztlichen Versorgung nicht verordnet werden. Die Arzneimittel, deren Wirkstoffgehalt in den Ausgangsprodukten Schwankungen unterworfen ist (z. B. bestimmte Hormonpräparate, Vitamine, Herzglykoside, Antibiotica sowie andere pflanzliche und tierische Wirkstoffe), sollen nur verordnet werden, wenn der Hersteller eine ausreichende biologische Einstellung des Wirkstoffgehalts vorgenommen und deklariert hat.

13. Von gleichartig wirkenden Arzneimitteln soll unter Berücksichtigung der Qualität das in Form und Menge wirtschaftlichste verordnet werden.

14. Es kann kostensparend sein, Arzneimittel nicht mit dem wortgeschützten Namen, sondern unter ihren chemischen oder handelsüblichen ungeschützten Bezeichnungen zu verschreiben. Die Bezeichnung „Ersatz" in Verbindung mit dem wortgeschützten Namen ist unzulässig.

15. Es dürfen nur solche Arzneimittel verordnet werden, die allgemein in Apotheken bezogen werden können.

16. Gegenüber Verordnungswünschen der Versicherten ist Zurückhaltung geboten, insbesondere bei Arzneimitteln, für die nicht nur in Fachkreisen geworben wird, weil erfahrungsgemäß die Publikumswerbung zu einem das therapeutisch notwendige Maß übersteigenden Arzneimittelverbrauch anreizt und damit gesundheitliche Gefahren mit sich bringt. Außerdem beeinträchtigt die Publikumswerbung die dem Arzt zustehende Entscheidungsfreiheit über die im Einzelfall angezeigte Art der Arzneimittelverordnung.

17. Die Verordnung von Nährmitteln und Heilnahrung (Krankenkost) soll auf einem gesonderten Rezept erfolgen und begründet werden, weil der Kranke solche Verordnungen seiner Krankenkasse zur Genehmigung vorlegen muß, falls diese auf das Genehmigungsrecht nicht verzichtet hat.

Heilnahrung zur Behandlung der angeborenen Enzymmangelkrankheiten ist nicht als gewöhnliche Heilnahrung anzusehen, sondern einem Arzneimittel im Sinne der RVO gleichzustellen.

18. Nicht verordnet werden dürfen:
a) Genußmittel, sämtliche Weine (auch medizinische Weine) und der Wirkung nach ähn-

liche, Weingeist als einen wesentlichen Bestandteil enthaltende Mittel (ausgenommen
Tinkturen im Sinne des Deutschen Arzneibuches und tropfenweise einzunehmende wein-
geisthaltige Arzneimittel),

b) Mineral- und andere Wässer ohne ausgesprochen therapeutische Wirkung,

c) Badezusätze ohne nachgewiesene therapeutische Wirkung,

d) Mittel, die zur Reinigung und Pflege oder Färbung der Haut, des Haares, der Nägel, der
Zähne, und Mundhöhle usw. dienen, und sämtliche Cosmetica.

e) Mittel, die ausschließlich der Empfängnisverhütung dienen sollen,

f) Mittel, die ausschließlich der Anreizung und der Verstärkung des Sexualtriebes dienen
sollen,

g) Arzneimittel gegen Nikotinmißbrauch,

h) sämtliche Arzneimittel, bei denen die Gefahr besteht, daß sie wegen ihrer wohl-
schmeckenden Zubereitungsform als Ersatz für Süßigkeiten genossen werden. Ausnahmen
sind zulässig bei der Verordnung für Kinder, wenn das Arzneimittel in anderer Form vom
Kind nicht eingenommen wird; jedoch ist in solchen Fällen besondere Vorsicht erforderlich, wenn starkwirkende Arzneistoffe in Form von Süßwaren verordnet werden und beim
Einnehmen einer zu großen Menge die Gefahr von Gesundheitsschädigungen oder bedrohlichen Vergiftungen besteht,

i) sämtliche Würz- und Süßstoffe, Obstsäfte und Diätpräparate, sofern letztere nicht der
notwendigen Behandlung von angeborenen Enzymmangelkrankheiten dienen.

Verordnungsumfang

19. Überhöhte Verordnungskosten entstehen auch dann, wenn der Arzt zwar preis-
günstige Arzneimittel, diese aber in zu großem Umfange verordnet.

Eine gleichzeitige Verordnung mehrerer pharmakologisch gleichsinnig wirkender
Arzneimittel kann nur sinnvoll sein, wenn durch sie ein echter und therapeutisch zweckmäßiger Synergismus bewirkt wird.

20. Die zu verordnende Menge hängt in erster Linie von der Art und Dauer der Erkrankung
ab. Bei akuten Erkrankungen führt die Verordnung einer zu großen Menge leicht zur
Arzneimittelvergeudung; bei chronischen Krankheiten können oft wiederholte Verordnungen von kleinen Mengen unwirtschaftlicher sein als die einmalige Verordnung einer
großen Menge. Jedoch sollte bei der einmaligen Verordnung einer großen Menge eine wirt-
schaftliche Form der Verordnung besonders berücksichtigt werden.

Bei Verordnungen sind Art und Menge der vom Kranken bereits verbrauchten Arzneimittel zu berücksichtigen. Vor jeder Wiederholung von Arzneimittelverordnungen soll der
Arzt prüfen, ob eine Wiederholung erforderlich ist und verantwortet werden kann und ob
die verbrauchte Menge mit der vorgesehenen Anwendungszeit übereinstimmt. Dabei ist
einmal auf Arzneimittelmißbrauch im Sinne einer Gewöhnung oder eine Arzneimittelab-
hängigkeit zu achten (z. B. bei Schmerzstillungs-, Beruhigungs-, Schlaf- und psychischen
Anregungsmitteln), zum anderen auf Möglichkeiten einer Gefährdung des Patienten wie
z. B. Schädigung der blutbildenden Organe, Nervenschädigung, Fruchtschäden, Leber-
und Nierenschäden.

Hinweise auf Verordnungsmöglichkeiten und Preisgestaltung

21. Zur wirtschaftlichen Verordnungsweise gehört auch die Verpflichtung des Arztes, sich im Rahmen des Möglichen über die Preise der von ihm verordneten Arzneimittel zu unterrichten.

Die Verkaufspreise für Arzneimittel sind durch die Deutsche Arzneitaxe festgelegt. Diese regelt die Preisgestaltung der rezepturmäßig hergestellten Arzneimittel in vollem Umfange, diejenige der Arzneispezialitäten nur hinsichtlich der Zuschlagsspannen des Apothekers.

22. Arzneispezialitäten sind – abgesehen von besonderen Ausnahmefällen (starkwirkende Arzneistoffe) – ungemischt in den abgabefertigen Formen und Packungsgrößen zu verordnen.

Den Begriff „Kassenpackung" gibt es nicht. Es gibt nur Originalpackungen (OP) und Klinikpackungen.

Bei der Verordnung von Arzneispezialitäten muß der Arzt die Arzneiform angeben und auf die richtige Mengenangabe der abgabefertigen Packungen achten. Insbesondere beim Verschreiben von Tabletten, Dragées und dergleichen in abgabefertigen Packungen soll, wenn diese mit verschiedenem Gehalt an wirksamen Stoffen im Handel sind, die Menge des wirksamen Bestandteiles angegeben werden. Zusätze zum Arzneimittelnamen wie z. B. „forte", „mite", „retard" sind anzugeben.

Fehlen diese Angaben, dann ist der Apotheker nach den besonderen Bestimmungen der Deutschen Arzneitaxe verpflichtet, die kleinste Packung, welche außerdem die geringste Menge an Wirkstoff enthalten kann, abzugeben. Das kann unwirtschaftlich sein.

Der Arzt braucht die Packungsgrößen nicht zu berücksichtigen, wenn wortgeschützte Arzneimittel als Rezeptursubstanz zur Verfügung stehen und als solche verordnet werden.

23. Die Verordnung einer Arzneispezialität „sine confectione" verteuert; deshalb ist diese Art der Verordnung nur in begründeten Fällen zulässig.

24. Die Wahl zwischen einem rezepturmäßig hergestellten Arzneimittel und einer Arzneispezialität bleibt dem Arzt unter Berücksichtigung der Wirtschaftlichkeit überlassen.

Bei der Wahl von Arzneiformen gleicher Wirksamkeit ist zu beachten, daß Tabletten, Dragées oder Pillen im allgemeinen wirtschaftlicher sind als Lösungen, abgeteilte Pulver, Oblaten, Kapseln und ähnliche Arzneiformen; Tropfen sind preisgünstiger als Mixturen und Sirupe. Hautreizende Einreibungen sind in Form von Linimenten, Vasolimenten, Salben und Ölen im Verbrauch sparsamer als spirituöse Lösungen.

25. Gebrauchsanweisungen bei rezepturmäßig anzufertigenden Arzneimitteln bedingen keine Verteuerung.

Bei Handverkaufsartikeln (Punktartikeln der Deutschen Arzneitaxe) und abgabefertigen Packungen (Spezialitäten) bedingt die schriftliche Gebrauchsanweisung über die jeweils anzuwendende Menge oder die Zeitfolge (Häufigkeit der Anwendung) einen Preisaufschlag. Falls eine Gebrauchsanweisung nicht gesetzlich vorgeschrieben ist, soll sie nur angebracht werden, wenn der Arzt sie wegen der Möglichkeit einer Verwechslung oder einer falschen Anwendung für erforderlich hält.

26. Die Verordnung der im Deutschen Arzneibuch enthaltenen Drogen und deren Mischungen, die zur Zubereitung von Tees bestimmt sind, ist besonders preisgünstig.

Im allgemeinen werden für die Teeverordnung Mengen von 50 g und nur auf ausdrückliche Angabe des Arztes andere Mengen abgegeben.

27. Zusätze zur Verbesserung des Geschmacks, des Geruchs oder der Farbe sind, da sie verteuern, möglichst zu vermeiden, wenn damit kein therapeutischer Vorteil verbunden ist. Aus diesem Grunde sind beispielsweise Zusätze von ätherischen Ölen bei Salben und spirituösen Lösungen in der Regel nicht erforderlich.

28. Spiritus (Äthanol) soll nur im Ausnahmefall und dann möglichst als Spiritus dilut. verordnet werden. Häufig kann bei äußerer Anwendung der Spiritus dilut. durch Alcohol. isopropylic. dilut. (70%) ersetzt werden.

29. Für die Inanspruchnahme der Apotheke in der Zeit von 20 Uhr bis 7 Uhr, in einzelnen Landapotheken auch sonntags nach 13 Uhr, wird eine Zusatzgebühr (Nachttaxe) berechnet. Deshalb müssen alle Verordnungen, deren Belieferung während dieser Zeit erforderlich ist, mit dem Vermerk „noctu" bzw. „cito" versehen werden.

30. Mit Verbandmitteln, insbesondere mit imprägnierten Verbandstoffen, Cambricbinden und Dauerbinden soll wirtschaftlich und sparsam umgegangen werden. Art und Breite der Binden sind bei der Verordnung anzugeben.

Inkrafttreten

In dieser Fassung treten die Richtlinien am ersten Tag des auf ihre Veröffentlichung im Bundesanzeiger folgenden Kalendermonats in Kraft[1].

Köln, den 16. Dezember 1974

Bundesausschuß der Ärzte
und Krankenkassen
Der Vorsitzende
Dr. Donnerhack

---

1 Veröffentlicht im Bundesanzeiger vom 26. März 1975 (Nr. 59).

Indikationsverzeichnis der Arzneimittel

Arzneimittel-Verzeichnis

Packungen und Preise wurden der Roten Liste 1977/78 entnommen. Preise für Einzel- und Tagesdosen beziehen sich auf äquipotente Dosen.

Warenzeichen	Freiname oder chem. Bezeichnung	Originalpackung	Preis (DM)	Vergleichbare Einzel- oder Tagesdosis	Preis (DM)
Mittel zur Akutbehandlung des Herzinfarktes					
Atropinsulfat Drobena	Atropinsulfat	10 Amp./0,5 mg	4,–	0,5 mg	0,40
Dolantin	Pethidin	5 Amp./50 mg	5,35	50 mg	1,07
Fortral	Pentazocin	3 Amp./30 mg	7,35	30 mg	2,45
Valium Roche	Diazepam	5 Amp./10 mg	8,48	10 mg	1,70
Xylocain 2%	Lidocain	5 Amp./100 mg	9,22	100 mg	1,85
Angina pectoris-Mittel					
Organische Nitrate					
Nitrolingual	Nitroglycerin	100 Kps./0,8 mg	15,65	1,6 mg	0,31
Nitrangin Kapseln	Nitroglycerin	25 Kps./0,8 mg	4,29	1,6 mg	0,34
Gilucor nitro	Nitroglycerin	20 Kps./0,8 mg	3,93	1,6 mg	0,39
Nitrolingual „mite"	Nitroglycerin	30 Kps./0,2 mg	5,13	0,4 mg	0,34
Isoket	Isosorbiddinitrat	100 Tbl./5 mg	17,24	20 mg	0,69
Corovliss rapid	Isosorbiddinitrat	50 Tbl./5 mg	9,–	20 mg	0,72
Sorbidilat	Isosorbiddinitrat	50 Tbl./5 mg	9,20	20 mg	0,74
Maycor	Isosorbiddinitrat	40 Tbl./5 mg	8,20	20 mg	0,82
Isoket retard	Isosorbiddinitrat	60 Tbl./20 mg	20,85	80 mg	1,39
Sorbidilat Retard	Isosorbiddinitrat	100 Kps./20 mg	34,75	80 mg	1,39
Corovliss	Isosorbiddinitrat	100 Drg./20 mg	28,52	80 mg	1,14
Maycor retard	Isosorbiddinitrat	60 Kps./20 mg	20,76	80 mg	1,38
β-Receptorenblocker s. Antihypertensiva					
Calcium-Antagonisten					
Isoptin	Verapamil	50 Drg./80 mg	20,82	240 mg	1,25
Segontin	Prenylamin	100 Drg./60 mg	41,97	180 mg	1,26
Adalat	Nifedipin	100 Kps./10 mg	56,87	30 mg	1,70
Sensit	Fendilin	100 Drg./50 mg	45,90	150 mg	1,38

Warenzeichen	Freiname oder chem. Bezeichnung	Originalpackung	Preis (DM)	Vergleich-bare Einzel- oder Tages-dosis	Preis (DM)

Antihypertensiva

Schleifendiuretica

Warenzeichen	Freiname oder chem. Bezeichnung	Originalpackung	Preis (DM)	Vergleichbare Einzel- oder Tagesdosis	Preis (DM)
Lasix	Furosemid	50 Tbl./40 mg	27,81	40 mg	0,56
Hydromedin	Etacrynsäure	30 Tbl./50 mg	16,88	50 mg	0,56

Thiaziddiuretica

Brinaldix	Clopamid	50 Tbl./20 mg	25,88	20 mg	0,26
Esidrix	Hydrochlorothiazid	100 Tbl./25 mg	31,70	25 mg	0,32
Baycaron	Mefrusid	30 Tbl./25 mg	15,14	25 mg	0,50
Saltucin	Thibutazid	100 Tbl./5 mg	27,35	10 mg	0,55
Hygroton	Chlortalidon	75 Tbl./100 mg	48,90	50 mg	0,32
Aquaphor	Xipamid	50 Tbl./40 mg	23,76	40 mg	0,48

Kaliumsparende Diuretica

Aldactone	Spironolacton	50 Kps./100 mg	144,04	100 mg	2,88
Osyrol	Spironolacton	50 Drg./100 mg	144,04	100 mg	2,88
Jatropur	Triamteren	50 Kps./50 mg	42,13	100 mg	1,68
Arumil	Amilorid	250 Tbl./5 mg	79,79	10 mg	0,64

Kombinationen aus Thiazid- und kaliumsparenden Diuretica

Aldactone 50-Saltucin	Spironolacton und Butizid	50 Drg./50 mg und 5 mg	83,52	1 Drg.	1,67
Dytide H	Triamteren und Hydro-chlorothiazid	60 Tbl./50 mg und 25 mg	39,98	1 Tbl.	0,67
Moduretik	Amilorid und Hydro-chlorothiazid	50 Tbl./5 mg und 50 mg	28,76	1 Tbl.	0,58

β-Receptorenblocker

Aptin-Duriles	Alprenolol	100 Tbl./200 mg	55,16	400 mg	1,10
Beloc	Metoprolol	100 Tbl./100 mg	66,82	200 mg	1,34
Lopresor	Metoprolol	100 Tbl./100 mg	69,85	200 mg	1,40
Disorat	Methypranol	100 Tbl./ 20 mg	60,64	40 mg	1,21
Dociton[a]	Propranolol	100 Tbl./ 80 mg	65,45	160 mg	1,14
Tenormin	Atenolol	100 Tbl./100 mg	138,31	100 mg	1,38
Temserin	Timolol	100 Tbl./ 10 mg	53,23	30 mg	1,60
Trasicor retard	Oxprenolol	100 Tbl./160 mg	99,10	160 mg	0,99
Visken 15 mg	Pindolol	50 Tbl./ 15 mg	52,34	15 mg	1,05
Trandate	Labetalol	100 Tbl./200 mg	62,94	600 mg	1,89

[a] Beim Dociton® sind die 80 mg-Tabletten am wirtschaftlichsten. Da sie sich leicht halbieren lassen, ist auch die 40 mg-Dosierung mit dieser Zubereitung möglich.

Warenzeichen	Freiname oder chem. Bezeichnung	Originalpackung	Preis (DM)	Vergleich- bare Einzel- oder Tages- dosis	Preis (DM)
Rauwolfia-Alkaloide					
Serpasil	Reserpin	40 Tbl./0,25 mg	5,95	0,25 mg	0,15
Sedaraupin	Reserpin	50 Tbl./0,20 mg	5,04	0,20 mg	0,11
Reserpin Hameln	Reserpin	50 Tbl./0,25 mg	4,20	0,25 mg	0,08
Peripherer postganglionärer Neuronenhemmstoff					
Ismelin	Guanethidin	100 Tbl./25 mg	38,95	75 mg	1,17
α-Methyldopa					
Presinol	α-Methyldopa	75 Tbl./250 mg	34,15	1 000 mg	1,82
Sembrina 500	α-Methyldopa	50 Tbl./500 mg	37,98	1 000 mg	1,52
Aldometil	α-Methyldopa	100 Tbl./250 mg	36,80	1 000 mg	1,47
α-Receptorenstimulator[a]					
Catapresan	Clonidin	100 Tbl./0,15 mg	37,89	0,45 mg	1,14
		100 Tbl./0,30 mg	47,11	0,45 mg	0,71
Peripher angreifende Vasodilatatoren					
Nepresol	Dihydralazin	40 Tbl./25 mg	6,40	50 mg	0,32
Minipress	Prazosin	100 Tbl./ 1 mg	43,12	3 mg	1,39
Kombinationspräparate Reserpin und Diureticum					
Adelphan-Esidrix	Reserpin 0,1 mg	50 Tbl.	15,30	2 Tbl.	0,61
Briserin	Reserpin 0,1 mg	100 Drg.	37,44	2 Drg.	0,75
Darebon	Reserpin 0,25 mg	30 Tbl.	20,50	1 Tbl.	0,68
Elfanex	Reserpin 0,1 mg	50 Drg.	16,35	2 Drg.	0,65
Modenol	Reserpin 0,07 mg	100 Drg.	27,61	2 Drg.	0,55
Nortensin	Reserpin 0,4 mg	120 Drg.	57,60	1 Drg.	0,48
Recipin	Reserpin 0,1 mg	50 Tbl.	13,41	2 Tbl.	0,54
Methyldopa und Diureticum					
Sali-Presinol	Methyldopa 250 mg	60 Tbl.	33,35	3 Tbl.	1,67
Sembrina-Saltucin	Methyldopa 250 mg	50 Drg.	27,82	3 Drg.	1,67

[a] Vorwiegend im ZNS angreifend.

Warenzeichen	Freiname oder chem. Bezeichnung	Originalpackung	Preis (DM)	Vergleich- bare Einzel- oder Tages- dosis	Preis (DM)
Clonidin und Diureticum					
Combipresan	Clonidin 0,075 mg	75 Drg.	26,24	3 Drg.	1,05
β-Receptorenblocker und Diureticum					
Torrat	Methypranol 20 mg	100 Tbl.	64,57	2 Tbl.	1,29
Dociton 80 Dytide H	Propranolol 80 mg	60 + 30 Tbl.	58,89	2 + 1 Tbl.	1,96

Herzmittel

Warenzeichen	Freiname oder chem. Bezeichnung	Originalpackung	Preis (DM)	Vergleich- bare Einzel- oder Tages- dosis	Preis (DM)
Digitoxin					
Digilong	Digitoxin	50 Tbl./0,10 mg	4,38	0,10 mg	0,09
Digimerck	Digitoxin	100 Tbl./0,10 mg	8,96	0,10 mg	0,09
Digitoxin "Didier"	Digitoxin	100 Tbl./0,10 mg	5,95	0,10 mg	0,06
Digitoxin Hameln	Digitoxin	50 Tbl./0,10 mg	3,60	0,10 mg	0,07
Digoxin und Derivate					
Lanicor	Digoxin	100 Tbl./0,25 mg	13,06	0,375 mg	0,20
Dioxanin	α-Acetyldigoxin	100 Tbl./0,20 mg	11,14	0,30 mg	0,17
Lanadigin	α-Acetyldigoxin	50 Tbl./0,20 mg	5,70	0,30 mg	0,17
Sandolanid	α-Acetyldigoxin	50 Tbl./0,20 mg	6,09	0,30 mg	0,18
β-Digoxin-Medice	β-Acetyldigoxin	220 Tbl./0,20 mg	18,02	0,30 mg	0,12
Novodigal	β-Acetyldigoxin	100 Tbl./0,20 mg	11,35	0,30 mg	0,17
Lanitop	β-Methyldigoxin	100 Tbl./0,10 mg	11,05	0,20 mg	0,22
Strophanthin					
Kombetin Amp.	k-Strophanthin	5 Amp./0,25 mg	3,48	0,25 mg	0,70

Antiarrhythmica

Warenzeichen	Freiname oder chem. Bezeichnung	Originalpackung	Preis (DM)	Vergleich- bare Einzel- oder Tages- dosis	Preis (DM)
Xylocain 2%	Lidocain	5 Amp./5 ml	9,22	100 mg	1,84
Novocamid	Procainamid	100 Drg./250 mg	6,94	2000 mg	2,78
Chinidin. sulf. "Buchler"	Chinidin	50 Tbl./200 mg	22,93	600 mg	1,38
Atropinsulfat Drobena	Atropin	10 Amp./0,5 mg	4,–	0,5 mg	0,40
Alupent	Orciprenalin	6 Amp./0,5 mg	4,88	0,25 mg	0,47
Dociton	Propranolol	100 Tbl./80 mg	65,45	120 mg	0,98

Warenzeichen	Freiname oder chem. Bezeichnung	Originalpackung	Preis (DM)	Vergleich- bare Einzel- oder Tages- dosis	Preis (DM)
Dociton Amp.	Propranolol	10 Amp./1 mg	21,–	2 mg	4,20
Visken	Pindolol	100 Tbl./5 mg	37,41	15 mg	1,12
Visken Amp.	Pindolol	5 Amp./0,4 mg	8,69	0,8 mg	3,48
Isoptin 80	Verapamil	250 Tbl./80 mg	20,82	240 mg	1,25
Isoptin Amp.	Verapamil	5 Amp./5 mg	7,20	5 mg	1,44
Adalat	Nifedipin	100 Kps./10 mg	56,87	30 mg	1,71
Gilurytmal	Ajmalin	5 Amp./50 mg	12,76	50 mg	2,55
Neo-Gilurytmal	Prajmaliumbitartrat	60 Tbl./20 mg	44,09	60 mg	2,20
Amidonal	Aprindin	100 Kps./50 mg	108,46	100 mg	2,17
Phenhydan	Diphenylhydantoin	5 Amp./250 mg	34,60	125 mg	3,46

Mittel bei peripheren Durchblutungsstörungen

Warenzeichen	Freiname oder chem. Bezeichnung	Originalpackung	Preis (DM)	Vergleich- bare Einzel- oder Tages- dosis	Preis (DM)
Trental 400	Pentoxifyllin	100 Drg./400 mg	66,89	800 mg	1,34
Lamuran	Raubasin	50 Drg./10 mg	12,85	60 mg	1,54

Mittel zur Thrombose-Prophylaxe

Warenzeichen	Freiname oder chem. Bezeichnung	Originalpackung	Preis (DM)	Vergleich- bare Einzel- oder Tages- dosis	Preis (DM)
Acetylsalicylsäure- ratiopharm	Acetylsalicylsäure	30 Tbl./500 mg	2,–	1 500 mg	0,20
Aspirin	Acetylsalicylsäure	100 Tbl./500 mg	7,47	1 500 mg	0,22
Colfarit	Acetylsalicylsäure	100 Tbl./500 mg	10,34	1 500 mg	0,31
Heparin Riker 20 000	Heparin	10 Amp./0,25 ml = 5 000 IE	62,62	15 000 IE	18,79
Heparin-Injekt. 5 000	Heparin	10 Fertigspr./0,3 ml = 5 000 IE	62,09	15 000 IE	18,63
Liquemin 5 000	Heparin	5 Amp./0,5 ml = 5 000 USP-E	13,82	15 000 USP-E	8,29
Thrombophob ad inj.	Heparin	5 Inj.-Fl./5 000 USP-E	37,05	15 000 USP-E	22,23

Bronchitis- und Asthmamittel

Expectorantien

Warenzeichen	Freiname oder chem. Bezeichnung	Originalpackung	Preis (DM)	Vergleich- bare Einzel- oder Tages- dosis	Preis (DM)
Kalium jodat. Com- pretten	Kalium-jodid	50 Compr./500 mg	4,69	3 000 mg	0,56
Bisolvon	Bromhexin	50 Tbl./8 mg	12,58	48 mg	1,51
Transbronchin	S-(carboxy-methyl)-L- cystein	60 Kps./375 mg	21,44	1 500 mg	1,43
Mucolyticum "Lappe"	N-Acetylcystein	3 Fl./10 ml	23,02	10 ml	7,67

Warenzeichen	Freiname oder chem. Bezeichnung	Originalpackung	Preis (DM)	Vergleichbare Einzel- oder Tagesdosis	Preis (DM)
Bronchodilatantien					
Alupent	Orciprenalin	Dosieraerosol 400 × 0,75 mg	21,25	4 × 0,25 mg	0,21
Berotec	Fenoterol	Dosieraerosol 300 × 0,20 mg	24,96	4 × 0,20 mg	0,33
Bricanyl	Terbutalin	Dosieraerosol 400 × 0,25 mg	23,84	4 × 0,25 mg	0,24
Sultanol	Salbutamol	Dosieraerosol 200 × 0,1 mg	14,40	4 × 0,1 mg	0,29
Ephedrin "Knoll"	Ephedrin	20 Tbl./50 mg	1,85	50 mg	0,09
Euphyllin Amp.	Theophyllin	5 Amp./240 mg	7,37	480 mg	2,95
Euphyllin Tropflös.	Theophyllin	30 ml Tropflösg.	12,17	720 mg	1,22
Euphyllin retard	Theophyllin	50 Drg./350 mg	25,12	700 mg	1,–
Atrovent	Ipratropiumbromid	Dosieraerosol 300 × 0,02 mg	24,96	3 × 0,04 mg	0,50
Antiallergicum					
Intal (Kapseln)	Cromoglicinat	100 Kps./20 mg	83,52	80 mg	3,34
		Inhalationsgerät Spinhaler	8,90		
Lomupren (Nasenspray)	Cromoglicinat	100 Tbl./1 mg	43,12	3 mg	1,39
Glucocorticoide					
Viarox	Beclometason- dipropionat	Dosieraerosol 200 × 0,05 mg	31,39	4 × 0,1 mg	1,26
Sanasthmyl	Beclometason- dipropionat	Dosieraerosol 200 × 0,05 mg	33,25	4 × 0,1 mg	1,33
Beconase	Beclometason- dipropionat	Nasenspray 200 × 0,05 mg	33,25	4 × 0,1 mg	1,33
Chemotherapeutica					
Ampi-Tablinen	Ampicillin	20 Tbl./1 000 mg	43,20	4 000 mg	8,64
Binotal	Ampicillin	20 Tbl./1 000 mg	57,02	4 000 mg	11,04
Vibramycin	Doxycyclin	8 Kps./100 mg	41,85	100 mg	5,23
Bactrim forte	Co-Trimoxazol	25 Tbl./960 mg	38,99	1 920 mg	3,12
Eusaprim	Co-Trimoxazol	25 Tbl./960 mg	38,99	1 920 mg	3,12
Co-trim-Tablinen	Co-Trimoxazol	50 Tbl./480 mg	18,95	1 920 mg	1,52
Paraxin 500 S	Chloramphenicol	18 Kps./500 mg	26,01	2 000 mg	5,78

Warenzeichen	Freiname oder chem. Bezeichnung	Originalpackung	Preis (DM)	Vergleichbare Einzel- oder Tagesdosis	Preis (DM)

Antidiabetica

Insuline

kurz wirkende:

Insulin Hoechst	Alt-Insulin v. Rind	5 Inj.-Fl./400 IE	44,59		
Insulin S Hoechst	Alt-Insulin v. Schwein	5 Inj.-Fl./400 IE	51,32		

mittellang wirkende:

Depot-Insulin Hoechst klar	Surfen-Insulin v. Rind	5 Inj.-Fl./400 IE	44,59		
HG-Insulin Hoechst	Humanglobin-Insulin v. Rind	5 Inj.-Fl./400 IE	44,59		
HG-Insulin S Hoechst	Humanglobin-Insulin v. Rind	5 Inj.-Fl./400 IE	51,32		

lang wirkendes:

Insulin Novo Ultralente	Zink-Insulin	5 Inj.-Fl./400 IE	51,06		

Die anderen in der Roten Liste verzeichneten Insulinpräparate sind als gleichwertig zu betrachten.

Sulfonylharnstoffe

Rastinon Hoechst	Tolbutamid	120 Tbl./100 mg	61,21	500 mg	0,25
Euglucon 5	Glibenclamid	120 Tbl./5 mg	61,21	5 mg	0,51
Gluborid	Glibornurid	120 Tbl./25 mg	51,58	25 mg	0,43
Glutril	Glibornurid	120 Tbl./25 mg	51,77	25 mg	0,43
Pro-Diaban	Glisoxepid	100 Tbl./4 mg	48,26	4 mg	0,48
Redul	Glymidin-Na	240 Tbl.500 mg	60,94	500 mg	0,25

Biguanide

Glucophage retard	Metformin	30 Tbl./850 mg	8,20	1 700 mg	0,55

Lipidsenkende Mittel

Atheropront 500	Clofibrat	100 Kps./500 mg	28,25	1 500 mg	0,85
Bioscleran 500	Clofibrat	100 Kps./500 mg	13,50	1 500 mg	0,40
Sklero-Tablinen	Clofibrat	100 Kps./500 mg	15,70	1 500 mg	0,47
Quantalan 50	Colestyramin	50 Btl./4 g	88,24	16 g	7,06
Niconacid 500 retard	Nicotinsäure	50 Tbl./500 mg	32,52	3 000 mg	3,90
Ronicol retard	β-Pyridyl-carbinol	100 Drg./150 mg	37,53	900 mg	2,25
Sitosterin Delalande	β-Sitosterin	100 Btl./2 g	66,86	12 g	4,01
Dynothel	D-Thyroxin	100 Tbl./2 mg	52,34	6 mg	1,57
Eulipos	D-Thyroxin	100 Tbl./2 mg	49,35	6 mg	1,48

Warenzeichen	Freiname oder chem. Bezeichnung	Originalpackung	Preis (DM)	Vergleich- bare Einzel- oder Tages- dosis	Preis (DM)
Vitamin B$_{12}$-Präparate					
B$_{12}$-Depot-Vicotrat 100	Hydroxycobalamin	10 Amp./100 µg	9,50	100 µg	0,95
Aquo-Cytobion	Hydroxycobalamin	5 Amp./500 µg	16,41	500 µg	3,28
B 12 Depot Siegfried	Hydroxycobalamin	5 Amp./500 µg	10,85	500 µg	2,17
Berubi-long	Hydroxycobalamin	10 Amp./500 µg	21,74	500 µg	2,17
Axlon	Hydroxycobalamin	3 Amp./1 000 µg	8,49	1000 µg	2,83
Cobalparen	Cyanocobalamin[a]	10 Amp./100 µg	4,80	100 µg	0,48
Petzo-Vit B 12	Cyanocobalamin	10 Amp./1 000 µg	11,79	1000 µg	1,18
Docivit	Cyanocobalamin	10 Amp./1 000 µg	12,73	1000 µg	1,27
Cytobion	Cyanocobalamin	10 Amp./1 000 µg	32,47	1000 µg	3,25
Antirheumatica					
Basistherapeutica					
Metalcaptase	D-Penicillamin	100 Tbl./300 mg	64,23	600 mg	1,29
Trolovol	D-Penicillamin	100 Tbl./300 mg	64,78	600 mg	1,30
Aureotan	Aurothioglucose	1 Amp./50 mg	14,13	50 mg/Mon.	14,13
Tauredon	Na-aurothiomalat	10 Amp./50 mg	84,69	50 mg/Mon.	8,47
Auro-Detoxin	Aurothiopolypeptid	10 Amp./200 mg	53,49	200 mg/Mon.	5,35
Resochin	Chloroquin	100 Tbl./250 mg	20,14	250 mg	0,21
Quensyl	Hydroxychloroquin	100 Drg./200 mg	59,53	200 mg	0,60
Analgetica – Antiphlogistica					
Aspirin	Acetylsalicylsäure	100 Tbl./500 mg	7,47	3000 mg	0,45
Colfarit	Acetylsalicylsäure	100 Tbl./500 mg	10,34	3000 mg	0,62
Amuno	Indometacin	50 Kps./50 mg	32,85	100 mg	1,31
Imbaral	Sulindac	50 Tbl./100 mg	40,40	300 mg	2,42
Butazolidin	Phenylbutazon	50 Drg./200 mg	20,35	200 mg	0,41
Oxyphenbutazon „Stada"	Oxyphenbutazon	60 Drg./100 mg	12,91	200 mg	0,43
Tanderil	Oxyphenbutazon	60 Drg./100 mg	20,85	200 mg	0,70
Phlogont	Oxyphenbutazon	100 Drg./100 mg	15,80	200 mg	0,32
Novalgin	Metamizol	50 Tbl./500 mg	10,34	1000 mg	0,41
Actol	Nifluminsäure	60 Kps./250 mg	24,76	1500 mg	2,45
Alrheumun	Ketoprofen	100 Kps./50 mg	50,59	150 mg	1,52
Arlef	Flufenaminsäure	100 Kps./200 mg	63,52	600 mg	1,91
Surika	Flufenaminsäure	100 Drg./100 mg	26,61	600 mg	1,60
Brufen	Ibuprofen	100 Drg./400 mg	61,45	1600 mg	2,46
Prolixan 300	Azapropazon	100 Kps./300 mg	50,70	600 mg	1,02
Proxen	Naproxen	50 Kps./250 mg	41,75	750 mg	2,50
Voltaren	Diclofenac	100 Drg./25 mg	38,96	75 mg	1,17

[a] 1 000 µg Cyanocobalamin sind mit 500 µg Hydroxycobalamin äquipotent.

Warenzeichen	Freiname oder chem. Bezeichnung	Originalpackung	Preis (DM)	Vergleich-bare Einzel- oder Tages-dosis	Preis (DM)
Antibiotica, Chemotherapeutica					
Durenat	Sulfametoxydiazin	20 Tbl./500 mg	13,85	500 mg	0,69
Penicillin-Heyl	Penicillin V	10 Tbl./1 Mega	6,76	1 Mega	0,68
Bipensaar	Penicillin G und Procain-Penicillin G	1 Inj.-Fl./0,5 Mega	2,91	0,5 Mega	2,91
Hormocillin	Penicillin G und Procain-Penicillin G	3 Inj.-Fl./0,4 Mega	11,92	0,4 Mega	3,98
Tardocillin 1200	Benzathin-Penicillin G	1 Inj.-Fl./1,2 Mega	12,97	1,2 Mega	0,43
Corticosteroide und ACTH					
Decortin-H	Prednisolon	10 Tbl./50 mg	28,36	50 mg	2,84
Decortin-H	Prednisolon	100 Tbl./5 mg	29,34	5 mg	0,30
Prednisolon „Sanhelios"	Prednisolon	100 Tbl./5 mg	21,20	5 mg	0,21
Ultracorten-H	Prednisolon	100 Tbl./5 mg	27,55	5 mg	0,28
Cortrophin-S Depot	ACTH	5 Amp./0,50 mg	52,60	0,5 mg	3,51
Synacthen Depot	ACTH	10 Amp./0,50 mg	93,05	0,5 mg	3,10

Gichtmittel

Warenzeichen	Freiname oder chem. Bezeichnung	Originalpackung	Preis (DM)	Vergleichbare Einzel- oder Tagesdosis	Preis (DM)
Colchicum-Dispert	Colchicin	50 Drg./0,5 mg	12,10	5 mg	2,42
Allopurinol-ratiopharm	Allopurinol	60 Tbl./300 mg	19,98	300 mg	0,33
Allopurinol-ret. Siegfried	Allopurinol	84 Tbl./300 mg	41,90	300 mg	0,50
Foligan 300	Allopurinol	28 Tbl./300 mg	32,47	300 mg	1,35
Zyloric	Allopurinol	84 Tbl./300 mg	87,77	300 mg	1,04
Benzbromaron-ratio-pharm	Benzbromaron	50 Tbl./100 mg	11,–	100 mg	0,22
Uricovac	Benzbromaron	90 Tbl./100 mg	76,60	100 mg	0,85
Benemid	Probenecid	100 Tbl./500 mg	55,08	500 mg	0,55
Anturano	Sulfinpyrazon	100 Tbl./100 mg	43,50	400 mg	1,74

Warenzeichen	Freiname oder chem. Bezeichnung	Originalpackung	Preis (DM)	Vergleichbare Einzel- oder Tagesdosis	Preis (DM)

Mittel bei Osteoporose, Osteomalacie und Osteodystrophie

Warenzeichen	Freiname oder chem. Bezeichnung	Originalpackung	Preis (DM)	Vergleichbare Einzel- oder Tagesdosis	Preis (DM)
Kalzan	Calciumcitrat und Ca-hydrogenphosphat	100 Tbl./350 mg und 50 mg	5,04	675 mg	0,08
Natriumfluorid 25 Baer	Natriumfluorid	60 Drg./25 mg	5,88	50 mg	0,20
D-Mulsin	Colecalciferol	Tube 10 g/Emulsion /60 000 E	2,16	3000 E	0,11
Calcitonin Armour Lachs	Calcitonin vom Lachs	5 Amp./100 IE	138,90	1 mg	27,78
Calcitonin-Sandoz	Calcitonin vom Lachs	5 Amp./100 IE	98,47	1 mg	19,69
Calcitonin-Armour Schwein	Calcitonin vom Schwein	1 Amp./160 IE	69,40	1 mg	69,40

Lebermittel

Warenzeichen	Freiname oder chem. Bezeichnung	Originalpackung	Preis (DM)	Vergleichbare Einzel- oder Tagesdosis	Preis (DM)
Aldactone	Spironolacton	50 Kps./100 mg	144,04	400 mg	11,52
Baycaron	Mefrusid	30 Tbl./25 mg	15,40	25 mg	0,51
Lasix	Furosemid	50 Tbl./40 mg	27,81	40 mg	0,56
Lactulose-Saar	Lactulose	500 ml	26,94	20 ml	1,08
Bykomycin	Neomycinsulfat	30 Kps./250 mg	102,19	2000 mg	27,15
Imurek	Azathioprin	50 Tbl./50 mg	72,65	50 mg	1,45
Predni-H-Tablinen	Prednisolon	100 Tbl./5 mg	26,50	10 mg	0,53

Gallenstein auflösende Mittel

Warenzeichen	Freiname oder chem. Bezeichnung	Originalpackung	Preis (DM)	Vergleichbare Einzel- oder Tagesdosis	Preis (DM)
Chenofalk	Chenodesoxycholsäure	100 Kps./250 mg	88,02	1 000 mg	3,52

Antacida

Warenzeichen	Freiname oder chem. Bezeichnung	Originalpackung	Preis (DM)	Vergleichbare Einzel- oder Tagesdosis	Preis (DM)
Aludrox	Aluminiumhydroxid	50 Tbl./440 mg	4,54	4 Tbl.	0,36
Kompensan	Dihydroxy-Al-Na-carb.	100 Tbl./340 mg	14,04	4 Tbl.	0,56
Phosphalugel	Aluminium-Phosphat	60 Btl./16 g	25,75	4 Btl.	1,72
Talcid	Al-Mg-Hydroxid-carb.-hydrat	100 Tbl./500 mg	15,18	4 Tbl.	0,61
Gelusil	Mg-Al-Silikathydrat	100 Tbl./550 mg	12,39	4 Tbl.	0,50
Masigel	Di-Mg-Al-Trisilikat	100 Tbl./500 mg	9,69	4 Tbl.	0,39
Palliacol	Al-hydroxyd und Mg-Hydroxyd	100 Tbl./180 mg und 60 mg	2,61	6 Tbl.	0,76
Biogastrone	Carbenoxolon	50 Tbl./50 mg	39,30	150 mg	2,36
Ulcus-Tablinen	Carbenoxolon	50 Tbl./50 mg	22,–	150 mg	1,32
Tagamed	Cimetidin	50 Tbl./200 mg	57,10	1 200 mg	6,85
Tagamed	Cimetidin	150 Tbl./200 mg	152,94	1 200 mg	6,12

Warenzeichen	Freiname oder chem. Bezeichnung	Originalpackung	Preis (DM)	Vergleichbare Einzeloder Tagesdosis	Preis (DM)
Antidiarrhoica					
Atropinum sulfuricum Compretten	Atropinsulfat	20 Compr./0,5 mg	2,16	0,5 mg	0,11
Codeinum phos. Compretten[a]	Codeinphosphat	20 Compr./50 mg	8,–	50 mg	0,40
Imodium	Loperamid	20 Kps./2 mg	15,40	4 mg	1,54
Reasec	Diphenoxylat und Atropin	20 Tbl./2,5 mg und 0,025 mg	7,32	2 Tbl.	0,73
Oleum Ricini		100 g	1,25	10 g	0,13
Rizinuskapseln "Pohl"		10 Kps./2 g	3,18	10 g	1,59
Chemotherapeutica					
Ampi-Tablinen	Ampicillin	10 Tbl./1 000 mg	24,–	2000 mg	4,80
Binotal	Ampicillin	10 Tbl./1 000 mg	30,63	2000 mg	6,12
Bactrim forte[b]	Co-Trimoxazol	25 Tbl./960 mg[c]	38,99	2 x 1 Tbl.	3,12
Durenat	Sulfametoxydiazin	8 Tbl./500 mg	5,80	500 mg	0,73

Chemotherapeutica bei Infektionen des Harntrakts

Warenzeichen	Freiname oder chem. Bezeichnung	Originalpackung	Preis (DM)	Vergleichbare Einzeloder Tagesdosis	Preis (DM)
Amblosin[d]	Ampicillin	24 Tbl./1000 mg	66,16	4000 mg	11,03
Amoxypen[e]	Amoxicillin	20 Tbl./750 mg	75,76	3750 mg	15,15
Bactrim forte[b]	Co-Trimoxazol	25 Tbl./960 mg[c]	38,99	2 x 1 Tbl.	3,12
Vibramycin	Doxycyclin	8 Kps./100 mg	41,85	100 mg	5,23
Anabactyl[f]	Carbenicillin	5 Inj.-Fl./10,0 g	877,80	30,0 g	526,68
Securopen	Azlocillin	5 Inj.-Fl./5,0 g	505,75	15,0 g	303,45
Refobacin[g]	Gentamycin	5 Amp./80 mg	99,61	240 mg	59,77
Extramycin[h]	Sisomicin	5 Amp./75 mg	100,78	225 mg	60,47
Gernebcin	Tobramycin	5 Amp./80 mg	114,40	240 mg	68,64
Biklin	Amikacin	10 Inj.-Fl./350 mg	422,35	1050 mg	126,69
Paraxin	Chloramphenicol	36 Drg./250 mg	26,01	2000 mg	5,78

[a] Codein ist hier anstelle von Tinctura Opii aufgeführt, weil es nicht als Betäubungsmittel gilt und die Verabreichung daher einfacher ist.

[b] Andere z. T. billigere Präparate mit gleicher Zusammensetzung siehe Rote Liste 77/78 Nr. 77027–77036.

[c] Kombination aus Sulfamethoxazol (5 Teile) und Trimethoprim (1 Teil).

[d] Warenzeichen anderer Ampicillin-Präparate: Binotal®, Deripen®, Penbrock®, Ampi-Tablinen® 1 000, Ampicillin-ratiopharm 1 000, Cymbi®, DuraAmpicillin, Pen-Bristol®.

[e] Suractin®, Clamoxyl® sind gleichwertig.

[f] Microcillin® ist gleichwertig.

[g] Sulmycin® ist gleichwertig.

[h] Pathomycin® ist gleichwertig.

Warenzeichen	Freiname oder chem. Bezeichnung	Originalpackung	Preis (DM)	Vergleich- bare Einzel- oder Tages- dosis	Preis (DM)
Staphylokokken-Penicilline und Cephalosporine					
zur parenteralen Anwendung:					
Dichlor-Stapenor	Dicloxacillin	4 Inj.-Fl./500 mg	17,09	2000 mg	17,09
Stapenor	Oxacillin	6 Inj.-Fl./500 mg	42,29	2000 mg	28,19
Staphylex	Flucloxacillin	10 Inj.-Fl./500 mg	74,11	2000 mg	29,64
Gramaxin	Cephazolin	5 Inj.-Fl./500 mg	56,92	2000 mg	45,54
Mandokef	Cefamandol	1 Inj.-Fl./500 mg	10,95	2000 mg	43,80
zur oralen Anwendung:					
Dichlor-Stapenor	Dicloxacillin	8 Kps./250 mg	12,35	2000 mg	12,35
Stapenor	Oxacillin	12 Kps./250 mg	34,76	2000 mg	23,17
Staphylex	Flucloxacillin	18 Kps./500 mg	51,93	2000 mg	23,08
Oracef	Cephalexin	30 Tbl./500 mg	98,05	2000 mg	13,10

Urolithiasismittel

Phosphatsteine

Warenzeichen	Freiname oder chem. Bezeichnung	Originalpackung	Preis (DM)	Vergleich- bare Einzel- oder Tages- dosis	Preis (DM)
Aludrox	Aluminiumhydroxid	500 ml Susp./29 g	8,67	6 Eßl.	0,52
Extin	Adipinsäure und Ammoniumchlorid	100 Tbl./250 mg und 200 mg	12,70	8 Tbl.	1,02
Mixtura solvens Compretten	Ammoniumchlorid, Succus Liquiritae, Benzoesäure, Anisöl, Psicain Neu, Campher	100 Compr./180 mg 120 mg 8 mg 2 mg 0,4 mg 4 mg	4,31	8 Compr.	0,34

Oxalatsteine

Warenzeichen	Freiname oder chem. Bezeichnung	Originalpackung	Preis (DM)	Vergleich- bare Einzel- oder Tages- dosis	Preis (DM)
Esidrix	Hydrochlorothiazid	100 Tbl./25 mg	31,70	50 mg	0,64
Biomagnesin	Magnesium hydrogen- phosphoricum und Magnesium citricum	100 Tbl./265 mg und 65 mg	8,78	9 Tbl.	0,79
Reducto	Dinatrium und Kalium- phosphat	240 Drg./360 mg	21,04	6 Drg.	0,53

Harnsäuresteine

Warenzeichen	Freiname oder chem. Bezeichnung	Originalpackung	Preis (DM)	Vergleich- bare Einzel- oder Tages- dosis	Preis (DM)
Allo-300-Tablinen	Allopurinol	90 Tbl./300 mg	29,–	300 mg	0,32
Allopurinol-ratio- pharm 300	Allopurinol	60 Tbl./300 mg	19,98	300 mg	0,33
Allopurinol-retard Siegfried	Allopurinol	100 Tbl./300 mg	48,85	300 mg	0,49
Foligan 300	Allopurinol	28 Tbl./300 mg	32,47	300 mg	1,16
Zyloric 300	Allopurinol	84 Tbl./300 mg	87,77	300 mg	1,04
Uralyt-U	Na^+-K^+-citrat	280 g/Granulat	28,64	5 g	0,51

Warenzeichen	Freiname oder chem. Bezeichnung	Originalpackung	Preis (DM)	Vergleich- bare Einzel- oder Tages- dosis	Preis (DM)
Schlafmittel[a]					
Barbiturate					
Evipan	Hexobarbital	20 Tbl./250 mg	5,38	250 mg	0,27
Noctal	Propallylonal	20 Tbl./200 mg	5,21	200 mg	0,26
Phanodorm	Cyclobarbital	10 Tbl./200 mg	3,26	200 mg	0,32
Luminal	Phenobarbital	10 Tbl./100 mg	1,32	100 mg	0,13
Benzodiazepine					
Adumbran	Oxazepam	25 Tbl./10 mg	6,42	10 mg	0,26
Valium 5	Diazepam	20 Tbl./ 5 mg	5,57	5 mg	0,28
Dalmadorm	Flurazepam	10 Tbl./30 mg	5,26	30 mg	0,53
Demetrin	Prazepam	20 Tbl./10 mg	10,67	10 mg	0,53
Mogadan	Nitrazepam	20 Tbl./5 mg	5,95	5 mg	0,30
Nobrium	Medazepam	20 Tbl./10 mg	6,20	10 mg	0,31
Tavor	Lorazepam	20 Tbl./1 mg	7,19	1 mg	0,36
Frisium	Clobazam	20 Tbl./10 mg	7,28	10 mg	0,36
Piperidinderivate					
Doriden	Glutethimid	20 Tbl./250 mg	5,15	250 mg	0,26
Noludar	Methyprylon	20 Tbl./200 mg	3,76	200 mg	0,19
Persedon	Pyrithyldion	20 Tbl./200 mg	4,54	200 mg	0,23
Andere					
Aneural	Meprobamat	30 Tbl./400 mg	11,92	400 mg	0,33
Atosil	Promethazin	20 Drg./25 mg	4,80	25 mg	0,24
Chloraldurat	Chloralhydrat	15 Kps./500 mg	4,97	500 mg	0,33
Distraneurin[b]	Clomethiazol	25 Kps./500 mg	14,34	1 000 mg	1,12
Revonal	Methaqualon	20 Tbl./200 mg	4,58	200 mg	0,23

[a] Bei Schlafmitteln immer kleinste OP verordnen, da Schlafmittel nur kurzfristig eingenommen werden sollen. Bei Daueranwendung ist die Gefahr der Abhängigkeit stets gegeben, auch bei Benzodiazepinen.

[b] Distraneurin® hat ein hohes Abhängigkeitspotential. Daher ist es nur kurzfristig und zur Überbrückung beim Entzugsdelir angezeigt. Bei alten Menschen mit nächtlichen Unruhezuständen kann es nützlich sein, falls Chloralhydrat oder Benzodiazepine keine ausreichende Beruhigung herbeiführen.

Warenzeichen	Freiname oder chem. Bezeichnung	Originalpackung	Preis (DM)	Vergleichbare Einzel- oder Tagesdosis	Preis (DM)
Neuroleptica					
Melleril	Thioridazin	50 Drg./25 mg	9,78	100 mg	0,78
Neurocil	Levomepromazin	20 Tbl./25 mg	7,11	100 mg	1,42
Neurocil	Levomepromazin	50 Tbl./100 mg	45,21	100 mg	0,90
Semap	Penfluridol	12 Tbl./20 mg	31,92	20 mg/Wo.	2,66
Dapotum D	Fluphenazindecanoat	1 Inj.-Fl./25 mg	31,–	25 mg/3 Wo.	31,–
Haldol-Janssen	Haloperidol	5 Amp./5 mg	12,91	10 mg	5,16
Haldol-Janssen	Haloperidol	30 ml Tr./60 mg	23,17	3 mg	1,16
Haldol-Janssen	Haloperidol	75 Tbl./1 mg	26,61	3 mg	1,06
Imap 1,5	Fluspirilen	6 Amp./1,5 mg	26,73	1,5 mg/Wo.	4,46
Lyogen-Depot	Fluphenazin	5 Inj.-Fl./25 mg	128,60	6,25 mg/Wo.	6,43
Truxal	Chlorprothixen	50 Drg./50 mg	20,71	100 mg	0,83
Antidepressiva					
Alival	Nomifensin	50 Kps./25 mg	28,71	50 mg	1,15
Laroxyl	Amitriptylin	50 Drg./25 mg	10,86	75 mg	0,65
Ludiomil	Maprotilin	50 Drg./50 mg	34,65	50 mg	0,69
Tofranil	Imipramin	50 Drg./25 mg	14,05	75 mg	0,84
Tolvin	Mianserin	60 Tbl./10 mg	27,35	30 mg	1,37
Tranquillantien					
Limbatril	Chlordiazepoxid und Amitriptylin	50 Kps./5 mg und 12,5 mg	12,77	1 Kps.	0,26
Librium	Chlordiazepoxid	20 Kps./10 mg	4,60	10 mg	0,23
Valium	Diazepam	20 Tbl./10 mg	8,96	10 mg	0,45

Warenzeichen	Freiname oder chem. Bezeichnung	Originalpackung	Preis (DM)	Vergleich- bare Einzel- oder Tages- dosis	Preis (DM)
Parkinsonmittel					
Dopaminergica					
Madopar	L-Dopa u. Beserazid	250 Kps./200 mg und 50 mg	206,45	750 mg	2,48
Nacom	L-Dopa u. Carbidopa	100 Kps./250 mg und 25 mg	94,14	750 mg	2,82
PK-Merz	Amantadin-sulfat	80 Tbl./100 mg	34,23	300 mg	1,28
Symmetrel	Amantadin-chlorid	60 Kps./100 mg	32,65	300 mg	1,63
Amantadin-ratiopharm	Amantadin-chlorid	100 Tbl./100 mg	15,–	300 mg	0,45
Pravidel	Bromocriptin	Tbl. in der für Parkinson-Behandlung erforderlichen Dosierung noch nicht im Handel.			
Anticholinergica					
Akineton	Biperiden	50 Tbl./2 mg	11,35	6 mg	0,68
Cogentinol	Benzatropin	100 Tbl./2 mg	38,23	2 mg	0,38
Osnervan	Procyclidin	100 Tbl./5 mg	24,84	15 mg	0,75
Sormodren	Bornaprin	100 Tbl./4 mg	27,12	16 mg	1,08
Tremarit	Metixen	100 Tbl./5 mg	31,86	20 mg	1,27
Migränemittel					
Acetylsalicylsäure-ratiopharm	Acetylsalicylsäure	30 Tbl./500 mg	1,99	1,0 g	0,13
Aspirin	Acetylsalicylsäure	20 Tbl./500 mg	2,07	1,0 g	0,21
Colfarit	Acetylsalicylsäure	30 Tbl./500 mg	3,99	1,0 g	0,27
Paracetamol-ratio-pharm	Paracetamol	30 Tbl./500 mg	2,99	1,0 g	0,20
Ben-u-ron	Paracetamol	10 Supp./1000 mg	5,30	1,0 g	0,53
Gynergen	Ergotamintartrat	5 Amp./0,5 mg	7,28	0,5 mg	1,46
Gynergen	Ergotamintartrat	10 ml Tr./10 mg	5,21	1,0 mg	0,52
Ergotamin Medihaler	Ergotamintratrat	Dosieraerosol/ 75 x 0,45 mg	27,45	0,45 mg	0,37
Dihydergot forte	Dihydroergotamin	50 Tbl./2,5 mg	31,60	5 mg	1,26
DHE-Tablinen retard[a]	Dihydroergotamin	50 Kps./2,5 mg	22,40	5 mg	0,90
Sandomigran	Pizotifen	100 Drg./0,5 mg	28,71	5 mg	0,86
Catapresan 150	Clonidin	100 Tbl./0,15 mg	37,89	0,15 mg	0,38
Dociton 80	Propranolol	100 Tbl./80 mg	65,45	120 mg	0,98

[a] Weitere Präparate gleicher Zusammensetzung: Tonopres® forte 50 Tbl./DM 28,60 und DET MS retard 50 Kps./DM 28,18.

Warenzeichen	Freiname oder chem. Bezeichnung	Originalpackung	Preis (DM)	Preis für 100 mg Fe (DM)
Eisenpräparate				
Oral				
Ferrokapsul	Ferrofumarat	100 Kps./112 mg	13,08	0,12
Ferro sanol	Ferro-glykokoll-sulfat-Kompl.	50 Drg./40 mg	7,85	0,38
Ce-Ferro Pillen	Ferroammonsulfat	200 Pill./22 mg	11,05	0,25
Eryfer	Fe-sulfat und Ascorbinsäure	60 Kps./50 mg	19,62	0,65
Rulofer	Fe-fumarat und Ascorbinsäure	250 Drg./50 mg	24,18	0,19
Ferrum Klinge	Fe-fumarat und Bernsteinsäure	100 Kps./70 mg	47,41	0,68
Resoferix	Fe-sulfat und Bernsteinsäure	150 Drg./37 mg	26,35	0,47
Ferro 66 DL	Ferrosulfat	100 Drg./100 mg	18,70	0,19
i.v.				
Ferrlecit-Amp.	Na-Fe(III)-gluconat-Komplex	5 Amp./62,5 mg	11,32	3,62
i.m.				
Jectofer	Ferri-Sorbitol-Zitrat-Komplex	5 Amp./100 mg	17,64	3,53

Alphabetisches Register
zum Arzneimittel-Verzeichnis

Sachverzeichnis

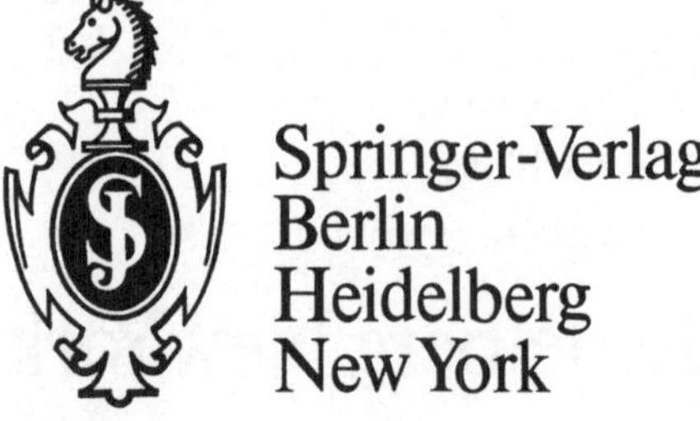

Springer-Verlag
Berlin
Heidelberg
New York